JN277261

新戦略に基づく
麻酔・周術期医学

麻酔科医のための
循環管理の実際

専門編集●横山　正尚 高知大学

監　修●森田　潔 岡山大学
編集委員●川真田樹人 信州大学
　　　　廣田　和美 弘前大学
　　　　横山　正尚 高知大学

中山書店

【読者の方々へ】
本書に記載されている診断法・治療法については,出版時の最新の情報に基づいて正確を期するよう最善の努力が払われていますが,医学・医療の進歩からみて,その内容がすべて正確かつ完全であることを保証するものではありません.したがって読者ご自身の診療にそれらを応用される場合には,医薬品添付文書や機器の説明書など,常に最新の情報に当たり,十分な注意を払われることを要望いたします.

中山書店

シリーズ刊行にあたって

　現代は情報収集と変革の時代と言われています．IT技術の進歩により，世界の情報はほとんどリアルタイムに得ることができます．以前のように，時間と労力をかけて文献を調べる必要はなくなっています．一方，進歩するためには，そのめまぐるしく変わる状況にあわせ変化し，変革を遂げていくことが必要です．

　麻酔科学領域の診療に関してもここ数年で大きな変化がありました．麻酔薬はより安全で調節性がよいものとなり，モニターもより多くの情報が得られるとともに正確性を増しています．そして，その変化は今も続いています．このように多くの変化がある中で，麻酔は手術侵襲から生体を守るという大原則に加え，麻酔の質が問われる時代になりました．たとえば，麻酔法が予後を変える可能性があるという報告もあります．また，麻酔科医の仕事として，手術中の麻酔だけでなく，術前および術後管理，すなわち周術期管理の重要性が加えられています．今まさに手術という侵襲から生体をシームレスに守る学問の一つの分野として，周術期管理が重要視されています．

　今回，周術期管理に焦点を絞り，麻酔科医の知識と技術の向上を目的に，シリーズ《新戦略に基づく麻酔・周術期医学》が刊行されることになりました．周術期管理は，麻酔と同様，全身管理を目的にした学問です．呼吸，循環，体液・代謝，酸塩基平衡，栄養，疼痛管理など幅広い分野が対象になります．これらすべての分野をシリーズで，昨今のガイドラインが示す標準医療を含め最新の情報を系統的に発信する予定です．また，いわゆるマニュアル本ではなく，基礎的な生理学，薬理学などの知識を基にした内容にしたいと考えています．これらの内容は，麻酔科の認定医や専門医を目指す医師だけでなく，すべての外科系各科の医師にも理解できるものとなることを確信しています．

　多忙な毎日の中，このシリーズ《新戦略に基づく麻酔・周術期医学》が，効率的な最新の情報収集のツールとなり，読者の皆様が日々変革していかれることを希望します．

2013年4月

国立大学法人岡山大学長

森田　潔

序

《新戦略に基づく麻酔・周術期医学》シリーズの一冊として,『麻酔科医のための循環管理の実際』の編集に携わった.このシリーズはタイトルにもあるように新戦略をキーワードとしている.すなわち,できるだけ最新のエビデンスを取り入れ,麻酔科医にとって日常臨床に必要な周術期医学をコンパクトにまとめることを編集の基本とした.とくに専門医を目指す若手の麻酔科医にとって,重要項目を理解しやすいようにエッセンスを簡潔な文章でまとめている.また図表を充実させ,必要に応じてトピックスの項目をつけるなど,内容を整理しやすい工夫にも心がけた.また,忙しい臨床業務の中で必要な章だけを読んでも,前後の章に関係なく理解できるように編集している.

さて,本書『麻酔科医のための循環管理の実際』は,麻酔・周術期医学において最も重要な項目の一つである循環管理に焦点を当てている.一気に加速する高齢化社会の到来とともに,今後も高齢者の手術が増加する一方である.術前からの循環系合併症は麻酔・周術期管理で最も注意を要する項目である.術前評価,術前の併用薬,麻酔薬の選択,術中のモニター,術後のリハビリとその要点を本書では順次まとめている.

対象症例のハイリスク化とともに,医療技術の革新も驚くべきスピードで進歩している.循環系作動薬の開発,循環系モニターの進歩,循環補助装置や診断技術の革新,そして麻酔法そのものがエビデンスに基づき日進月歩する時代である.そのような進歩に遅れをとらないように,編集項目にも配慮した.たとえば,麻酔科医が周術期管理で必須となる経食道心エコーやIABP,ペースメーカーなども項目としてあげ,最新のロボット手術の話題も提供している.

社会情勢の変化に伴い,欧米では術後回復能力強化プログラムであるEnhanced Recovery After Surgery (ERAS®) の重要性が認知されているが,わが国においても麻酔科学会を中心に周術期管理チームの重要性が大きく取り上げられつつある.麻酔科医の仕事は単に手術室で術中管理をする単独の医師の時代から,術前・術中・術後の周術期医学をトータルに管理するチーム医療の中心的役割に変わりつつある.本書は,そのような観点からも新戦略に基づいた情報をコンパクトな一冊としてまとめている.是非,皆さまの臨床の傍らに常に置いて頂ける一冊となれば,編者としてはこの上ない幸せである.

2013年4月

高知大学医学部麻酔科学・
集中治療医学講座教授
横山正尚

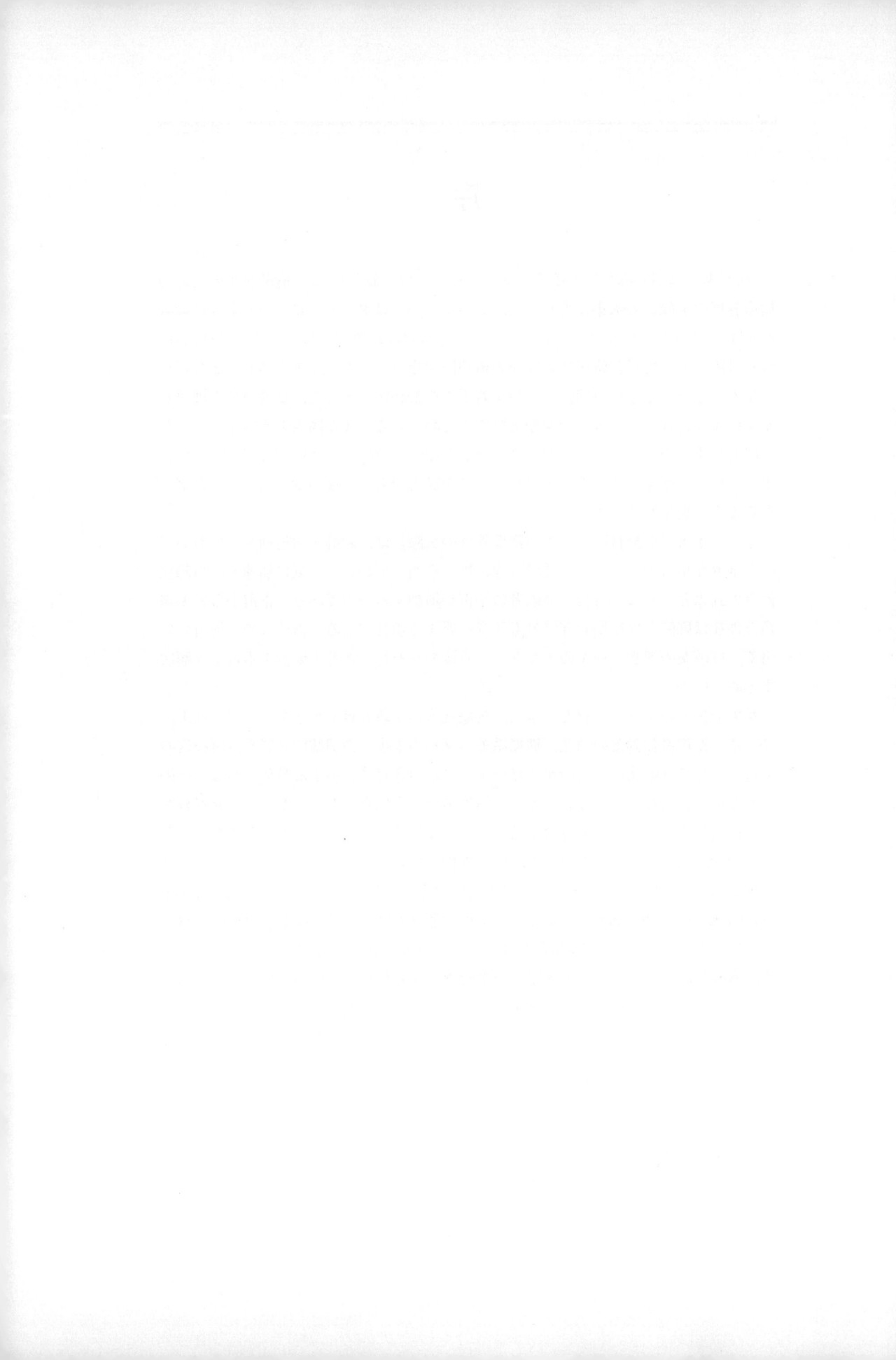

新戦略に基づく麻酔・周術期医学
麻酔科医のための 循環管理の実際
CONTENTS

1章　術前の体液管理

1-1　術前経口補水の考え方 …………………………………… 冨田麻衣子，祖父江和哉　2
❶ 日本の術前絶飲食ガイドライン　2／❷ 術前経口補水療法　3／❸ 術後回復能力強化プログラム　4／❹ 術前経口補水，術前経口炭水化物摂取の適応　6
- Column　ORS 誕生—コレラ患者を救うために開発された　5

1-2　術前輸液管理の考え方 …………………………………… 矢田部智昭，横山正尚　9
❶ 術前輸液の目的　9／❷ 術前輸液の実際　10／❸ 栄養の観点から見た術前輸液管理　11
- Column　点滴は不要⁉　みんなに優しい術前経口補水　9
- Column　それでも点滴は必要な時がある！　10
- Column　周術期管理チームと ERAS®　11

2章　術前使用薬剤の管理

2-1　術前の循環器系薬剤 ……………………………………… 中村隆治，河本昌志　14
❶ 内服薬の薬物動態　14／❷ 内服薬をどうするべきか　15／❸ 各種循環器系薬剤の管理　17
- Column　内服薬のコンパートメントモデル　15
- Column　血中濃度シミュレーションの一例　16
- Column　術前の降圧薬は服薬を続けたほうがよい？　17
- Column　β遮断薬のエビデンスの変化　18

2-2　術前の抗凝固薬 …………………………………………… 香取信之，武田純三　21
❶ 抗凝固療法の適応　21／❷ 抗凝固薬の作用機序と副作用　21／❸ AT 依存性抗凝固薬　24／❹ AT 非依存性抗凝固薬　27／❺ 今後の抗凝固薬開発　30

2-3　術前のスタチン治療 ………………………………………… 宮崎良平，外　須美夫　31
❶ 周術期スタチン投与のさまざまな効能　31／❷ スタチンの副作用　33／❸ 周術期スタチン投与の実際と今後の展望　34
- Topics　横紋筋融解症の治療　33
- Topics　スタチンの中止に伴う「リバウンド効果」　34

3章 合併する心疾患のリスク評価と術前準備

3-1 虚血性心疾患 ……………………………………………… 三尾 寧，上園晶一 38
❶ 術前心評価 38／❷ 術前検査と術前治療 40
  Topics 治療効果のクラスとエビデンスレベル 40
  Column ガイドラインの「指針」と「エビデンス」 42

3-2 心臓弁膜症 …………………………………………………… 清野雄介，尾崎 眞 45
❶ 術前評価のポイント 45／❷ 術前に治療が必要な病変は？ 48／❸ 病態生理と管理のポイント 48

3-3 心筋症 ………………………………………………………… 鎌形千尋，坂本篤裕 53
❶ 心筋症とは 53／❷ 心筋症の病態：拡張型心筋症・肥大型心筋症を中心に 53／❸ 各心筋症の術前評価 55／❹ 麻酔計画 57

3-4 不整脈 ………………………………………………………… 清水盛浩，林 行雄 61
❶ 術前のリスク評価対象となる不整脈 61／❷ 不整脈疾患の麻酔管理 62
  Topics プロポフォールと Brugada 症候群様心電図変化 64
  Topics 早期再分極 67

3-5 心臓ペーシングデバイス装着患者 …………………………… 河野 崇，横山正尚 70
❶ ペーシングデバイスの特徴 70／❷ 心臓ペーシングデバイス装着患者への対応 73
  Topics MVP モード 70
  Advice 留置後の心臓ペーシングデバイスのリード 73

4章 術中輸液・輸血の考え方

4-1 術中の循環生理：適切な術中輸液を行うために ……… 江木盛時，森田 潔 78
❶ 輸液の適正化の重要性 78／❷ 輸液反応性（輸液適正化の指標） 78／❸ 輸液を行う前に輸液反応性を評価する利点 78／❹ 中心静脈圧（CVP）は輸液反応性の指標にならない 79／❺ 輸液反応性の指標としての呼吸性変動 79／❻ 呼吸性変動の指標の閾値 80／❼ 呼吸性変動が有効な指標とならない状況 81／❽ mini-fluid challenge 81／❾ 下肢挙上テスト 81／❿ 輸液反応性を評価する際の注意点 82

4-2 Early Goal-Directed Therapy に基づいた輸液管理 ………… 稲田英一 84
❶ 従来の輸液管理と最近の動向 84／❷ 従来の輸液管理で起こる問題点と EGDT への移行 84／❸ 輸液管理の指標 85／❹ British Consensus Guidelines on Intravenous Fluid Therapy for Adult Surgical Patients（GIFTASUP） 86／❺ モニタリングからの1回拍出量や前負荷の推定 87／❻ 酸素化の指標：酸素摂取率 88／❼ liberal 対 restrictive fluid therapy（high 対 low volume replacement therapy） 88／❽ 輸液剤の選択：HES 製剤の有用性と副作用 89

4-3 アルブミン輸液の意義 ……………………………… 松田直之 91
❶ アルブミンの生理学的特徴　91／❷ 臨床研究から評価するアルブミン製剤の意義　96

Column アルブミン分子の高次構造　92

4-4 新しいHES製剤は輸液管理を変えるか？ ……………… 宮尾秀樹 100
❶ HESの性質と種類　100／❷ 膠質液の大規模スタディについて　101／❸ 手術中のVolume Therapy　104

Column RIFLE criteria　103

4-5 輸血製剤の使用法 ……………………………… 吉田真一郎, 山蔭道明 107
❶ 輸血の開始と終了を判断するための知識　107／❷ 大量出血時の対応　110／❸ 同種血輸血を回避・減少させる工夫　112／❹ 急性輸血関連合併症（acute transfusion reaction：ATR）　113

Advice 回収式自己血輸血使用時の注意点　112
Topics patient blood management（PBM）　113

5章 術中モニタリングのup-to-date

5-1 循環モニタリングとは？ ……………………………… 古家 仁, 松成泰典 118
❶ 循環とは？　118／❷ 循環モニタリングの意義　118／❸ モニタリングの実際　119／❹ モニタリングの適応　124／❺ モニタリングの限界　124

Column 静的状態の観察と動的状態の観察　123

5-2 経食道心エコーの活用法：有効に使いこなすために ……… 渡橋和政 126
❶ TEEの特徴　126／❷ モニタリングの原則　127／❸ 体系的に考える　127／❹ 血圧低下の機序とTEE診断　127／❺ TEEによる冠動脈評価　131／❻ 肺動脈カテーテルとTEE　133

5-3 肺動脈カテーテルの是非 ……………………………… 鈴木利保 135
❶ PACの是非：多施設研究によるエビデンス　135／❷ PACの有用性と問題点　136

5-4 循環管理の新たな指標と可能性 ……………………………… 山下幸一, 横山正尚 144
❶ 目標指標型循環管理（GDT）とモニタリング　144／❷ これまでの循環管理指標の利点と欠点　146／❸ 新しい循環管理指標　148

Advice 収縮期血圧（SBP），拡張期血圧（DBP），平均動脈圧（MAP）の臨床的な意義　145
Advice 正確な圧波形評価の留意点　146
Advice 末梢動脈圧波形の特徴　147

6章 麻酔方法と循環管理の考え方

6-1 麻酔薬選択へのヒント ……………………………… 落合亮一 154
❶ 日本の人口動態統計から示されること　154／❷ 高齢化に伴う薬理学的・生理学

的変化 154／❸ 揮発性麻酔薬による心筋保護について 158／❹ 非心臓血管外科手術における心筋保護作用 159／❺ 再灌流傷害への新たなアプローチとは？ 160

  Column 34,310 例の CABG 症例でのメタ解析 159
  Column 心臓外科手術後の予後に関する 22 施設におけるメタ解析 160
  Column 冠動脈疾患以外の心臓外科手術 161

6-2 区域麻酔の利点と欠点 ……………………………………… 藤原祥裕 164
❶ 区域麻酔の利点 164／❷ 区域麻酔の欠点 169
  Column 臨床の現場での自律神経機能評価法 172

6-3 オピオイドの上手な使い方 ……………………………………… 稲垣喜三 174
❶ オピオイド使用の戦略 174／❷ 頻用されるオピオイドの種類と薬理学的特徴 174／❸ 実際の使用法 182

6-4 循環作動薬の上手な使い方 ……………………………… 松永 明，上村裕一 185
❶ カテコラミン受容体 185／❷ 交感神経作動薬 185／❸ その他の血管収縮薬 193

7章　心血管手術の循環管理のコツ

7-1 off-pump CABG ……………………………………………… 岡本浩嗣 196
❶ 冠動脈病変や術前合併症と手術予後 196／❷ 周術期循環管理のコツ 197

7-2 人工心肺下心臓手術 ……………………………………… 遠山裕樹，岩崎 寛 204
❶ 人工心肺開始前の管理 204／❷ 人工心肺中の管理 206／❸ 人工心肺離脱時の管理 209／❹ 人工心肺離脱後の管理 212

7-3 心臓大血管手術 ……………………………………………………… 垣花 学 214
❶ 心臓大血管手術の周術期における循環変動の要因 214／❷ 心臓大血管手術における周術期管理の特性：重要臓器に対する保護 216／❸ 心臓大血管手術における全身循環を考慮した循環管理：血圧・血流 218
  Advice 体位変換の危険性 214

7-4 ロボット心臓手術 ……………………………… 藤井優佳，坪川恒久，山本 健 221
❶ da Vinci®とは 221／❷ da Vinci®心臓手術の実際 221／❸ da Vinci®心臓手術の特殊性 223／❹ 各 da Vinci®心臓手術の特徴および進行 228

8章　術後循環管理の実際

8-1 術後循環動態指標の解釈と対応 ……………………………… 岩崎達雄，森田 潔 232
❶ 動的指標による循環血液量の評価 232／❷ 混合・中心静脈血酸素飽和度による輸液・循環管理 237

8-2 心エコーの活用方法 ………………………………………………… 渡橋和政 243
❶ 出血のチェック 243／❷ acute syndrome のチェック 245／❸ 心房細動のチェック 246／❹ 既往歴に関連した合併症 246／❺ 緊急手術の術後 248／❻ IABP 挿入時のガイド 249／❼ PCPS 送脱血管挿入のガイド 251

8-3 術後の不整脈の原因と対策 ……………………… 大塚洋司, 竹内 護, 籏 義仁 253
❶ 術後の不整脈の特徴 253／❷ 術後の不整脈の原因 254／❸ 術後の不整脈の治療 254／❹ 抗不整脈薬 256

8-4 人工呼吸と循環 ……………………………………… 小畠久和, 西村匡司 259
❶ 呼吸と循環の相互作用 259／❷ 術後人工呼吸患者の循環管理 264

8-5 IABP の適応と限界 ………………………………… 河野 崇, 大下修造 267
❶ IABP の特徴 267／❷ IABP の管理 269

 Topics IABP-SHOCK II 試験 268
 Advice pending standby IABP 270
 Advice バルーンのリーク 271

8-6 PCPS の適応と限界 ………………………………… 久持邦和, 多田恵一 273
❶ PCPS の適応 273／❷ PCPS の禁忌 275／❸ PCPS の管理 275／❹ 開心術後の PCPS の特徴 276／❺ PCPS からの離脱 276／❻ PCPS の合併症 277／❼ PCPS の限界 278

 Column PCPS という名称 274
 Column 広義の PCPS 274

8-7 心臓リハビリテーション ……………………………………………… 德田雅直 281
❶ 心臓リハビリテーションの位置づけ 281／❷ 心臓血管外科術後心リハを取り巻く環境 281／❸ 周術期における心リハの役割と実際 281／❹ 周術期における心リハおよび運動療法の効果 284／❺ 周術期における心リハの注意点・留意点 285／❻ 周術期心リハの今後 285

9章 術後痛と循環

9-1 術後痛の循環系に与える影響 ……………………… 石田高志, 川真田樹人 290
❶ 手術と全身のストレス反応 290／❷ 手術ストレス反応に対する麻酔の影響 292／❸ 手術ストレスと予後 293

9-2 術後に使用する鎮静・鎮痛薬が循環に与える影響 … 豊田浩作, 齊藤洋司 294
❶ 術後患者の循環動態の変化 294／❷ 術後に使用する鎮静・鎮痛薬が循環に与える影響 296

索引 ……………………………………………………………………………… 301

◆ 執筆者一覧 (執筆順)

冨田麻衣子	名古屋市立大学大学院医学研究科麻酔・危機管理医学分野
祖父江和哉	名古屋市立大学大学院医学研究科麻酔・危機管理医学分野
矢田部智昭	高知大学医学部麻酔科学・集中治療医学講座
横山正尚	高知大学医学部麻酔科学・集中治療医学講座
中村隆治	広島大学大学院医歯薬保健学研究院統合健康科学部門麻酔蘇生学
河本昌志	広島大学大学院医歯薬保健学研究院統合健康科学部門麻酔蘇生学
香取信之	慶應義塾大学医学部麻酔学教室
武田純三	慶應義塾大学医学部麻酔学教室
宮崎良平	九州大学病院手術部
外 須美夫	九州大学大学院医学研究院麻酔・蘇生学分野
三尾 寧	東京慈恵会医科大学麻酔科学講座
上園晶一	東京慈恵会医科大学麻酔科学講座
清野雄介	東京女子医科大学医学部麻酔科学教室
尾崎 眞	東京女子医科大学医学部麻酔科学教室
鎌形千尋	日本医科大学麻酔科学教室
坂本篤裕	日本医科大学大学院外科系疼痛制御麻酔科学分野
清水盛浩	大阪大学医学部附属病院麻酔科
林 行雄	大阪大学医学部附属病院麻酔科
河野 崇	高知大学医学部麻酔科学・集中治療医学講座
江木盛時	岡山大学病院麻酔科蘇生科
森田 潔	岡山大学大学院医歯薬学総合研究科麻酔・蘇生学分野
稲田英一	順天堂大学医学部麻酔科学・ペインクリニック講座
松田直之	名古屋大学大学院医学系研究科救急・集中治療医学分野
宮尾秀樹	埼玉医科大学総合医療センター麻酔科
吉田真一郎	札幌医科大学医学部集中治療医学
山蔭道明	札幌医科大学医学部麻酔科学講座
古家 仁	奈良県立医科大学
松成泰典	奈良県立医科大学麻酔科学教室
渡橋和政	高知大学医学部外科学(外科二)
鈴木利保	東海大学医学部医学科外科学系麻酔科
山下幸一	高知大学医学部麻酔科学・集中治療医学講座
落合亮一	東邦大学医学部麻酔科学講座
藤原祥裕	愛知医科大学医学部麻酔科学講座
稲垣喜三	鳥取大学医学部器官制御外科学講座麻酔・集中治療医学分野
松永 明	鹿児島大学大学院医歯学総合研究科麻酔・蘇生学教室
上村裕一	鹿児島大学大学院医歯学総合研究科麻酔・蘇生学教室
岡本浩嗣	北里大学医学部麻酔科学教室
遠山裕樹	旭川医科大学麻酔・蘇生学講座
岩崎 寛	旭川医科大学麻酔・蘇生学講座
垣花 学	琉球大学大学院医学研究科麻酔科学講座
藤井優佳	金沢大学大学院医学系研究科麻酔・蘇生学講座
坪川恒久	金沢大学大学院医学系研究科麻酔・蘇生学講座
山本 健	金沢大学大学院医学系研究科麻酔・蘇生学講座
岩崎達雄	岡山大学大学院医歯薬学総合研究科麻酔・蘇生学分野
大塚洋司	自治医科大学麻酔科学・集中治療医学講座
竹内 護	自治医科大学麻酔科学・集中治療医学講座
簱 義仁	自治医科大学循環器内科学部門
小畠久和	徳島大学病院救急集中治療部
西村匡司	徳島大学病院救急集中治療部
大下修造	徳島大学大学院ヘルスバイオサイエンス研究部神経情報医学部門病態情報医学講座麻酔・疼痛治療医学
久持邦和	広島市立広島市民病院心臓血管外科
多田恵一	広島市立広島市民病院麻酔科
德田雅直	医療法人社団冠心会大崎病院東京ハートセンター
石田高志	信州大学医学部麻酔蘇生学講座
川真田樹人	信州大学医学部麻酔蘇生学講座
豊田浩作	島根大学医学部麻酔科学教室
齊藤洋司	島根大学医学部麻酔科学教室

1

術前の体液管理

1.1 術前経口補水の考え方

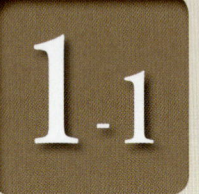

- 長時間の術前絶飲食は，慣習として再評価されることなく，漫然と行われてきた．アメリカ麻酔科学会の絶飲食ガイドライン[1]は，比較的短い設定時間を提示しており，日本におけるその認知度は高いが，術前夜からの絶飲食時間を設ける施設も少なくない．
- 2011年の日本における調査では，以前と比べ術前絶飲食時間は短縮される傾向にあったものの，成人の平均絶食時間は11.9時間，平均絶飲時間は5.6時間と，長時間が設定されていた[2]．このような長時間の絶飲食が，麻酔導入時の嘔吐や誤嚥といった合併症の予防につながるというデータは乏しく，むしろ患者に空腹感や口渇感などの精神的・肉体的苦痛を与え，術前脱水になる可能性や周術期の合併症を増やす可能性がある[3]．
- さらに近年，術後回復能力を強化し，患者予後の改善を目指す周術期管理方法が，術後回復能力強化プログラムとして提案されている．アメリカではfast-track[4]，北欧ではEnhanced Recovery After Surgery（ERAS®）[5]といったプログラムが紹介され，その一環として絶飲食の見直し，術前の水分・炭水化物投与が推奨されている．
- 2012年7月に日本麻酔科学会から術前絶飲食ガイドライン[6]が発表され，わが国においても術前絶飲食時間は短縮され，術前の水分・電解質補給や炭水化物投与の普及が予想される．本項では，術前経口補水療法（ORT），術前経口炭水化物摂取について述べる．

① 日本の術前絶飲食ガイドライン

術前絶飲食時間の短縮が進んでいる

- 1990年代に入り，術前2～3時間前までの飲水は，合併症を増加させず，患者の空腹感や口渇感を和らげることが明らかになったことから[1]，欧米各国では術前絶飲食に関するガイドライン[1,7]が作成され，その多くが術前2～3時間前までの飲水を認めている（表1）．
- 日本麻酔科学会が発表した術前絶飲食ガイドラインにおいても，清澄水の摂取は年齢を問わず麻酔導入2時間前まで安全であるとしている（表2）．
- 日本では，これまで術前の経口水分・電解質補給はなされていない，もしくは輸液製剤の経静脈投与によって行われてきたため，患者は空腹感や口渇感を余儀なくされ，周術期のQOLやADLを低下させる原因となっていた．ガイドラインの発表を受け，術前絶飲食時間の短縮が進むことが予想される．

表1　欧米各国の術前絶飲食に関するガイドライン

国	ガイドライン
アメリカ	清澄水2時間，固形物6時間
イギリス	清澄水3時間，固形物6～8時間
カナダ	清澄水3時間，固形物6～8時間
ノルウェー	清澄水2時間，固形物6時間
ドイツ	清澄水2時間，固形物6時間

表2 日本麻酔科学会による術前絶飲食ガイドライン（2012年）

摂取物	絶飲食時間（時間）	推奨度
清澄水[*1]	2	A[*2]
母乳	4	C[*3]
人工乳・牛乳	6	C[*3]
固形物	示さず[*4]	—

[*1] 水，茶，アップルあるいはオレンジジュースなどの使用が可能．浸透圧や熱量が高い飲料，アミノ酸含有飲料は胃排泄時間が遅くなる可能性があるので注意が必要であり，脂肪含有飲料，食物繊維含有飲料，アルコールの使用は推奨できない．
[*2] 十分な症例数（>100）を対象とした無作為試験で結果が明確な2つ以上の文献により実証されたもの．
[*3] 根拠として無作為試験ではあるが症例数が十分ではないもの（<100），結果に不確定要素がある文献しかないもの．
[*4] 液体に比べて固形食に関するエビデンスが不十分であること，固形食の定義が明確でなく，含まれている栄養素もさまざまであることから，示していない．ただしトーストや清澄水程度の軽食については欧米のガイドラインで摂取から麻酔導入までは6時間以上空けることとしている．

❷ 術前経口補水療法

a. 経口補水液について

● 経口補水療法（oral rehydration therapy：ORT）とは，水分と電解質を経口的に補給するというシンプルな方法で，その際に用いられるのが経口補水液（oral rehydration solution：ORS）である．

● ORSの組成（表3）の特徴は以下のとおりである．
　①電解質（Na，K，Clなど）を一定量以上含んでいること
　　乳児用のイオン飲料やスポーツドリンクにも電解質は含まれているが，ORTの推奨組成に比べ濃度が低くなっている．
　②素早く吸収できるようにブドウ糖が配合されていること
　　水分吸収は小腸・大腸で行われるが，経口摂取した水分は主に小腸で吸収される．小腸の絨毛表面にある栄養素吸収細胞にはNa-ブドウ糖共輸送機構（sodium-glucose cotransporter：SGLUT1）が存在し，Naとブドウ糖のモル比が約1：1～2であれば，このSGLUT1を介して両者が素早く吸収される．Naとブドウ糖の吸収に伴い，栄養素吸収細胞を挟んで腸管腔と血管のあいだに浸透圧の差が生じ，それにより水分も素早く吸収される．
　③浸透圧が体液よりも低いこと
　　水は浸透圧の低いほうから高いほうへと移動するため，浸透圧が体液（285±5 mOsm/L）よりも高い飲料では，水の吸収速度は低下する．

b. 術前の経口補水療法について

● 世界各国の絶飲食ガイドラインやERAS®が普及するにつれ，ORSを用いて積極的に術前の水分・電解質補充を行う術前ORTに関心が集まっている．入手可能な製剤としては，OS-1®（大塚製薬工場）[★1]とアクアサポート®（明治）[★2]がある．

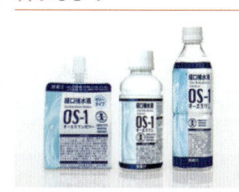

★1 OS-1®

OS-1®，大塚製薬工場
(http://www.os-1.jp/ より)

★2 アクアサポート®

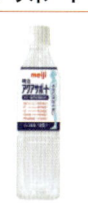

アクアサポート®，明治
(http://www.aquasupport.jp/ より)

表3 経口補水液（ORS）の組成

成分	Na	K	Cl	Mg	P	塩基	炭水化物 (%)	浸透圧 (mOsm/L)
	(mEq/L)							
WHO-ORS[*1]（2002年）	75	20	65	—	—	30	1.35	245
WHO-ORS[*1]（1975年）	90	20	80	—	—	30	2.0	311
ESPGHAN[*2]（1992年）	60	20	60	—	—	30	1.6	240
AAP[*3]（1985年）	40〜60	20	「陰イオン添加」「糖質とNaモル比は2：1を超えない」				2.0〜2.6	
OS-1®[*4]	50	20	50	2	2	31	2.5	270
アクアサポート®	50	20	50		4	48	2.3	252
スポーツ飲料	9〜23	3〜5	5〜18	—	—	—	6〜10	
水	0.04〜4.04	0.01〜0.46		0.01〜5.73	—	—	—	

[*1] WHO（世界保健機関）推奨の組成，[*2] ESPGHAN（欧州小児消化器肝臓学会）推奨の組成，[*3] AAP（アメリカ小児科学会）推奨の組成，[*4] AAP の推奨組成に近い組成．

- OS-1®の術前投与により，電解質・ブドウ糖の補給効果および腎血流を反映する Na 分画排泄値の増加が認められ，ORS による補水効果が報告されている[8]．
- また，術前輸液群と比較し，ORT を行った群では術前の口渇感・空腹感・拘束感について患者満足度は有意に高かったとの報告がある[8]．
- 安全性については，ORT 群でも麻酔導入時の嘔吐・誤嚥は認められず，術前の体重あたりの胃内容量は，ORT 群のほうが有意に少なかったとの報告がある[8]．
- 術前の脱水状態は，全身麻酔導入時の血圧低下や術中の過剰輸液の原因となりうるため，術前管理では脱水予防に努める必要がある．その方法としては輸液管理もしくは ORT があるが，両者に安全性で差がないのであれば，患者満足度を改善し，輸液関連インシデント数の減少にもつながる ORT は有用だと考えられる．

> 術前 ORT は患者満足度を増し，輸液関連インシデント数を減らす

❸ 術後回復能力強化プログラム

a. Enhanced Recovery After Surgery（ERAS®）

- 術後回復能力強化プログラムとして，北欧で Fearon らが発表した ERAS® プロトコル[5]が日本で広く普及している．既存の医療行為を見直し，エビデンスに基づき，周術期管理を行うプログラムである（図1）．

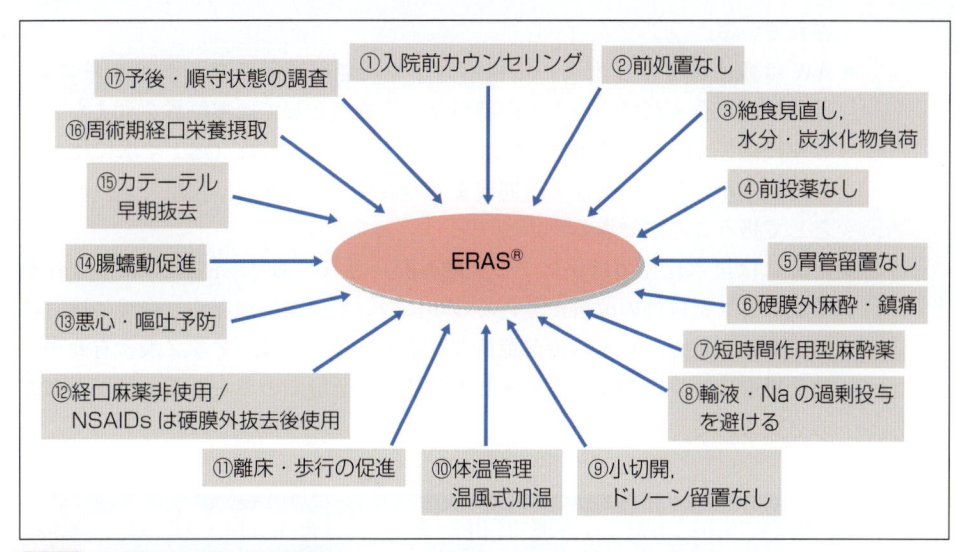

図1 ERAS®プロトコル概要

① 入院前カウンセリング
② 前処置なし
③ 絶食見直し,水分・炭水化物負荷
④ 前投薬なし
⑤ 胃管留置なし
⑥ 硬膜外麻酔・鎮痛
⑦ 短時間作用型麻酔薬
⑧ 輸液・Naの過剰投与を避ける
⑨ 小切開,ドレーン留置なし
⑩ 体温管理 温風式加温
⑪ 離床・歩行の促進
⑫ 経口麻薬非使用/NSAIDsは硬膜外抜去後使用
⑬ 悪心・嘔吐予防
⑭ 腸蠕動促進
⑮ カテーテル早期抜去
⑯ 周術期経口栄養摂取
⑰ 予後・順守状態の調査

周術期を総合的に管理することにより,術後の回復を促進する.
(Fearon KC, et al. Clin Nutr 2005; 24: 466-77[5]より)

b. 水分・炭水化物摂取

- ERAS®プロトコルでは,必要以上の絶飲食を避けることに加え,短時間の絶飲食でも栄養指標の悪化を認めるため,炭水化物含有飲料(carbohydrate beverage:CHO)の術前摂取を推奨している.術前からCHOを摂取することで内因性のインスリン分泌が促進され,術後合併症であるインスリン抵抗性は軽減される可能性がある.
- 具体的には,手術前日の夜に800 mLと手術当日の術前2時間前までに400 mLのCHO(炭水化物濃度12.5%)を摂取することで効果が得られるとされており,安全性に関するデータも多く報告されている[9].
- しかしながら,12.5%炭水化物含有飲料は日本では商品化されておらず,炭水化物濃度が18%の飲料水であるアイソカル®・アルジネード®ウォーター(AW,ネスレ日本株式会社ネスレヘルスサイエンス)(表4)★3がよく使用

表4 アイソカル®・アルジネード®ウォーター成分

成分	125 mL中の含有量
熱量	100 kcal
水分	107 mL
炭水化物	22.5 g
アルギニン	2.5 g
脂質	0 g
Na	0 mg
P	225 mg
亜鉛	10 mg
銅	1 mg

★3 アイソカル®・アルジネード®ウォーター

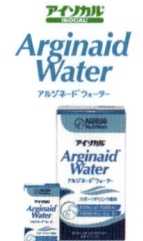

アイソカル®・アルジネード®ウォーター,ネスレ日本株式会社ネスレヘルスサイエンス
(http://www.nestlehealthscience.jp/products/13.htmlより)

Column ORS誕生——コレラ患者を救うために開発された

　本項で述べた経口補水療法(ORT)は,もともとは発展途上国でコレラなどの感染性下痢によって命を落としていた多くの患者を救うために,世界保健機関(WHO)が1970年代にORS(Oral Rehydration Salts)という粉末飲料を開発したのが始まりである.ORTは安全な水にORSを溶かし経口摂取させるだけでよく,医療知識をもたない人たちでも簡単に使うことができる.また,ORS製品が手に入らないときは,比較的簡単に作ることが可能である.

されている．

- AWは残渣成分が少なく，創傷治癒や免疫能改善効果をもつアルギニン，亜鉛，銅が含まれていることが特徴で，注意点としては電解質を含まないことや浸透圧が高いことがあげられる．胃からの排泄は，OS-1や水に比べやや時間がかかるが，術前2時間前までの投与ならば安全に使用でき，清澄水として扱うことができる[10]．
- AWには炭水化物のほかにアミノ酸も配合されており，ERAS®に示されたインスリン抵抗性の改善が見込めるかについては報告がなく，今後の検討課題である．また，日本の術前絶飲食ガイドラインでは，アミノ酸含有飲料の術前摂取は注意が必要であるとしており，安全面でのさらなる大規模な調査の必要もある．

❹ 術前経口補水，術前経口炭水化物摂取の適応

- 日本の術前絶飲食ガイドラインの適応は，全身麻酔，区域麻酔，鎮静，鎮痛を要する待機的手術患者としており，年齢を問わないが，消化管狭窄患者，消化管機能障害患者，気道確保困難が予想される患者，緊急手術患者，リスクの高い妊婦[★4]などは，推奨する絶飲食時間を適応せず，患者の状態に合わせた対応をするよう勧めている[6]．
- アメリカのガイドラインでは，胃排泄時間や胃内容物に影響を与える病態をもつ患者[★5]（表5）や気道確保困難患者には適応を考慮すべきとしている[1]．
- 欧州のガイドラインでは，推奨度は低いが，肥満，胃食道逆流症，糖尿病，陣痛のない妊婦には適応可能だとしている[7]．
- このように各ガイドラインで適応患者は異なっており，一定の見解が得られていないことがわかる．適応の決定は，患者個人の背景を知ったうえで行うべきである．

a．小児における術前経口補水，術前経口炭水化物摂取

- 2009年に更新された小児の術前絶飲食に関するCochrane報告によると，アメリカ麻酔科学会のガイドラインは新生児・乳児・幼児のいずれにも適応される[11]．2時間前までの飲水で，胃内容物の量は増えず，pHは低くならずに，空腹や口渇の訴えが減り，機嫌が良くなったとしている．
- 注意すべきことは，誤嚥や逆流に関してリスクの低い小児患者のみが適応であり，誤嚥のハイリスクであるフルストマック，イレウス，食道裂孔ヘルニアやアカラシアなどの消化管通過障害，胃食道術後などを見逃してはならない．小児の場合，診断されていない疾患が存在する場合もあるため，術前の問診や診察を怠らないようにすべきである．

b．妊婦における術前経口補水，術前経口炭水化物摂取

- 妊娠中は，増大した子宮によって妊婦の胃は横隔膜左上方に圧排され，多く

★4
例：陣痛のある場合，胎児心拍数に異常のある場合．

★5
例：妊娠，肥満，糖尿病，食道裂孔ヘルニア，胃食道逆流症，イレウス，消化管閉塞，緊急，経管栄養．

適応の決定は症例ごとに検討する

の妊婦で腹部食道が胸腔内に移動している．また，プロゲステロンによって下部食道括約筋は弛緩し，胃内容の逆流を防ぐ機能が弱まるため，一般的に妊婦は誤嚥のリスクが高いとされている．
- しかし，麻酔導入前の2時間前までの飲水は，母体の快適性と満足度を改善することも知られている[12]．
- なお，肥満，糖尿病，気道確保困難をもつ妊婦，胎盤機能不全症例のため帝王切開の可能性が高い妊婦では，経口摂取に関しては，症例ごとの検討が必要である．

c. 糖尿病患者における術前経口補水，術前経口炭水化物摂取

- 糖尿病の進行例には種々の合併症があり，その一つに胃排出機能低下が多数報告されている．その成因は不明な点が多いとされているが，高血糖が胃前庭部の動きを悪くすることや，自律神経障害に基づくとする考え方もある．
- 糖尿病の合併症を併発している患者や上部消化器症状を有する患者では，胃排出機能が低下している可能性もあり，症例ごとの検討が必要である[13]．

d. 肥満患者における術前経口補水，術前経口炭水化物摂取

- 肥満患者においても，麻酔導入2時間前までの飲水で，胃内容物は増加せず，pHの低下もみられないとする報告がある．しかし病的肥満患者の場合は，気道確保困難も予想されるため，症例ごとの検討が必要である[7]．

表5　胃の通過時間や排泄時間を延長させる病態と薬物

胃の通過時間が延長する病態	胃の排泄時間を延長させる薬物
・糖尿病 ・肥満 ・妊婦 ・上部消化管手術後 ・摂食障害 ・胃食道逆流症 ・食道裂孔ヘルニア ・腎機能障害 ・門脈圧亢進症 ・腹腔内悪性腫瘍 ・全身性硬化症 ・筋緊張性ジストロフィー ・特発性疾患 ・経腸栄養 ・痛み	・アルコール ・水酸化アルミニウム制酸剤 ・アトロピン ・β刺激薬 ・カルシウム拮抗薬 ・ジフェンヒドラミン ・レボドパ ・リチウム ・オンダンセトロン ・オピオイド ・フェノチアジン誘導体 ・三環系抗うつ薬

(Patrick A, Epstein O. Review article: Gastroparesis. Aliment Pharmacol Ther 2008; 27: 724-40 より)

❺ おわりに

- 2012年7月に日本麻酔科学会が日本における術前絶飲食ガイドラインを策定し，今後いっそう術前絶飲食時間の短縮が進むことが予想される．しかしながら，「誰に何を飲ませるのか？」という問いには，明確な答えがないのが現状である．
- 脱水の改善が目的ならば，吸収が早いと考えられるORSを用いた術前経口補水は有用である可能性が高い．長時間の絶食を余儀なくされる症例や術後のインスリン抵抗性の改善が目的ならば，炭水化物含有飲料を選択することはよいかもしれない．
- いずれを選択するにせよ，ORSが水や炭水化物含有飲料に比べ，脱水の補正に適していると結論づけることはできず，炭水化物含有飲料が術後のインスリン抵抗性を確実に改善するかは議論の余地がある．ただ手術2時間前ま

での経口補水療法や経口炭水化物摂取により，空腹感や口渇感といった患者満足度が改善することは明らかである．
- ガイドラインを順守しても嘔吐や誤嚥の可能性はある．問診・術前診察を怠らず，個々の症例ごとに適応を検討すべきであり，臨機応変な対応が望まれる．

（冨田麻衣子，祖父江和哉）

文献

1) American Society of Anesthesiologists Committee. Practice guidelines for preoperative fasting and the use of pharmacologic agents to reduce the risk of pulmonary aspiration: Application to healthy patients undergoing elective procedures: An updated report by the American Society of Anesthesiologists Committee on Standards and Practice Parameters. Anesthesiology 2011; 114: 495–511.
2) 冨田麻衣子，ほか．術前絶飲食時間に関する日本の現状の再調査．麻酔 2012; 61: 643–8.
3) Brady M, et al. Preoperative fasting for adults to prevent perioperative complications. Cochrane Database Syst Rev 2003; 4: CD004423.
4) Kehlet H, et al. Evidence-based surgical care and the evolution of fast track surgery. Ann Surg 2008; 248: 189–98.
5) Fearon KC, et al. Enhanced recovery after surgery: A consensus review of clinical care for patients undergoing colonic resection. Clin Nutr 2005; 24: 466–77.
6) 公益社団法人日本麻酔科学会．術前絶飲食ガイドライン．2012.
7) Ian S, et al. Perioperative fasting in adults and children: Guidelines from the European Society of Anaesthesiology. Eur J Anaesthesiology 2011; 28: 556–69.
8) Taniguchi H, et al. Preoperative fluid and electrolyte management with oral rehydration therapy. J Anesth 2009; 23: 222–9.
9) Lobo DN, et al. Gastric emptying of three liquid oral preoperative metabolic preconditioning regimens measured by magnetic resonance imaging in healthy adult volunteers: A randomized double-blind, crossover study. Clin Nutr 2009; 28: 636–41.
10) 桜井康良，ほか．経口補水療法（経口補水液と炭水化物負荷）の安全性の確保―非侵襲的評価法を中心にして．麻酔 2011; 60: 790–98.
11) Brady M, et al. preoperative fasting for preventing perioperative complications in children. Cochrane Database Syst Rev 2009; 7: CD005285. Review.
12) American Society of Anesthesiologists task force on obstetric anesthesia. Practice guidelines for obstetric anesthesia: An update report by the American Society of Anesthesiologists task force on obstetric anesthesia. Anesthesiology 2007; 106: 843–63.
13) Horowitz M, et al. Gastric emptying in diabetes: an overview. Diabet Med 1996; 13: S16–22.

1-2 術前輸液管理の考え方

- 「良好な術中管理」のためには「良好な術前管理」が重要である．
- 術前管理の一つに体液バランスの適正化がある．以前は術前の患者への点滴による輸液管理がルーチンに行われていた．近年は，Enhanced Recovery After Surgery（ERAS®）プロトコールの普及により[★1]，前項の「経口補水」が一般的になりつつある．
- しかし，経口摂取が困難な患者などすべての症例で術前経口補水が可能ではない．そこで，本項では術前輸液療法の適応や考え方について解説する．

① 術前輸液の目的

- 術前は一般的に固形物の摂取は6時間前に，清澄水の摂取は2時間前に禁止される[★2]．この間の飲水が不十分だった場合，またオンコール手術で飲水禁止が長くなった場合，脱水になることがある．この脱水を補正することが術前輸液の目的の一つである（表1）．
- とくに下剤などの消化管前処置が行われている患者[★3]，嘔気・嘔吐のために術前経口摂取が困難となっている患者では脱水が高度になっていることがある．高度脱水の状態での麻酔導入では低血圧などが問題となる．
- イレウスや幽門狭窄のために経口摂取が長期間できていない患者では，高カロリー輸液など栄養管理目的で術前輸液を行うことがある．
- 低ナトリウム血症や高カルシウム血症

表1 術前輸液管理の目的

- 術前絶飲食に伴う脱水の補正
- 術前栄養不良患者への栄養管理
- 電解質異常の補正
- 必要薬剤の投与ルート
- 循環血液量減少性ショックの治療

[★1] ERAS®プロトコールでは，絶食時間の短縮を目指すために2時間前までの経口補水（とくに炭水化物含有飲料）が薦められている．

[★2] 日本麻酔科学会のガイドラインでは「水，茶，アップルあるいはオレンジジュース（果肉を含まない果物ジュース），コーヒー（ミルクを含まない）など」を清澄水としている．

[★3] ERAS®プロトコールでは結腸切除術において消化管前処置は推奨していない．今後，消化管前処置が厳格に行われる患者は少なくなってくるかもしれない．

Column 点滴は不要!? みんなに優しい術前経口補水

　前投薬でうとうとしながらストレッチャーに乗って，手には点滴が入っている——つい最近まで手術室の搬入口でよく見る光景だった．それが，ERAS®の登場で点滴なく独歩で搬入口に来る患者が増えてきた．術前経口補水療法や術前炭水化物負荷は患者の空腹感や口渇感を改善するばかりでなく，点滴が不要になり医師や看護師の業務の軽減にもつながる．また，DPC（diagnosis procedure combination）方式では術前の点滴はコストが算定できない．これを経口補水療法や術前炭水化物負荷に切り替えることで病院は増収につながる[1]．これだけみんなに優しい術前経口補水療法や術前炭水化物負荷が広まると，将来，本項の内容は「過去の遺産」になってしまうかもしれない．

> **Column** それでも点滴は必要な時がある！
>
> 　前頁のコラムで経口補水ができていれば点滴が不要になるかもしれないと述べたが，前提は経口補水ができていることである．
> 　「40歳，女性．子宮頸癌に対して広汎子宮全摘術を施行．手術前日に尿管ステントを留置した．留置後から疼痛，悪心がひどかった．」
> 　原疾患以外は健康な女性であれば，術前輸液は必ずしも必要はない．しかし，この症例ではどうであろうか．悪心，疼痛のためほとんど飲水ができていない．この状態で全身麻酔を導入すれば，循環血液量が相対的に不足して血圧が大きく低下してしまう．したがって，「経口補水をオーダーしたから大丈夫」ではなく，実際に経口補水ができたのか，もしできないような患者の状態であれば，主治医と連絡をとって，点滴をしてもらうなど患者個々に合った術前管理が必要である．

など電解質異常をきたしている患者では，その補正目的に輸液を行うこともある．
- 近年，心房細動に対するワルファリン（ワーファリン®）など抗凝固療法を行われている患者が増加している．このような患者では術前にヘパリン化が行われることがある．その場合，薬剤の投与ルートとして輸液が行われる．
- 出血などで循環血液量減少性ショック状態の患者では，循環血液量の補充目的に輸液が行われる．ショックインデックス（心拍数/収縮期血圧）が喪失量の目安として使われる．

❷ 術前輸液の実際

- 術前の輸液管理時には**表2**に示した点に注意する．
- 術前絶飲食に伴う脱水では，必要維持輸液量として「4-2-1ルール」を用いて大まかに概算することができる[1]（**表3**）．

「4-2-1ルール」は目安．状態に合わせて増減が必要

- 必要輸液量は，補水できている場合には減量する．逆に，嘔吐や下痢などで喪失が大きい場合には増量するなど，患者の状態によって変更する必要がある．
- 漫然と維持輸液製剤を投与した場合，低ナトリウム血症を起こすことがある．逆に慢性の低ナトリウム血症患者に急速なナトリウム負荷を行うと，浸

表2 術前輸液管理時の注意点

必要輸液量はどれくらいか？	・「4-2-1ルール」は目安 ・状態に合わせて増減が必要
投与輸液製剤の選択はどうするか？	・とくに電解質組成に注意
血糖値は大丈夫か？	・糖投与速度に注意 ・経口糖尿病薬やインスリンの使用患者では薬剤の是非も検討
クリニカルパスを使用している場合は，とくにその患者にとって最良の輸液なのか十分に吟味して実施することが重要 例）透析患者に維持輸液がオーダー　➡　高カリウム血症 　　心不全患者に大量の細胞外液がオーダー　➡　心不全の増悪	

表3 4-2-1ルールによる水必要量

体重（kg）	投与量（mL/kg/時）
0～10	4
11～20	2
21～	1

例）体重50kgの患者
$4×10+2×10+1×(50-20)=90$ mL/時

- 透圧性脱髄症候群をきたすことがあるので注意が必要である[*4].
- 透析患者や高度腎機能障害患者では，カリウムを含有した輸液製剤は高カリウム血症の可能性があるので，輸液製剤の選択は慎重に行う．
- 糖尿病患者ではブドウ糖濃度と血糖値にも留意する必要がある．ブドウ糖の投与速度が速ければ高血糖が生じる．また，インスリンや経口糖尿病薬を使用している場合，食事摂取時と同様に術前の絶食時に投与すると低血糖を起こすことがあるので，投与の是非を熟慮する必要がある．
- クリニカルパスをそのまま適応するのではなく，患者をよく診て，必要な輸液組成，速度で術前輸液管理を行うことに留意する．

表4 重度の栄養不良（ESPEN ガイドライン，2009）

- 6か月以内に10〜15%以上の体重減少
- BMIが18 kg/m² 未満
- subjective global assessment (SGA) がGrade C
- アルブミン濃度が3 g/dL 未満

[*4] ナトリウム濃度の上昇が24時間で12 mEq/L 以上とならないように注意する．

③ 栄養の観点から見た術前輸液管理

- 術前の栄養不良は術後合併症の増加と強く相関しており[2]，術前の栄養管理は重要である．
- ヨーロッパ静脈経腸栄養学会（ESPEN：European Society for Clinical Nutrition and Metabolism）のガイドラインでは，術前の重度の栄養障害がある経口摂取不能患者で，経静脈的な術前栄養管理を推奨している[3]．
- 重度の栄養障害とは，① 6か月以内に10〜15%以上の体重減少，② BMIが18 kg/m² 未満，③ subjective global assessment（SGA）がGrade C[*5]，④ アルブミン濃度が3 g/dL 未満，のいずれかを満たす場合とガイドラインでは規定されている[3]（表4）．
- 重度の栄養障害患者では，術前に7〜10日間の経静脈的な術前栄養管理を行う．重度でない患者においてはその有用性は示されておらず，栄養管理を目的とした輸液療法は行うべきではない．
- 近年，在院日数短縮のために，手術直前の入院が多くなってきている．したがって，外来でこのような栄養評価がなされ，必要であれば早めの入院あ

重度の栄養障害患者には術前栄養管理を行うことが推奨されている

[*5] SGAは病歴や身体所見から栄養状態を3段階に評価するものである．

> **Column 周術期管理チームとERAS®**
>
> ERAS® は多職種連携によって初めて実践できるプロトコールになっている．これと同じ目的なのが，日本麻酔科学会などが提唱している周術期管理チームである．術前栄養評価は，麻酔科医にはなかなか関与することが困難であり，外科医も外来の多忙のなか，実践するには煩雑である．そこで看護師や管理栄養士に評価を依頼し，必要であれば管理栄養士による栄養指導を行う．そして，評価が外科医に報告され，重度の栄養障害患者とわかれば入院を早める．このようなチーム医療による取り組み，周術期管理チームが広まれば術前患者管理のさらなる向上が期待できる．

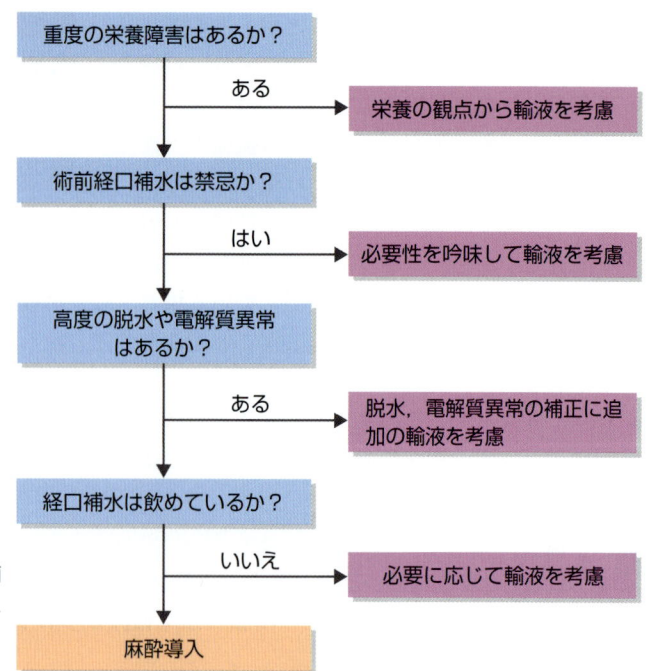

図1　術前輸液フローチャート

術前経口補水が可能な患者には，術前経口補水を指示する．しかし，それが本当に飲めたかを確認することが大切．評価を正しく行うことが安全な麻酔導入につながる．

（フローチャート内容）
- 重度の栄養障害はあるか？ → ある → 栄養の観点から輸液を考慮
- 術前経口補水は禁忌か？ → はい → 必要性を吟味して輸液を考慮
- 高度の脱水や電解質異常はあるか？ → ある → 脱水，電解質異常の補正に追加の輸液を考慮
- 経口補水は飲めているか？ → いいえ → 必要に応じて輸液を考慮
- 麻酔導入

いは地域医療連携をうまく利用して術前の栄養管理を行うことが望ましい．

❹ おわりに

- 以前のように術前輸液管理は必須のものではなくなったが，**表1**で示したような目的で今なお実践されている．
- 輸液の必要性を考えるうえで手助けとなるフローチャートを**図1**にまとめた．
- 必要な患者に輸液管理を行うことは「良い術中管理」につながり，最終的に患者予後向上に貢献できる．

（矢田部智昭，横山正尚）

文献

1) Miller RD, ed. Miller's Anesthesia, 6th ed. Philadelphia: Elsevier, Churchill Livingstone; 2005. 武田純三，監修．稲田英一，ほか監訳．ミラー麻酔科学．原著第6版．東京：メディカル・サイエンス・インターナショナル；2007. p. 1389-414.
2) Meguid MM, et al. Complications of abdominal operations for malignant disease. Am J Surg 1988; 156: 341-5.
3) Braga M, et al. ESPEN Guidelines on Parenteral Nutrition: Surgery. Clin Nutr 2009; 28: 378-86.

2

術前使用薬剤の管理

2-1 術前の循環器系薬剤

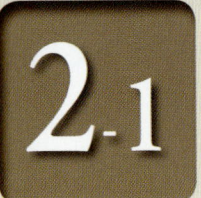

- 循環器系薬剤の範囲は多岐にわたる．術前診察で遭遇する頻度が高い薬剤は降圧薬と考えられるが，それ以外にも抗不整脈薬やジギタリス，冠拡張薬もあり，昇圧目的のカテコラミン系薬剤なども含まれる．剤形としては内服薬が多いが，貼付薬や注射薬もある．本項では，主に内服の降圧薬をどのように管理するかについて述べる．
- 1990年代までの循環器系薬剤の管理は，麻酔薬との相互作用による低血圧，不整脈をいかに最少化するかに焦点がおかれていた．しかし，調節性の良い麻酔薬の登場により，術前の循環器系薬剤内服による低血圧や不整脈は対処が容易となってきた．
- さらに，Manganoらの研究で周術期のβ遮断薬投与が患者予後を改善する可能性が示されたことで，2000年以降の循環器系薬剤管理の流れは大きく変わった[1]．ただし，循環器系薬剤による予後改善のエビデンスは周術期を通じて投与をし続けることで得られており，術前に投薬をやめるべきか否かという議論の根拠とならないことは重要である．

1 内服薬の薬物動態

- 循環器系薬剤は多岐にわたるため，さまざまな薬物動態の薬がある．薬力学的な要素である血中濃度と効果の関係も異なる．一般的に降圧薬では血中濃度の上昇および低下がそのまま降圧作用の増強，減弱につながる．
- 抗不整脈薬や冠拡張薬は発作予防が目的のため，治療域の血中濃度を維持することが主眼となる．ACE阻害薬やARBは，心不全や心筋梗塞における臓器保護作用を期待して投与されている場合があり，必ずしも降圧のみが目的ではない．つまり，術前の内服薬管理は薬物動態と薬力学の両方を考慮する必要がある．
- 内服薬は間欠投与のため，血中濃度はピーク濃度[★1]からトラフ濃度[★2]まで常に変動している．そのため，一般的に間欠投与で薬物の血中濃度が安定するには，半減期の3～5倍が必要とされている．また，同様に薬物が血中から消失するには半減期の3～5倍が必要である．
- 最近では服薬コンプライアンスの改善と血中濃度の安定を目的とし，1日1回だけ内服すればよい薬物が多くなってきている．これらの薬剤は半減期が長く，短期間の中断では直ちに血中濃度が低下しないことを理解しておく必要がある．

▶ACE阻害薬：
アンジオテンシン変換酵素阻害薬（angiotensin converting enzyme inhibitor）

▶ARB：
アンジオテンシンⅡ受容体拮抗薬（angiotensin Ⅱ receptor blocker）

★1 ピーク濃度
1回の間欠投与から次の間欠投与のあいだでの血中濃度の最大値．

★2 トラフ濃度
1回の間欠投与から次の間欠投与のあいだでの血中濃度の最小値．通常は次の投与直前の血中濃度となる．

❷ 内服薬をどうするべきか

- 麻酔科医に関連する循環器系内服薬の管理は以下の3つに大別される．

■ 術前から投与されている薬剤の管理

- 高血圧や心不全などの治療目的で内服薬が使用されている場合，管理の要点はできるだけトラフ濃度を下げないことと，循環変動の起きやすい麻酔導入時にピークが重ならないようにすることである．患者の状態や薬の種類よりもむしろスケジュールに依存するところが大きい．
- 実際には，前日以前の内服は継続する．できるだけトラフ濃度を平常に維持するためである．手術当日の内服については，手術の種類により方針が異なる．
  ① 低侵襲手術で，術当日から翌日には内服が再開できる場合：麻酔管理中や術後に循環作動薬を持続静注して補充する手間を省くため，内服は継続する．ただし，麻酔導入時の内服薬血中濃度がピークに近いため，血圧低下に注意する．
  ② 高侵襲手術で，術翌日から内服がすぐに再開できない場合：当日朝の内服は中止し，術中・術後は必要に応じて同効薬の持続静注を計画する．
  ③ 侵襲が中程度の手術の場合：①②のどちらの方針を採用してもよい．患者の状態，管理の煩雑さなどを考慮して判断する．

> トラフ濃度を下げないこと，麻酔導入時にピークが重ならないことが要点

▶AUC：
area under the curve（血中濃度曲線下面積）

▶Tmax：
time to reach the maximum drug concentration（最高血中濃度到達時間）

▶Cmax：
maximum drug concentration（最高血中濃度）

▶$T_{1/2}$：半減期

Column 内服薬のコンパートメントモデル

麻酔科医にとってなじみの深いプロポフォールやフェンタニル，レミフェンタニルの薬物動態モデルでは3コンパートメントモデルを用いるのに対し，内服薬では1コンパートメントモデルが用いられることが多い．内服薬の薬物動態パラメーターは，AUC，Tmax，Cmax，$T_{1/2}$で記述される．このうち，$T_{1/2}$とTmaxが血中濃度の時間的変化に関連する．静注薬は直接血中濃度分画に投与されるのに対し，内服薬では吸収によって血中濃度分画に移行するため，最大血中濃度に達するまで時間が必要である．この時間がTmaxであり，静注では0とする．この概念は1コンパートメントモデルを2つ結合することで表現できる．内服薬はまず，吸収分画に投与される．吸収分画からは一定の移行係数で血中濃度分画に薬物が排出されていく．血中濃度分画に投与された薬剤は一定の移行係数で除去されていくことになる（図1）．

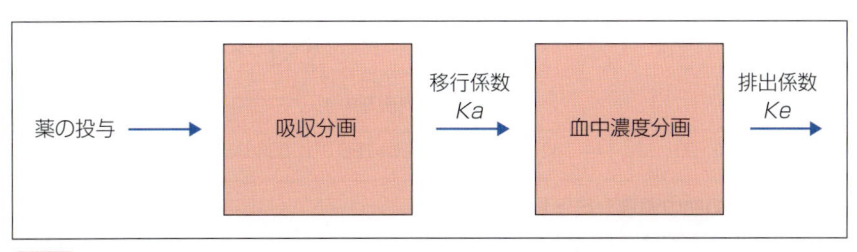

薬の投与 → 吸収分画 —移行係数 Ka→ 血中濃度分画 —排出係数 Ke→

図1　内服薬の血中濃度シミュレーション

■ リスクファクターがあるが術前に循環器系薬剤を投与されていない患者の管理

内服薬の術前追加は推奨しない

- 循環器系の薬剤を術前に内服していない患者の場合，手術までに十分な時間がある場合を除き，内服薬を術前に追加することは推奨しない．
- β遮断薬やACE阻害薬などの薬剤を術前から投与しておくことで，周術期の予後改善を期待する意見がある．しかし，現在のエビデンスではこれらの薬剤のメリットは限定的であり，手術数日前からの急速な導入はむしろ有害な可能性もある．

■ 術前に循環作動薬を内服している患者の術後管理

術後の経口摂取と同時に内服薬を再開する

- 患者の状態が良く，翌日から経口摂取が再開できるならば，内服薬も同時に再開することが望ましい．
- それ以外の場合，持続静注による同効薬の投与が必要となる場合がある．内服薬の種類を調べて，内服再開までの管理方針を術前から計画しておきたい．

Column 血中濃度シミュレーションの一例

図2は降圧薬の薬物動態の一例として，アムロジピンベシル酸塩（ノルバスク®）の$T_{1/2}$を35.4h，Tmaxを5.5hとした場合のシミュレーションである．内服を一定間隔で繰り返すと，血中濃度の変動がほぼ一定となる．内服開始10日目のトラフ濃度を定常状態のトラフ濃度とすると，トラフ濃度が定常状態の5％以内となるのは6日目（144時間目）である．これは，ノルバスク®の$T_{1/2}$のほぼ4倍となる．

図では手術による内服中止を模して312時間目に一度内服を中止し，翌日朝から再開している．内服中止の5時間後にニカルジピン塩酸塩（ペルジピン®）の持続投与を開始し，翌々日まで継続している．ペルジピン®を投与しない場合（図中の破線）は翌日にノルバスク®の内服を再開してもトラフの落ち込みが大きいが，内服再開の翌日までペルジピン®を持続投与した場合，トラフが定常状態の5％を下回る期間（図中の赤線）はごくわずかにとどめることができている．

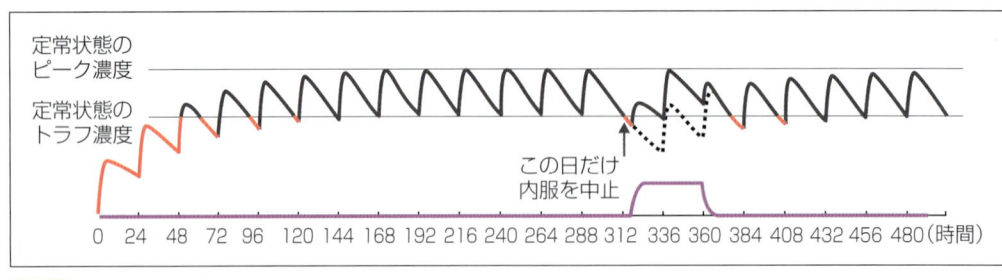

図2 ノルバスク®の血中濃度シミュレーション
——，——：ノルバスク®＋ペルジピン®の血中濃度
･･････：ノルバスク®のみの血中濃度
——：ペルジピン®のみの血中濃度

> **Column** 術前の降圧薬は服薬を続けたほうがよい？

従来の教科書では，麻酔導入時の難治性血圧低下を起こしやすいレニン-アンジオテンシン-アルドステロン系の薬剤は中止し，それ以外の降圧薬は継続することを推奨するものが多い[2]．ここではそれとは異なる方法を推奨する．これは，内服薬の薬物動態を考慮してのものである．

もし早朝に降圧薬を少量の水で内服させた場合，朝いちばんで始まる手術では，降圧薬は麻酔導入ごろにTmaxを迎える可能性が高い．内服を中断しても，T1/2が長い最近の降圧薬では，麻酔導入時の血中濃度は日常でのトラフ濃度より大きくは低下しないため，内服を中止したことが麻酔導入時の異常高血圧の誘因となる可能性は低い（表1）★3．継続が必要と考えた場合，術中から術後は調節性の高い静注の短時間作用型薬剤に置き換えたほうが周術期管理を安全に行える．

表1 代表的な降圧薬の薬物パラメーター

商品名	一般名	薬理作用	T_{max}（時間）	$T_{1/2}$（時間）
ノルバスク®	アムロジピン	Ca拮抗薬	5.5	35.4
カルデナリン®	ドキサゾシン	α_1遮断薬	1.6	12.9
ディオバン®	バルサルタン	ARB	3	3.9
ブロプレス®	カンデサルタン	ARB	4.5	11.2
テノーミン®	アテノロール	β遮断薬	3.8	10.8
メインテート®	ビソプロロール	β遮断薬	3.1	8.6
セロケン®	メトプロロール	β遮断薬	1.9	2.8

★3
ARBはアンジオテンシンII受容体と持続的に結合するため，血中濃度と降圧効果が相関しない．メトプロロール酒石酸塩（セロケン®）は1日3回内服する．

❸ 各種循環器系薬剤の管理

a. レニン-アンジオテンシン-アルドステロン系薬剤

- 他の内服薬と異なり，内服を中止することを勧める報告が多い[2]．しかし，日本では静注薬が使用できないことを勘案すると，内服を継続するメリットは他の降圧薬より大きい．

■ 術前から投与されている薬剤の管理
- 麻酔導入時の低血圧を引き起こしやすいことが知られており，当日朝の内服は中止したほうがよい[2,3]．ただし，輸液と昇圧薬で対処可能との意見もあり，日帰り手術などの低侵襲手術では血中濃度の変動を考え，投与を継続してもよい[4]．投与を中止する場合，術中から術後に高血圧になる場合がある．この場合，適宜Ca拮抗薬の持続静注で対処する．

■ リスクファクターがあるが術前に投与されていない患者の管理
- 心臓手術でレニン-アンジオテンシン-アルドステロン系の薬剤の臓器保護作用を示唆する報告があるが，術前に予防投与をすることが周術期予後を改善

するというエビデンスはない[5]．

■ 術前に内服している患者の術後管理

- 降圧作用については，Ca拮抗薬の持続静注で代用することができる．しかしレニン-アンジオテンシン-アルドステロン系の薬剤は臓器保護を目的として投与されていることが多い．日本では静注のACE阻害薬が使用できないため，できるだけ早く内服を再開させることが好ましい．

b. β遮断薬

- β遮断薬は，Manganoらの研究以来，術前の循環作動薬の議論において常に中心的な話題となっている[1]．しかし，2002年にACC/AHAガイドラインで広範囲にわたっていたβ遮断薬投与推奨対象は2007年の改定では大きく範囲を狭め，2009年の改定ではさらに限定された[6-8]★4．
- また，日本人に多いとされている冠攣縮性狭心症は，β遮断薬が予後を悪化させることが知られており，欧米のエビデンスをそのまま日本人に当てはめることが可能かどうか明らかではない．

■ 術前から投与されている薬剤の管理

- 以前はβ遮断薬が麻酔中の徐脈，血圧低下を招くため，3～4日前から休薬することが勧められていた．しかし，β遮断薬を休薬すると，反跳性高血圧・頻脈をきたすことが明らかとなり，最近ではこのような休薬は推奨されなくなった．さらにβ遮断薬の継続による周術期予後の改善を示唆するエビデンスの蓄積により，β遮断薬は周術期も継続することが一般的となった[8]★5．

■ リスクファクターがあるが術前に投与されていない患者の管理

- 2009年に行われたACC/AHAガイドラインの改定では，β遮断薬を導入されていない患者での術前β遮断薬の新規投与は強く推奨されなくなっている[8]．虚血性心疾患がある場合でも専門医と相談のうえで慎重に導入するこ

★4 ACC/AHAガイドライン

Guidelines for Perioperative Cardiovascular Evaluation for Noncardiac Surgery（ACC/AHA非心臓手術患者の周術期心血管系評価ガイドライン）

▶ACC：
American College of Cardiology（アメリカ心臓病学会）

▶AHA：
American Heart Association（アメリカ心臓協会）

★5
ただし，これは術当日の朝もβ遮断薬を内服するべきだということではない．降圧薬全般について前述したように，朝の内服を中止することにまったく問題はない．とくにβ遮断薬はエスモロールやランジオロールといったきわめて調節性の良い静注投与可能な薬剤が使用できるため，術当日のβ遮断薬内服のメリットは，術後の持続静注の手間を省く目的に限られる．

> **Column　β遮断薬のエビデンスの変化**
>
> Manganoらがβ遮断薬により冠動脈疾患患者の周術期予後が改善する可能性を示唆して以来，多くの研究が行われ，2002年のACC/AHAガイドラインは冠動脈疾患患者ではβ遮断薬の投与が強く推奨されるようになった[1,6]．しかし，β遮断薬の術前投与についての初の多施設二重盲検RCTであるPOISE（Perioperative Ischemic Evaluation）studyの結果では，β遮断薬は冠動脈疾患を減少させたが，脳血管疾患を増加させ，結果として患者アウトカムを悪化させていた[9]．それ以後の研究でも，すでに投与されているβ遮断薬の継続は明確なメリットとするものが多いが，新たにβ遮断薬を導入することのメリットは限定的である．

■ 術前に内服している患者の術後管理
- β遮断薬使用中の患者ではβ遮断薬の中断が予後を悪化させるとする報告が多い[8,10]. 内服が可能となるまでは持続静注で補充し, 患者の状態が安定したのちは内服を再開させることが望ましい.

c. Ca拮抗薬

■ 術前から投与されている薬剤の管理
- 当日朝は内服をやめてもよい. 血圧コントロール目的であればニカルジピンなどの調節性の良い静注Ca拮抗薬が比較的安価に使用できる. 異型狭心症例の予防目的であっても, ジルチアゼムや冠拡張薬のニコランジルを用いたほうが血圧低下を起こしにくい.

■ リスクファクターはあるが術前に投与されていない患者の管理
- 術前にCa拮抗薬を新規導入することが周術期予後を改善するというエビデンスはない. 欧米とは異なり, 日本では術前に異型狭心症の可能性が指摘される場合があり, 冠攣縮予防を目的にCa拮抗薬が新規導入される場合がある.

■ 術前に内服している患者の術後管理
- 血圧が上がる場合はCa拮抗薬を持続静注するか内服を再開する. 血圧が上がらない場合は中止しておいてよい.

d. その他の降圧薬

- 利尿薬を含むその他の内服薬について, 術前に新規内服を行うことが予後を改善するというエビデンスはない. 術前から内服をしている場合の手術当日の内服は降圧薬全般に関する記述を参照して頂きたい. 周術期に持続静注する場合はニカルジピンなどのCa拮抗薬で代用する.

▶本項「②内服薬をどうするべきか」(p.15)参照.

e. 冠拡張薬

- 亜硝酸薬を冠イベント予防目的で予防投与することにエビデンスがないことは周知のとおりである. 新規導入にはメリットがないと考えてよい. 亜硝酸薬貼付剤を常用している患者では, 普段と同様に貼付を行ってもよいが, 貼付剤は剥離後も2〜3時間効果が持続するため, 調節性は良くない.
- 侵襲の大きな手術では, 降圧薬に準じて当日の使用はやめたほうがよい. 冠攣縮予防目的で術中に投与を行う場合は, 血圧が下がりにくいニコランジルを静注で用いる.

f. 抗不整脈薬

- 抗不整脈薬についても, 内服薬である以上, 管理方針は降圧薬とほぼ同様と

考えてよい．ただし，降圧薬が血圧を目安として術中に調節できるのに対し，抗不整脈薬は予防目的で用いられるため，調節が難しい．術後早期に内服や胃管などからの経管投与で服薬の再開ができる目途があれば，できるだけ投与を継続したほうがよい．

- 半減期が 30 時間と長く，静注追加が容易なジギタリス製剤と半減期がきわめて長いアミオダロン塩酸塩は一時的に中止してよい．

(中村隆治，河本昌志)

文献

1) Mangano DT, et al. Effect of atenolol on mortality and cardiovascular morbidity after noncardiac surgery. Multicenter Study of Perioperative Ischemia Research Group. N Engl J Med 1996; 335: 1713-20.
2) Wolf A, McGoldrick KE. Cardiovascular pharmacotherapeutic considerations in patients undergoing anesthesia. Cardiol Rev 2011; 19: 12-6.
3) Rosenman DJ, et al. Clinical consequences of withholding versus administering renin-angiotensin-aldosterone system antagonists in the preoperative period. J Hosp Med 2008; 3: 319-25.
4) Smith I, Jackson I. Beta-blockers, calcium channel blockers, angiotensin converting enzyme inhibitors and angiotensin receptor blockers: Should they be stopped or not before ambulatory anaesthesia? Curr Opin Anaesthesiol 2010; 23: 687-90.
5) Drenger B, et al. Patterns of use of perioperative angiotensin-converting enzyme inhibitors in coronary artery bypass graft surgery with cardiopulmonary bypass: Effects on in-hospital morbidity and mortality. Circulation 2012; 126: 261-9.
6) Eagle KA, et al. ACC/AHA guideline update for perioperative cardiovascular evaluation for noncardiac surgery---executive summary a report of the American College of Cardiology/American Heart Association Task Force on Practice Guidelines (Committee to Update the 1996 Guidelines on Perioperative Cardiovascular Evaluation for Noncardiac Surgery). Circulation 2002; 105: 1257-67.
7) Fleisher LA, et al. ACC/AHA 2007 guidelines on perioperative cardiovascular evaluation and care for noncardiac surgery: A report of the American College of Cardiology/American Heart Association Task Force on Practice Guidelines (Writing Committee to Revise the 2002 Guidelines on Perioperative Cardiovascular Evaluation for Noncardiac Surgery): Developed in collaboration with the American Society of Echocardiography, American Society of Nuclear Cardiology, Heart Rhythm Society, Society of Cardiovascular Anesthesiologists, Society for Cardiovascular Angiography and Interventions, Society for Vascular Medicine and Biology, and Society for Vascular Surgery. Circulation 2007; 116: e418-99.
8) Fleisher LA, et al. 2009 ACCF/AHA focused update on perioperative beta blockade incorporated into the ACC/AHA 2007 guidelines on perioperative cardiovascular evaluation and care for noncardiac surgery: A report of the American college of cardiology foundation/American heart association task force on practice guidelines. Circulation. 2009; 120: e169-276.
9) Devereaux PJ, et al. Effects of extended-release metoprolol succinate in patients undergoing non-cardiac surgery (POISE trial): A randomised controlled trial. Lancet 2008; 371: 1839-47.
10) Wallace AW, et al. Association of the pattern of use of perioperative β-blockade and postoperative mortality. Anesthesiology 2010; 113: 794-805.

2-2 術前の抗凝固薬

❶ 抗凝固療法の適応

- 抗凝固療法は，深部静脈血栓症（deep venous thrombosis：DVT）を含めた静脈血栓塞栓症（venous thromboembolism：VTE）および心房細動に伴う左房内血栓予防に用いられる（表1）．
- そのほかにも，脳梗塞や一過性脳虚血などのアテローム血栓症急性期，播種性血管内凝固（disseminated intravascular coagulation：DIC）やヘパリン起因性血小板減少症（heparin-induced thrombocytopenia：HIT）など過凝固に起因する疾患，アンチトロンビン（antithrombin：AT）欠乏症やプロテインC欠乏症などの抗凝固因子欠乏症，抗リン脂質抗体症候群，などさまざまな疾患が適応となる．
- さらに人工弁置換術など異物を体内に留置する場合や，人工心肺装置や人工透析装置を使用する際も抗凝固薬は必須である．疾患・病態によっては手術直前まで抗凝固療法を継続しなければならないが，抗凝固薬の残存は周術期の出血リスクを増加させる．術前はそれぞれの抗凝固薬の特性や必要性に応じて調整が必要である．

❷ 抗凝固薬の作用機序と副作用

- 抗凝固療法の目的はトロンビンの活性または産生を阻害し，フィブリン形成を抑制することである．内因系，外因系のどちらの経路を介して凝固系が活性化しても，第Xa因子-第Va因子複合体によってプロトロンビンからトロンビンへ産生される点は共通なので，抗凝固療法のターゲットとして第Xa因子およびトロンビンは効果的である（図1，2）．
- 抗凝固薬の作用機序はAT依存性[★1]とAT非依存性に分類可能である（図3）．AT依存性抗凝固薬はそれ自体に直接的抗凝固作用はないが，生理的抗凝固因子であるATに結合してその作用を増強することによって間接的に抗凝固作用を呈する．したがって，ATの活性が著しく低下している場合は，その抗凝固作用が減弱する．AT非依存性抗凝

[★1] 作用発現にATを介する．

表1 抗凝固療法の適応

病因	適応疾患・病態
血流のうっ滞	深部静脈血栓症，心房細動に伴う左房血栓
アテローム血栓症	脳梗塞，一過性脳虚血，閉塞性動脈硬化症
凝固系の病的活性化	DIC，II型HIT
抗凝固因子の欠乏	アンチトロンビン欠乏症，プロテインC欠乏症
自己抗体	抗リン脂質抗体症候群
体内人工物	人工弁置換術後
体外人工物との接触	人工心肺，人工透析
その他	処置に伴うもの（PCIなどのカテーテル手技）

DIC：播種性血管内凝固，HIT：ヘパリン起因性血小板減少症，PCI：経皮的冠動脈インターベンション．

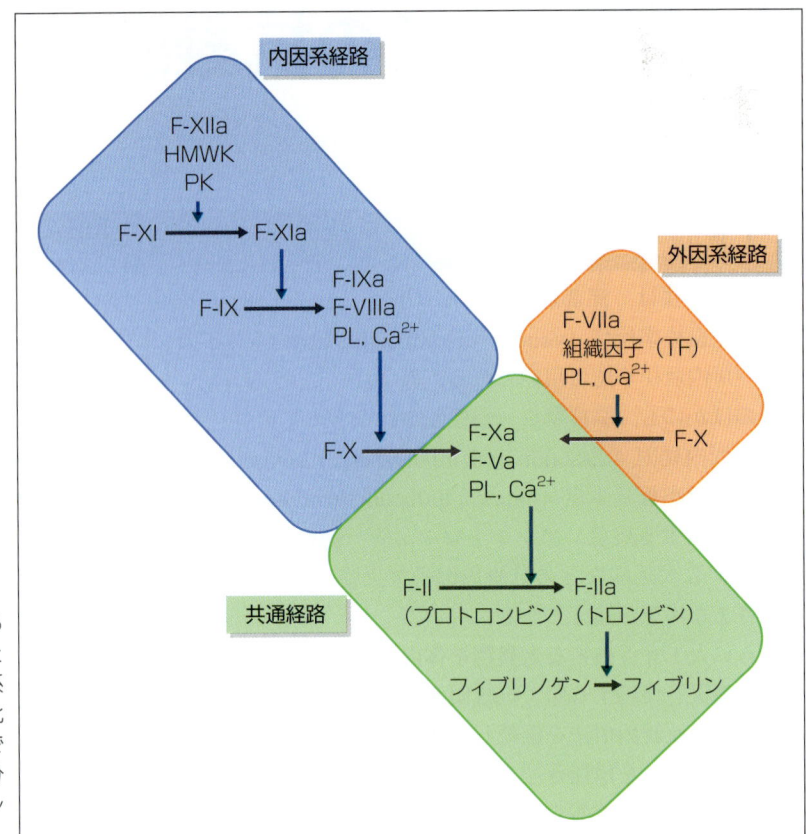

図1 血液凝固カスケード
第 XII 因子の活性化から開始する系を内因系，活性化第 VII 因子と組織因子から開始する系を外因系とよぶ．両者は第 X 因子を活性化し，以下はフィブリンの産生まで共通の反応となる．HMWK：高分子キニノゲン，PK：プレカリクレイン，PL：リン脂質．

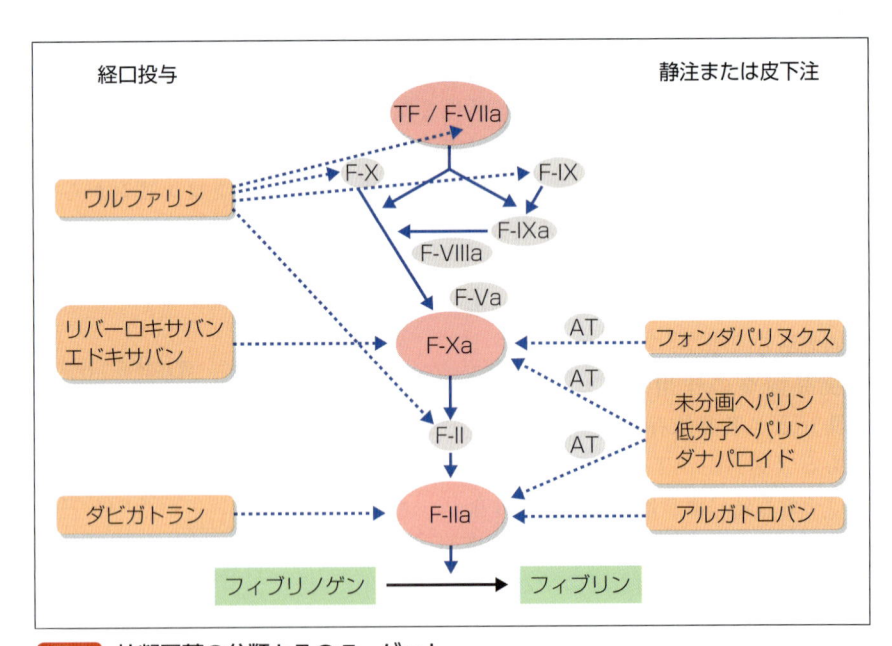

図2 抗凝固薬の分類とそのターゲット
抗凝固薬は活性化第 X 因子，トロンビンをターゲットにした開発が進んでいる．TF：組織因子，AT：アンチトロンビン．

22

```
                        抗凝固薬
              ┌──────────┴──────────┐
     アンチトロンビン依存性        アンチトロンビン非依存性
```

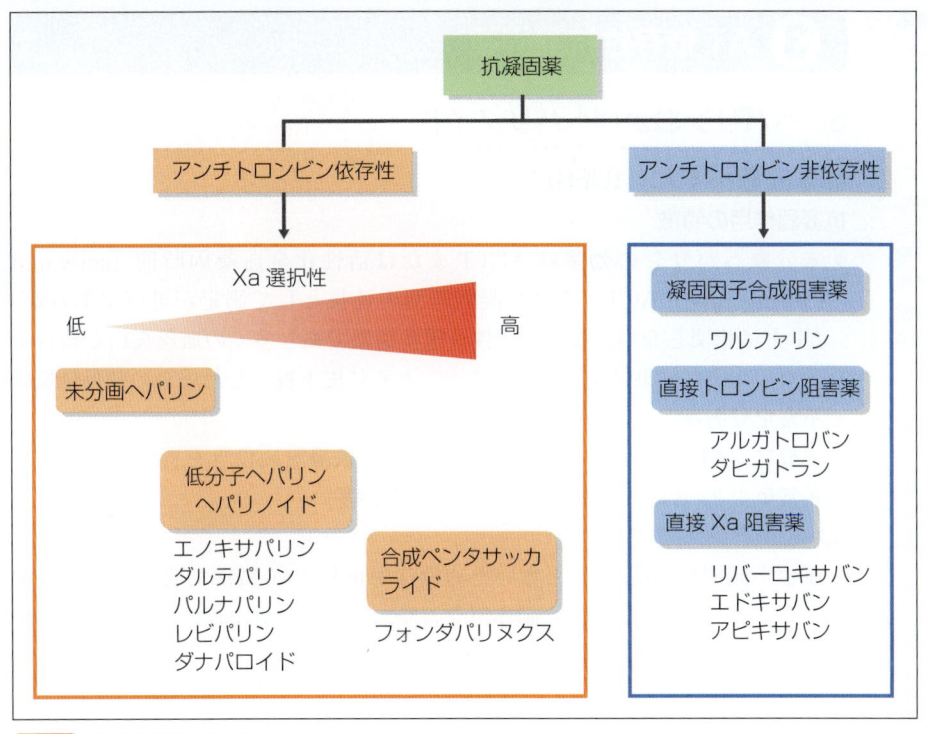

アンチトロンビン依存性側:

Xa 選択性　低 ────► 高

- 未分画ヘパリン
- 低分子ヘパリン／ヘパリノイド
  - エノキサパリン
  - ダルテパリン
  - パルナパリン
  - レビパリン
  - ダナパロイド
- 合成ペンタサッカライド
  - フォンダパリヌクス

アンチトロンビン非依存性側:

- 凝固因子合成阻害薬
  - ワルファリン
- 直接トロンビン阻害薬
  - アルガトロバン
  - ダビガトラン
- 直接 Xa 阻害薬
  - リバーロキサバン
  - エドキサバン
  - アピキサバン

図3　抗凝固薬の分類

固薬は，肝臓での凝固因子合成を阻害するワルファリンと直接的に凝固因子を阻害する薬剤に分類可能である．

- 抗凝固療法において最も危惧される副作用は出血である．病的血栓は予防しつつ止血に必要な血栓の形成は障害しないというのが理想的だが，その安全域は薬剤によって異なる．どのような抗凝固薬であっても最終的にトロンビンの産生を抑制するかトロンビンの活性を阻害しなければ抗凝固作用は得られないが，一般に抗トロンビン作用が強い薬剤ほど出血性合併症が増加する．トロンビンはフィブリノゲンをフィブリンに変えるだけではなく，血管損傷部位で血小板を活性化して一次血栓の形成を促進するため，過剰にトロンビンを抑制すると止血血栓の形成が阻害され出血性合併症が増加する．
- 抗凝固療法を行う際，凝固能検査の結果から効果・副作用が予測可能な薬剤もあるが，プロトロンビン時間（prothrombin time：PT）や活性化部分トロンボプラスチン時間（activated partial thromboplastin time：APTT）では抗凝固作用を評価できない薬剤も多く，臨床的に期待される治療・予防効果と出血性合併症のバランスによって投与方法・投与量などが調節される．

治療・予防効果と出血性合併症のバランスで投与方法・投与量を調節する

❸ AT依存性抗凝固薬

a. ヘパリンおよびヘパリノイド

■ 未分画ヘパリン（UFH）★2

抗凝固作用の特徴

- 未分画ヘパリンの効果はAPTTまたは活性化全血凝固時間（activated clotting time：ACT）などで凝固時間の延長として測定が可能であるが，PTとは相関しない．長鎖の陰性荷電多糖類であり多くの血漿蛋白と結合するため，その効果は個人差が大きく，とくに皮下投与した場合の効果発現は不安定である．
- 一般に，APTTをモニタリングしながら持続静脈内投与を行い，APTTが正常値の2〜3倍になるよう調節することが多い．

薬物動態と副作用

- 血中半減期は40〜60分と短いため投与中止後4〜6時間で凝固能は回復する．HITはUFHの重篤な副作用なので，投与中は血小板数の変化に注意が必要である[1]．HITを発症した場合は直ちに投与を中止し，直接トロンビン阻害薬を投与する．

術前管理

- 病態によっては投与を継続したまま手術を行うこともあるが，手術の4〜6時間前に持続投与を中止する．急速に抗凝固作用を減弱させるには，UFH 1,000単位に対しプロタミン10 mgの投与が有効である．

■ 低分子ヘパリン（LMWH）★3

抗凝固作用の特徴

- LMWHはUFHを化学的または酵素的に分解したものであり，抗トロンビン作用よりも抗第Xa因子作用のほうが強く，一般に分子量が小さい（糖鎖が短い）ほど抗第Xa因子作用が強い（図4，表2）[2]．
- UFHよりも抗トロンビン作用が弱いためAPTTやPTといった一般凝固検査の結果と抗凝固作用は相関しないが，UFHに比べると血漿蛋白との非特異的結合が少ないため効果に個人差が少なく，安定した効果を得やすい．

薬物動態と副作用

- 静脈投与での血中半減期はダルテパリン，レビパリン，パルナパリンで2時間程度だが，エノキサパリンは皮下投与で4〜7時間と長い．抗トロンビン作用と抗第Xa因子作用が同程度であるUFHに比べると出血性合併症は少ない．出血症状が現れた場合のみ減量または中止する．
- 抗凝固作用の拮抗にプロタミンを投与する場合もあるが，完全に拮抗することはできない．UFH同様，HITの発症に注意が必要である．

術前管理

- ダルテパリン，レビパリン，パルナパリンは手術の12〜24時間前に投与を中止する．エノキサパリンは手術の24〜48時間前までに投与を休止し，必

★2 未分画ヘパリンの適応

未分画ヘパリン（unfractionated heparin：UFH）の臨床適応は非常に広く，人工心肺や人工透析などの体外循環使用時の抗凝固，血管内カテーテル挿入時の抗凝固，DICの治療，静脈血栓症，肺血栓塞栓症，心筋梗塞，脳血栓塞栓症，四肢末梢動脈血栓塞栓症，周術期の血栓塞栓症などの治療および予防に使用されている（下表）．

- 人工心肺や血液透析などの体外循環装置使用時の血液凝固の防止
- 血管カテーテル挿入時の抗凝固，輸血・血液検査の際の抗凝固
- 血栓塞栓症（静脈血栓症，心筋梗塞，肺塞栓症，脳塞栓症，四肢動脈血栓塞栓症，術中・術後の血栓塞栓症など）の治療・予防
- DICの治療

★3 低分子ヘパリンの適応

日本で使用できる4剤の低分子ヘパリン（low-molecular-weight heparin：LMWH）のうち，エノキサパリンのみが術後のVTE予防に適応となっている（下表）．その他の製剤は主に血液透析時の抗凝固が適応となっている．

エノキサパリン
- 股関節全置換術・膝関節全置換術・股関節骨折手術後の静脈血栓塞栓症予防，血栓症の発症リスクの高い腹部手術後の静脈血栓塞栓症予防

ダルテパリン
- 血液透析時の抗凝固，播種性血管内凝固の治療

レビパリン
- 血液透析時の抗凝固

パルナパリン
- 血液透析・濾過時の抗凝固

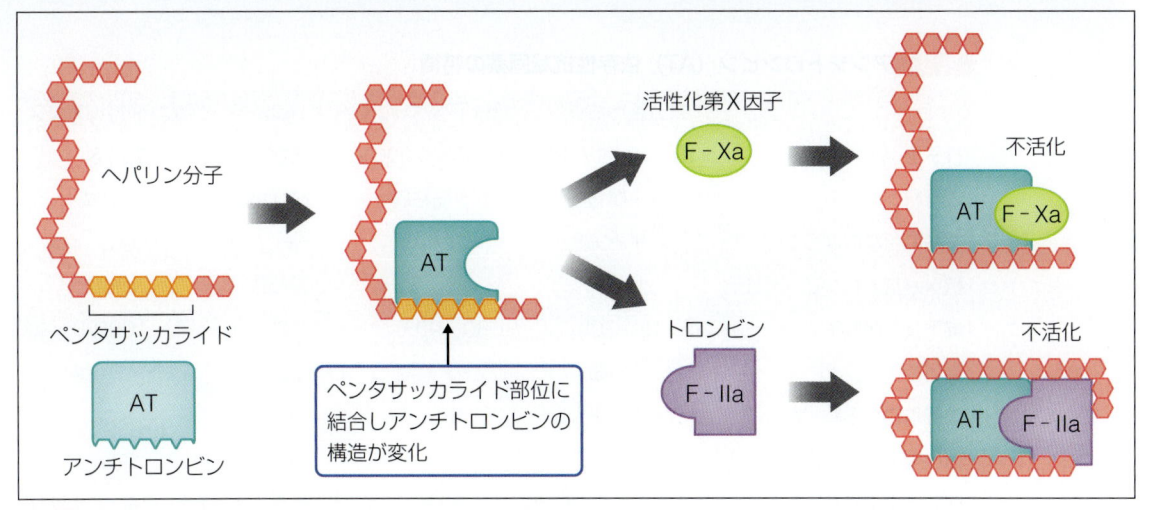

図4　ヘパリン分子によるアンチトロンビンの構造変化

ヘパリン類はアンチトロンビンに結合し，その構造を変化させる．アンチトロンビンの抗第Xa因子作用はヘパリン分子中のペンタサッカライドとよばれる糖鎖のみで増幅可能だが，抗トロンビン作用を増幅するにはアンチトロンビンと結合したトロンビンをヘパリン分子が包み込む必要がある．糖鎖が短くなるとアンチトロンビンとトロンビンの両者に同時に結合できなくなるため，抗トロンビン作用が弱くなり，抗第Xa因子作用が優位になる．

表2　ヘパリン製剤の分子量と抗凝固活性

一般名	販売名	平均分子量	抗Xa/抗IIa活性	血中半減期
未分画ヘパリン				
・ヘパリン	ノボ・ヘパリン®ヘパリンナトリウム®など	15,000	1	40〜60分
低分子ヘパリン				
・エノキサパリン	クレキサン®	4,500	3.9	4〜7時間
・ダルテパリン	フラグミン®，リザルミン®	6,000	2.5	1.5〜2時間
・パルナパリン	ローヘパ®，ミニヘパ®	5,000	2.3	1.5〜2時間
・レビパリン	クリバリン®	4,400	4.2	1.5〜2時間

要に応じてUFHの持続投与に切り替える．高度腎機能低下患者（クレアチニンクリアランス30 mL/分未満）では半減期が2倍以上に延長するので，手術の3，4日前までに投与を休止する．

■ヘパリノイド★4

抗凝固作用の特徴

- ダナパロイドの抗Xa／抗トロンビン活性比は20〜30と第Xa因子選択性は非常に高く，出血症状は少ない．

薬物動態と副作用

- 血中半減期は17〜28時間と非常に長いため1日1回の投与で効果が得られる．APTTやPTといった一般凝固検査の結果と抗凝固作用は相関しないため，出血症状が現れた場合のみ減量または中止する．HITを惹起する可能性はUFHに比べると低い．

★4 ヘパリノイドの適応
日本で使用できるヘパリノイドはダナパロイドのみで，DICの治療に適応となっている．日本における適応はDICのみであるが，海外ではVTEやHITも適応となっている．

表3 アンチトロンビン（AT）依存性抗凝固薬の特徴

	未分画ヘパリン	低分子ヘパリン	ダナパロイド	フォンダパリヌクス
分子量（平均）	15,000〜17,000	4,000〜6,000	5,500	1,728
原材料	ブタ腸粘膜	ブタ腸粘膜	ブタ腸粘膜	化学合成
製剤の化学的ばらつき	＋＋＋	＋＋	＋	なし
抗Xa/抗トロンビン活性比	1.0	2〜4.5	20〜30	7,800
皮下投与吸収率	15〜30%	80〜90%	90%	100%
半減期	1時間	2〜7時間	17〜28時間	13〜17時間
血漿蛋白への親和性	＋＋＋	＋＋	＋	なし
血小板との相互作用	＋＋＋	＋＋	＋	なし
HIT抗体交差性	100%	80%	20%	なし
プロタミンによる拮抗	有効	部分的	部分的	無効

術前管理

- 血中半減期は17〜28時間と非常に長いため手術の4，5日前には投与を休止し，必要に応じてUFHの持続投与に変更する．

b．合成ペンタサッカライド

■ フォンダパリヌクス（fondaparinux）★5

抗凝固作用の特徴

- フォンダパリヌクスはATを活性化するのに必要な最小単位の糖鎖であるペンタサッカライドのみを化学合成した製剤で，その分子量は1,728とこれまで使用されてきたAT依存性抗凝固薬と比較すると格段に小さい．

薬物動態と副作用

- 半減期も13〜17時間と非常に長く1日1回の皮下投与で効果が得られる．ヘパリン類と異なり，抗Xa／抗トロンビン活性比が7,800と他のAT依存性抗凝固薬と比較するとほぼ純粋な選択的第Xa因子阻害薬であるため，ヘパリン類に比較すると出血リスクは少ない（**表3**）[3]．
- 腎機能低下患者では排泄が遷延するため，投与前にはクレアチニンクリアランスをチェックし，クリアランスに応じて減量する必要がある．

術前管理

- 作用時間が長く，拮抗薬が存在しないため観血的処置が必要な場合は48時間前には投与を中止する必要がある．また，緊急的拮抗薬としてリコンビナント活性化第VII因子製剤が有効であるとの報告もあるが保険適応はない[4]．

★5 フォンダパリヌクスの適応

日本では整形外科手術（人工股関節置換術，人工膝関節置換術，股関節骨折手術），腹部手術の術後VTE予防に対し適応承認されている．

④ AT 非依存性抗凝固薬

a. 凝固因子生成阻害薬

■ ワルファリン（warfarin）★6

抗凝固作用の特徴

- ワルファリンはビタミン K 依存性凝固因子である第 II, VII, IX, X 因子の正常生成を阻害することによって抗凝固作用を示す．ワルファリンは凝固因子だけでなく，凝固抑制因子であるプロテイン C の産生も阻害するため，投与開始時は血栓傾向となる場合がある．そのため，投与開始後 2〜3 日はヘパリン類の投与を併用する必要がある．
- 現在のところ，日本で最も投与されている経口抗凝固薬であり，長期の抗凝固が必要なあらゆる血栓症に用いられている．しかし，ビタミン K を多く含む食物や薬剤による干渉を受けやすく効果が安定しないため，食事や併用薬剤が制限される．また治療安全域が狭いため，定期的に PT-INR（国際標準化比）を測定しモニタリングする必要がある．

薬物動態と副作用

- 凝固因子の生成を阻害することによって抗凝固作用を示すため，治療開始においては血中濃度の上昇と抗凝固作用は一致しない．数日かけて安定した抗凝固作用が得られる．

術前管理

- 休薬により 3〜4 日で凝固能は回復するが，回復を早めたい場合はビタミン K の投与が有効である．ただし，即効性はないため緊急的拮抗が必要な場合は新鮮凍結血漿を投与して凝固因子を補充する必要がある．
- 手術直前まで抗凝固療法を継続する必要がある場合は，手術の 5 日程度前には服用を中止し，UFH の持続投与に切り替える．抜歯や体表の小手術など，手術の内容によってはワルファリンの内服を継続したまま手術を行う場合もある．

b. 直接トロンビン阻害薬

- 直接トロンビン阻害薬は AT を介さず，直接トロンビンに結合してその活性を阻害するため，その作用が AT 活性に左右されることなく安定している．強力な抗トロンビン作用が必要な病態では効果的であり，HIT の治療にも有効である．
- 直接トロンビン阻害薬は APTT との相関が良いため，モニタリングが必要な場合は APTT が有用である．

■ アルガトロバン（argatroban）★7

抗凝固作用の特徴

- アルガトロバンは静脈投与可能な直接トロンビン阻害薬である．分子量は 527 と小さく，抗体誘導性や血小板刺激性もない．

★6 ワルファリンの適応

血栓塞栓症（静脈血栓症，心筋梗塞，肺塞栓症，脳塞栓症，緩徐に進行する脳血栓症など）の治療および予防．

ワルファリン投与開始時の血栓傾向に注意

▶PT-INR：
prothrombin time international normalized ratio

★7 アルガトロバンの適応

アルガトロバンの適応で特徴的なのは HIT の治療として認められていることである（下表）．HIT の治療ではヘパリンの中止と強力なトロンビン阻害が必要であり，AT を介さず抗血栓作用を得られるアルガトロバンは効果的である．

- 発症 48 時間以内の脳血栓塞栓症
- 慢性末梢動脈閉塞による四肢潰瘍治療および疼痛・冷感緩和
- アンチトロンビン欠乏症または低下症患者の体外循環（血液透析）
- ヘパリン起因性血小板減少症（HIT）における血栓症の発症抑制

薬物動態と副作用

- 半減期が 40 分と短いため，通常は持続静脈投与で APTT または ACT をモニタリングしながら使用する．アルガトロバンは APTT を濃度依存性に延長するが，UFH と異なり APTT が即時に延長しないため，急速な抗凝固を必要とする場合は過量投与となることもある．また，肝代謝を受けるため肝機能障害がある患者では少量から開始する．

- 特異的拮抗薬が存在しないため，出血症状が現れた場合は代謝・排泄されるのを待つしかない．HIT 患者の心臓手術においてヘパリンの代替にアルガトロバンを使用した報告が散見されるが，止血に相当な時間と輸血を必要とする症例や，抗凝固が不十分で人工心肺回路内に血栓を生じる症例が報告されており，大量投与には注意が必要である[5]．

> アルガドロバンの大量投与には注意する

術前管理

- 持続投与の場合，手術開始 4〜6 時間前に投与を中止し，手術前に APTT の回復を確認する．

ダビガトラン（dabigatran）★8

抗凝固作用の特徴

- 2012 年現在，唯一の経口トロンビン阻害薬である．分子量が小さく，透析で除去可能である．APTT の延長はダビガトランの効果を反映するが，血中濃度との相関は線形ではない．PT は血中濃度との相関が線形性を示すが，鋭敏度はエカリン活性化凝固時間（ecarin clotting time：ECT）のほうが勝っている[7]．

薬物動態と副作用

- 経口後 2〜3 時間で効果が得られ，半減期が 12 時間と長い．150 mg 1 日 1 回もしくは 2 回の内服で効果が得られるが，腎機能低下患者では血中濃度が上昇し，消化管出血などの出血性合併症のリスクが高くなる．とくに中等度以上（クレアチニンクリアランス 30〜50 mL/分以下）の腎機能低下患者では減量を考慮する．

> ★8 ダビガトランの適応
> 非弁膜症性心房細動に伴う脳血栓塞栓予防ではワルファリンと同等の効果が認められ[6]，日本では「非弁膜症性心房細動に伴う脳梗塞・血栓塞栓予防」が適応となっている．

術前管理

- 半減期は 12 時間と長いので，手術の 2 日前までには休止する．中等度以上（クレアチニンクリアランス 30〜50 mL/分以下）の腎機能低下患者では半減期が 1.5〜2 倍に延長するため，腎機能に応じて休止期間を設け，必要に応じて UFH またはアルガトロバンの持続投与に切り替える．

c. 直接第 Xa 因子阻害薬

- 直接第 Xa 因子阻害薬はフォンダパリヌクスと同様第 Xa 因子の阻害薬であるが，AT を介さず直接第 Xa 因子を阻害する．分子量も小さいため遊離第 Xa 因子だけではなく prothrombinase（第 Xa 因子-第 Va 因子複合体）の第 Xa 因子も阻害することが可能であり，高い抗血栓効果が得られる．

- 2013 年 4 月現在，日本ではリバーロキサバンとエドキサバン，アピキサバンの 3 剤が承認されている．

- 直接第 Xa 因子阻害薬は一般凝固能検査（PT，APTT）ではその効果を判定することができず，抗凝固作用を客観的に評価する場合は抗第 Xa 因子活性を測定する．
- また，腎機能低下患者では血中濃度が上昇しやすく，出血性合併症のリスクが高くなるので減量が必要である．

■ リバーロキサバン（rivaroxaban）[★9]

抗凝固作用の特徴
- AT 活性に依存せず抗凝固作用を呈する．PT や APTT といった一般凝固検査では効果を検出できないので，臨床症状を十分に観察する．

薬物動態と副作用
- 経口後 3 時間程度で効果が得られ，血中半減期は 8 時間である．効果発現が速く，1 日 1 回 15 mg の内服で効果が得られる．中等度以上[★10]の腎機能低下患者での血中半減期の延長は 1.1～1.2 倍，血中濃度-時間曲線下面積（area under the concentration curve：AUC）は 1.5 倍となるため，1 日 1 回 10 mg への減量が推奨されている．また Child-Pugh 分類 B 以上の肝機能障害では AUC が 2.6 倍に増加するので，肝機能にも注意が必要である．

術前管理
- 手術の 2 日前までに休止する．腎機能・肝機能低下患者では 4～5 日程度の休止期間を設け，必要に応じて UFH またはアルガトロバンの持続投与に切り替える．

■ エドキサバン（edoxaban）[★11]

抗凝固作用の特徴
- AT 活性に依存せず抗凝固作用を呈する．PT や APTT といった一般凝固検査では効果を検出できないので，臨床症状を十分に観察する必要がある．

薬物動態と副作用
- 経口後 1～2 時間で血中濃度が最高に達し，半減期が 5～8 時間なので，1 日 1 回 30 mg の内服で効果が得られる．高度の腎機能障害患者[★12]では半減期が 2 倍に延長するため，1 日 1 回 15 mg への減量を考慮する．

術前管理
- 手術の 2 日前までに休止する．腎機能低下患者では 4～5 日程度の休止期間を設け，必要に応じて UFH またはアルガトロバンの持続投与に切り替える．

■ アピキサバン（apixaban）

- アピキサバンも経口直接第 Xa 因子阻害薬であり，心房細動患者を対象としたワルファリンとの比較試験で優位性が報告されている[10]．2012 年 12 月に「非弁膜症性心房細動患者における虚血性脳卒中及び全身性塞栓症の発症抑制」を適応として承認された．心房細動患者への適応は欧米でも承認されており，欧州では下肢整形外科術後の VTE 予防にも適応となっている．

★9 リバーロキサバンの適応

日本では，「非弁膜症性心房細動患者における虚血性脳卒中および全身性塞栓症の発症抑制」に適応となっている．
EU 諸国やカナダ，オーストラリアでは「人工膝関節置換術および人工股関節置換術の深部静脈血栓症予防」に対し適応となっており，人工膝関節置換術および人工股関節置換術を対象にしたリバーロキサバン 10 mg の 1 日 1 回経口投与とエノキサパリン 40 mg の 1 日 1 回皮下投与の比較試験では，VTE の予防効果はリバーロキサバンのほうが高く，出血などの合併症は同程度と報告されている[8,9]．

★10

クレアチニンクリアランス 30～50 mL/分以下．

★11 エドキサバンの適応

「下肢整形外科手術（膝関節全置換術，股関節全置換術，股関節骨折手術）施行患者における VTE の発症抑制」に適応となっている．

★12

クレアチニンクリアランス 30 mL/分未満．

❺ 今後の抗凝固薬開発

● 現在も新たな抗凝固薬の治験が複数進行中である．抗凝固薬開発の傾向として，より高いコンプライアンスを得られるように半減期の長い経口薬剤の開発が中心となっている．今後も新たな抗凝固薬が承認される可能性は高く，それぞれの薬剤の特性を理解することが求められる．

（香取信之，武田純三）

文献

1) Arepally GM, Ortel TL. Clinical practice. Heparin-induced thrombocytopenia. N Engl J Med 2006; 355: 809–17.
2) Gray E, et al. Heparin and low-molecular-weight heparin. Thromb Haemost 2008; 99: 807–18.
3) Turpie AGG, et al. A synthetic pentasaccharide for the prevention of deep-vein thrombosis after total hip replacement. N Engl J Med 2001; 344: 619–25.
4) Young G, et al. Recombinant activated factor VII effectively reverses the anticoagulant effects of heparin, enoxaparin, fondaparinux, argatroban, and bivalirudin ex vivo as measured using thromboelastography. Blood Coag Fibrinolysis 2007; 18: 547–53.
5) Follis F, et al. Argatroban as a substitute of heparin during cardiopulmonary bypass: A safe alternative? Interact Cardiovasc Thorac Surg 2010; 10: 592–6.
6) Connolly SJ, et al. Dabigatran versus warfarin in patients with atrial fibrillation. N Engl J Med 2009; 361: 1139–51.
7) Stangier J, et al. The pharmacokinetics, pharmacodynamics and tolerability of dabigatran etexilate, a new oral direct thrombin inhibitor, in healthy male subjects. Br J Clin Pharmacol 2007; 64: 292–303.
8) Lassen MR, et al. for the RECORD3 investigators. Rivaroxaban versus enoxaparin for thromboprophylaxis after total knee arthroplasty. N Engl J Med 2008; 358: 2776–86.
9) Eriksson BI, et al. for the RECORD1 study group. Rivaroxaban versus enoxaparin for thromboprophylaxis after hip arthroplasty. N Engl J Med 2008; 358: 2765–75.
10) Granger CB, et al. for ARISTOTLE Committees and Investigators. Apixaban versus warfarin in patients with atrial fibrillation. N Engl J Med 2011; 365: 981–92.

2-3 術前のスタチン治療

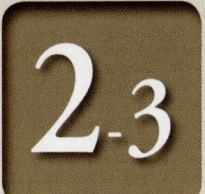

- 脂質異常症を放置すれば全身の動脈硬化が進行し，虚血性心疾患，脳梗塞，閉塞性動脈硬化症を引き起こす可能性があるため，早期に強力なコレステロール低下療法が必要であると考えられている．
- 動脈硬化性病変をもつ患者は，術中術後の心血管関連死亡や脳梗塞のリスクが上昇する．
- スタチンは HMG-CoA 還元酵素の働きを阻害することによって，血中 LDL（低比重リポ蛋白）コレステロールを低下させる薬物であり，動脈硬化性病変の予防や治療に広く用いられている．
- 本項では，近年の論文やガイドラインを元に，周術期のスタチン投与の望ましい効果とその機序，および危険因子について解説する．

▶HMG：hydroxymethylglutaryl

① 周術期スタチン投与のさまざまな効能

a. スタチン投与のガイドライン

- 「ACC/AHA 非心臓手術のための周術期心血管系ガイドライン」[1]によれば，「現在スタチンを服用している患者」が非心臓手術を受ける際には，その服用を継続することが強く推奨（Class I）されている．また，臨床的リスク因子の有無にかかわらず，「血管手術を受ける患者」に対しては，スタチンの使用が考慮されるべき（Class IIa）であるとされている．
- さらに ESC ガイドライン[2]では，高リスク手術に際しては術前 30 日から最低でも 1 週間前までには，スタチン投与を開始することが強く推奨（Class I）されている．

非心臓手術の際は，スタチン服用の継続を強く推奨

▶ESC：European Society of Cardiology

b. スタチンはなぜ効くのか？

- スタチンは脂質低下作用以外に，血管に対する pleiotropic effect（多面的効果，表1）を有する[★1]．
- このため，スタチンは血清コレステロール値とは関係なく，抗動脈硬化作用

血管に対する pleiotropic effect を有する

★1
血清 LDL コレステロール値が正常の患者にスタチンを投与した場合でも，心血管病変に対して有利に働くことが示されつつある．

表1 スタチンの pleiotropic effect

血管内皮機能改善作用	eNOS↑，ET-1↓，PGI$_2$↑
抗炎症作用	CRP↓，炎症性サイトカイン↓
血栓形成抑制作用	PAI-1↓，TM↑
抗酸化作用	ROS↓，NAD(P)H 活性↓
血管新生促進作用	血液中内皮前駆細胞↑

eNOS：血管内皮型-酸化窒素合成酵素，ET-1：エンドセリン 1，PGI$_2$：プロスタグランジン I$_2$，CRP：C 反応性蛋白，PAI-1：組織プラスミノゲン活性化因子 1，TM：トロンボモジュリン，ROS：活性酸素種，NAD(P)H：L-リシン-6-モノオキシゲナーゼ．

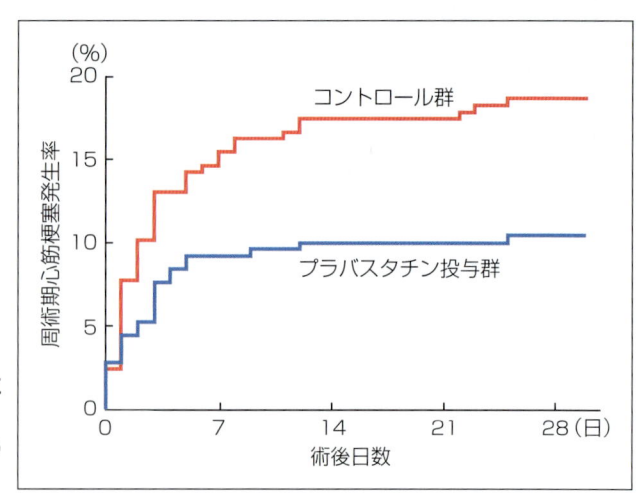

図1 血管手術におけるスタチン投与に伴う心筋梗塞発生率の減少
(Winchester DE, et al. Int J Cardiol, in press[3] より)

c. スタチンと心筋梗塞

- 周術期心筋梗塞の発生には，「冠動脈プラーク」→「血栓形成」→「冠動脈の狭小化」という一連のプロセスが重要であると考えられている．冠動脈プラークの増大と不安定化には，炎症反応が中心的な役割を果たしているとされている．
- 術中術後には循環動態が不安定になり，冠動脈収縮も起こりやすく，冠動脈プラーク破綻の危険因子となる．手術侵襲に伴う内因性カテコラミンの上昇は血管を収縮させるだけでなく，線維素溶解活性を減少させ，血小板を活性化することで，凝固能亢進状態を生じる．これらのことから，周術期は急性冠症候群が生じやすい状態であるといえる．
- 経皮的冠動脈インターベンション（percutaneous coronary intervention：PCI）や非心臓手術を受ける患者にスタチンを投与すると，術後心筋梗塞や心血管関連死亡が減少する傾向にある[3]（**図1**）．この際，炎症マーカーであるCRPやインターロイキン6がそれぞれ低下するという報告もある[4]．すなわち，LDLコレステロールが減少したことに加えて，スタチンのもつpleiotropic effectが発揮されている可能性がある．

> 術後心筋梗塞や心血管関連死亡が減少する

d. スタチンと抗不整脈作用

- 心臓手術後，肺切除後などに発生しやすい心房細動は，脳梗塞発生率を増加させ，周術期死亡率も増加させる．さらには遠隔期予後も悪化させるため，心房細動の発生を予防することが非常に重要となる．
- 周術期のスタチンの使用によって心臓手術や，肺切除術，食道切除術などに伴う心房細動が抑制されると数多く報告されている[3,5]．

> 心房細動が抑制される

- 心房細動の発生には，従来は容量負荷や交感神経緊張，電解質異常などが原因とされていたが，それに加えて最近では酸化ストレスやレニン-アンジオテンシン系が重要な役割を果たしていると考えられている．とくに CRP の上昇と心房細動の発生には密接な関係があり，スタチンの抗炎症作用を介した電気的リモデリングの抑制が機序の一つと考えられている[6]．

e. スタチンと脳梗塞

- 一般にスタチンは脳卒中の新規発生，再発予防に有効であると考えられている．
- 周術期の効果については，スタチンは頚動脈内膜剥離術後の術後脳梗塞の頻度を著明に減少させると報告されている．この手術の場合，外科的処置がアテローム性動脈硬化プラークの塞栓を誘発することで脳梗塞を発症させていると考えられるが，スタチンはプラークの断面積を減少させ，プラークを安定化させることで効果を発揮していると考えられている．
- 一方で冠動脈バイパス術（coronary artery bypass graft：CABG）後の脳梗塞は，スタチンによって減少しない可能性がある．CABG に際して生じる脳梗塞の原因は，低血圧やフィブリン，ガス物質によるびまん性の塞栓であるため，スタチンの効果は出にくいと考えられているからである[7]．

> CABG 後の脳梗塞にはスタチンの効果は出にくい

f. その他の作用

- CABG に用いられる大伏在静脈グラフトの術後開存度を，スタチンが改善させるとされている．抗酸化ストレスや抗炎症，血栓形成の抑制などの pleiotropic effect の関与が考えられている[8]．
- スタチンはまた，待機的大手術後の腎機能障害，透析導入率を減少させる．ここでも pleiotropic effect の関与が指摘されている．
- スタチンは抗酸化作用，抗炎症作用によって心不全の改善や拡張能の改善に貢献するとされているが，周術期の効果についてはさらなる検討を要する．

❷ スタチンの副作用

- スタチン投与に伴う合併症のうち，最も多く，最も注意すべき合併症はミオ

Topics　横紋筋融解症の治療

横紋筋融解症の治療として第一に行うべきことは，損傷筋肉への水の貯留に伴う血管内容量低下を補うために，ミオグロビン尿が消失するまで，積極的な輸液管理を行うことである[10]．このとき，カリウムや乳酸塩を含む輸液製剤は避ける．マンニトールによる浸透圧利尿や，重炭酸ナトリウムによる尿のアルカリ化（尿細管障害を防ぐことができる）も有効であるとされている．同時に血清 CK の測定，腎機能，血清カリウム，酸塩基平衡を評価する．

> **Topics** スタチンの中止に伴う「リバウンド効果」[11]
>
> スタチンの急激な中止が，血管機能の悪化を引き起こすことが知られている．脳梗塞急性期のスタチンの中止は，脳梗塞サイズを増大させ，死亡率を増加させる．急性冠症候群患者でスタチンを中止すると，予後が悪化し，また，血管手術後にスタチンを中止すれば，死亡率と心筋虚血の発生率が増加する．
>
> 以上のことから，急性の脈管ストレスがかかる状況下では，スタチンの中止は禁忌であるといえる．

パチーであり，筋肉痛やクレアチンキナーゼ（CK）の上昇などがみられる[9]．ミオパチーの極型として横紋筋融解症[★2]がみられることがある．

- 横紋筋融解症の死亡率は8％程度とされており，主な死亡原因は血清カリウム値の上昇に伴う致死的不整脈の発生と，播種性血管内凝固（disseminated intravascular coagulation：DIC）である．
- 横紋筋融解症の発生率自体は低いが，スタチンを投与されている患者数が多く，また致死的な合併症であるため，決して無視されるべきではない．とくにスタチンの代謝が遷延する高齢者，肝腎機能障害，甲状腺機能低下症，糖尿病などを合併する患者では発生頻度が高いとされている[★3]．
- その他スタチン投与に伴う合併症として，ミトコンドリア脳症，末梢性ポリニューロパチーなどの神経疾患，肝腎機能障害，耐糖能悪化などが報告されているが，いずれも頻度は低い．
- スタチンが大多数の患者にとって，比較的安全で有益な薬剤であることは間違いないが，これらの副作用をよく理解し，投与に際しても必要最小量から開始し，徐々に増量することが望ましい．

③ 周術期スタチン投与の実際と今後の展望

- スタチンが投与されている高脂血症患者が手術を受ける場合，基本的に術前のスタチン投与は継続されるべきである．スタチンの急激な中止は「リバウンド効果」を示す可能性があり，不利益をもたらす可能性があるからである．
- また，血管手術をはじめとした高リスク手術に際しては，術前のスタチン開始が考慮されるべきである．
- 現時点で，理想的なスタチンの投与期間と投与量は明らかではないが，少なくとも手術の1週間以上前には開始しておくのが無難である[★4]．
- これまでスタチンは高コレステロール血症患者を対象として動脈硬化のリスクに応じて投与する薬剤であったが，低リスク患者を対象とした研究においてもスタチン投与によって主要血管イベントや死亡率を低下させることが近年明らかになった[12]．周術期に関しても，患者リスクによらない積極的な投与が，将来的には推奨されるかもしれない．

（宮崎良平，外　須美夫）

[★2] 横紋筋融解症ではCKは正常上限の10倍以上となり，ミオグロビン血症，ミオグロビン尿，急性腎不全が特徴的である．

[★3] フィブラート系薬剤，免疫抑制薬，ワルファリン，ジギタリス，抗真菌薬などの薬剤はスタチンの代謝に干渉し，筋肉障害の副作用が誘発される可能性があるため，併用には注意を要する．

基本的に術前のスタチン投与は継続されるべきである

[★4] スタチンのpleiotropic effectは投与後24時間以内に発現するとされており，短期的な投与でも効果が出る可能性はある．

文献

1) Fleisher LA, et al. ACC/AHA 2007 Guidelines on perioperative cardiovascular evaluation and care for noncardiac surgery: A report of the American College of Cardiology/American Heart Association Task Force on Practice Guidelines (Writing Committee to Revise the 2002 Guidelines on Perioperative Cardiovascular Evaluation for Noncardiac Surgery). Circulation 2007; 116: e418-99.
2) Task Force for Preoperative Cardiac Risk Assessment and Perioperative Cardiac Management in Non-cardiac Surgery; European Society of Cardiology (ESC), Poldermans D, et al. Guidelines for pre-operative cardiac risk assessment and perioperative cardiac management in non-cardiac surgery. Eur Heart J 2009; 30: 2769-812.
3) Winchester DE, et al. Evience of Pre-Procedural Statin Therapy. Int J Cardiol, in press.
4) Schouten O, et al. Fluvastatin and perioperative events in patients undergoing vascular surgery. N Engl J Med 2009; 361: 980-9.
5) Hadi HA, et al. Pleiotropic effects of statins in atrial fibrillation patients: The evidence. Vasc Health Risk Manag 2009; 5: 533-51.
6) Hindler K, et al. Influence of statins on perioperative outcomes. J Cardiothorac Vasc Anesth 2006; 20: 251-8.
7) Koenig MA, et al. Statin use and neurologic morbidity after coronary artery bypass grafting: A cohort study. Neurology 2009; 73: 2099-106.
8) Margaritis M, et al. Statins and vein graft failure in coronary bypass graft surgery. Curr Opin Pharmacol 2012; 12: 172-80.
9) Beltowski J, et al. Adverse effects of statins-mechanisms and consequences. Curr Drug Saf 2009; 4: 209-28.
10) Bosch X, et al. Rhabdomyolysis and acute kidney injury. N Engl J Med 2009; 361: 62-72.
11) Pineda A, et al. Statin rebound or withdrawal syndrome: Does it exist? Curr Atheroscler Rep 2011; 13: 23-30.
12) Cholesterol Treatment Trialists' (CTT) Collaborators, Mihaylova B, et al. The effects of lowering LDL cholesterol with statin therapy in people at low risk of vascular disease: Meta-analysis of individual data from 27 randomised trials. Lancet 2012; 380: 581-90.

3

合併する心疾患の
リスク評価と術前準備

3-1 虚血性心疾患

- 厚生労働省が 2008 年に実施した患者調査によると，わが国における虚血性心疾患患者数はおよそ 81 万人であり，2005 年実施の同調査における 86 万人に比べ若干減少した．しかしながら，虚血性心疾患に対する 2010 年度の医療費は 7,420 億円に及び，全死因のうちおよそ 6.5％が心筋梗塞であり，虚血性心疾患は依然として大きな医療・健康問題である[★1]．
- 日本における調査では虚血性心疾患を合併した患者の非心臓手術は全体の 4％と，欧米の約 1/10 であったが[1]，高齢化や食生活の欧米化，生活習慣病の増加に伴い，今後は虚血性心疾患を合併した手術・麻酔患者の増加が予想される．
- アメリカにおける調査では，周術期心イベントの発生率は 15％程度，そのうち心筋梗塞発症後の死亡率は 10〜30％にも及ぶとされ[2]，ひとたび発症すると重篤な結果を引き起こすばかりでなく，入院期間の長期化や医療コストの増加につながってしまう．
- ここでは，心筋梗塞，心不全，重症不整脈といった周術期心合併症予防を目的に策定されたガイドラインに沿って[3,4]，虚血性心疾患合併患者の非心臓手術麻酔におけるリスク評価と術前準備について解説する．

> ★1
> 統計数値は厚生労働省ホームページの記載による．

1 術前心評価

- 術前に心機能や他の合併症の評価を行ったうえでリスクを推定し，そのリスクを避けるための術前検査や治療が必要か否かを判断する．

a. Revised Cardiac Risk Index（RCRI）

- 古くは Goldman らによる cardiac risk index system[5]に始まり，術前の状態を因子別にスコア化し周術期心イベント発生を予測する多数の方法が報告されている．
- これらのうち比較的最近発表され，広く用いられるようになっているのが revised cardiac risk index（RCRI）である（表1）[6]．6 項目の因子から成り，該当する場合はそれぞれ 1 点ずつ加算するという簡便な方法で，合計点数から周術期心重大イベントの発生頻度を予測するものである[★2]．
- 一方，これらの評価法では周術期心イベントの発生頻度を「予測」するのみで，具体的な周術期管理法の指針に関しては言及されていない．

b. ACC/AHA ガイドライン

- 1996 年 ACC と AHA から「非心臓手術患者の周術期心血管系評価ガイドライン（ACC/AHA ガイドライン）」が発表された．このガイドラインは予後

> ★2
> RCRI は 50 歳以上の 4,325 手術症例をもとに作成された．
>
> ▶ACC：
> American College of Cardiology（アメリカ心臓病学会）
> ▶AHA：
> American Heart Association（アメリカ心臓協会）
>
> ACC/AHA ガイドラインでは，術前心評価を 5 つのステップで行う

の改善と医療資源の有効利用を目的とし，心合併症をもった患者の周術期管理法の指針となるものであり現在まで数回改訂が行われている．
- このガイドラインでは術前管理に関してはフローチャート化され，5つのステップで構成されている．以下2009年に改訂されたガイドライン[3]を基に説明する．

◼ Step 1
- 緊急手術の場合は合併心疾患の評価・管理を行いつつ手術を施行する（クラスⅠ/エビデンスレベルC）．定時手術の場合はStep 2へ．

◼ Step 2
- 活動性の心病変（表2）がある場合は，疾患別ガイドラインに沿って術前の評価，治療を施行する（クラスⅠ/エビデンスレベルB）．活動性心病変のない場合はStep 3へ．

◼ Step 3
- 手術のリスク分類（表3）による低リスク手術の場合は手術を施行する（クラスⅠ/エビデンスレベルB）．中リスク，血管手術の場合はStep 4へ．

表1　Revised Cardiac Risk Index（RCRI）

1	ハイリスク手術 　開胸，開腹手術，鼠径部より中枢側の血管手術
2	虚血性心疾患 　A．心筋梗塞の既往 　B．運動負荷試験陽性 　C．虚血による胸痛あり 　D．亜硝酸薬で狭心症治療中 　E．病的Q波
3	心不全の既往 　A．肺うっ血 　B．夜間呼吸困難 　C．両側ラ音聴取 　D．S3ギャロップ音聴取 　E．胸部X線肺血管影増強
4	脳血管障害の既往 　一過性脳虚血発作，脳梗塞，脳出血
5	インスリン使用中の糖尿病
6	血清クレアチニン値　>2.0 mg/dL

- 上記1〜6項目において該当する場合は各1点加算する（最低0点〜最高6点）．
- 重大な心イベント（心筋梗塞，肺水腫，心室細動，心停止，完全房室ブロック）が周術期に発生する可能性を以下のように判定．
  - 0点　　0.4%
  - 1点　　0.9%
  - 2点　　6.6%
  - 3点以上　11%以上

(Lee TH, et al. Circulation 1999; 100: 1043–9[6]より)

表2　活動性心病変

不安定冠症候群	・不安定狭心症 ・1か月以内の心筋梗塞
非代償性心不全	・安静時でも症状がある心不全 ・増悪，新規発症の心不全
重症不整脈	・MobitzⅡ型Ⅲ度の房室ブロック ・症状のある心室性不整脈 ・心拍数のコントロールのついていない（安静時100/分以上）上室性不整脈 ・症状のある徐脈 ・新規の心室性頻脈
重症弁疾患	・圧較差40 mmHg以上，弁口面積1.0 cm²以下，症状のある大動脈弁狭窄症 ・症状のある僧帽弁狭窄症

(表2，3，図1，3は，Fleisher LA, et al. J Am Coll Cardiol 2009; 54: e13–118[3]より)

表3　非心臓手術のリスク分類

血管手術 （心リスク5%以上）	・大動脈，主要血管手術 ・末梢血管手術
中リスク手術 （心リスク1〜5%）	・開腹手術，開胸手術 ・頸動脈内膜切除術 ・頭頸部手術 ・整形外科手術 ・前立腺手術
低リスク手術 （心リスク1%未満）	・内視鏡手術 ・体表面手術 ・白内障手術 ・乳癌手術 ・日帰り手術

心リスク：心臓死と非致死性心筋梗塞の発生頻度．

Step 4
- 患者の運動耐容能が 4 METs（表 4）以上の場合は手術を施行する（クラス IIa／エビデンスレベル B）．不明もしくは 4 METs 未満の場合は Step 5 へ[★3],[★4]．

Step 5
- 臨床的危険因子に該当する項目数を算定し，その該当数によって方針を決定する（図 1）．

❷ 術前検査と術前治療

- 術前評価において周術期心イベントの発生リスクが高いと判断される場合は，術前検査や治療を施行する．
- 活動性心病変（表 2）のある場合は，不整脈や狭心症，心筋梗塞といった各疾患に対するガイドラインに沿った高度な管理が術前に行われる（クラス I／エビデンスレベル B）．以下，活動性心病変のない場合の術前検査に関して説明する．

a. 術前検査

心電図
- ACC/AHA ガイドラインでは安静時 12 誘導心電図施行に関してまでも，患者の状態や既往に応じて推奨度がクラス分けされているが，日本ではほぼスクリーニングとしてルーチン化されているため，施行の有無については問題にならない[★5]．
- 症状がなく運動耐容能が良好な場合の心電図異常に対しては，検査を重ねる

★3 MET
metabolic equivalent の略．運動によるエネルギー消費量／安静時坐位代謝量で計算される．

★4
整形外科疾患などで日常生活能（ADL）が障害を受けている場合，運動耐容能の評価は困難となる．41℃での入浴が 2〜4 METs の運動負荷に相当するとされているため，これを基準に評価することが可能である．

★5
ACC/AHA ガイドラインによると，安静時 12 誘導心電図は何も症状のない低リスク手術を受ける患者には不要とされている（クラス III／エビデンスレベル B）．外来診療報酬は出来高払いであり，検査を施行するかしないかという判断を外科医に一任しなければならない（検査が必要な場合も施行されないリスクが発生してしまう）日本においては，一律実施されているのが現状である．

> **Topics　治療効果のクラスとエビデンスレベル**
>
> ACC/AHA ガイドラインでは各指針について，治療効果のクラスとエビデンスレベルの組み合わせが表記されている．
>
> **手技／治療効果のクラス**
> - クラス I：手技／治療が有効で施行されるべきである．
> - クラス IIa：手技／治療の利益が危険を上回ると考えられるが，さらなる調査が必要．施行する根拠はある．
> - クラス IIb：手技／治療の利益が危険と同等かやや上回るが，さらなる調査が必要．施行を考慮してもよい．
> - クラス III：手技／治療の危険が利益を上回る．施行すべきではない．
>
> **エビデンスレベル**
> - レベル A：多施設無作為化比較臨床試験やメタ解析から得た知見
> - レベル B：単施設無作為化比較臨床試験や非無作為試験から得た知見
> - レベル C：専門家の知見や症例報告から得た知見

表4 MET (metabolic equivalent) による運動耐容能評価

1 MET	安静座位
1～2 METs	TV視聴，食事，坐位での事務仕事
2～3 METs	服の着替え，洗顔，室内歩行，軽い体操
3～4 METs	炊事，室内掃除，平地を1時間5 kmのペースで歩行
4 METs	庭掃除，同時に多種類の家事，平地を1時間6 kmのペースで歩行
↓	ゴルフ，階段を上ったり坂道を上がる 平地を1時間8 kmのペースで歩行 ジョギング，テニス，スケート 1時間20 kmでサイクリング
10 METs以上	1時間10 kmでランニング，水泳（平泳ぎ，バタフライ，速いクロール）

(表4，5はFleisher LA, et al. J Am Coll Cardiol 2009; 54: e13-118[3])をもとに作成)

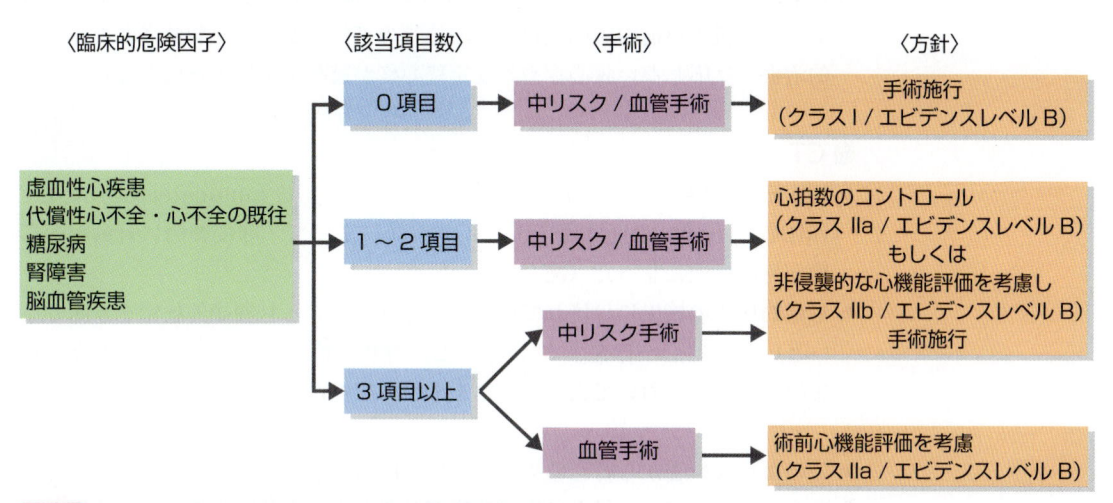

図1 ACC/AHAガイドラインによる術前管理のStep 5

手術のリスク分類は**表3**を参照.

のではなく十分な病歴聴取を行い，原則的には上述のACC/AHAガイドラインに沿った管理を行う．

- 運動負荷心電図は，周術期予後の予測に有用である．例をあげると，軽度の運動負荷で心虚血が発生した場合は周術期ばかりでなく長期における心イベント発生率が上昇し，強度の運動負荷で心虚血が発生した場合には有意に心イベント発症率が低下する．その一方，ACC/AHAによる運動負荷試験に関するガイドラインでは[7]，術前検査としての運動負荷試験の適応については述べられていない．

非侵襲的ストレス検査

- ジピリダモールやアデノシンによる負荷心筋イメージングやドブタミン負荷心エコー検査が含まれる．これらの検査は感度，特異度が高く，周術期心イベントの陽性的中率は20％前後，陰性的中率は90～100％を示している[4]．下肢動脈の疾患や整形外科的疾患により運動負荷が不可能なときでも施行可

- 能である.
- 施行に関する推奨度は,運動耐容能4 METs未満(**表4**)で,臨床的危険因子(**図1**)が3つ以上の血管手術ではクラスIIa／エビデンスレベルB,運動耐容能4 METs未満,臨床的危険因子1～2つの中リスク・血管手術ではクラスIIb／エビデンスレベルBとされている.一方,低リスク手術や臨床的危険因子のない中リスク手術患者に対しては適応がないとされる(クラスIII／エビデンスレベルC).
- 安静時心エコーは収縮・拡張能の評価や合併する弁疾患の検索には有用であるが,周術期の虚血イベント発生の予測には有用でない.

■ 冠動脈造影

- 侵襲度の高い検査であり,非心臓手術の術前検査としての適応は限定される.非心臓手術前の冠動脈再建療法施行の可能性が高いと判断された,内科的治療に反応しない狭心症や不安定狭心症が冠動脈造影の適応となる.

■ CT

- 1回転で64列のスライスを得ることができるmultidetector-row CT(MDCT)を用いた冠動脈造影CTの登場によって,非侵襲的に冠動脈の形態が評価可能になった(**図2**).
- 形態的狭窄の検出には優れているが,それが必ずしも機能的狭窄を意味しないという問題点が存在する[8].しかし,今後の機器の発展に伴い虚血性心疾患の診断過程において大きな役割をもつ可能性がある.

- このような検査から得た結果をもとに,周術期心イベント発生のリスクを予測し,リスクが高い場合は術前治療が必要か否かを判断する.術前治療が不必要な場合は患者の病態に適合した麻酔法,モニタリング,循環作動薬を選択し手術に臨む.

Column ガイドラインの「指針」と「エビデンス」

手術を前提にした前向き無作為化比較臨床試験は患者の安全性を担保するという意味で実施が困難なことが多い.したがってACC/AHAガイドラインに限らず,このようなガイドラインにはエビデンスレベルが高くない指針も含まれている.また,医療経済体制や社会的背景が国によって異なるばかりでなく,虚血性心疾患の病因に関しても,器質的病変が多い欧米人と冠動脈攣縮の多い日本人といった違いがあり,アメリカの基準を日本にそのまま当てはめてよいかという問題も内包している.さらには研究の方法や対象が変わると「指針」なるものが180度方向転換することもある.常に新しいガイドラインを確認することが重要であるのはもちろんのこと,「指針」「エビデンス」を金科玉条のごとく鵜呑みにすることなく,それらが導き出された背景を理解する必要がある.

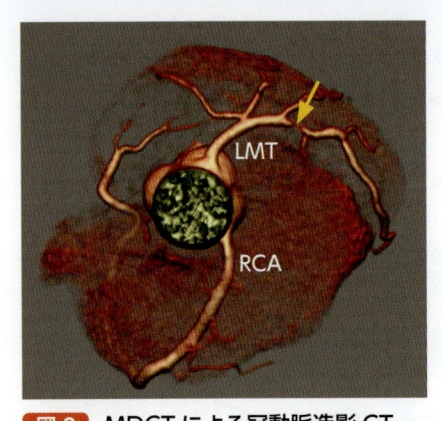

図2　MDCT による冠動脈造影 CT
左冠動脈前下行枝（#6）の 90%狭窄（➡）.
RCA：右冠動脈，LMT：左冠動脈主幹部.

表5　非心臓手術前の冠動脈再建術施行に関する推奨度

クラス I	・左冠動脈主幹部の有意狭窄をもつ安定狭心症患者（エビデンスレベル A） ・3 枝病変をもつ安定狭心症患者（エビデンスレベル A） ・近位左前下行枝有意狭窄をもち，左室駆出率 50%以下もしくは非侵襲的ストレス試験で陽性の 2 枝病変をもつ安定狭心症患者（エビデンスレベル A） ・高リスクの不安定狭心症患者，非 ST 上昇型心筋梗塞患者（エビデンスレベル A） ・急性 ST 上昇型心筋梗塞患者（エビデンスレベル A）
クラス IIb	・ドブタミン負荷心エコー検査で 5 セグメント以上の壁運動異常を示すような高リスク虚血患者（エビデンスレベル C） ・ドブタミン負荷心エコー検査で 1〜4 セグメントの壁運動異常を示すような低リスク虚血患者（エビデンスレベル B）
クラス III	・安定した冠動脈疾患患者（エビデンスレベル B）

b. 術前治療

- 冠動脈疾患が存在する場合，経皮的冠動脈インターベンションを非心臓手術前に施行すると周術期の心臓死が減少するという報告もあるが[9]，長期予後を改善しなかったとする報告もある[10].
- ACC/AHA ガイドラインにおいては，本来目的としていた非心臓手術に先行する経皮的冠動脈インターベンション，冠動脈バイパス術の施行に関する推奨度分類は**表5**のとおりとなり，その適応は限定されている.

c. 経皮的冠動脈インターベンションと術前管理

- 非心臓手術前に経皮的冠動脈インターベンション（percutaneous coronary intervention：PCI）が施行されステントが挿入されている場合は，ステント内血栓症予防を目的とした抗血小板療法が必要であり，施行された PCI の種類（バルーン拡張術，ベアメタルステント，薬剤溶出性ステント）によって対応が異なる．とくに薬剤溶出性ステントの使用後はクロピドグレルやチクロピジンなどのチエノピリジン系抗血小板薬とアスピリンの 2 剤による抗血小板療法が長期にわたり施行されるため，手術による出血リスクとの関係からいくつかの注意が必要となる.
- すでに PCI が施行されている患者の待機的非心臓手術の施行に関しては**図3**のように取り扱う（エビデンスレベル B）.
- すでに薬剤溶出性ステントが挿入されている患者の緊急非心臓手術の施行に関しては，アスピリンのみ続行し，可能な限り早期にチエノピリジン系抗血小板薬を再開するのがよいとされる（クラス IIa / エビデンスレベル C）.
- 12 か月以内に非心臓手術が予定されている患者で，心症状軽減のため PCI を行う場合は，バルーン拡張術，もしくは 4〜6 週間の 2 剤併用抗血小板療法を併用したベアメタルステント挿入がよいとされる（クラス IIa / エビデンスレベル B）.

PCI 後に使用される代表的な抗血小板薬
クロピドグレル（プラビックス®），チクロピジン（パナルジン®），アスピリン（バイアスピリン）

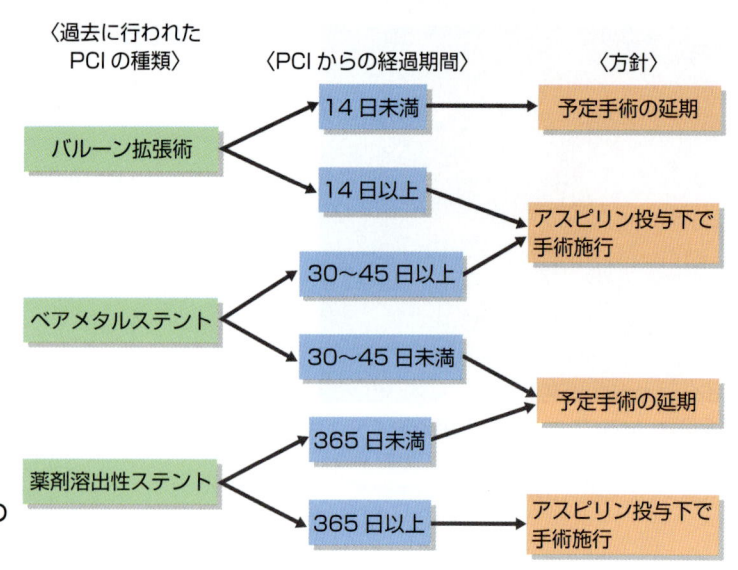

図 3 非心臓手術が必要な PCI 既往のある患者の管理

〈過去に行われた PCI の種類〉　〈PCI からの経過期間〉　〈方針〉

- バルーン拡張術
  - 14 日未満 → 予定手術の延期
  - 14 日以上 → アスピリン投与下で手術施行
- ベアメタルステント
  - 30〜45 日以上 → アスピリン投与下で手術施行
  - 30〜45 日未満 → 予定手術の延期
- 薬剤溶出性ステント
  - 365 日未満 → 予定手術の延期
  - 365 日以上 → アスピリン投与下で手術施行

- 日本においては，薬剤溶出性ステント挿入後1年以内の待機手術に関しては，チエノピリジン系抗血小板薬を手術2週間前に，アスピリンを1週間前に休止し，早期の入院後ヘパリン 10,000〜15,000 単位/日の持続静注を行うことが多い[6]．また，バルーン拡張術，ベアメタルステント挿入後の患者に対してもアスピリンを休薬しヘパリン化することが多い[4]．しかしながら，ヘパリン投与とステント内血栓予防効果との関係を明らかにした報告はない．

（三尾　寧，上園晶一）

★6
抗血小板療法に関しては，血液粘度が高いとされる欧米人での研究結果をそのまま日本人に適応してよいかという議論がある．

文献

1) 岩出宗代，ほか．虚血性心疾患患者の非心臓手術の周術期管理に関する多施設共同調査 第2報．麻酔 2000; 49: 796-801.
2) Münter Sellevold O, Stenseth R. Management of cardiac patients for non-cardiac surgery. Anestezjol Intens Ter 2011; 43: 104-12.
3) Fleisher LA, et al. 2009 ACCF/AHA focused update on perioperative beta blockade incorporated into the ACC/AHA 2007 guidelines on perioperative cardiovascular evaluation and care for noncardiac surgery. J Am Coll Cardiol 2009; 54: e13-118.
4) 日本循環器学会，ほか．非心臓手術における合併心疾患の評価と管理に関するガイドライン（2008年改訂版）．
5) Goldman L, et al. Multifactorial index of cardiac risk in noncardiac surgical procedures. N Engl J Med 1977; 297: 845-50.
6) Lee TH, et al. Derivation and prospective validation of a simple index for prediction of cardiac risk of major noncardiac surgery. Circulation 1999; 100: 1043-9.
7) Gibbons RJ, et al. ACC/AHA guidelines for exercise testing: executive summary. A report of the American College of Cardiology/American Heart Association Task Force on Practice Guidelines (Committee on Exercise Testing). Circulation 1997; 96: 345-54.
8) 陣崎雅弘，ほか．冠動脈 CT の進歩と現状．脈管学 2010; 49: 465-72.
9) Landesberg G, et al. Preoperative thallium scanning, selective coronary revascularization and long-term survival after major vascular surgery. Circulation 2003; 108: 177-83.
10) McFalls EO, et al. Coronary-artery revascularization before elective major vascular surgery. N Engl J Med 2004; 351: 2795-804.

3-2 心臓弁膜症

- 弁疾患をもつ患者の非心臓手術における心血管イベント発生のリスクは高い．術前に症状や身体所見，心エコー，カテーテル検査などで弁疾患の重症度の評価を行い，非心臓手術の施行の是非や術前の介入の必要性を検討する．
- 疾患に応じて，心拍数・リズム，前負荷，収縮性，後負荷を適切に保つことが，全身の血流および酸素供給の維持に重要である．

> 疾患に応じて，心拍数・リズム，前負荷，収縮性，後負荷を適切に保つ

1 術前評価のポイント

a. 身体所見，問診

- 臨床症状と病歴（現病歴，既往歴，家族歴）の問診に加えて，心不全の既往，呼吸器症状の有無も確認する．
- 心音，呼吸音，頸部の聴診とともに，手足を触って末梢循環低下（warm or cold）とうっ血の有無（dry or wet）を確認し，心不全の所見を見逃さないようにする．
- 身体所見に基づき心不全を4つのカテゴリーに分類するNohria-Stevenson分類[1]（図1）は，心不全治療のみならず，術前の循環状態の把握にも役立つ．

> 症状，身体所見，心エコー，カテーテル検査などから弁疾患の重症度を評価する

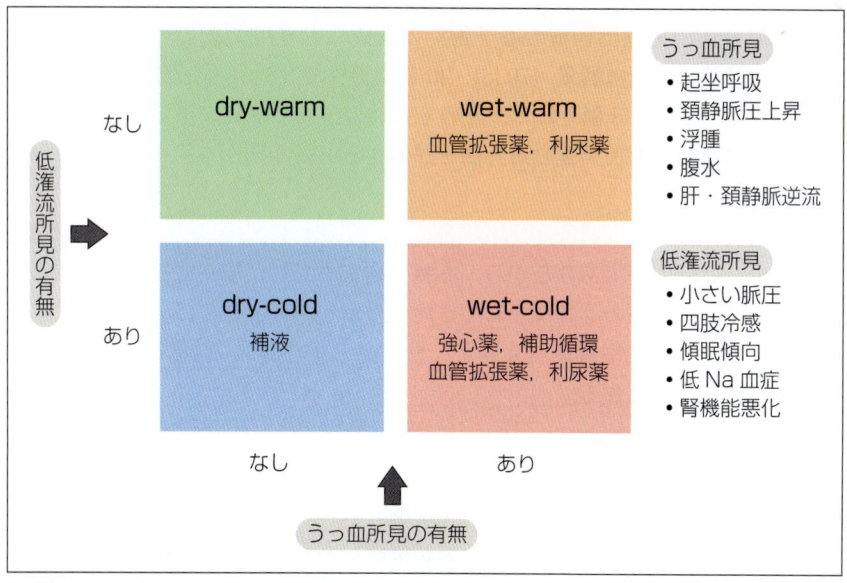

	うっ血所見なし	うっ血所見あり
低灌流所見なし	dry-warm	wet-warm 血管拡張薬，利尿薬
低灌流所見あり	dry-cold 補液	wet-cold 強心薬，補助循環 血管拡張薬，利尿薬

うっ血所見
- 起坐呼吸
- 頸静脈圧上昇
- 浮腫
- 腹水
- 肝・頸静脈逆流

低灌流所見
- 小さい脈圧
- 四肢冷感
- 傾眠傾向
- 低Na血症
- 腎機能悪化

図1 Nohria-Stevenson 分類
(Stevenson LW, et al. Eur J Heart Fail 1999; 1: 251–57[1] より)

> **表1** 身体活動能力質問票

1. 夜，楽に眠れますか（1 MET 以下）
2. 横になっていると楽ですか（1 MET 以下）
3. 一人で食事や洗面ができますか（1.4 METs）
4. トイレは一人でできますか（2～2.3 METs）
5. 着替えは一人でできますか（2～3 METs）
6. 炊事やホウキで掃除ができますか（2～3 METs）
7. 自分で布団を敷けますか（2～3 METs）
8. 雑巾がけはできますか（3～4 METs）
9. シャワーを浴びても平気ですか（3～4 METs）
10. ラジオ体操をしても平気ですか（3～4 METs）
11. 普通の速度（時速4 km）で平地を100～200 m 歩いても平気ですか（3～4 METs）
12. 庭いじり（軽い草むしり）をしても平気ですか（5～6 METs）
13. 一人で風呂に入れますか（4～5 METs）
14. 普通の速度で2階まで昇っても平気ですか（4～5 METs）
15. 軽い農作業（庭掘りなど）はできますか（5～7 METs）
16. 平地を急いで200 m 歩いても平気ですか（6～7 METs）
17. 雪かきはできますか（6～7 METs）
18. テニス（または卓球）をしても平気ですか（6～7 METs）
19. ジョギング（時速8 km 程度）を300～400 m しても平気ですか（7～8 METs）
20. 水泳をしても平気ですか（7～8 METs）
21. 縄跳びをしても平気ですか（8 METs 以上）

安静時の酸素消費量＝1 MET（metabolic equivalent）

（竹本恭彦，ほか．心エコー 2005: 6; 22-6[3]）より）

b. 運動耐容能

- 日常の運動強度や運動耐容能を把握する．運動耐容能が4METs 未満の患者では周術期および長期の心血管系疾患発症リスクが増加するとされている[2]．
- 運動耐容能の把握は術前の心予備能の評価にも有用である．運動耐容能では，安静時の酸素消費量（70 kg，40歳の男性で3.5 mL/kg/分）が基本単位（1 MET）として評価される．どのくらいの運動で症状が出るのか，具体的に患者に尋ねて術前の運動耐容能を評価する（表1）[3]．

▶MET：
metabolic equivalent

c. 心エコー

- 心エコーは低侵襲でありながら，心臓や病変の形態に加えて機能的な評価も可能である．術前の心エコーによる評価のポイントとしては弁疾患の重症度（表2～5）[4,5]，左室機能（大きさ，壁運動，拡張能），右室機能（大きさ，壁運動）があげられる．

d. カテーテル検査

- カテーテル検査は弁疾患の診断や重症度評価に必須ではないが，心エコーなどの非侵襲的検査の所見と臨床所見に解離があるような場合には，カテーテル検査が推奨される[6]．
- カテーテル検査によって，心内の各部位の圧，狭窄病変の圧較差・弁口面

表2 大動脈弁狭窄症の重症度

重症度	軽度	中等度	重度
大動脈弁血流速度（m/秒）	2.6〜2.9	3.0〜4.0	>4.0
平均圧較差（mmHg）	<20	20〜40	>40
弁口面積（cm^2）	>1.5	1.0〜1.5	<1.0
有効弁口面積（cm^2/m^2）	>0.85	0.60〜0.85	<0.6
velocity ratio	>0.50	0.25〜0.50	<0.25

velocity ratio：左室流出路血流速度/大動脈弁血流速度.
(Baumgartner J, et al. J Am Soc Echocardiogr 2009; 22: 1–23[4]）より）

表3 僧帽弁狭窄症の重症度

重症度	軽度	中等度	重度
弁口面積（cm^2）	>1.5	1.0〜1.5	<1.0
平均圧較差（mmHg）	<5	5〜10	>10
肺動脈収縮期圧（mmHg）	<30	30〜50	>50

(Baumgartner J, et al. J Am Soc Echocardiogr 2009; 22: 1–23[4]）より）

表4 大動脈弁逆流症の重症度

重症度	軽度	中等度	重度
ジェット幅/LVOT幅（%）	<25	25〜65	>65
vena contracta（cm）	<0.3	0.3〜0.6	>0.6
PHT（ms）	>500	200〜500	<200
下行大動脈での拡張期逆流			全拡張期
逆流量（mL/beat）	<30	30〜59	≧60
逆流率（%）	<30	30〜49	≧50
有効逆流口面積（cm^2）	<0.10	0.10〜0.29	≧0.30

LVOT：左室流出路，PHT：圧半減時間.
(Zoghbi WA, et al. J Am Soc Echocardiogr 2003; 16: 777–802[5]）より）

表5 僧帽弁逆流症の重症度

重症度	軽度	中等度	重度
ジェット面積/左房面積（%）	<20	20〜40	>40
vena contracta（cm）	<0.3	0.3〜0.7	>0.7
肺静脈血流波形			収縮期逆流
逆流量（mL/beat）	<30	30〜59	≧60
逆流率（%）	<30	30〜49	≧50
有効逆流口面積（cm^2）	<0.20	0.20〜0.39	≧0.40

(Zoghbi WA, et al. J Am Soc Echocardiogr 2003; 16: 777–802[5]）より）

積，逆流の程度（Sellers分類），左室の壁運動・駆出率・容積，心拍出量，心内シャント，冠動脈病変などを評価できる．

❷ 術前に治療が必要な病変は？[7]

a. 大動脈弁狭窄症

- 重症の大動脈弁狭窄症は非心臓手術リスクを大きく増加させる．症状がある大動脈弁狭窄症の患者では，待機的な非心臓手術の前に大動脈弁置換が考慮される．
- 症状がない大動脈弁狭窄症の患者では，低〜中リスクの非心臓手術であれば安全に施行することができるが，高リスクの手術が予定されている場合には，大動脈弁置換術の適応を検討する必要がある．
- 重症の大動脈弁狭窄症をもちながら，手術を拒否している，あるいは手術の適応とならない患者では，非心臓手術の死亡率は約10％程度となる．

b. 僧帽弁狭窄症

- 臨床的に問題とならない僧帽弁狭窄症（弁口面積＞1.5 cm^2）の患者，有意な僧帽弁狭窄症（弁口面積＜1.5 cm^2）で収縮期肺動脈圧が50 mmHg未満の症状のない患者では，低リスクの非心臓手術は施行できる．このような無症状の患者では，術前の僧帽弁狭窄症に対する治療は適応とならない．
- 無症状の僧帽弁狭窄症であっても収縮期肺動脈圧が50 mmHgを超える患者，症状のある患者では，非心臓手術のリスクは有意に増加するため，高リスクの非心臓手術前の経皮的交連切開術や外科的治療が有効かもしれない．

c. 大動脈弁逆流症と僧帽弁逆流症

- 臨床的に問題とならない大動脈弁逆流症および僧帽弁逆流症は，非心臓手術での心血管合併症の発生リスクを増加させない．
- 重症の大動脈弁逆流症および僧帽弁逆流症であっても，症状がなく左室機能が維持されていれば，非心臓手術を安全に施行することができる．
- 症状がある患者，症状がなくても左室機能が低下している患者（左室駆出率＜30％）では，心血管イベントのリスクが高くなるため，非心臓手術は必要な場合のみに行われるべきである．
- 大動脈弁逆流症および僧帽弁狭窄症の患者は，高リスクの非心臓手術の前に薬物療法を行って循環を安定化することが推奨される．

❸ 病態生理と管理のポイント

- 狭窄病変か逆流病変かで循環管理の戦略が大きく変わる．
- 狭窄病変では通過する血流が制限されており，前負荷や後負荷の急激な変化に追従することが難しい．適切な前負荷を維持すると同時に，体血管抵抗を

下げすぎないようにすることが循環動態の維持に重要となる．
- 逆流病変では順行性の血流の維持と逆流量を抑えることが目標となる．狭窄病変と比べて，前負荷や後負荷の変化には追従が可能なことが多いが，収縮性の維持と後負荷軽減が循環管理の肝となる．
- いずれの病変においても，全身臓器への血流と酸素供給を維持するために，疾患に応じて心拍数・リズム，前負荷，収縮性，後負荷を適切に保つ必要がある．

a. 大動脈弁狭窄症

■ 病態生理（図2）
- 大動脈弁の狭窄により，左室の慢性的な圧負荷が生じ，圧負荷のために左室肥大が起こる（求心性肥大）．
- 症状が進行するにつれて左室のコンプライアンスが低下し，拡張機能が抑制される．最終的には長期の圧負荷により左室収縮力が低下する．

■ 循環管理の要点
- 頻脈を避ける，洞調律の維持：1回拍出量の30〜40%を心房収縮に依存しているために，洞調律の維持，不整脈の治療は重要である．
- 前負荷の維持：肥大した左室はコンプライアンスが低く，硬いため，適切な心拍出量を得るためには，高めの充満圧が必要になる．
- 収縮性の維持
- 適切な体血管抵抗の維持：体血管抵抗の減少は後負荷の減少につながらないばかりか，体血圧が下がり冠血流も低下するため危険である．さらに左室肥大をきたしているために心筋虚血に陥りやすい．

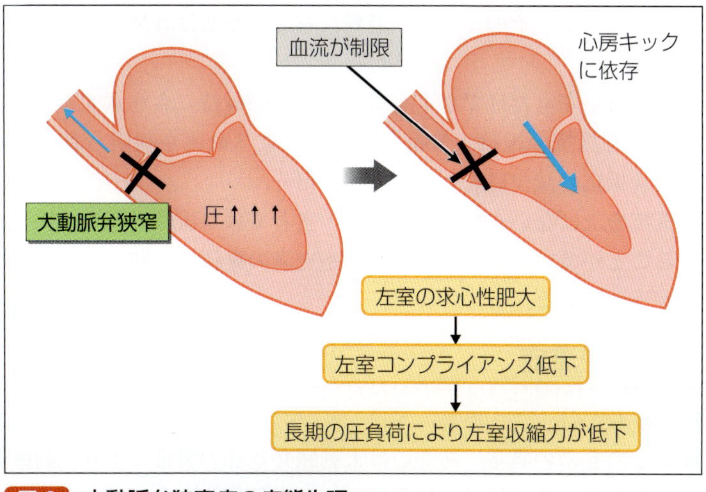

> 狭窄病変では適切な体血管抵抗の維持が重要である

図2 大動脈弁狭窄症の病態生理

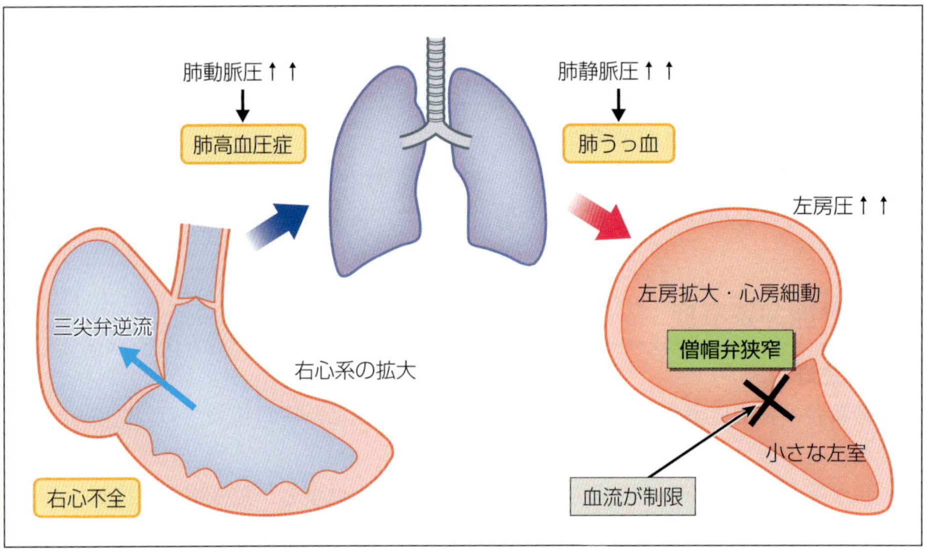

図3 僧帽弁狭窄症の病態生理

b. 僧帽弁狭窄症

■ 病態生理（図3）

- 僧帽弁狭窄により，左室充満の障害，左房拡大，左房圧の上昇が生じる．
- 左房圧の上昇により肺静脈圧が上昇し，肺うっ血，肺高血圧症を招く．左房の拡大により心房細動が発症する．
- 右心系の拡大により三尖弁逆流，右心不全をきたす．

■ 循環管理の要点

- 頻脈を避ける：左室への流入が阻害されているために，必要十分な充満時間が必要である．
- 適切な前負荷の維持：狭窄している僧帽弁を血流が通過するためには十分な前負荷が必要だが，その一方で，過剰な輸液や輸血は容易に肺うっ血をきたす．
- 収縮性の維持：左室だけでなく右室の収縮性の維持にも注意する．
- 適切な体血管抵抗の維持：僧帽弁の狭窄により血流が制限されているために，体血管抵抗の減少は思わぬ低血圧を招く．
- 肺血管抵抗を上げない：僧帽弁狭窄症の患者では二次性の肺高血圧症をきたしていることが多い．右室の機能と左室充満の維持には肺血管抵抗のコントロールが重要である．

> 逆流病変では順行性の血流の維持と逆流量を抑えることが重要である

c. 大動脈弁逆流症

■ 病態生理（図4）

- 大動脈弁そのものの異常，あるいは大動脈弁基部の異常により大動脈弁の閉鎖不全が生じる．その結果，拡張期の左室容量負荷によって左室の拡大をき

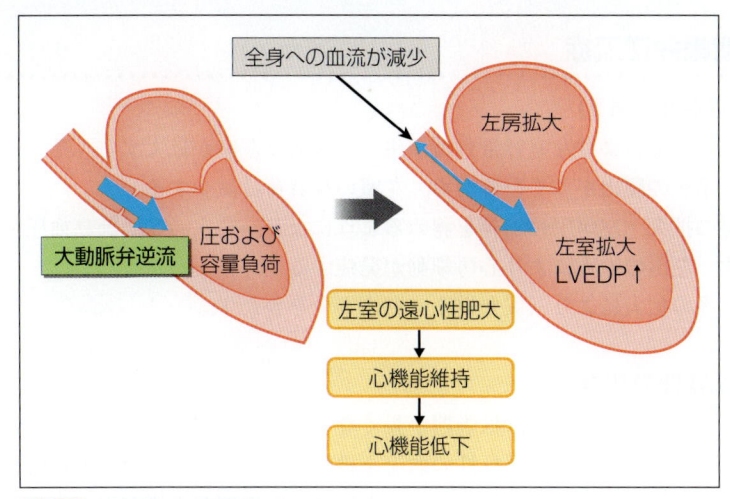

図4 大動脈弁逆流症の病態生理

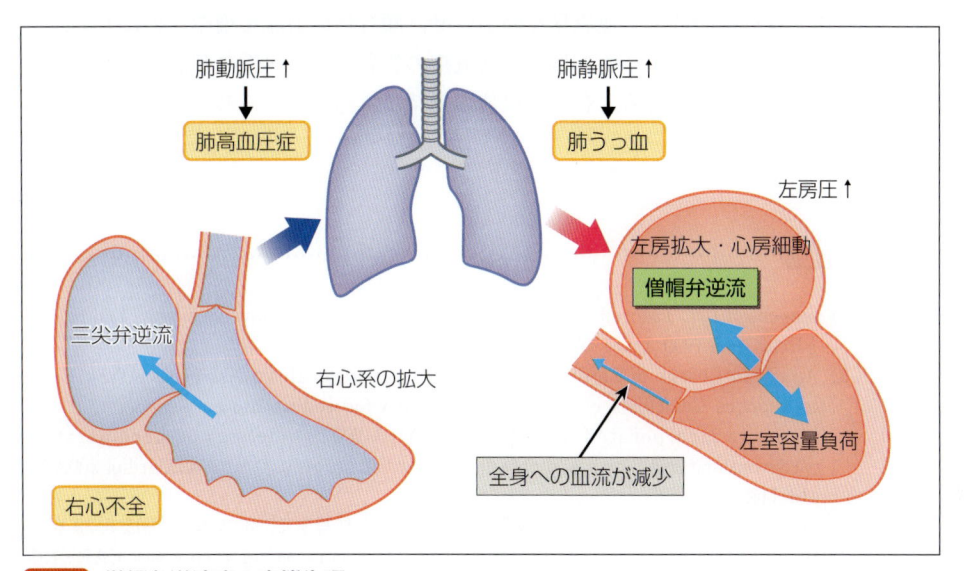

図5 僧帽弁逆流症の病態生理

たすが，壁厚も増大するため心機能は維持される（遠心性肥大）.
- 代償機転が破綻すると心機能が低下し，左心不全をきたす.

■ 循環管理の要点
- 徐脈を避ける：徐脈では拡張期が長くなり，逆流が増える.
- 適切な前負荷の維持：心室容量が増加しているために，左室充満の維持をするためには十分な前負荷が必要である.
- 収縮性の維持
- 体血管抵抗の低下：逆流量を減少させ，順行性の血流を増やすのに有効.

d. 僧帽弁逆流症

■ 病態生理（図5）
- 僧帽弁逆流により左室容量負荷が生じ，次第に左室が拡大する．その一方で低圧系への駆出が多くなるため，左室の後負荷は減少する．
- 左房の拡大，左房圧の上昇を認めるようになり，肺うっ血，肺高血圧症をきたす．左房の拡大により心房細動が発症する．
- 右心系の拡大により三尖弁逆流，右心不全をきたす．

■ 循環管理の要点
- 徐脈を避ける：徐脈では拡張期が長くなり，逆流が増える．
- 適切な前負荷の維持：順行性の血流を維持するためには十分な前負荷が必要だが，過剰な輸液や輸血は左室の拡大によって僧帽弁逆流が増加する．
- 収縮性の維持
- 体血管抵抗の低下：逆流量を減少させ，順行性の血流を増やすのに有効．
- 肺血管抵抗を上げない：僧帽弁逆流症の患者でも二次性の肺高血圧症をきたしていることがある．右室の機能の維持には肺血管抵抗のコントロールが重要である．

（清野雄介，尾崎　眞）

▶ 文献

1) Stevenson LW. Tailored therapy to hemodynamic goals for advanced heart failure. Eur J Heart Fail 1999; 1: 251-57.
2) American College of Cardiology Foundation American Heart Association Task Force on Practice Guidelines, et al. 2009 ACCF/AHA focused update on perioperative beta blockade incorporated into the ACC/AHA 2007 guidelines on perioperative cardiovascular evaluation and care for noncardiac surgery. J Am Coll Cardiol 2009; 54: e13-118.
3) 竹本恭彦, 吉川純一. 心不全の病態生理—症状から理解する. 心エコー 2005; 6: 22-6.
4) Baumgartner H, et al. Echocardiographic assessment of valve stenosis: EAE/ASE recommendations for clinical practice. J Am Soc Echocardiogr 2009; 22: 1-23.
5) Zoghbi WA, et al. Recommendations for evaluation of the severity of native valvular regurgitation with two-dimensional and Doppler echocardiography. J Am Soc Echocardiogr 2003; 16: 777-802.
6) Bonow RO, et al. 2008 focused update incorporated into the ACC/AHA 2006 guidelines for the management of patients with valvular heart disease: A report of the American College of Cardiology/American Heart Association Task Force on Practice Guidelines (Writing Committee to revise the 1998 guidelines for the management of patients with valvular heart disease). Endorsed by the Society of Cardiovascular Anesthesiologists, Society for Cardiovascular Angiography and Interventions, and Society of Thoracic Surgeons. J Am Coll Cardiol 2008; 52: e1-142.
7) Task Force for Preoperative Cardiac Risk Assessment and Perioperative Cardiac Management in Non-cardiac Surgery, et al. Guidelines for pre-operative cardiac risk assessment and perioperative cardiac management in non-cardiac surgery. Eur Heart J 2009; 30: 2769-812.

3-3 心筋症

1 心筋症とは

- 心筋症は，1980年のWHO/ISFCの報告[1]では，病因や発症機序に対する知見が乏しく「原因不明の心筋疾患」と定義されていた．
- 近年，分子遺伝学の進歩により病因・病態の理解が進み，さまざまな新しい分類が提案されている．しかし，麻酔科医にとっては，臨床的にアプローチしやすいと考えられる従来のわが国の分類[2]と，2002年に行われたわが国の大規模な疫学調査の結果[3]を知っていれば十分である（表1）．
- 内科的管理技術の向上，手術の多様化，侵襲度の低下により心筋症合併症例に対する麻酔管理の機会は今後ますます増加していくと考えられる．本項では，心筋症の大部分を占める拡張型心筋症と肥大型心筋症に焦点を当て，病態生理から術前評価のポイント，実際の麻酔計画について解説する．

▶WHO：
World Health Organization

▶ISFC：
International Society and Federation of Cardiology

2 心筋症の病態：拡張型心筋症・肥大型心筋症を中心に

a. 拡張型心筋症（DCM）の病態

- 病初期の拡張型心筋症（dilated cardiomyopathy：DCM）は無症状の場合が多いが，進行すれば心内腔の拡張から左室または両心室の収縮不全をきたし，低心拍出性心不全を呈する疾患である．

術前評価と麻酔計画を立てるためには病態を知らなければならない

表1 心筋症の分類（a）とわが国の大規模疫学調査（2002年）の結果（b）

a

特発性心筋症
① 肥大型心筋症
② 拡張型心筋症
③ 拘束型心筋症
④ 催不整脈性右室心筋症
⑤ 分類不能の心筋症（上記4つに分類できない場合）
二次性（特定心筋症）
① アルコール性心疾患・産褥性心筋疾患
② 心筋炎（原因の明らかなもの・不明なものを含む）
③ 神経・筋疾患に伴う心筋疾患
④ 結合組織病に伴う心筋疾患
⑤ 栄養性心疾患（脚気心など）
⑥ 代謝性疾患に伴う心筋疾患（Fabry病・ヘモクロマトーシスなど）
⑦ その他（心アミロイドーシス・心サルコイドーシスなど）

b

病型分類	人口10万人あたりの心筋症の有病率
肥大型心筋症	17.3人
拡張型心筋症	14.0人
催不整脈性右室心筋症	0.4人
拘束型心筋症	0.2人

病院受診者を対象としており，病初期の拡張型心筋患者や，肥大型心筋症患者の多くは無症状のことが多く，実際の有病率はいずれもより高いものと思われる．
（a：北畠 顕，ほか，編．厚生労働省難治性疾患克服研究事業 特発性心筋症調査研究班 心筋症診断の手引とその解説．2005[2]をもとに作成）

★1 CRT-D が選択される理由

心室内伝導障害が存在し電気興奮のタイミングが心筋の各部位で異なってくるため，心室内での収縮タイミングがずれる現象（dyssynchrony：同期不全）が生じる．左室収縮能が低下した症例では，同期不全は心不全の悪化の一因となるため，心臓再同期療法（cardiac resynchronization therapy：CRT）が有用な治療法として施行されている．致死的不整脈に対して，除細動器が一体となっているCRT-D（defibrillator）が埋め込まれる場合もある．

★2
安静時圧較差として 20〜30 mmHg 以上．

- 心ポンプ機能が低下し血圧が低下すると，生体は神経体液性因子と総称される交感神経系，レニン-アンジオテンシン-アルドステロン系，ナトリウム利尿ペプチド系，などの自律神経系・内分泌系を活性化させて代償する．
- これらの神経体液性因子の過剰な活性化が興奮収縮連関の異常，酸化ストレスの増大，心筋線維化，心筋細胞死をきたし，かえって心機能を悪化させる．そこに前負荷・後負荷の増大を合併すると心房細動や致死性不整脈★1 を発生させる．
- 心房細動は DCM の約 20〜40％ に合併すると報告されるが，合併すると心筋症の病態を急激に増悪させ心不全に至る．近年，慢性心不全に対する薬物療法の有用性が示されアンジオテンシン変換酵素阻害薬，アンジオテンシンⅡ受容体拮抗薬，β遮断薬が重症例を中心に使用されている．その他，亜硝酸薬や強心薬の持続静注も使用されている．
- また，本症の 75％ 程度に心房細動や低心拍出による血流停滞から生じる心腔内血栓が認められ，さまざまな臓器に血栓塞栓症を生じる原因となる．洞調律の DCM に対する抗凝固療法の有用性には賛否両論があるが，心房細動を合併している場合は抗凝固薬が必要である．
- DCM に伴う機能性僧帽弁逆流も生じる可能性がある．僧帽弁自体に器質的異常は伴わないが，左室拡張により乳頭筋付着部位が心尖部方向もしくは外側に変位し，腱索を介して弁尖を引っ張る（tethering）ことにより，接合が浅くなり僧帽弁逆流が生じる．本症に伴う重症僧帽弁逆流は，独立した予後規定因子であることも報告されている[4]．

b. 肥大型心筋症（HCM）の病態

- 肥大型心筋症（hypertrophic cardiomyopathy：HCM）は，心筋の肥厚と拡張期コンプライアンスの低下をきたす疾患である．心筋肥大は通常非対称的で心室中隔を中心にみられることが多く（asymmetric septal hypertrophy：ASH），これによる左室流出路狭窄★2 を示すものを閉塞性肥大型心筋症（hypertrophic obstructive cardiomyopathy：HOCM）とよぶ．
- しかし，この左室流出路圧較差は，前・後負荷の減少や心収縮力の増大など，さまざまな血行動態の変化により動的に変動することが知られており（dynamic obstruction），安静時の所見のみから左室流出路狭窄の程度を予見することは難しい．そのため現在，HCM を閉塞性と非閉塞性に分ける分類は採用されておらず[2]，HCM は血行動態の変化によっては HOCM となりうることを認識しておかなければならない．
- HCM における憂慮すべき病態は，心筋肥厚と拡張期コンプライアンスの低下から左室拡張障害や流出障害を伴い，心不全をきたすことである．また HCM のうち約 10％ は，経過とともに肥大した心筋壁厚が菲薄化し，左室の内腔が拡大し収縮力低下をきたす HCM 拡張相に移行し，心不全が重症化する．術前内科管理は，左室内圧較差軽減や拡張能機能改善のためβ遮断薬や Ca 拮抗薬，シベンゾリンの内服が行われている．
- また，心筋の相対的過剰肥大に伴う心筋虚血や，心筋線維化により心房細

動・致死的不整脈を生ずる．HCM の約 20％に心房細動が合併すると報告されており，心房細動発症をきっかけに突然心不全をきたし，急性肺水腫を発症することも少なくない．致死的不整脈については，ハイリスク群に対して積極的に植え込み型除細動器（implantable cardioverter defibrillator：ICD）を装着し，生存率の向上をみたとする報告もある．

- HCM では左室流出路狭窄が合併すると，収縮期前方運動（systolic anterior movement：SAM）が生じ，僧帽弁逆流が起こりやすくなる．SAM の成因は流出路の高速血流が僧帽弁前尖を引き寄せる Venturi 効果によると考えられていたが，現在では，僧帽弁複合体の前方への変位により緩んだ腱索や僧帽弁が，流体力学的な作用に従って，収縮期に流出路に入り込むために SAM が生ずると理解されている[5]★3．

★3
また，肥大した心室中隔に人為的に心筋壊死を起こすことによる中隔壁厚の減少と，同部位の壁運動低下により左室流出路圧較差軽減を期待して，1995 年に Sigwart らにより経皮的中隔心筋焼灼術（percutaneous transluminal septal myocardial ablation：PTSMA）が報告された[6]．2004 年からわが国においても PTSMA が保険適応となり，臨床の現場で行われるようになっている．

各心筋症の特徴的病態について理解したら，その知識を生かして術前評価をしていこう

▶NYHA：
New York Heart Association

▶CTR：
cardiothoracic ratio（心胸郭比）

③ 各心筋症の術前評価

- 心筋症合併症例の術前評価に関する報告は少ない．しかし各心筋症が呈する病態をしっかりと理解すれば，術前評価の際に注意しなければならないポイントがみえてくる．術前評価の流れを考えるうえで，「AHA/ACC 非心臓手術のための周術期心血管系評価・管理ガイドライン 2007」は大変参考になる[7]．

a. 心不全はどの程度か？ 心不全症状や活動予備能から推察する

- 術前回診時，心筋症による心不全症状があるかどうかに注意する．肺水腫，安静時の呼吸困難（NYHA 分類），喘鳴，頸静脈怒張，肝腫大，下肢の浮腫に注意する．聴診では僧帽弁逆流による収縮期逆流性雑音を見逃さないようにする．胸部 X 線では肺のうっ血像や CTR の拡大がどの程度か，最近の経過で増悪していないかをみる．
- 次に，患者の活動予備能を評価する．患者への問診や身体活動，労作の評価を通して運動強度を推定する（表2）．AHA/ACC の術前評価のアルゴリズムでは 4 METs 以上の運動強度が行えることが，その患者のリスク評価の分岐点となるといわれている．

b. 手術内容・時間により周術期心合併症の発生リスクは上がるか？

- 心筋症合併症例においても，周術期リスク

表2 種々の活動における運動強度（METs）の指標

1〜3 METs	・自分の身の回りのことができる ・食事，着衣，トイレが可能 ・室内歩行可能 ・平地を 3.2〜4.8 km/ 時で，1〜2 ブロック歩ける ・掃き掃除や食器洗いなどの軽い家事ができる
4〜10 METs	・2 階まで昇れ，坂も登れる ・平地を急ぎ足で歩ける（6.4 km/ 時） ・短い距離なら走れる ・床を拭いたり，重い家具を持ったり動かしたりできる ・ゴルフやボーリング，ダンス，テニスのダブルス，ボールを投げるなどのレクリエーションはできる
10 METs 以上	・水泳，テニスのシングル，サッカー，バスケットボール，スキーなどの激しいスポーツができる

患者への問診や身体活動，労作の評価を通して推定することができる．とくに 4〜10 METs にあたる活動指標は覚えておくべきである．
（原田紳介，ほか．麻酔 2009; 58: 228-44[7]より）

表3 非心臓手術での心疾患危険度

1. 血管手術（心合併症発生が5%以上）
   - 大動脈・大血管手術
   - 末梢血管手術
2. 中リスク手術（心合併症発生が1〜5%）
   - 開胸・開腹手術
   - 内頚動脈内膜剥離術
   - 頭頚部手術
   - 整形外科手術
   - 前立腺手術
3. 低リスク手術（心合併症発生が1%未満）
   - 内視鏡手術
   - 体表手術
   - 白内障手術
   - 乳腺手術
   - 外来手術

心筋症合併症例でも手術のタイプや時間が周術期心合併症発生のリスクファクターとなるようである．中リスク以上の手術では厳密な術前評価，術中管理が必要となる．
（原田紳介，ほか．麻酔 2009; 58: 228-44[7]）より）

は手術時間の長さや手術の侵襲度により増加すると思われる．AHA/ACC の術前評価のアルゴリズムに示されている手術危険度（手術自体の心合併症リスク）を（表3）に示す．中リスク以上の手術では，手術の必要性とリスクを比較検討し，とくに厳重な周術期管理をしなければならないと考える．

- 非心臓手術を受ける HCM 合併患者の麻酔管理に関して，いくつかの症例研究[8, 9]がある．これらの報告によると，全身麻酔に関連した致死的心筋梗塞や重症不整脈，心停止といった重篤な周術期心合併症はほとんどないが，手術のタイプや時間がリスクファクターとなって 13% に急性うっ血性心不全が発症するといわれている．

c. 周術期心合併症リスクが高いかどうかを術前心エコーの結果からいえるか？

- 「非心臓手術における合併心疾患の評価と管理に関するガイドライン（2008年改訂版）」に，心筋症合併症例での術前検査のフローチャートや重症度の指標があげられている（図1）．
- しかし，DCM 患者における左室駆出率（left ventricular ejection fraction：LVEF）は治療経過の過程で十分に変化しうるものであり，1回の安静時の LVEF のみでは心予備力は予測できないため，上記の指標は参考程度と考えるほうがよい．
- 心予備力を判断するためにはドブタミン負荷心エコーが最適で，周術期ストレスがかかったときの心機能の評価，不整脈出現程度を調べておく．循環器内科医の意見も参考にする．その他，拡張障害の程度，僧帽弁逆流症の程度，血栓の有無を評価しておくことも大切である．

d. 術前に心房細動を認めた患者に予定どおり手術してよいか？

- 心筋症に伴う心房細動に対しては，アミオダロンのみ，もしくはジソピラミドとβ遮断薬の併用が推奨されており，術前に心房細動を認めた場合，内服がしっかりとされており心拍数のコントロールがなされているかを確認する．
- 比較的最近に発症した心房細動の場合は，心不全の前兆の可能性があるので，安易に麻酔管理を引き受けるべきではない．

e. 抜管可能か？ 集中治療室は必要か？

- 手術終了後，直ちに抜管を試みると，覚醒による末梢血管抵抗の急激な増大や，シバリングによる酸素消費量の増大をきたす可能性がある．そのため鎮静を行い挿管管理のまま，十分な末梢の保温と筋弛緩の回復を待った後，覚

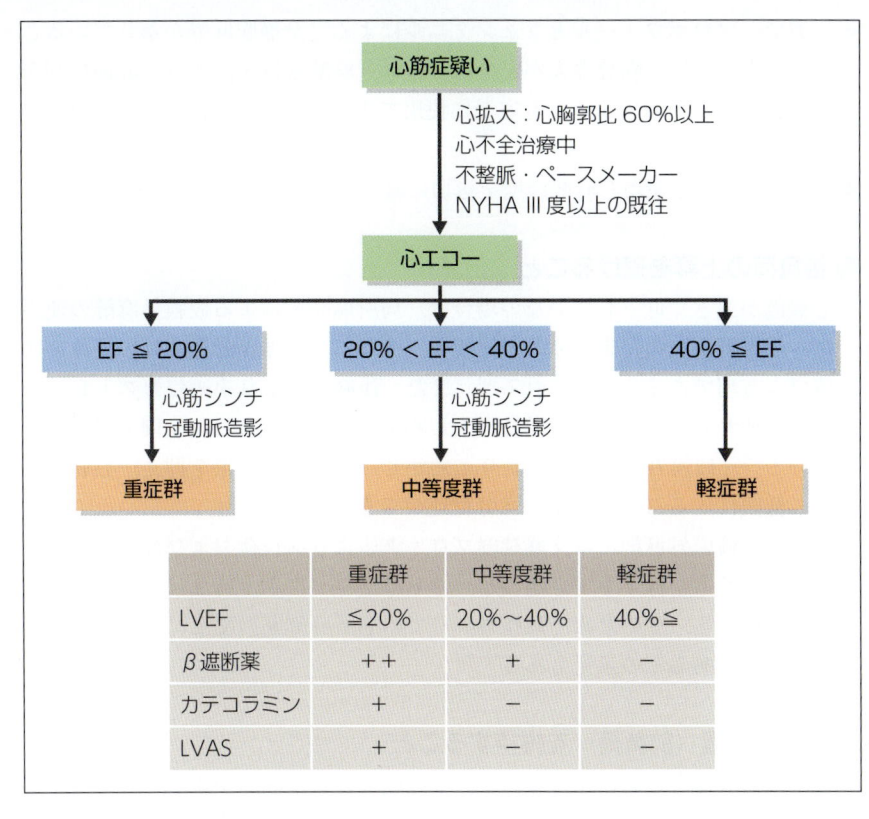

図1 心筋症に対する検査のフローチャートおよび重症度の指標

```
           心筋症疑い
              │
              │ 心拡大：心胸郭比 60%以上
              │ 心不全治療中
              │ 不整脈・ペースメーカー
              │ NYHA Ⅲ度以上の既往
              ▼
            心エコー
    ┌─────────┼─────────┐
    ▼         ▼         ▼
 EF ≦ 20%  20% < EF < 40%  40% ≦ EF
    │         │            │
 心筋シンチ  心筋シンチ       │
 冠動脈造影  冠動脈造影       │
    ▼         ▼            ▼
  重症群    中等度群        軽症群
```

	重症群	中等度群	軽症群
LVEF	≦20%	20%〜40%	40%≦
β遮断薬	++	+	−
カテコラミン	+	−	−
LVAS	+	−	−

心筋症の分類に関してはガイドラインの中で言及されていない．一般的な目安として示されているが，あくまでも参考程度である．
NYHA：New York Heart Association 心機能分類，EF：駆出率，LVEF：左室駆出率，LVAS：左心補助装置．
（非心臓手術における合併心疾患の評価と管理に関するガイドライン〈2008年改訂版〉より）

醒時の頻脈・血圧上昇に十分気をつけ抜管する必要がある．そのためには術後集中治療室での管理は必須と考える．

4 麻酔計画

- しっかりとした術前評価は，心筋症合併症例の周術期管理のなかで最も大切である．術前の全身状態をしっかりと把握し，各心筋症の特徴的病態をふまえたうえで麻酔法を決定する．麻酔管理のポイントをDCM，HCMについて述べる．

a. 拡張型心筋症（DCM）合併症例の麻酔管理

- DCMの麻酔管理を行ううえでは，以下の3つのポイントを常に念頭におくことが大切である．

■ 麻酔薬による心筋抑制を最小限にすること

- 全身麻酔の導入に伴い，低下した心機能にさらなる心筋抑制をきたせば，そのまま循環虚脱に至る可能性があるため，心筋抑制を最小限にする努力が大切である．
- そのため，一般的な心臓外科麻酔に準じたベンゾジアゼピン，オピオイドを中心に緩徐に導入する報告が多い[10]．

各心筋症の特徴的病態をふまえたうえで麻酔法を決定する

- 一方で，プロポフォールとフェンタニルによる完全静脈麻酔が適しているとの報告もある[11]．麻酔導入が安全に行われ，麻酔維持に向かうと心筋抑制が強いとされるセボフルランも安全に使用できる[10]．つまり自分の慣れた麻酔法でよいと考える．
- BISモニターを使用し麻酔深度を適切に維持することも大切である．

▶BIS：bispectal index

◼ 後負荷の上昇を避けること

- 心機能が大きく低下していない場合は，局所麻酔薬による硬膜外麻酔の使用は，手術野からの侵害刺激入力遮断と，それによる循環動態変動の軽減を期待でき有用であると考えられる[10]．また，浅麻酔により手術侵襲ストレスが過度に加わり，後負荷が急激に増大し心不全を引き起こした症例も報告されている[12]．硬膜外麻酔をしっかりと効かせ，全身麻酔の量を抑え，心筋抑制を最低限にすることで安全に麻酔管理ができる．
- しかし，硬膜外麻酔では交感神経ブロックにより前負荷および後負荷を急激に減少させ血圧低下を引き起こし，さらにブロックが上胸部に至れば心筋抑制も生じうる．そのため，硬膜外麻酔での局所麻酔薬の使用に際して症例を選ぶ必要があるとの意見もある[12]★4．

★4
そこで，心機能が低下している症例には，術前評価でのドブタミン負荷心エコーの結果をふまえ，カテコラミンに十分に反応する場合にはカテコラミン併用下にて硬膜外麻酔を使用した麻酔管理が安全ではなかろうか．

◼ 循環血液量（前負荷）を維持すること

- 術中の前負荷を適切に維持することは経験のみでは調節が難しく，循環動態のモニターが必要となる．上述した2つのポイントをふまえた麻酔管理を行えば，心機能が大きく低下しておらず，低リスクの手術内容であれば，観血的動脈圧測定以外の特別な循環動態のモニターは必要ないと考える．
- しかし，心機能低下症例では中心静脈圧測定，肺動脈カテーテルやFlotrac™/Vigileo™，PreSep™を用いて心拍出量や中心静脈血酸素飽和度（$ScvO_2$）の連続モニタリングを行えば，循環動態の変化に対する迅速な判断，処置が可能になる★5．

★5
経食道心エコーによる心臓の動きの画像情報は直接的な判断を可能とし，モニタリングの数字情報に加えて用いれば正確で総合的な循環動態の管理が可能となり，安全な麻酔管理ができる．

- 以上，3つのポイントをしっかりと押さえたうえで，さらに知って欲しいことがある．それは次の2点である．

◼ 不整脈対策も大切であるということ

- HCMでは上室性や心室性不整脈だけでなく，心筋病変が刺激伝導系に及んだ場合，洞不全症候群や房室ブロックなどを合併する．導入前に除細動パッドを貼付し，除細動と体外式ペーシングをすみやかに行えるように準備しておくことが大切である．

◼ 確実な循環補助があるということ

- 高度の低心機能である場合，基本的には手術を中止し内科管理を優先すべきである．しかし，手術を施行しなければならない場合は大動脈内バルーンパンピング（intraaortic balloon pumping：IABP）が必要となる場合もある．

IABPはそれ自体が重大な合併症を引き起こす可能性があるため，非心臓手術の予定患者に術前からのIABP適用には慎重でなくてはならない．しかし術前リスクが高い症例には，積極的にIABPの挿入も考慮すべきと考える．

b. 肥大型心筋症（HCM）合併症例の麻酔管理

- DCMと同様に，安全な麻酔管理を行うために押さえておくべきポイントは3つある．

■ 心筋収縮力を増強させないこと

- 心筋収縮力を増強させないために，適切な麻酔深度を保ち，β遮断薬を使用する．カテコラミンの使用は慎重に検討し，昇圧薬の選択に対してはα受容体刺激薬を用いるべきである．

■ 前負荷を保つこと

- DCMと同様に，循環動態モニターや経食道心エコーを使用し適切な前負荷を保つことが大切である．

- 上記2つのポイントは，つまり左室流出路狭窄を増悪させないための麻酔管理である．もちろんこのことに異論はないが，十分にβ遮断薬を投与されていた患者が全身麻酔導入時にショックとなり，カテコラミンの投与が奏効した症例も報告されている[13]．全身麻酔下では一般的に心筋抑制が生じ低血圧を認めること，低血圧を安易に左室流出路狭窄が原因と判断しβ遮断薬で対応することは，たいへん危険である．
- 循環動態の破綻が，左室流出路狭窄が原因なのか，心筋抑制が過度に加わっていることが原因なのか適確に判断し，HCMにはβ遮断薬がよいという知識に惑わされることなく"カテコラミン投与"を治療の選択肢に入れて欲しい．

■ 後負荷を保つこと：硬膜外麻酔，脊髄くも膜下麻酔は本当に禁忌なのか？

- HCMに対する硬膜外麻酔，脊髄くも膜下麻酔については，末梢血管の拡張によって後負荷を低下させるとしてこれまで禁忌とされていた[13]★6．
- 全身麻酔のみでは，手術ストレスによるカテコラミンの放出を完全に抑えられず，心筋収縮力を低下させる目的でβ遮断薬を使用することとなる．しかし，硬膜外麻酔をうまく利用すれば，これらのストレスを遮断することが可能である．あとは前負荷，後負荷の変化を循環動態モニターや経食道心エコーを駆使して厳重に管理すればよいわけである．硬膜外麻酔と全身麻酔とでは合併症の発生に有意差はなかったという報告もある[14]．術前評価が正確にされていれば，安全に硬膜外麻酔と全身麻酔を併用することは可能である．

- 上記のポイントのほかに念頭においておくべき点がある．

HCMにはβ遮断薬がよいという知識に惑わされることなく"カテコラミン投与"を治療の選択肢に入れる．

★6
硬膜外麻酔については循環系への影響として，①交感神経遮断による末梢血管の拡張（後負荷低下），②硬膜外腔から血管内へ吸収された局所麻酔による心筋抑制，③心臓交感神経遮断による徐脈化，心筋収縮力抑制，がある．②，③については好ましい効果である．

硬膜外麻酔をうまく利用すれば，手術のストレスを遮断することが可能である．

■ 不整脈対策が大切であるということ

- 「③ 各心筋症の術前評価」で述べたとおり，HCM 合併症例における周術期不整脈の発生頻度は高くない．しかし突然死のリスクファクターとしては持続性あるいは非持続性だが有症状の心室性頻拍（ventricular tachycardia：VT）の既往，突然死の家族歴，失神の頻発，若年齢，運動後あるいは運動負荷試験での血圧上昇不良，高度な左室壁肥厚（≧30 mm）などがあげられているが，これらがそのまま周術期リスクとなるかどうか不明である[13]．しかし，周術期管理の中でも，常に致死的不整脈に対する対応を検討しておかなければならない．

（鎌形千尋，坂本篤裕）

文献

1) Brandenburg RO, et al. Report of the WHO/ISFC Task Force on the Definition and Classification of Cardiomyopathies. Br Heart J 1980; 44: 672-3.
2) 北畠 顕，友池仁暢，編．厚生労働省難治性疾患克服研究事業 特発性心筋症調査研究班 心筋症診断の手引きとその解説．2005.
3) Miura K, et al. Epidemiology of idiopathic cardiomyopathy in Japan: Results from a nationwide survey. Heart 2002; 87: 126-30.
4) Koelung TM, et al. Prognostic significance of mitral regurgitation and tricuspid regurgitation in patients with left ventricular systolic dysfunction. Am Heart J 2002; 144: 524-9.
5) Sherrid MV, et al. An echocardiographic study of the fluid mechanics of obstruction in hypertrophic cardiomyopathy. J Am Coll Cardiol 1993; 22: 816-25.
6) Sigwart U. Non-surgical myocardial reduction for hypertrophic obstructive cardiomyopathy. Lancet 1995; 346: 211-4.
7) 原田紳介，ほか．AHA/ACC 非心臓手術のための周術期心血管系評価・管理ガイドライン 2007：改訂解説．麻酔 2009; 58: 228-44.
8) Thompson RC, et al. Perioperative anesthetic risk of noncardiac surgery in hypertrophic obstructive cardiomyopathy. JAMA 1985; 254: 2419-21.
9) Haering JM, et al. Cardiac risk of noncardiac surgery in patients with asymmetric septal hypertrophy. Anesthesiology 1996; 85: 254-9.
10) 張 京浩，花岡一雄．拡張型心筋症を合併する患者の非心臓手術の麻酔管理．麻酔 2004; 53: 1360-8.
11) 徐 民恵，ほか．重症拡張型心筋症に対する両室ペースメーカー植え込み術の麻酔経験．日臨麻会誌 2004; 24: 99-102.
12) 長谷浩吉，ほか．拡張型心筋症の麻酔管理．麻酔 1996; 45: 741-5.
13) 張 京浩，花岡一雄．閉塞性肥大型心筋症を合併する患者の非心臓手術の麻酔管理．麻酔 2004; 53: 934-42.
14) 竹中智昭，野見山延．心筋症合併例の麻酔の検討．麻酔 1990; 39: 644.

3-4 不整脈

- 心電図は術前評価のためのルーチンのスクリーニング検査だが，その中で不整脈が指摘されることは珍しいことではない．ただ，実際すべての不整脈が周術期管理に問題を引き起こす因子ではなく，むしろ，そのまま麻酔管理を受諾して問題のないケースのほうが圧倒的に多い．
- 不整脈は心臓の刺激伝導系異常という病態であり，周術期管理においてはその背景に潜む基礎疾患の把握がむしろ重要となる．そのためリスクの評価は基礎疾患に基づくことになる場合が多い．
- たとえば，陳旧性心筋梗塞の既往がある患者で一源性の心室性不整脈の散発がみられたとしよう．この場合では術前評価の対象としては不整脈よりも心機能の評価が重視される．ただ，なかにはその基礎疾患の如何にかかわらず，予後に大きな影響を与える不整脈や重篤な結果を招く不整脈疾患もあり，そのリスク評価と麻酔前の準備は心得ておかねばならない．

① 術前のリスク評価対象となる不整脈

- 術前の不整脈と予後を論じた最初の報告は，ここにあげる Goldman ら[1]によるものであろう．非心臓手術患者を対象にリスク因子の層別化を図り，術後の重篤な合併症との相関を示した．その概略を表1に示すが，その中で心室性期外収縮が大きなリスク因子であるとされていた★1．
- この報告では心室性期外収縮が予後に影響する比較的大きなリスク因子とされていたが，残念ながらその後の研究は心室性不整脈単独で重要な予後因子とすることには否定的である．たとえば，Forrest ら[2]は術前の心室性不整脈は術後の心室性不整脈のリスク因子としてのみ認定し，Mahla ら[3]は対象を絞り込み，術前に心疾患と心室性不整脈を有する患者の非心臓手術において，不整脈の発生頻度と予後を検討したが，相関がなかったことを報告している．
- 現在，術前評価と予後について，いちばん信頼できかつ広く用いられているガイドラインとしては「ACC/AHA 非心臓手術のための周術期心血管系評価・管理のガイドライン」をあげることができるだろう[4]．2007年に改訂版が発表され，いくつかリニューアルされた．欧米人と日本人との差にいささかの戸惑いを感じるところはあるが，多くのエビデンスを元に示されており，信用性は高い．
- この中で周術期心血管系合併症のリスク因子として重篤な不整脈が7つあげられている（表2）．これらの不整脈の1つでも存在することで，安易に予定手術を行うことは危険で，これに先立って，これらを招く疾患の治療を優先すべきとしている．

★1
ちなみにこれは1977年の発表で，その当時は麻酔の術前評価に重宝されたが，現在に比べて術前評価の手段がなく，十分な心機能の評価が難しかった背景があり，現在にこれを応用することは難しい．しかしながら，この報告の後さまざまな術前のリスク因子の同定やそれを元にしたいくつかの cardiac index が提唱されてきた．

重篤な不整脈のうちの1つでも存在すれば，予定手術を行うことは危険

表1 Goldman らによる cardiac risk index と層別化

a. 術前リスク因子と点数

	点数
1. 病歴	
・70歳以上	5
・6か月以内の心筋梗塞の既往	10
2. 理学的所見	
・心音第3音聴取または外頸静脈の怒張	11
・大動脈弁狭窄	3
3. 心電図	
・洞調律以外または最新の術前心電図で複数の心室性期外収縮	7
・術前に1分間に5つ以上の心室性期外収縮	7
4. 一般検査（以下のいずれか）	3
・PaO_2<60 mmHg，$PaCO_2$>50 mmHg，K<3.0 mEq/L，HCO_3<20 mEq/L，BUN>50 mg/dL，Cr>3.0 mg/dL，慢性肝機能障害，臥床状態のいずれか	
5. 手術	
・腹腔内，胸腔内，大動脈の手術	3
・緊急手術	4
合計	53

b. 術前リスク分類と結果

クラス	合計点	生命にかかわる合併症	心臓死
I	0～5	0.7%	0.2%
II	6～12	5%	2%
III	13～25	11%	2%
IV	26以上	22%	56%

(a，b とも Goldman L, et al. N Engl J Med 1997; 297: 845-50[1] より)

表2 「ACC/AHA 非心臓手術のための周術期心血管系評価・管理のガイドライン（2007）」による活動性リスク因子（active cardiac conditions）

1. 不安定冠症候群
   ・不安定狭心症または重症狭心症（CCS 分類 III または IV）
   ・最近の心筋梗塞（発症後7日以上，30日以内）
2. 非代償性心不全（NYHA クラス IV）
3. 重篤な不整脈
   ・高度房室ブロック
   ・Mobitz II 型房室ブロック
   ・III 度房室ブロック
   ・症候性の心室性不整脈
   ・心拍数 100 bpm 以上のコントロール不良の上室性不整脈
   ・症候性の徐脈
   ・新規の心室性頻拍
4. 重症弁疾患
   ・重症大動脈弁狭窄症
     （平均圧較差 40 mmHg 以上，弁口面積 1 cm^2 未満，あるいは症候性）
   ・症候性の僧帽弁狭窄症
     （労作時呼吸困難の悪化，意識消失発作あるいは心不全）

● ただ，ここにはこれら以外に不整脈についての記載がなく，術前のリスク因子との認識は示されていない．言い換えれば，これら以外の不整脈が術前に存在するとき，その患者のリスクはその基礎疾患に依存し，それが問題なければ麻酔を受諾してもよいと考えられる．

❷ 不整脈疾患の麻酔管理

● 基礎疾患にかかわらず，不整脈が問題となる疾患群がある．ただ，その不整脈疾患の存在が術後の予後に著しい影響を与えるという確かなエビデンスは示されていない．

- ただし，それはその不整脈に対する十分な準備を行い，術中に十分な対応を行った場合であることはいうまでもないことであり，漫然とした麻酔管理は許されないといえる．ここではそのような疾患群をあげ，その対応についての現状を示す．

表3 心房細動の分類

種類	病態
初発心房細動	初めて心電図上心房細動が確認されたもので持続時間は問わない
発作性心房細動	発症後7日以内に洞調律に復したもの
持続性心房細動	発症後7日を超えて心房細動が持続している
永続性心房細動	電気的あるいは薬理学的に除細動不能のもの

(日本循環器学会，ほか. Circ J 2008; Suppl IV: 1581-638[6])より)

a. 心房細動

- 最も遭遇する可能性が高い不整脈疾患である．表2のように心拍数100 bpm以上のコントロール不良の上室性不整脈が伴う心房細動は術前の改善が求められるが，そうでなければ麻酔受諾できる．心房細動に関するガイドラインは欧米のものと日本独自のものとがあるが[5,6]，その内容には大差はない．
- さらに，日本のガイドラインでは心房細動は表3のように分類されているが，術前から心房細動のある症例ではその心房細動は持続性あるいは永続性心房細動に分類されるといえる．したがって，周術期管理において心房細動が洞調律に戻ることはまず考えられないので，麻酔管理としてはレートコントロール[★2]に徹することになる．
- レートコントロールはCa拮抗薬とβ遮断薬を中心にした薬物療法であり，その準備は心がけたい．ただし，周術期のストレスにより薬物治療ではコントロールできないような頻脈発作から低血圧を招き，すみやかな電気的除細動が必要となるケースもありうる．したがって，麻酔管理においては電気的除細動も準備しておきたい．

b. WPW症候群

- 一般に早期興奮症候群と称する疾患群の代表的なもので[★3]，心房と心室間を直接結ぶKent束とよばれる副伝導路が電気興奮を通常の房室結節を介するより早く心室に伝えることがこの疾患の本態である．心電図の特徴としてはPQ間隔の短縮とそれに伴うデルタ波である（図1）．

麻酔管理のポイント

- WPW症候群（Wolff-Parkinson-White syndrome）の麻酔管理においては麻薬とプロポフォールもしくは麻薬とセボフルランいずれの選択でも本疾患にほとんど影響しないので[7,8]，いずれで麻酔維持を行ってもよい．
- 本疾患で最も懸念されるのは頻脈発作である．心房細動と同様に心拍数100 bpm以上のコントロール不良の上室性不整脈が伴う場合はアブレーションなどで本疾患を治療したうえでの麻酔管理を受諾すべきである．
- また，術前のコントロールができていたケースでも麻酔管理中の頻脈発作への備えが必要である．もともと洞調律であれば，迷走神経を緊張させる手技としてValsalva法，房室結節での伝導を抑制する目的でアデノシン三リン

> 心房細動の麻酔管理はレートコントロールに徹する

★2
一般的に心房細動の治療では大きく分けて2つの考え方があり，それがリズムコントロールとレートコントロールである．簡潔にいえば，リズムコントロールは心房細動を洞調律に戻すことで，レートコントロールは洞調律に戻すことにはこだわらないで心房細動はそのままにして，心室の脈拍を適正化することといえる．

★3 早期興奮
早期興奮とは正規の房室伝導系を経由する電気伝導より早期に心室に電気興奮が到達する病態を意味する．

> WPW症候群の麻酔管理では頻脈発作に要注意

図1 典型的なWPW症候群の心電図
（樅山幸彦，ほか．心電図マスターガイド．東京：診断と治療社；2000より）

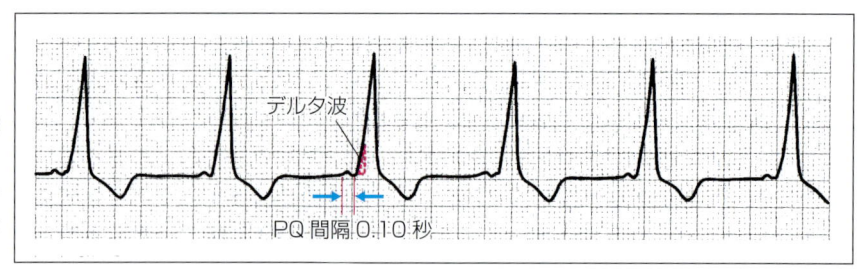

酸（ATP）やベラパミルの静注，副伝導路の不応期を延長させるいわゆるクラスIaに属する抗不整脈薬であるプロカインアミドの投与，などが有効と考えられる．

- ただし，ジギタリスは正常伝導路を抑制するものの，副伝導路への影響がさまざまであるため禁忌とされる．
- WPW症候群に心房細動が伴う場合は対応が異なる．この場合はジギタリス，Ca拮抗薬，β遮断薬の使用は控える．これらはWPW症候群にある2つの伝導路のうち房室結節の伝導を抑制するものの，Kent束の不応期は逆に短くするため，心房細動による心房の興奮を心室へ伝えやすくなり，かえって頻脈を招く[★4]危険があるためである．
- 心房細動を伴うWPW症候群の頻脈発作では最初から電気的除細動を行うべきであり，その準備をしておくことが望ましい．

c. QT延長症候群

- 心電図上著しいQT時間の延長がみられ，時に特異的な多形性心室頻拍から心室細動を起こし，突然死に至る病態をQT延長症候群という[★5]．QT延長症候群でみられる多形性心室頻拍（torsade de pointes）の一例を図2に示す．

[★4] これは奇異性頻脈とよばれる．

[★5] 遺伝的な素因（NaチャネルもしくはKチャネルの異常）がある先天性のものと，薬剤や電解質の異常などによる後天性のものに分けられる．QT延長症候群でみられる多形性心室頻拍は一般にtorsade de pointes（TdP）とよばれる．QRSの形がらせん状に揺れるように変化する形態をちょっとおしゃれにフランス語で命名したものである．

> **Topics　プロポフォールとBrugada症候群様心電図変化**
>
> 　薬剤によるBrugada症候群様心電図変化の報告でNaチャネル遮断薬，Ca拮抗薬，β遮断薬に交じって，プロポフォール使用例での重篤な不整脈がいくつか報告されている[14]．いわゆるpropofol-infusion syndromeとの関連も否定できない．ただ，この報告はプロポフォールの長期使用例であり，麻酔管理という限られた時間については明らかでない．短期の使用はまず問題はないと考えるのが妥当であろうが，今後の成り行きにも注目したい．セボフルランという，より安全と考えられる麻酔薬があるのだから，あえてプロポフォールで維持する理由はないと考えるのが現時点では妥当かもしれない．

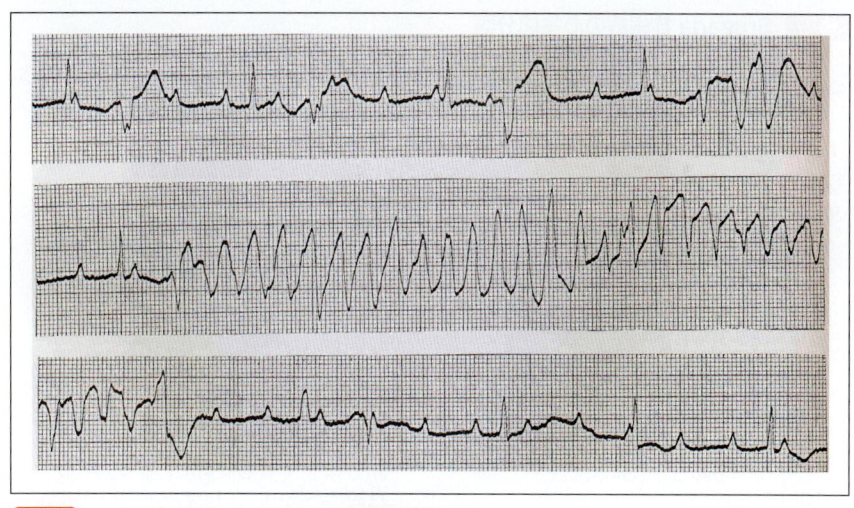

図2 torsades de pointes の心電図の一例

（五十嵐正男，山科　章．不整脈の診かたと治療．第5版．東京：医学書院；1997 より）

表4 QT 延長をきたす薬剤および病態

1. 薬剤	抗不整脈薬（Ia, Ic, III），抗生物質（エリスロマイシン，ST 合剤）抗うつ薬（アミトリプチリン），抗真菌薬（フルコナゾール），制吐薬（ドロペリドール，ドンペリドン），向精神薬（クロルプロマジン，ハロペリドール，mesoridazine, thioridazine，ピモジド），利尿薬，バソプレシン，亜ヒ酸
2. 電解質異常	低 K 血症，低 Mg 血症，低 Ca 血症
3. 病態	甲状腺機能低下症，異常栄養症（ダイエット，飢餓，anorexia nervosa），脳出血，くも膜下出血，脳炎，徐脈（洞機能不全），僧帽弁逸脱症，房室ブロック，心筋炎，冠動脈疾患（とくにスパスム），リウマチ熱
4. その他	女性，頚動脈の手術，脳外科手術，低体温，アナフィラキシー

(Atlee JL. Perioperative cardiac dysrhythmias: Diagnosis and management. Anesthesiology 1997; 86: 1397–424；山下武志．心筋細胞の電気生理学．東京：メディカル・サイエンス・インターナショナル；2002. p.176–8；Roden DM. Drug-induced prolongation of the QT interval. N Engl J Med 2004; 350: 1013–22 より作成)

■ 麻酔管理のポイント

- QT 延長を招くさまざまな因子が知られている（**表4**）ので，後天性 QT 延長症候群ではこれらの因子を除いたうえでの麻酔管理を受諾すべきである．
- 一方，先天性 QT 延長症候群については麻酔中に TdP を招かないようにするためにできうることを実行することで麻酔管理は受諾できる．たとえば，交感神経を刺激しないように十分な前投薬による鎮静，静かな環境での麻酔導入，適切な体温の管理，浅麻酔の回避など[9]を行える準備が求められる．
- さらに，麻酔中に TdP が生じた場合への準備も必要である．TdP に至るメカニズムの一つが早期後脱分極とよばれているもので，その脱分極を担うのが Ca チャネルであることから，Ca チャネル遮断効果があるマグネシウム

表5 Brugada症候群の心電図分類

	type 1	type 2	type 3
J波高	≧0.2 mV	≧0.2 mV	≧0.2 mV
T波	陰性	陽性または二相性	陽性
ST-T形状	coved型	saddleback型	saddleback型
ST部分	徐々に下降	上昇≧0.1 mV	上昇<0.1 mV

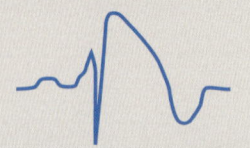

coved型: 弓形の形状のST上昇を示しST部分が徐々に下降し，T波は陰性または基線上にある

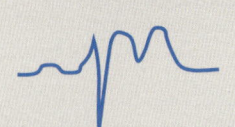

saddleback型: 鞍のような形状でST部分の終末点がJ点とT波最高点より低く，T波は陽性あるいは二相性

表6 Brugada症候群の診断基準（Brugada Second Consensus Conferenceより）

右前胸部誘導の1つ以上でtype 1（coved型）心電図を示すことに加え，以下のうち1つ以上の条件を満たす

① 多形性心室頻拍・心室細動が記録されている
② 45歳以下の突然死の家族歴がある
③ 家族にtype1（coved型）心電図をもつ
④ 電気生理学的検査（EPS）により多形性心室頻拍・心室細動が誘発される
⑤ 失神や夜間の苦悶様呼吸を認める

(Antzelevitch C, et al. Circulation 2005; 111: 659-70[11]より)

表7 Brugada症候群の増悪因子

1. 生理的な因子	副交感神経刺激，発熱，徐脈，虚血，糖負荷（インスリン），食事，立位，深呼吸
2. 薬剤	Naチャネル遮断薬，β遮断薬，α刺激薬，ムスカリン剤（アセチルコリン），Ca拮抗薬，三環系抗うつ薬，四環系抗うつ薬，抗ヒスタミン薬

が有効である．

d. Brugada症候群

- Brugada症候群★6は1992年にBrugadaら[10]によって報告された疾患概念であり，日本における調査では患者の94%が男性であり，16%で家族歴を伴う．
- Brugada症候群の心電図上の分類としては，表5に示すようにtype 1〜3に分類するのが一般的である．このうち，coved型とよばれるT波の陰転化で特徴づけられるtype 1が臨床上重要でありBrugada症候群の診断基準でもある（表6）[11]．
- 一方，type 2およびtype 3に関してはこの心電図波形のみでBrugada症候群との診断とはならないが，何かを契機にcoved型に移行することが多々あり，その場合はBrugada症候群として扱う．たとえば，日内変動で移行するものやNaチャネル遮断薬，糖負荷試験などの負荷試験で移行するもの，また一肋間上でtype 1の波形が顕在化する症例があり，その場合も

★6 Brugada症候群の特徴
①器質的心疾患を伴わず，突然の心室細動発作をきたし，突然死を合併する，②心電図で右前胸部誘導（V1〜V3）のST上昇を伴う右脚ブロック様波形を呈する，という特徴をもつ．

> **Topics** 早期再分極
>
> 　早期再分極とは，下壁または側壁の少なくとも2つ以上の誘導に0.1 mV以上のJ点の上昇（QRS直後のノッチないしはスラー）を認めるもの（図3）．予後は良いので正常亜型と考えられていたが，最近の報告でV1〜V3以外でのJ点の上昇が心室細動を生じやすいとの報告があり[15]，特発性心室細動の一つと注目されている．中年者では下壁誘導でのJ点が0.2 mV以上の場合に不整脈による死亡のリスクが上昇しており[16]，下壁誘導での早期再分極は経過観察で要注意．
>
> 　特発性心室細動を起こす不整脈としてBrugada症候群があり，早期再分極症候群とBrugada症候群には類似点がある．J波がどちらの症候群でも大きく変化し，心室細動を起こす直前あるいは出現時に増高することが多いことや，Brugada症候群のなかで下側壁誘導の早期再分極波形が不整脈発作の予後予測因子であるということが両症候群の関連を示唆している．
>
> **図3** 早期再分極の心電図の特徴

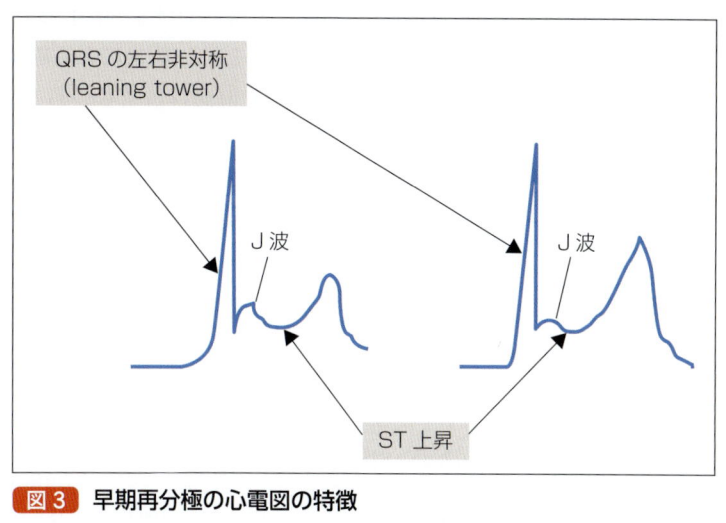

Brugada症候群と考えて対処される．

■ 麻酔管理のポイント

- 本疾患と麻酔管理および予後について現状では解析に耐えうる十分なデータがないものの，これまでの症例報告などから麻酔管理にはよく耐えうる[12,13]．つまりBrugada症候群であるがゆえに麻酔管理を受諾しない理由にはならない．ただし，これまでいくつかの因子がBrugada症候群の増悪因子として知られている（表7）[12,13]．麻酔管理にあたってはこれをよく理解することが術前の準備といえる．
- とくにBrugada症候群では副交感神経優位，β遮断薬，Naチャネル遮断薬およびCa拮抗薬という一般に抗不整脈的と思われることが逆に増悪因子とされていることは十分に理解しておきたい．これら増悪因子を避けること，さらには増悪時を見過ごさない心電図のモニタリングも含めて麻酔計画の立案，準備が必要である．

Brugada症候群の増悪因子をよく理解する

- 麻酔薬についてはセボフルランが比較的安全に使用できる．一方，プロポフォールは麻薬との併用で完全静脈麻酔としてよく用いられるが，交感神経系の抑制から徐脈を招くので使用を勧めるものではない．さらに最近，プロポフォールとBrugada症候群との関連で興味深い報告があり（Topics「プロポフォールとBrugada症候群様心電図変化」参照），プロポフォールの使用はやはり慎重でありたい．
- 局所麻酔薬についてはその薬理学的作用がNaチャネルの遮断であるため，致死的不整脈の誘因となる可能性がある．しかし，リドカインについてはほぼ安全に使用できるとされている[12,13]．脊椎麻酔のように投与量が少ない場合はブピバカインなどの他の局所麻酔薬も問題ないが，硬膜外麻酔などで投与量が多くなると心電図変化を招く恐れがあり，禁忌といわないまでも厳密なモニタリングが必要となる．
- Brugada症候群の特徴は右側胸部誘導におけるST上昇であり，麻酔管理中もこの部位でのモニタリングが望ましい．術式による制限もあるが，V1またはV2のモニタリングについて★7 術前に術者との打ち合わせが必要である．
- 最後にBrugada症候群と同じく心電図でST上昇を認めるものとして，早期再分極の意義が最近注目されている．麻酔管理との接点はまだ乏しいが，今後問題となるかもしれない（Topics「早期再分極」参照）．

（清水盛浩，林　行雄）

★7 たとえば，心電図のワッペンを貼っても清潔域の邪魔にならないか，など．

文献

1) Goldman L, et al. Multifactorial index of cardiac risk in noncardiac surgical procedures. N Engl J Med 1977; 297: 845–50.
2) Forrest JB, et al. Multicenter study of general anesthesia III. Predictors of severe perioperative adverse outcomes. Anesthesiology 1992; 76: 3–15.
3) Mahla E, et al. Perioperative ventricular dysrhythmias in patients with structural heart disease undergoing noncardiac surgery. Anesth Analg 1998; 86: 16–21.
4) Fleisher LA, et al. ACC/AHA 2007 Guidelines on Perioperative Cardiovascular Evaluation and Care for Noncardiac Surgery: Executive Summary. A Report of the American College of Cardiology/American Heart Association Task Force on Practice Guidelines (Writing Committee to Revise the 2002 Guidelines on Perioperative Cardiovascular Evaluation for Noncardiac Surgery). Circulation 2007; 116: 1971–96.
5) Fuster V, et al; American College of Cardiology/American Heart Association Task Force on Practice Guidelines; European Society of Cardiology Committee for Practice Guidelines; European Heart Rhythm Association; Heart Rhythm Society. ACC/AHA/ESC 2006 Guidelines for the Management of Patients with Atrial Fibrillation: A report of the American College of Cardiology/American Heart Association Task Force on Practice Guidelines and the European Society of Cardiology Committee for Practice Guidelines (Writing Committee to Revise the 2001 Guidelines for the Management of Patients With Atrial Fibrillation): Developed in collaboration with the European Heart Rhythm Association and the Heart Rhythm Society. Circulation 2006; 114: e257–354.
6) 日本循環器学会，ほか．心房細動治療（薬物）ガイドライン（2008年改訂版）．Circ J 2008; Suppl IV: 1581–638.
7) Sharpe MD, et al. Sevoflurane has no effect on sinoatrial node function or normal atrioventricular and accessory pathway conduction in Wolf-Parkinson-White syndrome

during alfentanil/midazolam anesthesia. Anesthesiology 1999; 90: 60-5.
8) Sharpe MD, et al. Propofol has no effect on sinoatrial node function or normal atrioventricular and accessory pathway conduction in Wolf-Parkinson-White syndrome during alfentanil/midazolam anesthesia. Anesthesiology 1995; 82: 888-95.
9) Kiss SJ, et al. Anesthesia for patients with congenital long QT syndrome. Anesthesiology 2005; 102: 204-10.
10) Brugada P, Brugada J. Right bundle branch block, persistent ST segment elevation and sudden cardiac death: A distinct clinical and electrocardiographic syndrome. A mechanism report. J Am Coll Cardiol 1992; 20; 1391-6.
11) Antzelevitch C, et al. Brugada syndrome: Report of the second consensus conference: Endorsed by the Heart Rhythm Society and the European Heart Rhythm Association. Circulation 2005; 111: 659-70.
12) Kloesel B, et al. Anesthetic management of patients with Brugada syndrome: A case series and literature review. Can J Anaesth 2011; 58: 824-36.
13) Cordery R, et al. Brugada syndrome and anesthetic management. J Cardiothorac Vasc Anesth 2006; 20: 407-13.
14) Junttila MJ, et al. Induced Brugada-type electrocardiogram, a sign for imminent malignant arrhythmias. Circulation 2008; 117: 1890-3.
15) Haïssaguerre M, et al. Sudden cardiac arrest associated with early repolarization. N Engl J Med 2008; 358: 2016-23.
16) Tikkanen JT, et al. Long-term outcome associated with early repolarization on electrocardiography. N Engl J Med 2009; 361: 2529-37.

3章 合併する心疾患のリスク評価と術前準備

3-5 心臓ペーシングデバイス装着患者

- 心臓ペーシングデバイスは，近年の医療工学の著しい進歩に伴って，小型化・高性能化が進んでいる．さらに，両心室ペーシングによる心臓再同期治療が普及し[★1]，心臓ペーシングデバイスの適応病態は，徐脈性・頻脈性不整脈にとどまらず心不全治療にまで広がっている．
- 心臓ペーシングデバイス装着患者に安全な麻酔管理を行うためには，ペーシング治療が必要となった基礎心疾患に対する配慮に加えて，デバイス自体への管理も重要となる．
- ここでは，アメリカ麻酔科学会が作成したガイドライン[1)]に沿って，心臓ペーシングデバイス，とくにペースメーカー，植え込み型除細動器，および心臓再同期治療を使用している患者の周術期管理について解説する．

[★1]
わが国では2004年から保険適応が承認された．

基礎心疾患に対する配慮に加えて，デバイス自体への管理も重要

❶ ペーシングデバイスの特徴

a. ペースメーカー

- ペースメーカーの主な適応症は，一過性脳虚血による失神，眼前暗黒感，めまい，息切れなどの症状あるいは心不全を伴う洞不全症候群，房室ブロック，徐脈性心房細動などの徐脈性不整脈である[★2]．
- ペースメーカーは，ペーシング・センシング機構を有するIC回路と電池を組み込んだ本体と電気刺激を伝えるリードから構成される．リードには，先端に位置する2つの電極間で電流回路を形成する双極リードと先端電極とペースメーカー本体で電流回路を形成する単極リードがあり，それぞれに特徴がある（図1）．
- ペースメーカーには，リードが1本のシングルチャンバーと右房，右室の両者に計2本のリードを留置するデュアルチャンバー型がある．
- 現在普及しているペースメーカーは鎖骨下静脈から経静脈的に心内膜リード

[★2]
心臓ペーシングデバイス治療の適応は，日本循環器学会合同研究班により作成された「不整脈の非薬物治療ガイドライン」（2011年改訂版）に最新の知見に基づいてまとめられている[2)]．

> **Topics　MVPモード**
>
> 通常の右室心尖部ペーシングは，左脚ブロックと同様のQRS波形を呈し，左室壁機能の非同期が生じている．このことが慢性的に心機能の悪化と関連する[3)]．MVP（managed ventricular pacing）モードは，房室伝導が保たれているあいだはAAIで作動し，洞房伝導が認められなければDDDへ移行するという新しいペースメーカーモードである．MVPモードの登場により，不必要な心室ペーシングを最少にすることが可能となった．

70

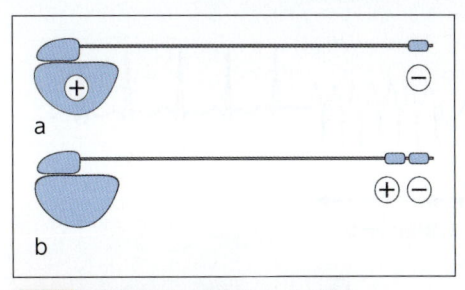

図1 刺激電極の種類とその特徴

a：単極電極．本体が陽極でリードの先端部分に陰極．電磁干渉を受けやすい．心電図に明確な刺激パルスが記録され動作確認が容易．
b：双極電極．リード先端部分に陽極と陰極がある．電磁干渉を受けにくい．刺激パルスが小さく心電図上で判断しづらい．

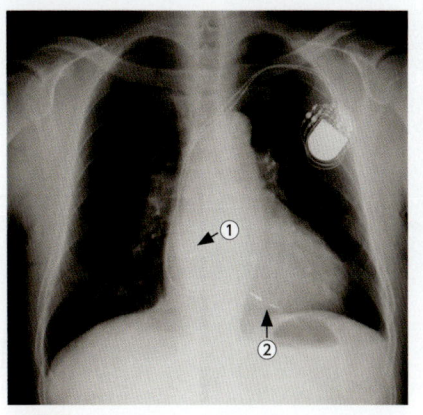

図2 ペースメーカー植え込み患者の胸部X線写真

デュアルチャンバー型ペースメーカーを示している．① 右房リード，② 右室リード（双極型）．

表1 ペースメーカーの国際分類コード（NASPE/BPEG Generic Pacemaker Code）

I	II	III	IV	V
刺激部位	感知部位	自己心拍を感知したときの反応	心拍応答機能	多部位刺激機能
A：心房	O：なし	O：非同期	O：なし	O：なし
V：心室	A：心房	I：抑制	R：あり	A：心房
D：両方	V：心室	T：同期		V：心室
	D：両方	D：両方		D：両方

表2 主要なペースメーカーモードの特徴

モード	特徴
VOO	心室で刺激のみ行う．自己波が出ても，刺激は固定
AAI	心房のみで刺激と感知を行う．自己波が出た場合，刺激が抑制される．房室伝導の正常な洞機能不全症候群がよい適応
VVI	心室のみで刺激と感知を行う．自己波が出た場合，刺激が抑制される．徐脈性心房細動がよい適応
DDD	心房と心室の両方で刺激と感知を行う．自己心房・心室波に応じた作動を行うため，徐脈性心房細動以外のすべての徐脈性不整脈が適応となる

を挿入し，大胸筋下に作成したポケットに本体を植え込む場合が多い（**図2**）．

- ペースメーカーの作動様式は，5文字の国際コード（NBGコード；**表1**）で表現されるが[4]，通常は最初の3文字が用いられる（**表2**）．
- 心拍応答機能（4文字目のR）は，身体の生理的要求に応じて心拍数を調整

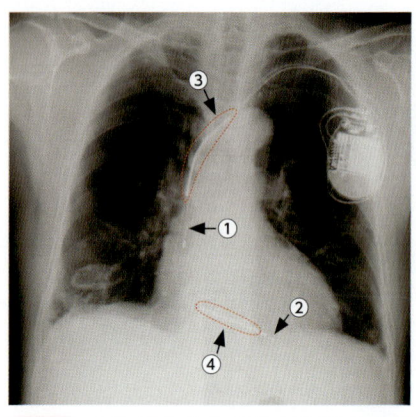

図3 ICD植え込み患者の胸部X線写真

ショックコイルの存在は，植え込まれているデバイスがICD機能を有するかどうかの鑑別に役立つ．
① 右房リード，② 右室リード，③ 上大静脈（SVC）ショックコイル電極，④ 右室ショックコイル電極．

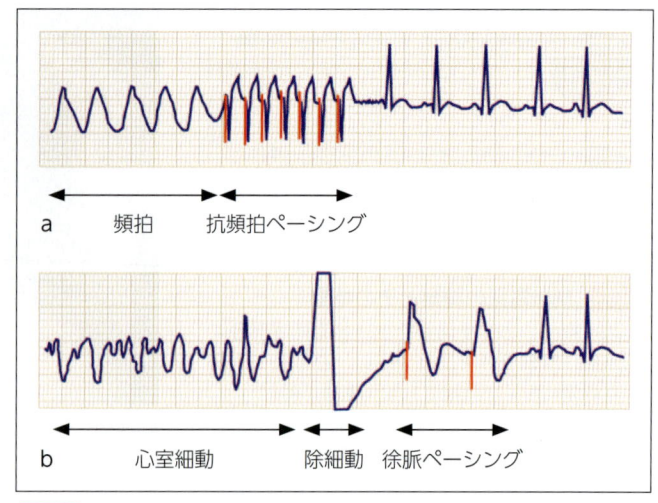

図4 ICDの治療

a：心室頻拍が検出されると，抗頻拍ペーシング治療が開始する．無効の場合は，cardioversionが作動する．
b：心室細動が検出されると，除細動を行う．

するモードで，指標は機種により異なり，体動や呼吸などが用いられる．

b. 植え込み型除細動器

- 植え込み型除細動器（implantable cardioverter defibrillator：ICD）は，左室機能低下患者[★3]や心突然死を引き起こす遺伝性疾患患者[★4]など，持続性心室頻拍／心室細動が認められるあるいは将来的に発症するリスクが高い患者に対して適応される[2]．

- ICDは，ペースメーカーと同様，本体とリードから構成される．ICDリードは，ペーシング・センシング用電極（右房，右室）と除細動用コイル電極（上大静脈，右室）を兼ねている（図3）．

- ショックパルスは，右室コイルとICD本体間および右室と上大静脈コイル間で通電される．除細動以外にも，抗頻拍ペーシング（anti-tachycardia pacing：ATP）や通常のペースメーカーと同様に徐脈に対するペーシング機能を有しており，患者の状態に合わせてこれらの機能を組み合わせる（図4）．

- ICDの不適切作動が起こり[★5]，除細動やcardioversionが施行されると，とくに意識下の患者では大きな苦痛を感じるとされている．

c. 心臓再同期治療

- 難治性心不全の多くに，QRS幅が拡大する心室内伝導障害と，そのことに起因する心室収縮の同期不全（dyssynchrony）が認められ，血行動態悪化の原因と考えられている[3]．

- 心臓再同期治療（cardiac resynchronization therapy：CRT）は，従来型ペ

[★3] 心不全患者の死因の40〜50％は突然死であり，そのほとんどは持続性心室頻拍／心室細動による．

[★4] Brugada症候群，QT延長症候群など．

[★5] 上室性頻拍に対する誤作動，電磁干渉，リードトラブルによるノイズ混入など．

3-5 心臓ペーシングデバイス装着患者

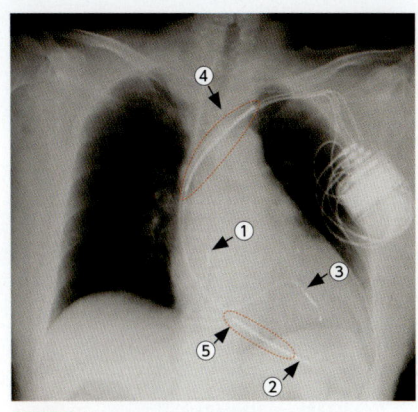

図5 CRT-D患者の胸部X線写真
左室側には右房に開口する冠静脈洞からリードを挿入する．
① 右房リード，② 右室リード，③ 左室リード，④ 上大静脈（SVC）ショックコイル電極，⑤ 右室ショックコイル電極．

表3 CRTの適応基準
- QRS幅＞130 ms
- 左室駆出率＜35％
- NYHA III，IVの心不全
- 薬剤抵抗性

表4 ペースメーカー・ICD手帳からチェックできる主な術前評価項目
- ペースメーカーが必要となった病名・植え込み日
- 手術を受けた施設名・定期検診の受診施設・担当医師名
- 植え込まれたペースメーカー（およびリード）の機種
- プログラム設定値（モード，基本レート，マグネットモードなど）
- 過去の作動履歴（とくにICD）
- 最終点検日，電池残量

ースメーカーの電極（右房・右室）に加え，左室側にも電極を装着し（**図5**），左右両心室を刺激することで同期不全を修正する治療であり，多くの大規模臨床試験でその心不全治療効果が示されている[5-7]．

- さらに，CRTにICDの機能を併せもつ装置が使用されるようになったため，CRTの機能をもつペースメーカーをCRT-P，CRTにICDの機能を併せもつ装置をCRT-Dと区別して表現している．
- 現在CRT/CRT-Dは，重度の心不全患者（**表3**）に使用されているが，今後，適応の拡大が予想され，患者数も増加すると考えられる．

❷ 心臓ペーシングデバイス装着患者への対応

a．術前の対応

- 心臓ペーシングデバイスが必要となった基礎疾患の評価を行う．
- 心臓ペーシングデバイスの種類，モード，心拍応答機能の有無，自己心拍のペースメーカーへの依存度をチェックする．患者が所有しているペースメー

> 患者のペースメーカー・ICD手帳を利用する

> **Advice** 留置後の心臓ペーシングデバイスのリード
>
> 　留置後の心臓ペーシングデバイスのリードは，しばらくのあいだは固定が不安定で，時にリードが脱落し，ペーシング・センシング不全や不適切なペーシングにより不整脈を誘発する可能性がある．
> 　中心静脈カテーテルや肺動脈カテーテル挿入によりリードの位置移動を生じる可能性があり，心臓ペーシングデバイス装着患者においては，その適応は慎重であるべきである．冠静脈洞に挿入された左室用電極は固定が弱く，とくに注意が必要である．

表5 術中に生じやすい電磁干渉とその特徴，対策

原因	特徴・対策
電気メス	・過剰センシングによる刺激抑制やICDの不適切作動が発生しうる ・単極型電気メスで生じやすく，双極型電気メスは比較的安全に使用できる ・超音波メス（ハーモニック）は安全性が高い ・対極板は，術野とのあいだにデバイス本体を挟まないようにする
電気痙攣療法	・痙攣中の筋電位による過剰センシングの危険性がある
除細動器	・可能な限りパドルで本体を挟むことは避け，リードに対して垂直となる位置で使用する
体外衝撃波砕石術	・デバイス本体を衝撃波の焦点から十分離す ・R波に反応して衝撃波を発生する装置の場合は，心房ペーシングによるスパイクをR波と誤認する可能性があるため，術中の心房ペーシングは避ける
CT	・X線束の連続照射により過剰センシングの危険性がある ・デバイス本体を照射部分からずらす
MRI	・原則として禁忌である ・将来的にMRI対応機種が普及する可能性はある

表6 術中ペースメーカー不全の種類と主な原因

種類	原因
ジェネレータ不全	・電気メスによる直接障害．電気メスはデバイス本体から15 cm以上離して使用する
リード不全	・術中の体位変換，強いシバリング，陽圧換気などによってリード固定位置移動が生じることがある
ペーシング不全	・心筋虚血，酸塩基平衡異常，電解質異常，抗不整脈薬はペーシング閾値を変化させる

カー・ICD手帳（**表4**）を利用する．
- 胸部X線により，デバイス本体やリード電極の位置を確認する[★6]．デバイス本体の位置は，電気メスの対極板の貼り付け場所を決定するために重要である．また，リードの位置・形状から，単極・双極の鑑別，ショックコイル（ICD機能）の有無，左室用電極（CRT）の位置を確認する．
- 可能な限り事前にペースメーカー製造業者に連絡を取り，手術前後のペースメーカーの機能検査，モード変更，予期せぬ機能不全時の対応などのために技術員の立ち会いを求める．

b. 術中の対応

- 現在使用されている麻酔方法・麻酔薬で心臓ペーシングデバイス装着患者に対して絶対的に禁忌となるものはない[1]．スキサメトニウムによる線維束性攣縮や強いシバリングによる筋電位は過剰センシングを生じる可能性があり注意が必要である．
- ペーシング検出機能付き心電図モニターでは，検出を"on"にする[★7]．
- 電気メス使用中は心電図波形の観察が不可能であることから，有効な脈拍を

[★6] 緊急時で機種が不明なときに，X線写真から製造業者，機種が判明できる場合もある．

ペースメーカー技術員の立ち会いを求める

[★7] 機種にもよるが，デバイス本体の位置，リード電極の種類，ペーシング電圧，心電図電極の位置などにより，現時点では誤検出となることも多い．

確認するために，パルスオキシメータあるいは観血的動脈圧波形測定のモニタリングが必要である．
- 手術中は電磁干渉（**表5**）やペースメーカー不全（**表6**）が生じ，誤作動，不適切な刺激抑制・設定変更，故障が生じる可能性があり対策が必要である．とくにペースメーカー依存患者では，ペースメーカー機能を非同期モード（VOOなど）に変更する[★8]．また，バックアップ用の陽性変時作動薬（アトロピン硫酸塩，イソプロテレノールなど），緊急用ペーシング，除細動器の準備を検討する．
- 心拍応答機能がある場合は，麻酔管理中には生理的需要とは関係のない不適切なセンサー感知が生じる可能性があるため，原則として停止する．
- ICD装着患者に電気メスを使用する場合は，電磁干渉などによる不適切放電を回避するために，手術前に心室頻拍/心室細動検出機能を停止する．
- CRT患者は，背景に重度の心不全を有しており，ペースメーカー不全による麻酔中の両室ペーシング機能消失は，急激な心拍量低下を引き起こす可能性があり注意が必要である．術中の心室同期性評価には経食道心エコーが有効と考えられる．

[★8] 自己心拍と競合した場合，スパイク on T から心室細動に至る可能性があるので注意が必要である．

> 術中の心室同期性評価には経食道心エコーが有効

c. 術後の対応

- 術中に設定を変更した場合は，患者状態の安定を確認した後，リセットする．とくにICD機能を解除した場合は，"on"にするまでは心電図モニタリングを継続しなければならない．
- 術後，デバイスの点検を行うことが推奨されている．

> ICD機能を解除した場合は，onにするまでは心電図モニタリングを継続

（河野　崇，横山正尚）

文献

1) American Society of Anesthesiologists Task Force on Perioperative Management of Patients with Cardiac Implantable Electronic Devices. Practice advisory for the perioperative management of patients with cardiac implantable electronic devices: Pacemakers and implantable cardioverter-defibrillators. Anesthesiology 2011; 114: 247-61.
2) 日本循環器学会，ほか．不整脈の非薬物治療ガイドライン 2011年改訂版．http://www.j-circ.or.jp/guideline/pdf/JCS2011_okumura_h.pdf
3) Vernooy K, et al. Relation between abnormal ventricular impulse conduction and heart failure. J Interv Cardiol 2003; 16: 557-62.
4) Bernstein AD, et al. The revised NASPE/BPEG generic code for antibradycardia, adaptive-rate, and multisite pacing. North American Society of Pacing and Electrophysiology/British Pacing and Electrophysiology Group. Pacing Clin Electrophysiol 2002; 25: 260-4.
5) Cleland JG, et al. The effect of cardiac resynchronization on morbidity and mortality in heart failure. N Engl J Med 2005; 352: 1539-49.
6) Linde C, et al. Randomized trial of cardiac resynchronization in mildly symptomatic heart failure patients and in asymptomatic patients with left ventricular dysfunction and previous heart failure symptoms. J Am Coll Cardiol 2008; 52: 1834-43.
7) Moss AJ, et al. Cardiac-resynchronization therapy for the prevention of heart-failure events. N Engl J Med 2009; 361: 1329-38.

4

術中輸液・輸血の考え方

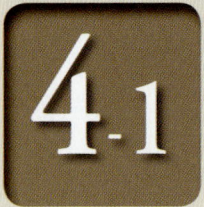

4-1 術中の循環生理
適切な術中輸液を行うために

輸液療法は，循環動態の安定化を図るうえで重要な治療の一つである

❶ 輸液の適正化の重要性

- 循環不全を是正する際，左室前負荷を増大させるために輸液療法が選択される．しかし，輸液量あるいは輸液速度を適正化するための明確な指標はいまだ存在せず，輸液療法は医師の裁量によって行われている．
- 輸液が少なすぎると，前負荷の減少が是正されず循環不全から回復しないため，不適切な血管収縮薬（フェニレフリンあるいはノルアドレナリンなど）の投与を招き，臓器虚血あるいは臓器不全の危険性を増加させる可能性がある[1]．
- 逆に過剰な輸液はうっ血性心不全の危険性を増加させ，組織酸素運搬能を低下させる可能性がある．
- Lopesらは，高侵襲手術を施行された患者において，前負荷と心拍出量を最適化するためのプロトコルを使用することで，術後合併症と入院期間を減少させることを示している[2]．

❷ 輸液反応性（輸液適正化の指標）

- 輸液が患者の循環動態改善に有効であるか否かを判断するためには，500 mL程度の急速輸液を行い前負荷の増加を短時間に生じさせることで，循環動態が改善するか否かにより判断すればよい．輸液によって循環動態の改善を認めれば輸液反応性ありとする．
- Frank-Starlingの法則に従えば，輸液負荷にて血行動態が改善する患者では，前負荷の増加に伴い1回拍出量が増加し，心拍出量と組織灌流量が増加する（図1のA）．
- 輸液負荷に反応しない患者では，輸液を行って前負荷を増加させても，1回拍出量はほとんど変化しない．これ以上の輸液は，過剰輸液やうっ血性心不全の危険性を高めると考えられる（図1のB）．

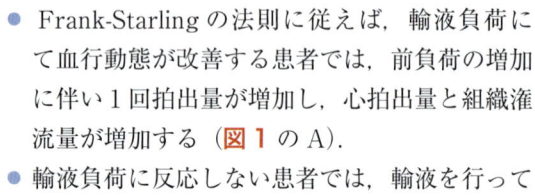

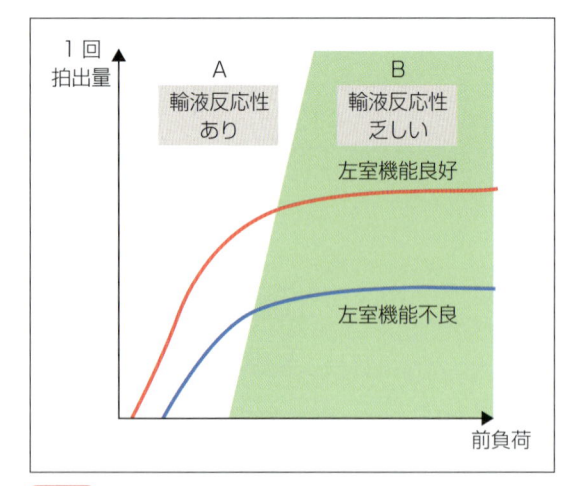

図1 Frank-Starlingの法則
A：輸液反応性あり，B：輸液反応性乏しい．

❸ 輸液を行う前に輸液反応性を評価する利点

- 循環不全患者のうち，輸液負荷によって循環動態が改善するのは全体の約50％程度であると

考えられている[3]．
- このため，すべての循環不全患者に輸液を行えば，半数の患者に対し不必要な輸液を行うことになる．輸液負荷を行う前に輸液反応性の評価ができれば，不必要な輸液負荷を避けることができる．

❹ 中心静脈圧（CVP）は輸液反応性の指標にならない

- 中心静脈圧（central venous pressure：CVP）は古くから輸液管理の指標として使用されてきた．欧米の麻酔科・集中治療医の約 90％が CVP を参考に輸液管理を行っているとの報告も存在する．
- 静脈は動脈の 30 倍にも及ぶコンプライアンスを有するため，容量の変化に対する圧の変化はきわめて小さく，静脈系の容量を静脈圧で評価することは困難である．
- とくに重症患者では静脈抵抗，胸腔内圧および右室コンプライアンスが変化するため，CVP は右室前負荷の良い指標とはなりにくい．
- 結果的に，CVP は左室前負荷の指標となりにくく，多くの研究が CVP あるいは CVP の変化が輸液反応性と関連しないことを報告している[4]（表1）．
- 少なくとも現時点において，循環不全患者に対し輸液を行うか行わないかを判断するために CVP あるいは CVP の変化は使用すべきではない．

> CVP は輸液反応性の指標とならない

❺ 輸液反応性の指標としての呼吸性変動

- 人工呼吸中の患者では，吸気により胸腔内圧が上昇し，静脈還流が減少することで右室前負荷が減少する．
- 同時に，肺内外圧差[★1]が上昇することで，吸気時には右室後負荷が増加する．
- 胸腔内圧上昇に伴って生じる右室前負荷の減少と右室後負荷の増加によって，吸気時には右室の心拍出量は低下する．
- 陽圧換気による右室心拍出量の低下は吸気終末に最も顕著となり，肺循環を経由して 2～3 心拍後の左室前負荷の減少に関与する[5]．
- 左室が Frank-Starling 曲線の平坦な部分の前負荷を得ていた場合（図1のB），人工呼吸による周期的な全身循環変動（呼吸性変動）は小さい．
- Frank-Starling 曲線の急な部分の前負荷であった場合（図1のA），呼吸性変動は大きい．
- 近年，呼吸性変動を観血的動

> ★1
> 肺胞圧－胸腔内圧．

表1 輸液反応性の評価としての有効性

方法	受診者操作特性曲線下面積* （95％CI）
PPV（pulse pressure variation）	0.94（0.93–0.95）
SPV（systolic pressure variation）	0.86（0.82–0.90）
SVV（stroke volume variation）	0.84（0.78–0.88）
CVP（central venous pressure）	0.55（0.48–0.62）
下肢挙上テスト	0.95（0.92–0.97）

*受診者操作特性曲線下面積：1 に近づくほど輸液反応性の指標として優れており，0.5 に近づくほど優れていない．
95％CI：95％信頼区間．

表2 呼吸性変動の指標

	計算方法	長所	短所
SPV	$\dfrac{SPmax - SPmin}{(SPmax + SPmin)/2} \times 100$	計算しやすい	拡張期圧と胸腔内圧変化に依存
PPV	$\dfrac{PPmax - PPmin}{(PPmax + PPmin)/2} \times 100$	1回拍出量と直接的に相関	専用機器が必要
SVV	$\dfrac{SVmax - SVmin}{(SVmax + SVmin)/2} \times 100$	多発期外収縮に関係なく分析可能	専用機器が必要
PVI®	$\dfrac{PImax - PImin}{PImax} \times 100$	非侵襲的	専用機器が必要

SPmax:最大収縮期圧,SPmin:最小収縮期圧,PPmax:最大脈圧,PPmin:最小脈圧,SVmax:最大心拍出量,SVmin:最小心拍出量,PImax:最大還流係数,PImin:最小還流係数.

> 呼吸性変動を使用した指標は,一定の条件下では非常に有効な輸液反応性の指標である

> しかし,その限界と問題点も同時に熟知しておく必要がある

脈圧波形やパルスオキシメトリの脈波信号強度で検出し,輸液反応性の評価に使用する方法が報告されている.

- 呼吸性変動を用いた輸液反応性の評価の指標として,①観血的動脈圧波形の収縮期血圧変動(systolic pressure variation:SPV),②脈圧変動(pulse pressure variation:PPV),③動脈圧波形解析法(pulse contour analysis)を用いて計算された1回拍出量の変動(stroke volume variation:SVV),および④パルスオキシメトリの脈波信号強度の変動(Pleth Variability Index:PVI®)があげられる[3](表2).
- SPVは呼吸1サイクル中の収縮期血圧の最大値と最小値の差を両者の平均で割ったものである.
- PPVは脈圧の最大値と最小値の差を両者の平均で割ったものである.
- SVVは,動脈圧波形解析法を用いて計算された1回拍出量の最大値と最小値の差を両者の平均で割ったものである.
- PVI®は特定のパルスオキシメータで算出可能な指標である.赤外線光の拍動成分と非拍動成分により拍動指数★2を算出し,拍動指数の呼吸性変動を数値化したものがPVI®である[6].
- PVI®は,人工呼吸中に観血的動脈圧測定をしていない患者でも非侵襲的に輸液反応性を予測することができる点で有効であるかもしれない.

★2
拍動成分/非拍動成分×100(%).

6 呼吸性変動の指標の閾値

- SPV・PPV・SVVおよびPVIを臨床応用するにあたり,輸液をすべきか否かを判断するための一つの閾値を提示するのは困難である.
- 現在,最も現実的と考えられる方法は,2つの閾値によって分けられた3つの領域で呼吸性変動を考える方法である.
- 呼吸性変動の指標9%以下は,最適な陰性尤度比の下限以下であり,輸液反応性がない確率が高い.
- 呼吸性変動13%以上は,最適な陽性尤度比の上限以上であり,輸液反応性

- がある確率が高い．
- 呼吸性変動9〜13%はグレーゾーンであり，輸液反応性の評価は難しい．この3ゾーンアプローチを使用する場合，4つの呼吸性変動の指標における有効性に差はない[7]（**表1**）．

> **表3** 輸液反応性の評価として呼吸性変動の信頼性が低下する因子
> - 1回換気量＜8 mL/kg
> - 脈拍/呼吸回数＜3.6
> - 開胸
> - 不整脈
> - 自発呼吸
> - 腹腔内圧上昇
> - 右心不全

7 呼吸性変動が有効な指標とならない状況

- 呼吸性変動を輸液反応性の指標として使用するためには，安定して陽圧換気が左室前負荷を変化させる状況でなければならない．
- **表3**のように，1回換気量＜8 mL/kg，脈拍/呼吸回数＜3.6，開胸，不整脈，自発呼吸，腹腔内圧上昇，および右心不全の存在下では，呼吸性変動の信頼性は低下する．
- 救急部，病棟，あるいはICUの患者では，自発呼吸を温存した呼吸管理が行われていることも多く，呼吸性変動による評価が困難である．この際には，mini-fluid challengeや下肢挙上テストを使用して輸液反応性を評価することができる．

8 mini-fluid challenge

- mini-fluid challengeは，100 mL前後の輸液を1分程度の短時間で輸液することで，前負荷を急速に増大させ，輸液反応性を評価する方法である．
- mini-fluid challengeで生じる循環動態の変化は，より多量の輸液（たとえば500 mL程度）を行ったときの1回拍出量の変化と強い相関性があるため，その信頼性は高い[8]．
- mini-fluid challengeは，自発呼吸管理中であっても，不整脈が存在しても評価できる．
- mini-fluid challengeを使用することで，輸液反応性のない患者に対する不利益な輸液量を減少させることができるかもしれない．

9 下肢挙上テスト

- 下肢挙上により，胸腔内に向かって下肢から血液が移動し，静脈還流量の増加により左室前負荷の増加が生じる．
- この反応は1分以内に生じるため，リアルタイムに前負荷増加が循環動態に与える影響を観察することができる．
- 45°の下肢挙上の変化は，約500 mLの輸液負荷に匹敵する前負荷増加を生じる．この前負荷増加は下肢を水平位に戻すことで中和することができるため，下肢挙上テストは可逆的"自己血輸血"と考えることもできる．
- 下肢挙上テストは，自発呼吸管理中であっても，不整脈が存在しても評価できる．
- 下肢挙上テストは，正しく施行すれば輸液反応性の評価として優れた方法で

> mini-fluid challengeや下肢挙上テストも輸液反応性を評価するうえで有用な指標である

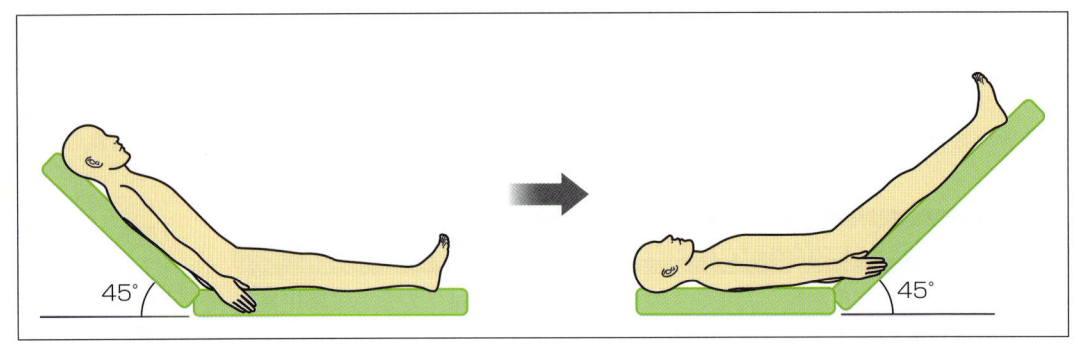

図2 下肢挙上テスト

下肢挙上テストを施行する場合の最良の方法は，頭部45°挙上体位から水平臥位を経て45°下肢挙上する方法である．

　　ある[9]（**表1**）．
- 下肢挙上テストを施行する場合の最良の方法は，頭部45°挙上体位から水平臥位を経て45°下肢挙上する方法である（**図2**）．この方法は下肢だけでなく腹部の血液も胸腔内に移動するため，十分な前負荷増加を生じさせ，輸液反応性の評価を容易にする．患者の呼吸・循環などの状態が許すのであれば，下肢挙上テストは上記のように行うとよい．
- 水平臥位から45°下肢挙上する方法では，前負荷の増加が不十分となり，評価を誤る可能性がある．
- 下大静脈閉塞や腹腔内圧増加など，下半身からの静脈還流が障害されている患者では下肢挙上テストの有効性は低くなる．

⑩ 輸液反応性を評価する際の注意点

輸液反応性を評価する際には，正しく循環動態の変化を観察している必要がある

そのため，観血的動脈圧波形やパルスオキシメトリ波形の質を確認し，問題があれば修正した後に，輸液反応性を評価する

- 呼吸性変動，mini-fluid challenge，下肢挙上テストあるいは輸液負荷そのものを用いて輸液反応性を評価する際には，循環動態の変化を的確に観察できなくてはならない．観血的動脈圧波形，パルスオキシメトリ波形の質を確認し，観察すべき循環動態指標は妥当か否かを判断したうえで評価する必要がある．
- 呼吸性変動により輸液反応性ありと評価したが，実際に輸液したところ循環動態の改善がみられなかった場合，右心不全が存在する可能性があるため，心機能の再評価が必要となる．
- 出血性ショックなど前負荷減少が存在する患者に対し，ノルアドレナリンなどの血管収縮薬を使用すると血管容積が減少し，静脈還流量が増加することで呼吸性変動が減少する．この場合，呼吸性変動が減少しても，当然のことながら循環血液量は不足したままであり，早急に前負荷の是正が必要である．

⑪ おわりに

- 輸液療法は，循環動態の安定化を図るうえで重要な治療の一つである．
- CVP は輸液反応性の指標とならない．
- 呼吸性変動を使用した指標は，一定の条件下では非常に有効な輸液反応性の指標である．しかし，その限界と問題点も同時に熟知しておく必要がある．
- mini-fluid challenge や下肢挙上テストも輸液反応性を評価するうえで有用な指標である．
- 輸液反応性を評価する際には，正しく循環動態の変化を観察している必要があるため，観血的動脈圧波形やパルスオキシメトリ波形の質を確認し，問題があれば修正した後に，輸液反応性を評価する．

（江木盛時，森田　潔）

文献

1) Murakawa K, Kobayashi A. Effects of vasopressors on renal tissue gas tensions during hemorrhagic shock in dogs. Crit Care Med 1988; 16: 789-92.
2) Lopes MR, et al. Goal-directed fluid management based on pulse pressure variation monitoring during high-risk surgery: A pilot randomized controlled trial. Crit Care 2007; 11: R100.
3) Marik PE, et al. Dynamic changes in arterial waveform derived variables and fluid responsiveness in mechanically ventilated patients: A systematic review of the literature. Crit Care Med 2009; 37: 2642-7.
4) Marik PE, et al. Does central venous pressure predict fluid responsiveness? A systematic review of the literature and the tale of seven mares. Chest 2008; 134: 172-8.
5) Theres H, et al. Phase-related changes in right ventricular cardiac output under volume-controlled mechanical ventilation with positive end-expiratory pressure. Crit Care Med 1999; 27: 953-8.
6) Cannesson M, et al. Pleth variability index to monitor the respiratory variations in the pulse oximeter plethysmographic waveform amplitude and predict fluid responsiveness in the operating theatre. Br J Anaesth 2008; 101: 200-6.
7) Cannesson M, et al. Assessing the diagnostic accuracy of pulse pressure variations for the prediction of fluid responsiveness: A "gray zone" approach. Anesthesiology 2011; 115: 231-41.
8) Muller L, et al. An increase in aortic blood flow after an infusion of 100 ml colloid over 1 minute can predict fluid responsiveness: The mini-fluid challenge study. Anesthesiology 2011; 115: 541-7.
9) Cavallaro F, et al. Diagnostic accuracy of passive leg raising for prediction of fluid responsiveness in adults: Systematic review and meta-analysis of clinical studies. Intensive Care Med 2010; 36: 1475-83.

4-2 Early Goal-Directed Therapy に基づいた輸液管理

❶ 従来の輸液管理と最近の動向

- 周術期輸液管理に対する考え方は，この10年で大きく変化してきた．それまでの輸液管理の概念は，1960年代にShiresらにより作られたものであった[1]．その後のベトナム戦争などの戦傷者の治療において，大量輸液により予後が改善されることが報告され，それは，手術における輸液療法にも広がってきた[2]．

- 過去においては，体重あたりの時間維持輸液量と絶飲食時間から体液不足量を求め，手術最初の1時間で不足量の1/2を，その後の2時間で不足量の1/2を投与することが一般的であった．また，術中は「サードスペース」への移行分を考慮して，膵頭十二指腸切除術のような侵襲の大きな手術においては，1時間あたり10 mL/kg以上の細胞外液系輸液剤を投与することが一般的であった．糖の投与に関しても，術中は糖が十分に使用されないため，糖投与は行わないことが一般的であった．

- 輸液管理の指標には，上記のような体重や絶飲食時間，サードスペースへの移行量，血圧，尿量などが参考にされてきた．ヒドロキシエチルデンプン（hydroxyethylated starch：HES）のような人工膠質液（血漿増量剤）についても，出血量が多くなった場合[★1]を超えたところで投与したり，投与量についても100～1,000 mL程度とするといった制限があった．

- しかし近年は，細胞外液系輸液剤の大量投与による有害作用の認識や，出血時における人工膠質液の投与量の制限の緩和などにより人工膠質液の使用が広がってきた．アルブミン製剤が重症患者の予後を改善しないというCochrane報告や，SAFE studyの結果や，輸血管理料の導入などによりアルブミン製剤の使用を控える傾向が出てきたことも，人工膠質液投与を促進することにつながったと考えられる．

- 術前の絶飲食による脱水は，従来考えられていたほど重大ではないことが認識されるようになった．体液の「サードスペース」への移行による機能的細胞外液の減少は起きないことが報告されている[3,4]．また，Enhanced Recovery After Surgery（ERAS®）の概念が広まり，術前2時間前までの炭水化物を含んだ経口補水液の摂取も推奨されるようになってきた．

❷ 従来の輸液管理で起こる問題点とEGDTへの移行

- 従来の輸液管理による問題点も指摘されるようになった[5]．輸液過剰による多くの有害作用には，肺水腫，心不全などの心合併症，消化管運動回復の遅延，組織酸素化の悪化，創治癒の遅延，凝固異常による血栓形成などが含ま

★1
例：循環血液量の20%程度．

近年は人工膠質液の使用が広がってきた

▶SAFE study：
Saline versus Alubumin Fluid Evaluation study

▶1章「1-1 術前経口補水の考え方」（p.2）参照．

れている．過剰な輸液による腸管の浮腫により，腸管機能が低下することや，細菌の translocation のリスクが高まることも知られてきた．

a. EGDT の概念の登場

- Early Goal-Directed Therapy（EGDT）の有用性は敗血症の管理において示唆された．Surviving Sepsis Campaign において，敗血症発症後 6 時間以内という早期に治療目標に向かって治療することが推奨された．
- 治療初期 6 時間の蘇生法における循環管理の要点を述べる．患者が低血圧であったり，血清乳酸値が 4 mmol/L よりも高い場合には，集中治療室（ICU）に遅滞なく入室させ，直ちに蘇生を開始する．蘇生の目標（Grade 1C）としては
  - 中心静脈圧（CVP） 8〜12 mmHg
  - 平均動脈圧≧65 mmHg
  - 尿量≧0.5 mL/kg/時
  - 中心静脈（上大静脈）酸素飽和度≧70%あるいは混合静脈血酸素飽和度≧65%とする．もし，静脈血酸素飽和度が目標値にまで達しないときには（Grade 2C）
  - さらに輸液することを考慮
  - ヘマトクリット値を 30%以上にする必要があれば赤血球濃厚液輸血 and/or
  - ドブタミン持続投与を開始．最大投与量は 20 μg/kg/分未満とする
- この重症敗血症と敗血症性ショックの治療に関する国際ガイドラインについては，2012 年の Critical Care Medicine meeting で討議され，アップデートが加えられることになっている．
- 敗血症性ショックにおける初期輸液蘇生には，晶質液が推奨される[★2]．重症敗血症や敗血症性ショックの初期輸液蘇生にアルブミンを加えることも推奨されている[★3]．HES で分子量が 200 Dalton より大きいものや，置換度が 0.4 より大きいものの使用は推奨されない[★4]．低分子量の HES については，今後の研究成果が出たところで推奨のレベルを決めることになっている．
- こうした EGDT は敗血症性ショックの治療だけでなく，周術期の輸液管理にも導入され，入院期間が短縮するなどの有用性が示されている[6, 7]．

EGDT は敗血症性ショックの治療だけでなく周術期管理にも有用

[★2]
強い推奨，Grade 1A．

[★3]
弱い推奨，Grade 2B．

[★4]
強い推奨，Grade 1B．

③ 輸液管理の指標

- 輸液管理の指標として，血圧や心拍数，尿量など簡単に測定できるものが古くから用いられてきた．より侵襲的なモニタリングとしては，観血的動脈圧測定と，中心静脈圧や肺動脈閉塞圧などの圧測定がある．しかし，前述したように，これらの圧測定は輸液管理の指標としては不十分であると考えられるようになってきている．
- これらに加えて，流量測定（心拍出量や 1 回拍出量，その呼吸性変動）や，酸素化の指標（中心静脈酸素飽和度，混合静脈血酸素飽和度，酸素摂取率）

4 British Consensus Guidelines on Intravenous Fluid Therapy for Adult Surgical Patients (GIFTASUP)

- 一般的な外科手術における輸液管理の指標は，前述したように血圧や心拍数などの血行動態，尿量などであった．しかし，血圧や心拍数などは，麻酔法の影響も強く受ける．硬膜外麻酔や脊髄くも膜下麻酔による心臓交感神経の遮断や，レミフェンタニルの使用などにより，たとえ十分な循環血液量があっても血圧が低下したり，循環血液量が減少しても心拍数の増加の程度は少ないといったことが起こる．術前からβ遮断薬を服用している患者では，心拍数も常に少なめである．

- そのような中，一つ指標となるのが1回拍出量である．1回拍出量は，Starling 曲線に示されるように前負荷に強く影響される（図1）．心拍出量は心拍数にも影響されるため，1回拍出量を評価することが重要である．

- イギリスで作成された British Consensus Guidelines on Intravenous Fluid Therapy for Adult Surgical Patients（GIFTASUP）においては，術前の経口摂取や栄養管理，循環管理，輸液などについて28の推奨をしている．輸液管理においては，心拍出量や1回拍出量などが指標とされている．そのほか，動脈圧や動脈圧波形から求められる1回拍出量などが指標とされる．

- GIFTASUP では28の推奨がなされているが，EGDT に関係する推奨について抜粋して簡単に述べる．

> GIFTASUP では，心拍出量や1回拍出量が輸液管理の指標とされている

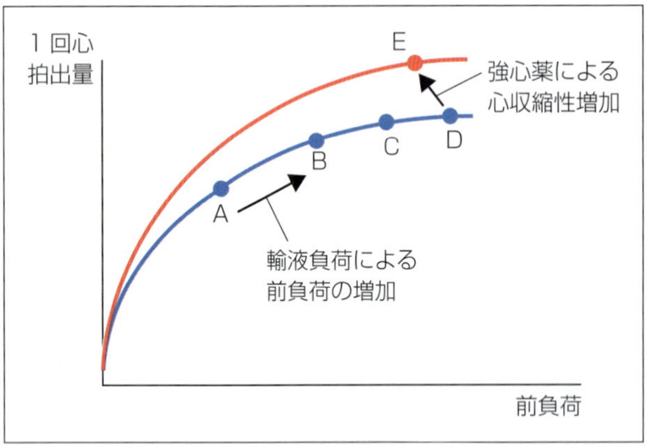

図1 前負荷増加による1回拍出量増加：Starling 曲線上の変化と移動

前負荷が減少しており1回拍出量も減少している場合（A点），輸液負荷により前負荷の増加と1回拍出量の大きな増加（B点）が認められる．しかし，前負荷がすでにC点にある場合は，輸液負荷をしてもD点にしか移動せず，1回拍出量はあまり増加しない．D点からさらに1回拍出量を増加させるためには，強心薬の使用が必要である．

a. 術前輸液管理

- 推奨4：予定手術患者では，胃排泄障害がない患者において，麻酔導入前2時間よりも長く清澄水の飲水を控えてはならない．（エビデンスレベル 1a）

- 推奨5：胃排泄障害がない場合や糖尿病を合併していない場合には，麻酔導入2〜3時間前に炭水化物を多く含む飲料水を飲水させることは，患者の全身状態（well-being）を改善したり，手術からの回復を促進するであろう．これは予定手術におけるルーチンの術前準備と考えるべきである．（エビデンスレベル 2a）

- 推奨9：高リスク手術患者においては，患者の生存率を改善するように，術前輸液や強心薬の投与は，あらかじめ定めた心拍出量と酸素運搬の目標を達するように投与すべきである．（エビデンスレベル 1b）

- 推奨 10：現在のところ多くの施設では困難であるかもしれないが，術前あるいは術中の循環血液量不足は，可能な場所では心拍出量など流量測定（flow-based）による測定により診断すべきである．直接的に流量測定が困難な場合には，循環血液量不足は，酸塩基平衡や乳酸の測定とともに，脈，末梢灌流と毛細管充満，静脈圧（頸静脈圧／中心静脈圧）と Glasgow Coma Scale などから臨床的に診断する．（エビデンスレベル 1b）
- 推奨 12：循環血液量不足の診断に疑問がある場合で，中心静脈圧が上昇していない場合，適切な膠質液あるいは晶質液 200 mL を急速投与した場合の反応について評価する．治療に対する反応は，流量測定ができる機器を使用できるのであれば，心拍出量と 1 回拍出量を用いて評価すべきである．別の方法として，脈，毛細管充満，中心静脈圧，血圧を輸液前と輸液 15 分後に測定したり評価してモニターする．この手技は，1 回拍出量の増加や臨床指標の改善がそれ以上認められなくなるまで反復すべきである．
(flow-based 測定に関して：エビデンスレベル 1b)
(輸液の急速投与：エビデンスレベル 1b)
(輸液量：エビデンスレベル 5〈コンセンサス〉)
(適切な膠質液：エビデンスレベル 1b)

b．術中輸液管理

- 推奨 13：ある種の整形外科手術や腹部手術を受ける患者では，1 回拍出量を適切にするような術中の輸液治療を可能なら行うべきであり，このような治療により術後合併症発生率や入院期間が短縮するだろう．
(整形外科手術：エビデンスレベル 1b)
(腹部手術：エビデンスレベル 1a)
- 推奨 14：侵襲の大きな腹部手術や整形外科の緊急手術を受ける患者では，術中および術後 8 時間は適切な 1 回拍出量を得るように術中輸液を行う．
（エビデンスレベル 1b）

c．術後輸液および栄養管理

- 推奨 20：侵襲の大きな腹部手術を受けた高リスク患者においては，あらかじめ定めた全身酸素供給を満たすように，輸液および低用量 dopexamine による治療を考慮すべきである．このことにより，術後合併症発生率と入院期間が短縮するかもしれない．（エビデンスレベル 1b）

❺ モニタリングからの 1 回拍出量や前負荷の推定

- 侵襲的なモニターとしては，肺動脈カテーテルや中心静脈カテーテルがある．しかし，圧測定だけでは前負荷の推定のために不十分なことは再三示されている．GIFTASUP においても，容量負荷をした場合の 1 回拍出量の変化を知ることが輸液管理において重要であることが述べられている．
- 容量負荷をし，1 回拍出量を測定することにより，前負荷と 1 回拍出量に関

> 圧だけでなく 1 回拍出量も測定

表1 心拍出量測定法

- 熱希釈法
  肺動脈カテーテル
- インディケータを使用
  pulse contour (PiCO™)
  lithium indicator dilution (LiDCO)
  NICO (CO_2 を使用)
- ドプラー
  経食道心エコー法 (TEE)
  Hemosonic™, EDM™, UMSCOM™
- 胸部 electrical bioimpedance / bioreactance (NICOM)
- 動脈圧波形
  arterial pulse waveform (APCO)
- パルスオキシメトリ
- 終末臓器
  胃トノメトリ

する2つの点を知ることができるため，Starling曲線についての推定が可能となる（図1）．輸液負荷，つまり前負荷を増加させた場合に1回拍出量が大きく増加すれば，Starling曲線の急峻な部分に位置していることがわかる．一方，1回拍出量の増加が少なければ，Starling曲線の右側の平坦な部分に近づいており，輸液負荷による1回拍出量は望めず，1回拍出量増加のためには強心薬投与による Starling 曲線の左方移動が必要であることが示唆される．

- 日本でも使用されている心拍出量測定法には，表1のようなものがある．
- 比較的よく用いられているものに，arterial pressure waveform-induced cardiac output（APCO）がある[8]．動脈カテーテルを挿入するだけで心拍出量を推定できるという利点がある．APCOから導かれる収縮期血圧変動（systolic pressure variation：SPV）は，輸液負荷に対する反応性の予測において，感度，特異度とも高いことが示唆されている．高リスク外科患者において，pulse pressure variation（PPV）とパルスオキシメータから得られるΔPOPを比較した最近の報告では，PPVのほうが，ΔPOPよりも輸液管理の指標として信頼できるとされている[9]．

6 酸素化の指標：酸素摂取率

- 組織や器官の低酸素症により臓器障害や，創感染，創の治癒遅延などが起こりうる．酸素化の指標として，酸素摂取率（O_2ER）がある（表2，図2）．O_2ER は，酸素摂取量と酸素供給量の比として求められる．正常は0.20〜0.30である．
- Donati らは，侵襲の大きな外科手術患者において，平均動脈圧＞80 mmHg，尿量 0.5 mL/kg/時を指標とし，プロトコール群では O_2ER を27%よりも高く保つことを目標として輸液管理を行った[10]．この前向き無作為対照研究において，プロトコール群は対照群と比較して，臓器不全が起こりにくいことや，入院期間が有意に短縮することが示された．ただし，入院死亡率に関しては両群で差がなかった．

7 liberal 対 restrictive fluid therapy（high 対 low volume replacement therapy）

- 輸液過剰についての警鐘については前述した．輸液量を制限する（restrictive fluid therapy）べきか，従来からいわれているような輸液量を

表2 酸素化の指標

- 酸素供給量（oxygen delivery：DO_2）
  DO_2＝心拍出量×動脈血酸素含量
  　　　＝$CO×CaO_2$
  　　　＝$CO×[(SaO_2×Hb×1.34)+0.003×PaO_2]$

- 酸素摂取量（oxygen consumption：$\dot{V}O_2$）
  $\dot{V}O_2$＝心拍出量×（動脈血酸素含量−静脈血酸素含量）
  　　　＝$CO×(CaO_2−CvO_2)$
  　　　≒$CO×1.34×Hb×(SaO_2−S\bar{v}O_2)$

- 酸素摂取率（oxygen extraction ratio：O_2ER）
  O_2ER＝VO_2/DO_2
  　　　＝$(SaO_2−S\bar{v}O_2)/SaO_2$

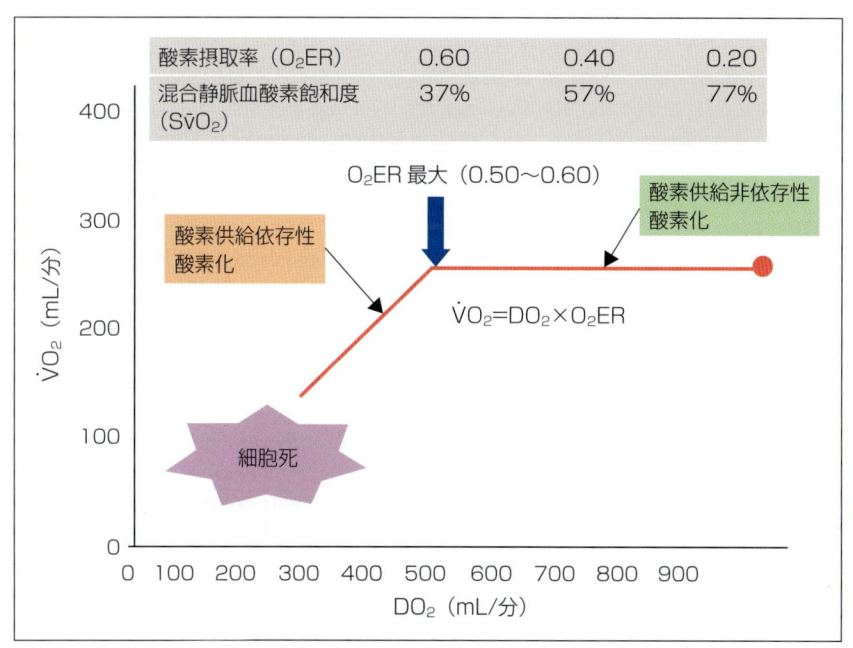

図2 critical oxygen delivery

critical oxygen delivery は DO_2 8〜10 mL O_2/分/kg と推定されている．

多く保つか（liberal fluid therapy）について，いくつかの前向き研究が行われている[11]．輸液制限を行ったほうが，患者の予後は改善するという報告が多い．ただし，研究により，輸液量の幅が非常に大きく，restrictive fluid therapy と liberal fluid therapy に重複がみられるため，結果の解釈は難しい．

8 輸液剤の選択：HES 製剤の有用性と副作用

● 細胞外液系輸液剤の過量投与による有害作用を減少させるために，人工膠質液の投与が推奨されている．日本においては，分子量 7 万 Dalton の低分子製剤，置換度 0.5（70/0.5 と表記）の HES が市販されている．現在，日本においても，分子量 13 万 Dalton，置換度 0.4（130/0.4）のヨーロッパで使用

されているような中分子 HES の導入が検討されている．
- HES において懸念されてきたのは，腎障害，血小板凝集抑制や凝固系抑制による出血傾向，アナフィラキシーなどである．しかし，外科患者を対象とし，低分子 HES 70/0.5 を用いた場合とそうでない場合を比較した後向きコホート研究では，HES 70/0.5 の使用は，術後急性腎不全の頻度を上昇させないことが示されている[12]．

（稲田英一）

文献

1) Shires T, et al. Acute change in extracellular fluids associated with major surgical procedures. Ann Surg 1961; 154: 803-10.
2) Shoemaker WC, et al. Use of physiologic monitoring to predict outcome and to assist in clinical decisions in critically ill postoperative patients. Am J Surg 1983; 146: 43-50.
3) Hillebrecht A, et al. Pulmonary responses to lower body negative pressure and fluid loading during head-down tilt bedrest. Acta Physiol Scand Suppl 1992; 604: 35-42.
4) Nielsen OM, Engell HC. Extracellular fluid volume and distribution in relation to changes in plasma colloid osmotic pressure after major surgery. A randomized study. Acta Chir Scand 1985; 151: 221-5.
5) Lobo DN, et al. How perioperative fluid balance influences postoperative outcomes. Best Pract Res Clin Anaesthesiol 2006; 20: 439-55.
6) Sinclair S, et al. Intraoperative intravascular volume optimisation and length of hospital stay after repair of proximal femoral fracture: Randomised controlled trial. BMJ 1997; 315: 909-12.
7) Gan TJ, et al. Goal-directed intraoperative fluid administration reduces length of hospital stay after major surgery. Anesthesiology 2002; 97: 820-6.
8) Cannesson M, et. al. The ability to stroke volume variations obtained with Vigileo/FloTrac system to monitor fluid responsiveness in mechanically ventilated patients. Anesth Analg 2009; 108: 513-7.
9) Hengy B, et al. Comparison between respiratory variations in pulse oximetry plethysmographic waveform amplitude and arterial pulse pressure during major abdominal surgery. Anesthesiology 2012; 117: 973-80.
10) Donati A, et al. Goal-directed intraoperative therapy reduces morbidity and length of hospital stay in high-risk surgical patients. Chest 2007; 132: 1817-24.
11) Joshi GP. Intraoperative fluid restriction improves outcome after major elective gastrointestinal surgery. Anesth Analg 2005; 101: 601-5.
12) Endo A, et al. Intraoperative hydroxyethyl starch 70/0.5 is not related to acute kidney injury in surgical patients: Retrospective cohort study. Anesth Analg 2012; 115: 1309-14.

4-3 アルブミン輸液の意義

- アルブミンは，肝臓で合成される血漿タンパクである．かつては第二次世界大戦などの戦時における外傷や熱傷に使用され，現在も輸液製剤としてショックや周術期管理に使用されている[1]．一方，現在は，輸液療法においてアルブミンの厳格使用が推奨されている．この背景にある観点は，①アルブミン投与の意義の再評価と，②アルブミンの国内自給の2つである．アルブミンを輸液として用いる場合の効能と効果，およびアルブミン精製に関する自給が論点となっている★1．

- 2003年7月に施行された「安全な血液製剤の安定供給の確保等に関する法律」（血液法）では，倫理性と国際的公平性の観点から，血液製剤は国内自給を基本とし，さらに国内での安定供給を原則とした．この血液法は，アルブミンにおいても国内需給を目標として，使用制限としている．

- 2006年に厚生労働省は，アルブミン使用量（g）/赤血球製剤使用量（単位）比が2以下となる血液製剤の使用を提案し，保険請求における輸血管理料を新設した[3]．しかし，私たちが経験するようにアルブミン使用量を赤血球使用量で標準化する指針が適切とならない病態は，周術期，敗血症，急性膵炎のような全身性炎症反応症候群[4]で広く認められる．

- 基盤として考慮しなければならないこととして，免疫グロブリン製剤とアルブミン製剤が製造過程において同一血漿から分離精製されることがある．日本では静注用免疫グロブリン製剤の使用量がアルブミン製剤より低いため，アルブミン製造を増加させることにより，静注用免疫グロブリン製剤が生産過剰となる可能性がある．

- 国内のアルブミン製造に関与する各社は，免疫グロブリン製剤の供給に必要とする原料血漿量の範疇でアルブミン製剤を製造しているため，年間あたり現在必要としている約165万Lのアルブミン製剤の不足分を海外より輸入しており，血液法上の問題がある．

- 以上のように，アルブミン自給における供給不可の背景が，日本には存在している．この背景の中で，アルブミンの生理的機能を，基礎と臨床の側面より把握することが大切であり，遺伝子組換えアルブミン製剤やiPS細胞による合成肝臓の応用が期待される．本項では，アルブミンの生理機構と臨床研究をまとめ，周術期におけるアルブミン製剤の役割を論じる．

★1
アメリカにおける53病院の施設調査では，University Health System Consortiumのガイドラインに対して，成人の57.8％，小児の52.2％に不適切なアルブミン使用が認められたという[2]．また，日本では，アルブミン使用量の増加によりアルブミンの国内自給が追いつかず，アルブミンを海外から輸入している状況にある．

▶アルブミン製剤の使用方法については，日本麻酔科学会「麻酔薬および麻酔関連使用ガイドライン．第3版．VII 輸液・電解質液 アルブミン製剤（2009）」（p.162–3）を参照．

❶ アルブミンの生理学的特徴

- アルブミン（albumin）は，分子量約66,500 Daのハート型の立体構造をもつ血清タンパクである．血清総タンパク（正常：6.7～8.3 g/dL）の約50～60％（正常：3.3～5.2 g/dL）を占め，血漿膠質浸透圧を維持する機能をも

つ.
- 肝臓でアミノ酸を原料として1日量約0.2 g/kgのアルブミンが産生されるが，この量は1日のタンパク合成量の20〜25％にあたる．成人では1日量約10〜14 gが産生され，この合成と分泌は約30分ときわめて速い[5,6].
- 体重1 kgあたり4〜5 gが体内に貯蔵され，この約40％が血管内に存在し，transcapillary filtration（毛細管濾過）として約60％が血管外に分布している．
- このアルブミンの主な生理的機能は，①細胞間質環境の維持，②担体作用，③膠質浸透圧形成，④酵素様作用にある．

a. アルブミンの構造

- ヒトアルブミン（Gene ID：213）の遺伝子座は，4q13.3に存在し，17,159 bpの塩基から成る[7]．この遺伝子は，図1のように15のエクソンと14のイントロンにより構成されている．
- 肝細胞は，プレプロアルブミンの転写の後，アミノ酸を原料として609個のアミノ残基のプレプロアルブミン（表1）を翻訳し，小胞体でN末端の18塩基を切断したプロアルブミンとし，さらにゴルジ体でN末端の6残基を切断し，585残基のアミノ残基としてアルブミンを血中に分泌させる．
- アルブミンは，アミノ酸供給により増加することに加えて，ホルモンでは甲状腺ホルモン[8]や糖質コルチコイド[9]によりタンパク発現量が維持されている．
- アルブミンの構造は，I領域，II領域，III領域の3つの領域（ドメイン）と各aとbの2つの副領域（サブドメイン）で区分される（図2）．アルブミンの二次構造は，βシートをもたないαヘリックス構造である．

> **Column　アルブミン分子の高次構造**
>
> タンパクは，20種のアミノ酸のカルボキシル基（–COOH）とアミノ基（–NH$_2$）のペプチド結合（–CONH–）による鎖状のアミノ酸結合体（ポリペプチド）である．異種のタンパクにおいて立体構造を比較した場合，ポリペプチドの折りたたまれ方に一定の規則が観察できる．
>
> αヘリックスは，ポリペプチドがらせん状に時計回りに巻いた構造になっているものであり，アルブミン分子では67％のアミノ酸がαヘリックス構造に関与している．一方，βシートは，平行に配列した2本以上のポリペプチド鎖が水素結合することにより，側方から直線的にペプチド鎖が固定化されるものだが，アルブミン分子には認められない．
>
> このようなアルブミンの高次構造をX線構造解析すると，αヘリックス構造などが分子内で独立した球形構造を形成している．このタンパクの二次構造単位を，ドメインとよぶ．アルブミンは，ドメインI，II，IIIとして，3つのドメインをもつ．さらに，ドメインとドメインのあいだはループ状のポリペプチド鎖でつながれており，ドメインの中にポリペプチド鎖の基盤集合単位として，サブユニット構造をもつ．
>
> アルブミン分子には，各3つのドメインの中にaとbの2つのサブユニットがある．このような構造をとるアルブミンの基盤形状は，ハート型であり，柔軟で，さまざまな分子と結合できる特徴がある．

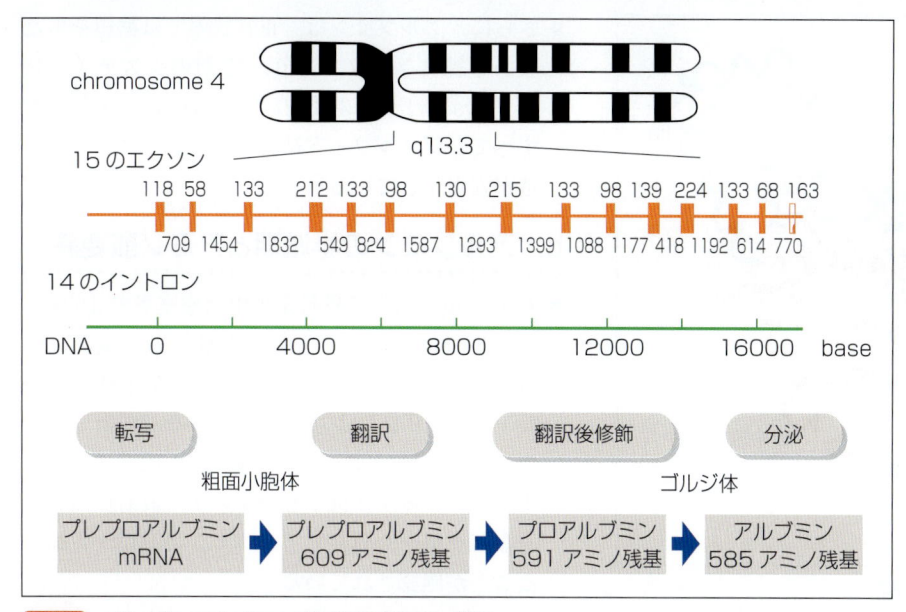

図1 プレプロアルブミン遺伝子の転写と翻訳

DNA のヒト遺伝子座 chromosome 4q13.3（Gene ID：213）に，プレプロアルブミンの 15 のエクソンと 14 のイントロンは存在する．肝細胞内において，核内でのプレプロアルブミン mRNA への転写後に，粗面小胞体における翻訳と，ゴルジ体における翻訳後修飾を受けて，プロアルブミンを経て，585 アミノ残基のアルブミンとして血液中に分泌される．

表1 プレプロアルブミンのアミノ酸配列

1	MKWVTFISLL FLFSSAYSRG VFRR DAHKSE VAHRFKDLGE ENFKALVLIA
51	FAQYLQQCPF EDHVKLVNEV TEFAKTCVAD ESAENCDKSL HTLFGDKLCT
101	VATLRETYGE MADCCAKQEP ERNECFLQHK DDNPNLPRLV RPEVDVMCTA
151	FHDNEETFLK KYLYEIARRH PYFYAPELLF FAKRYKAAFT ECCQAADKAA
201	CLLPKLDELR DEGKASSAKQ RLKCASLQKF GERAFKAWAV ARLSQRFPKA
251	EFAEVSKLVT DLTKVHTECC HGDLLECADD RADLAKYICE NQDSISSKLK
301	ECCEKPLLEK SHCIAEVEND EMPADLPSLA ADFVESKDVC KNYAEAKDVF
351	LGMFLYEYAR RHPDYSVVLL LRLAKTYETT LEKCCAAADP HECYAKVFDE
401	FKPLVEEPQN LIKQNCELFE QLGEYKFQNA LLVRYTKKVP QVSTPTLVEV
451	SRNLGKVGSK CCKHPEAKRM PCAEDYLSVV LNQLCVLHEK TPVSDRVTKC
501	CTESLVNRRP CFSALEVDET YVPKEFNAET FTFHADICTL SEKERQIKKQ
551	TALVELVKHK PKATKEQLKA VMDDFAAFVE KCCKADDKET CFAEEGKKLV
601	AASQAALGL

本配列は，ワシントン大学のバイオテクニカル情報センターが 2012 年 10 月 19 日に公開したヒトのプレプロアミノ酸のアミノ酸配列である．肝細胞の小胞体において，N 末端の 18 塩基（点線）が切断されてプロアルブミンとなり，さらに N 末端の 6 残基（下線）が切断されて 585 残基のアミノ残基としてアルブミンが精製される．

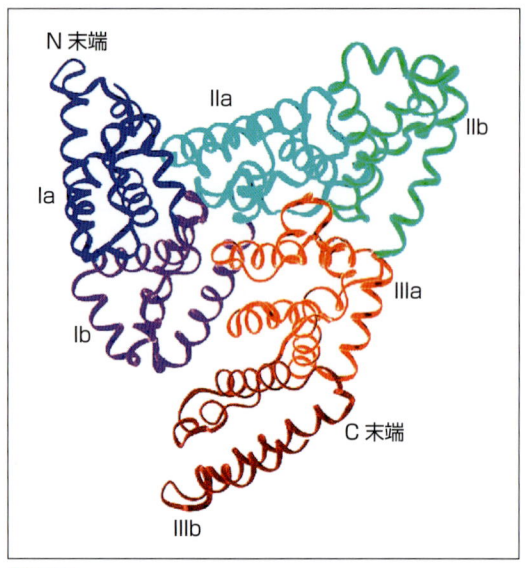

図2　アルブミンの構造
アルブミンは，3つのドメインと，各aとbの2つのサブドメインにより，大きく6つの部位として機能が評価されている．

★2
アルブミンのC末端のアミノ残基の欠失，さらに63Aspや177Cysのアミノ酸変異は，血漿アルブミン濃度の低下の原因となることが知られている．とくにCys残基のアミノ酸変異は，アルブミン構造の安定性を障害し，血漿除去半減期を短縮させる．

循環血液量不足には5％の，細胞間質液を血管内へ回収する場合には20％あるいは25％のアルブミン液を用いる

- さらに，アルブミンは，正常状態では糖鎖をもたない単純タンパクであり，35個のシステイン残基（Cys）のうち34位のCys（34Cys）を除いたすべてがジスルフィド結合をすることにより，構造が安定化している．

b. アルブミンの半減期とアミノ酸変異

- Gamsjägerら[10]の外科系集中治療室患者3,591名の解析では，アルブミンの血漿除去半減期は約11.8日であり，従来のヒトにおける計測の17～21日（約19日）より短縮している．周術期などの急性期病態では，アミノ酸供給の低下によりアルブミンの産生が低下しやすいが，放射性同位元素などを用いた研究でアルブミン半減期が短縮することが確認されている．

- アルブミン消失半減期が短縮する理由として，①血管透過性亢進に伴う組織間隙への移動，②胸水・腹水・腸液への流出，③尿中クリアランスの増加，そして④アミノ酸変異の影響が知られている．ヒトアルブミンは変異として，これまで60種類以上の遺伝子多型が知られているほか，転写や転写後修飾における変異により，さまざまな表現型がある★2．

- さらに，周術期にアルブミン半減期を減少させる要因として，neonatal Fc receptor（FcRn）が関与する．FcRnは齧歯類の新生児小腸に高発現し，1989年に母乳の吸収に関与する受容体としてクローニングされた．アルブミンは166Hisにおいて局所pH 6～6.5でFcRnと結合し，pH 7.4で解離することが確認されている[11]．これが，気管支上皮細胞，腸粘膜細胞，さらに血管内皮細胞などの上皮系細胞においてトランスサイトーシスを誘導し，アルブミン除去を高めている可能性がある[12]．

c. アルブミンによる循環血液量の維持

- アルブミンは，血管内膠質浸透圧を維持する分子として，1gあたり20mLの水保持能力をもつ．具体的には，5％アルブミン液250mLは，12.5gのアルブミンを含有しており，250mLの血管内水分量を維持できる計算となる．また，25％アルブミン液50mLは，12.5gのアルブミンを含有しており，250mLの血管内水分量を維持できる計算となり，血管外から血管内に200mLの水を回収できる可能性がある．

- このような観点より，ショックなどで循環血液量が不足している際には5％アルブミン液を使用し，手術後の回復期などで細胞間質液を血管内へ回収する場合には20％アルブミン液，あるいは25％アルブミン液を用いる．

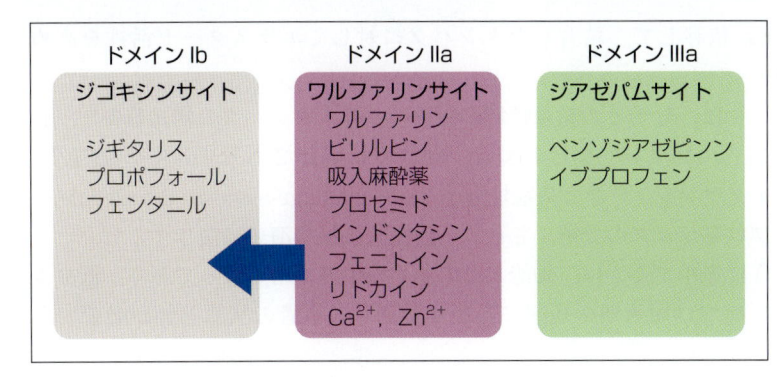

図3 アルブミンの担体機能

ドメインIb	ドメインIIa	ドメインIIIa
ジゴキシンサイト	ワルファリンサイト	ジアゼパムサイト
ジギタリス プロポフォール フェンタニル	ワルファリン ビリルビン 吸入麻酔薬 フロセミド インドメタシン フェニトイン リドカイン Ca^{2+}, Zn^{2+}	ベンゾジアゼピン イブプロフェン

アルブミンの6つのサブドメインの中で，主に薬物などの担体機能を果たすのは図の3つの領域である．これらは，代表的な薬物の名前として，ジゴキシンサイト，ワルファリンサイト，ジアゼパムサイトなどともよばれている．アルブミンのドメインIIaに親和性をもつ薬物などは，ドメインIbも親和性をもつことが知られている（➡）．

d. アルブミンの担体機能

- アルブミンのI，II，IIIの3つの各ドメインは，麻酔薬をはじめとする薬物，脂質，アミノ酸，Ca^{2+}，Zn^{2+}，メタロ化タンパク，プロスタグランジン，活性酸素種などの炎症性分子やさまざまな分子と結合し（図3），血中遊離濃度を調節し，タンパク機能調節や解毒などに関与する★3．
- 麻酔領域に関与する薬剤の解析も進んでおり，デスフルラン，セボフルラン，イソフルランなどの吸入麻酔薬の多くは，アルブミンのドラッグサイトIやII，主にドメインIIaやIIbと結合し，1分子のアルブミンに対して約3分子が結合できることが確認されている[13]．
- 吸入麻酔薬は，他の分子のアルブミンの結合性を調節することや，チロシン残基などにおける脂肪酸とアルブミンの結合を抑制することでアルブミン二量体化を促進させること[14]などが報告されている．
- また，プロポフォールやフェンタニルは主にアルブミンのドメインIbに結合し，ジアゼパムは主にドメインIIIbに結合する．さらに，アルブミンのドメインIIaに結合する多くの分子は，ドメインIbにも親和性をもつため，ドメインIIaの飽和状態ではドメインIaとの結合を高めることが知られている．
- このように，アルブミンは多くの生体内分子を補綴する作用をもつが，このトラッピングの過程でタンパク修飾を与えることが明らかとなってきた．

e. その他のアルブミンの生理的作用

- アルブミンは，多くの酵素活性学的生理作用（表2）をもつ．たとえば，アルブミン分子のサブドメインIIaに存在するLys199などのリジン残基は，望ましくないことにペニシリン系抗菌薬などのβラクタム系抗菌薬のβラクタム環などの不活化作用をもっている．さらに，Tyr411は

3つのドメインはさまざまな分子と結合して血中遊離濃度を調節する

★3
とくに，アルブミンのドメインIIaにはドラッグサイトI，ドメインIIIaにはドラッグサイトIIが存在し，さらに脂肪酸や胆汁酸は独自の結合部位としてFA1〜FA9までの9領域が解析されている．

アルブミンは酵素のような作用があり，低アルブミン血症では個々の患者の病態増悪の評価が必要

表2 ヒトアルブミンの酵素様作用

主な部位	類似酵素作用	役割
Cys34	チオエラスターゼ	グルタチオン減少 活性酸素種産生抑制
Lys199	エラスターゼ	タンパクの分解
ドメインII (187–385)	RNA水解酵素 エノラーゼ	生体外RNAの消去 解糖系の促進
Arg257	イソメラーゼ	プロスタグランジンの分解
Cys392, Cys438	ペルオキシダーゼ	脂肪酸の加水分解
Try411	エラスターゼ	解毒作用 プロドラッグの水解

- pH低下に依存して，結合したタンパクに対してエラスターゼ活性を高める．
- アルブミンは，分子との結合領域の特徴により，タンパクの構造修飾[15]，脂肪酸分解[16]，ソマン[17]などの解毒，細胞外に漏出されたDNAやRNA[18]，プロスタグランジン[19]など炎症性分子などのdamage-associated moleculeの分解，プロドラッグの分解，さらに，活性酸素種の消去に関与する★4．
- このようにアルブミンは，効能として多くの生理作用をもっており，低アルブミン血症では周術期の病態に合わせた個々の患者の状態評価が必要である．

② 臨床研究から評価するアルブミン製剤の意義

a. SAFE study

- 1998年に発表されたアルブミン輸液に関するCochraneレポート[20]は，輸液補正におけるアルブミン製剤の危険性を示唆する衝撃的なものだった★5．外傷や手術後などの患者1,419名の解析として，アルブミン製剤と晶質液で死亡率に差を認めず，さらに熱傷についてはアルブミンを使用することで死亡率が約2.4倍に上昇するというものだった．このレビュー以降，急性期および周術期の病態に対する理解が進み，これらの多様性を考慮したアルブミン輸液の評価が必要と考えられるようになった．
- 一方，2003年のVincentら[21]は，90のアルブミンに関するコホート研究を評価し，最終的に解析できる9つの集中治療データとして535名を抽出した．このデータでは，ショック，感染症，多臓器不全などの合併症罹患率が，低アルブミン血症で約2.37倍，心臓手術で1.52倍，非心臓手術で1.73倍，腎不全患者で2.02倍に有意に上昇することが示されている．この報告により，血清アルブミン低下は急性期病態における独立した予後規定因子と認められ，さらに血清アルブミン濃度3 g/dL未満で合併症発症率が増加することが明らかとされた．
- 以上の背景をふまえて，4％アルブミン製剤と生理食塩水を比較する輸液蘇生の二重盲検前向き臨床研究として，2001年11月から2003年6月までの20か月間において，オーストラリア，ニュージーランド，カナダの16の大学関連病院の集中治療室でSaline versus Albumin Fluid Evaluation（SAFE）study[22]が施行された．
- このSAFE studyにおいて，Acute Physiology and Chronic Health Evaluation（APACHE）IIスコアが約19点のアルブミン群3,473例と生理食塩水群3,460例の2群の比較が解析されたが，28日死亡率はともに21％レベルであり，統計学的にも有意差を認めなかった．サブグループ解析では，頭部外傷においてアルブミン使用群で高い死亡率が認められ，重症敗血症では低い死亡率が認められたという結果だった．

★4 アルブミンと結合するビリルビンは，活性酸素種を除去するラジカルスカベンジャーだが，担体としてのアルブミンとの結合により活性酸素種の除去力を高める．

★5 このレポートは，British Medical Journalに発表され，それまでの32の臨床研究をまとめたシステマティックレビューである．

b. 急性期頭部外傷に対する評価

- 上述のSAFE study[22]の結果を受け，SAFE studyの頭部外傷に関するポストホック試験[23]として，多重比較試験の結果が公表されている．SAFE studyにおけるAPACHE IIスコア20レベルの頭部外傷患者460名の解析において，頭部外傷患者の1年死亡率はアルブミン群で33.2％，生理食塩水群で20.4％であり，アルブミン投与で有意に死亡率が高く，アルブミン投与による相対リスクは1.63（95％信頼区間：1.17-2.26）だった．
- さらに，Glasgow Coma Scale 3～8の重症頭部外傷では，1年死亡率がアルブミン群で41.8％，生理食塩水群で22.2％であり，アルブミン投与による相対リスクは1.88（95％信頼区間：1.31-2.70）だった．
- また，1年後の神経学的予後は，アルブミン投与により有意に損なわれることが明確となった．頭部外傷の診療[24, 25]では，初期の適切な輸液管理が必要であり，輸液不足による血圧低下を阻止することが大切である．その一方で，本研究結果を受けて，頭部外傷管理ではアルブミン投与が避けられ，晶質液輸液を原則とするようになった．
- 血液脳関門の波状によるアルブミンの頭蓋内間質への移行に加えて，アルブミン1分子に含まれるグルタミン酸の含有量が62分子（表3）ときわめて多いことを考慮すれば，急性期の頭部外傷におけるアルブミン輸液は避けるべきものと考える．

> 頭部外傷では，アルブミン輸液を避け，晶質液輸液を原則とする

c. 重症敗血症に対する評価

- SAFE studyの重症敗血症に対するポストホック試験[26]では，敗血症の28日死亡率に有意に影響を与える因子として，①年齢，②APACHE IIスコア，③心拍数，④血清アルブミン濃度，の4つが同定された．
- 重症敗血症では，アルブミンは0.1 g/dL減少するごとに1.05倍に死亡率を高めるものとされ，アルブミン輸液は生理食塩水に比較して28日死亡率を0.71倍に減少させると解析された．
- 手術中においてはヒドロキシエチルスターチ（HES）のような代用血漿製剤が，循環血液量を維持する目的で使用されてきたが，重症敗血症のような全身性炎症反応症候群では急性腎傷害罹患率上昇と凝固線溶障害助長のために使用しないことが原則である[27]．このため，手術後に炎症活性が高まる食道癌，肝門部胆管癌，膵腫瘍，心臓血管外科のような手術では，HESではなく，アルブミン輸液の選択が望ましい．アルブミン1分子には，セリン24分子，チロシン18分子，スレオニン28分子などの血管内皮細胞や上皮系細胞の必要とするアミノ酸が適切に含有されている点が興味深い（表3）．

▶HES：hydroxyethyl starch

表3 ヒトアルブミンの1分子中のアミノ酸含有数

アスパラギン (N)	17	プロリン (P)	24
アスパラギン酸 (D)	36	ヒスチジン (H)	16
アラニン (A)	62	イソロイシン (I)	8
アルギニン (R)	24	スレオニン (T)	28
グリシン (G)	12	トリプトファン (W)	1
グルタミン (Q)	20	バリン (V)	41
グルタミン酸 (E)	62	フェニルアラニン (F)	31
システイン (C)	35	メチオニン (M)	6
セリン (S)	24	リジン (K)	59
チロシン (Y)	18	ロイシン (L)	61

- 術後患者の集中治療管理では，2006年のDubois study[28]のように，アルブミンの適正補充が多臓器不全を改善させる．
- 以上を検証する目的で，2013年現在，1,350例の重症敗血症と敗血症性ショックを対象とした大規模な前向き多施設共同試験ALBumin Italian Outcome Sepsis study（ALBIOS）[29]が施行されている．この結果により，敗血症などの全身性炎症病態におけるより適切なアルブミン使用を，再び詳細に論じることができると考えている．

❸ おわりに

- 本項では，アルブミンの生理作用を基盤として，周術期におけるアルブミンの役割とアルブミン輸液の意義を考察した．周術期の炎症は，施設，手術内容，手術時間などの要因によりさまざまであり，その炎症強度は術後回診で評価するのがよい．その炎症性重症度において，アルブミンを使用するかどうかを含めて輸液製剤を使い分ける工夫が必要である．
- 本項ではこれまでの臨床研究において，重症頭部外傷ではアルブミン輸液を控えること，全身性炎症や重症敗血症においてはアルブミン輸液が推奨されることを論じた．今後は，周術期管理にALBIOS studyの結果を評価に加えるとよい．
- 日本国内におけるアルブミン需給問題に対しては，前向きな取り組みが必要である．アルブミン分子は，翻訳後修飾により二次構造や三次構造を独特に形成する特徴がある．アルブミンは，遺伝子技術の応用として興味深い薬剤担体として再開発できる可能性がある．今後も，アルブミンに対する研究を推進させることが必要であろう．

（松田直之）

文献

1) Peters T Jr. Historical perspective. In: All About Albumin: Biochemistry, Genetics, and Medical Applications. California: Academic Press; 1996. p. 1–8.
2) Tanzi M, et al. Evaluation of the appropriate use of albumin in adult and pediatric patients. Am J Health Syst Pharm 2003; 60: 1330–5.
3) 日本赤十字社．輸血管理料．輸血情報 2006; 0604–99.
4) Bone RC, et al. Definitions for sepsis and organ failure and guidelines for the use of innovative therapies in sepsis. The ACCP/SCCM Consensus Conference Committee. American College of Chest Physicians/Society of Critical Care Medicine. Chest 1992; 101: 1644–55.
5) Hafkenscheid JCM, et al. Measurement of the rate of synthesis of albumin with 14C-carbonate: A simplified method. Z Klin Chem Klin Biochem 1973; 11: 147–51.
6) Ballmer PE, et al. Measurement of albumin synthesis in humans: A new approach employing stable isotopes. Am J Physiol 1990; 259: E797–803.
7) Minghetti PP, et al. Molecular structure of the human albumin gene is revealed by nucleotide sequence within q11–22 of chromosome 4. J Biol Chem 1986; 261: 6747–57.
8) Lewallen CG, et al. Studies of iodoalbumin metabolism. II. The effects of thyroid hormone. J Clin Invest 1959; 38: 88–101.

9) Sterling K. The effect of Cushing's syndrome upon serum albumin metabolism. J Clin Invest 1960; 39: 1900-8.
10) Gamsjäger T, et al. Half-lives of albumin and cholinesterase in critically ill patients. Clin Chem Lab Med 2008; 46: 1140-2.
11) Roopenian DC, Akilesh S. FcRn: The neonatal Fc receptor comes of age. Nat Rev Immunol 2007; 7: 715-25.
12) Kim KJ, Malik AB. Protein transport across the lung epithelial barrier. Am J Physiol Lung Cell Mol Physiol 2003; 284: L247-59.
13) Sawas AH, et al. Binding of volatile anesthetics to serum albumin: Measurements of enthalpy and solvent contributions. Biochemistry 2004; 43: 12675-85.
14) Pieters BJ, et al. Inhaled anesthetics promote albumin dimerization through reciprocal exchange of subdomains. Biochem Res Int 2010; 2010: 516704.
15) Ahmed N, et al. Peptide mapping identifies hotspot site of modification in human serum albumin by methylglyoxal involved in ligand binding and esterase activity. J Biol Chem 2005; 280: 5724-32.
16) Cha MK, Kim IH. Disulfide between Cys392 and Cys438 of human serum albumin is redox-active, which is responsible for the thioredoxin-supported lipid peroxidase activity. Arch Biochem Biophys 2006; 445: 19-25.
17) Li B, et al. Binding and hydrolysis of soman by human serum albumin. Chem Res Toxicol 2008; 21: 421-31.
18) Gerasimova YV, et al. RNA-hydrolyzing activity of human serum albumin and its recombinant analogue. Bioorg Med Chem Lett 2010; 20: 1427-31.
19) Yang J, et al. Structural insights into human serum albumin-mediated prostaglandin catalysis. Protein Sci 2002; 11: 538-45.
20) Human albumin administration in critically ill patients: Systematic review of randomised controlled trials. Cochrane Injuries Group Albumin Reviewers. BMJ 1998; 317: 235-40.
21) Vincent JL, et al. Hypoalbuminemia in acute illness: Is there a rationale for intervention? A meta-analysis of cohort studies and controlled trials. Ann Surg 2003; 237: 319-34.
22) Finfer S, et al. A comparison of albumin and saline for fluid resuscitation in the intensive care unit. N Engl J Med 2004; 350: 2247-56.
23) Myburgh J, et al. Saline or albumin for fluid resuscitation in patients with traumatic brain injury. N Engl J Med 2007; 357: 874-84.
24) The Brain Trauma Foundation. American Association of Neurological Surgeons. The Joint Section on Neurotrauma and Critical Care. Resuscitation of blood pressure and oxygenation. J Neurotrauma 2000; 17: 471-8.
25) Cooper DJ, et al. Prehospital hypertonic saline resuscitation of patients with hypotension and severe traumatic brain injury: A randomized controlled trial. JAMA 2004; 291: 1350-7.
26) Finfer S, et al. Impact of albumin compared to saline on organ function and mortality of patients with severe sepsis. Intensive Care Med 2011; 37: 86-96.
27) Haase N, et al. Hydroxyethyl starch 130/0.38-0.45 versus crystalloid or albumin in patients with sepsis: Systematic review with meta-analysis and trial sequential analysis. BMJ 2013; 346: f839.
28) Dubois MJ, et al. Albumin administration improves organ function in critically ill hypoalbuminemic patients: A prospective, randomized, controlled, pilot study. Crit Care Med 2006; 34: 2536-40.
29) EudraCT number 2008-003281-25, ClinicalTrials. gov number NCT00707122.

4-4 新しい HES 製剤は輸液管理を変えるか？

6% HES 130/0.4/9 は第3世代 HES として世界で最も使用されている

- タイトルの「新しい HES 製剤」とは 6% hydroxyethyl starch（HES）130/0.4/9（Voluven®，2013年3月現在本邦未承認）のことである．この薬剤は第3世代 HES として全世界で最も使用されている代用血漿製剤である．薬剤としての特徴もさることながら，副作用が少ないために，その使用量の上限値が 50 mL/kg ということから周術期の輸液管理を大きく変えるポテンシャルをもっている．
- 日本における HES の使い方は術中出血に対するアルブミン使用や輸血開始までのブリッジング輸液という位置づけであった[1]（図1）．しかし近年は区域麻酔時の交感神経遮断による相対的な循環血液量低下への積極的な使用もガイドライン[2]に示されている．
- 一方，近年は 1940 年代の Shires に始まる細胞外液大量投与の反省期に入り，制限輸液療法や個別目標指向型輸液管理などにより輸液量を減らそうという流れの中で，HES の役割が注目されている．本項では新しい HES 製剤がどのように輸液管理を変えるかをみていきたい．

▶日本麻酔科学会「麻酔薬および麻酔関連薬使用ガイドライン 第3版」（2009年），VII 輸液・電解質液 膠質輸液／ヒドロキシエチルデンプン配合剤（http://www.anesth.or.jp/guide/pdf/publication4-7_20121106.pdf），p.169-170 には以下の文言がある．
「（4）区域麻酔に伴う血圧低下防止目的での投与 区域麻酔に伴う血圧低下防止目的での投与については，現在保険適応外とされるが，区域麻酔による交感神経遮断による相対的な血液量低下状態に対し，本薬を含む膠質液投与は，血液量増量効果が晶質液より優れていることが内外の文献により明らかである．（5）その他，重症患者管理における相対的な循環血液量低下」

❶ HES の性質と種類

- HES はグルコピラノース環が長くつながった球状のデンプン製剤で，トウモロコシあるいはポテトを原料としている．ヒドロキシエチル基をグルコピラノース環に付けてアミラーゼによる分解を遅らせている．
- 性質はおおまかに4つの数字で分類され，「A% HES B/C/D」と記述される．A は重量％濃度，B は重量平均分子量でキロダルトン（kDa）で表し，130 なら 13 万分子量を表す．C は置換度でヒドロキシエチル基の付いているグルコピラノース環の割合を示す．D は C_2/C_6 比とよばれ，ヒドロキシエチル基がグルコピラノース環の第2炭素原子と第6炭素原子に付いている割合を示す．置換度が高い程，C_2/C_6 比が高い程アミラーゼの分解に抵抗を示す．
- この4つの数字に表現されない性質は多分散度といわれるものである．単一分子量であるアルブミンと異なり HES は分子量分布をもつ．分布の幅の大きいものと小さいものがあり，分子量分布の山の形も一様ではない．重量平均分子量は分子量の大きい分子に重み付けを加えた分子量で，重さを粒子数で単純に割った数平均分子量とは異なる．小分子は迅速に腎から排泄されるので，臨床的には重量平均分子量を用いる．
- 表1に世界で使用されている HES を示すが，開発の順に第1世代，第2世代，第3世代と大きく3つに分けられる．世代の違いは分子量ではなく，置換度で分けられる．第1世代の置換度が 0.7，第2世代が 0.5〜0.62，第3世

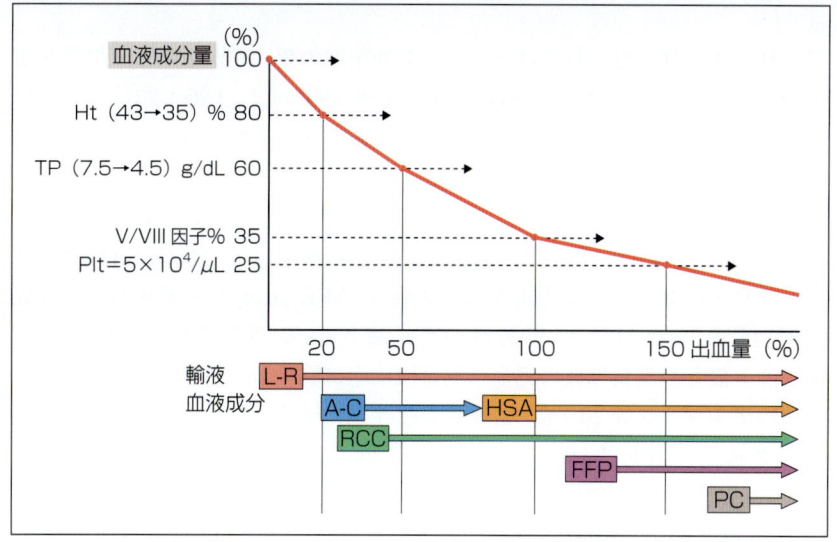

図1 出血量に対する，晶質輸液，膠質輸液，輸血製剤の使用指針

L-R：細胞外液系輸液剤（乳酸リンゲル液・酢酸リンゲル液など），A-C：人工膠質液，HSA：等張アルブミン（5％ヒト血清アルブミン，ヒト加熱血漿蛋白），RCC：赤血球濃厚液またはMAP加赤血球濃厚液，FFP：新鮮凍結血漿，PC：血小板濃厚液．
（厚生労働省医薬食品局血液対策課．血液製剤の使用指針〈改訂版〉．2005．p.25[1]より）

表1 種々のHESの特徴

	第1世代	第2世代				第3世代
表記	450/0.7/4.6 670/0.7/4.6	200/0.62/9	200/0.5/6	200/0.5/6 260/0.5/6	70/0.55/4	130/0.4/9
濃度	6%	6%	6%	10%	6%	6%
容量効果（%）	100	100	100	130〜150	80〜90	100
持続時間（時間）	5〜6	5〜6	3〜4	3〜4	1〜2	3〜4
重量平均分子量	670,000	200,000	200,000	200,000	70,000	130,000
置換度	0.7	0.62	0.5	0.5	0.5	0.4
C_2/C_6比	4.6	9	6	6	4	9
使用量（mL/kg）	20	33	33	20	20	33〜50

代が0.4〜0.42である．

② 膠質液の大規模スタディについて

a. Cochrane Injuries Groupのメタアナリシス，SAFE study

- アルブミンや熱処理血漿製剤が膠質輸液の主体である時代が長く続いたが，アルブミンの使用に関してコーナーストーンとなる論文が2編発表された．1998年のCochrane Injuries Group[3]のメタアナリシス[★1]と，2004年のオーストラリア・ニュージーランド集中治療医学会グループ（Australian and New Zealand Intensive Care Society Clinical Trials Group：ANZICS CTG）のSaline versus Albumin Fluid Evaluation（SAFE）study[4]である．
- Cochrane groupはレトロスペクティブに30の無作為化比較試験の1,419例の患者を対象にアルブミン使用群と生理食塩液使用群の死亡率についてメタ

[★1] **メタアナリシス**
メタアナリシスとは過去に行われた複数の研究結果を統合し，より信頼性の高い結果を求めること，またはそのための手法や統計解析のこと．

★2 相対危険度，95％信頼区間

相対危険度（relative risk），とは疫学における指標の一つで，曝露群と非曝露群における疾病の頻度を比で表現したもの．ここの場合，アルブミン使用群の死亡率が生理食塩液使用群の死亡率の1.68倍であることを示す．
95％信頼区間（95% confidential interval）は信頼水準95％で相対危険度の値の範囲を示す．この範囲に1を含まない場合は統計的に有意差あり（$p<0.05$）となる．ここでは1.26-2.23の範囲に95％の確率で真の相対危険度があり，範囲に1を含まないので，統計的に有意差ありとなる．

▶ ARDS：
acute respiratory distress syndrome（急性呼吸促迫症候群）

★3

HES製剤は6％製剤が等膠質浸透圧であり，10％ HES 200/0.5は高膠質浸透圧の特殊なHES製剤である．

▶ SOFA score：
sequential organ failure assessment score

★4

アルブミンでさえも高膠質浸透圧である20％アルブミンでは腎障害が指摘されている[7]．

アナリシスを行った．結果はアルブミン使用群の死亡率が16.4％，生理食塩液使用群の死亡率が9.2％，相対危険度1.68（95% CI：1.26-2.23）とアルブミン群で有意に高い死亡率を示し，世界に衝撃を与えた（以下，相対危険度と95％信頼区間をRR 1.68［1.26-2.23］のように表記する）★2．

- しかし，メタアナリシスということもあって，アルブミン群に重症患者が集まっているというような批判が起こり，それを受けてANZICSは2004年に，プロスペクティブな大規模臨床試験（SAFE study）を驚異的な患者数で実施した．ANZICSの16施設のICU患者6,997例を対象にして，4％アルブミン液と生理食塩液の完全二重盲検臨床試験で28日死亡率を比較した．結果はアルブミン群20.9％，生理食塩液群21.1％で死亡率に差がなかった．

- サブグループ解析では，アルブミン群 vs 生理食塩液群の死亡率は外傷（13.6％ vs 10.0％，RR1.36［0.99-1.86］），重症敗血症（30.7％ vs 35.3％，RR 0.87［0.74-1.02］），ARDS（39.3％ vs 42.4％，RR 0.93［0.61-1.41］）で有意差はないものの，アルブミンは外傷に不利，敗血症やARDSには有利という結果であった．

- 頭部外傷に限ると24.5％ vs 15.1％，RR 1.62［1.12-2.34］という結果で，有意に（$p=0.009$）アルブミン群に不利であった．腎機能に関しては腎代替療法の期間（0.48±2.28日 vs 0.39±2.0日）のみ示され，両群で有意差はなかった．結果はICU患者の輸液蘇生において4％アルブミンと生理食塩液の28日における予後は同様であるという結論であった．

b．VISEP study，CHEST study

- HESに関する論文も発表された．2008年のVolume Substitution and Insulin Therapy in Severe Sepsis（VISEP）study[5]，2012年のCrystalloid vs HES Trial（CHEST）study[6]である．

- VISEP studyは，ICUの重症敗血症患者537例を対象にしている．強化インスリン療法と従来のインスリン療法，10％ HES 200/0.5使用群★3と修正乳酸リンゲル液使用群の2×2因子臨床試験である．ここではインスリン療法の結果は議論しない．

- HES群と対照群の28日死亡率は26.7％ vs 24.1％（$p=0.09$），90日死亡率は41.0％ vs 33.9％（$p=0.16$）と有意差なく，SOFAスコアで凝固能が0.11 vs 0.46（$p<0.001$），急性腎不全が34.9％ vs 22.8％（$p=0.002$），腎代替療法が31.0％ vs 18.8％（$p=0.001$）と，凝固系，腎機能でHESに不利な結果であった．

- このVISEP studyは2因子割り付け法であるという点，10％ HES 200/0.5という高膠質浸透圧中分子量製剤を大量に使用しているという点，重症敗血症のみを対象としている点★4，などが批判の対象になり，SAFE studyと同じグループ（ANZICS）がSAFE studyと同規模（7,000例）のICU患者を対象に，6％ HES 140/0.4/9と生理食塩液のプロスペクティブ多施設無作為化試験を行った（CHEST study）★5．

- 結果はHES群と生理食塩液群で90日後の死亡率に差はなかった（18.0％ vs

17.0％，RR 1.06［0.96-1.18］）．サブグループ死亡率解析で腎不全（19.1％ vs 18.9％，RR 1.01［0.78-1.30］），敗血症（25.4％ vs 23.7％，RR 1.07［0.92-1.25］），外傷（7.0％ vs 6.8％，RR 1.02［0.54-1.91］），頭部外傷（3.7％ vs 10.0％，RR 0.37［0.04-3.35］），APACHE IIスコア25以上（36.8％ vs 35.9％，RR 1.03［0.88-1.19］）で有意差なしであった．

- 一方，予後と有害事象解析では腎機能障害 RIFLE criteria の Risk が 54.0％ vs 57.3％，RR 0.94［0.90-0.98］，Injury が 34.6％ vs 38.0％，RR 0.91［0.85-0.97］と HES に有利であったのに対して，腎代替療法開始率は 7.0％ vs 5.8％，RR 1.21［1.00-1.45］と生理食塩液有利の結果★6 が出て，HES の腎機能に対する評価は矛盾する結果であった．
- SOFA スコア 3 以上の新規臓器不全発生は心血管系が 36.5％ vs 39.9％，RR 0.91［0.84-0.99］と HES 有利，肝臓が 1.9％ vs 1.2％，RR 1.56［1.03-2.36］と生理食塩液有利という結果であった．

c. SAFE study と CHEST study の比較

- SAFE study と CHEST study の比較を表2に示すが，膠質液であるアルブミン，HES ともに生理食塩液に比較して，予後改善効果が高いという結果にはならなかった．この両論文は同一研究グループの 7,000 例という膨大な患者数のプロスペクティブな臨床研究であり，生理食塩液を介して，この両研究のアルブミンと HES を比較すると，HES がアルブミンに劣るという事実はこの表からは読み取れないが，SAFE study ではアルブミンは生理食塩液と同様に安全であると結論し，CHEST study では HES は生理食塩液に対する臨床的有用性を証明できず，腎代替療法率が高いという結論であった．
- この 2 つの研究は晶質液と膠質液の比較であり，その分布分画そのものが異なり（細胞外と血管内），晶質浸透圧と膠質浸透圧は標的半透膜（細胞膜と血管内皮細胞の穴），浸透圧活性物質の大きさや質（電解質・糖とアルブミン・HES），圧のスケール（5,000 mmHg : 25 mmHg）が異なり，両液はお互いの利点欠点を相補しながら使用するべきであるのに，同じ土俵で一方の輸液のみを行い死亡率や罹患率を論ずるのは不適切であるという批判は当を得ている．同じ土俵で比べるべきはアルブミンと HES である．
- Hanart らは小児心臓外科人工心肺下手術において，6％ HES 130/0.4（60例）と 4％アルブミン（59例）のプロスペクティブな無作為化臨床研究を行った[9]．術中の

★5 6S study の結果

同年に敗血症患者を対象にした6S〈Scandinavian Starch for Severe Sepsis/Septic Shock〉study[8]が発表され，HES 群で90日死亡率や腎代替療法率が高い結果であったが，対象の6％ HES 130/0.42/6はポテトスターチでコーン HES に比べて，急性腎障害が多いこと，患者登録時にすでに急性腎障害が異常に高いこと（HES 群 vs 乳酸リンゲル群＝36％ vs 35％），循環血液量低下のない患者に HES を投与していること等が批判の対象になった．

★6

重症度補正をすれば $p = 0.05$ で有意差はなかった．

> **Column　RIFLE criteria**
>
> 腎機能障害の分類で，Risk, Injury, Failure, Loss of kidney function, End-stage kidney disease の最初の文字をとった．クレアチニン値（Cr）と尿量（UO）で判断する．
>
> - Risk は Cr が基準値の 1.5 倍以上，または UO 0.5 mL/kg/時以下×6 時間
> - Injury は Cr が 2 倍以上，または UO 0.5 mL/kg/時以下×12 時間
> - Failure は Cr が 3 倍以上，または UO 0.3 mL/kg/時以下×24 時間，または無尿が 12 時間
> - Loss of kidney function は 4 週以上の腎機能完全喪失
> - End-stage kidney disease は腎不全が 3 か月以上継続

表2 SAFE study と CHEST study の比較

	SAFE study (2004)	CHEST study (2012)
患者数（ICU）	6,997（4%アルブミン vs NS）	7,000（6% HES 130/0.4 vs NS）
90日死亡率	n.a.	18%（HES）vs 17%
28日死亡率	20.9%（HA）vs 21.1%	13.8%（HES）vs 13.1%
外傷死亡率	13.6%（HA）vs 10%	7.0%（HES）vs 6.8%
頭部外傷死亡率	24.5%（HA）vs 15.1%[*1]	18.0%（HES）vs 17.0%
敗血症死亡率	重症敗血症死亡率 30.7%（HA）vs 35.3%	無作為化時敗血症死亡率 25.4%（HES）vs 23.7%
急性腎障害（RIFLE criteria）	記載なし	R：54%（HES）vs 57.3%[*2] I：34.6%（HES）vs 38.0%[*2]
腎代替療法を要した率	記載なし	7%（HES）vs 5.8%[*3]
腎代替療法を要した期間	0.48±2.3日（HA）vs 0.39±2.0日	0.39±0.04日（HES）vs 0.3±0.03日
SOFA心血管不全	n.a.	36.5%（HES）vs 39.9%[*2]
SOFA肝機能不全	n.a.	1.9%（HES）vs 1.2%[*3]

NS：生理食塩液，HA：ヒトアルブミン，R：Risk，I：Injury，SOFA：SOFAスコア3以上の%，n.a.：not available.

[*1] アルブミンが生理食塩液に対して統計上有意に不利．
[*2] HESが生理食塩液に対して統計上有意に有利．
[*3] HESが生理食塩液に対して統計上有意に不利．

出血量は変わらず（アルブミン 16 mL/kg vs HES 15 mL/kg），赤血球輸血患者は HES 群が有意に少なく（アルブミン 78% vs HES 57%，$p=0.02$），術中輸液バランスは有意に HES 群が少なかった（アルブミン 23 mL/kg vs HES 12 mL/kg，$p=0.005$）．

- 図2 に Van Der Linden らの調査した第3世代 HES である 6% HES 130/0.4〜0.42 の Tetrastarch（Voluven®と Tetraspan®）とアルブミンを含めた他の膠質液との比較において死亡率，出血量，輸液率，最高クレアチニン値の比較を行った結果を示す[10]．Tetrastarch は有意に死亡率，輸血率を下げ，出血量はアルブミン，第1および第2世代 HES に比べて有意に少なく，最高クレアチニン値はゼラチンよりも有意に低かった．
- この文献はデータベースを利用したレトロスペクティブな総説であり，とくに，アルブミンと第3世代 HES との直接比較の大規模なプロスペクティブ研究を望む．ここに紹介した Hanart と Van Der Linden の論文はいずれも手術中の使用に限った患者を対象にしている．この点が，次の論点に繋がる．

❸ 手術中の Volume Therapy

- Shires らに始まる，乳酸リンゲル大量輸液療法は朝鮮戦争，ベトナム戦争を経て，全世界の急性期医療の現場に大きく広がった．しかし，20世紀後半から晶質液大量輸液療法の弊害が指摘されるようになり，反対側に振れた制限輸液療法の失敗を経て，現在は血流，1回心拍出量，脈拍変動，1回心拍出量変動などの動的モニターを指標にした「テーラーメイド」，「ゴール指向型」，「個別ゴール指向型」などのキーワードに表されるような手術中輸液

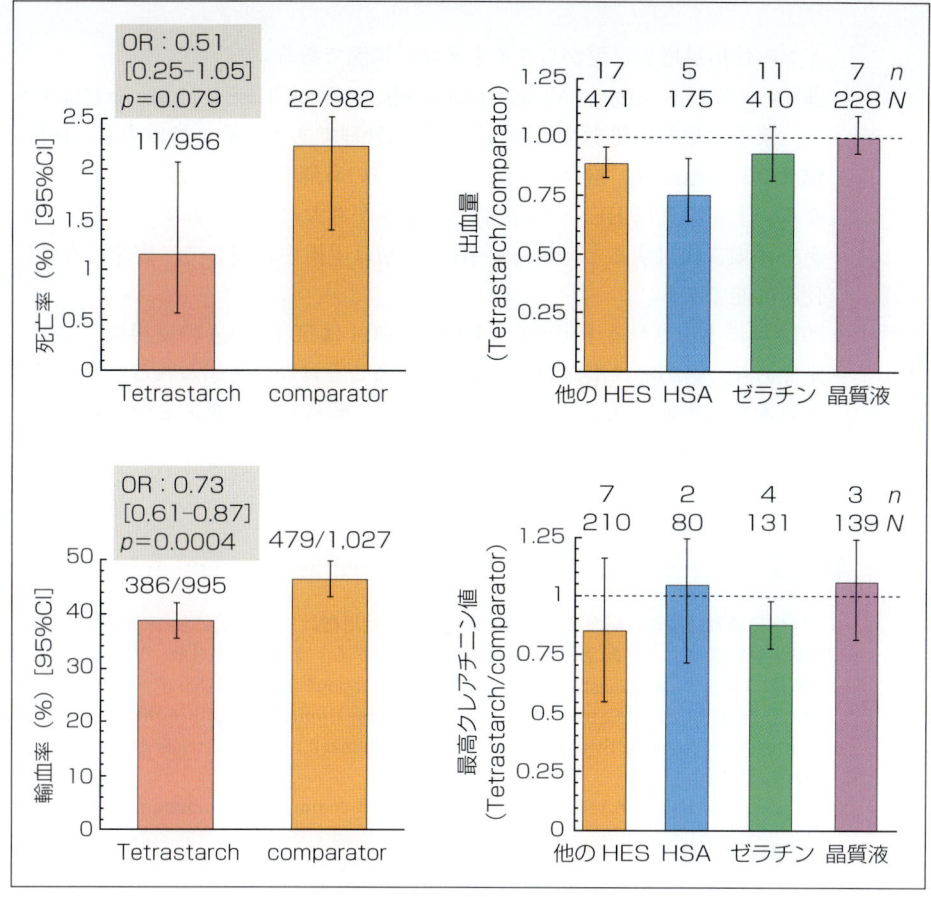

図2 第3世代 HES とその他の膠質液，晶質液との比較

第3世代 HES：Tetrastarch HES 130/0.4 または HES 130/0.42．
comparator：Tetrastarch 以外の輸液製剤（他の HES，HSA，ゼラチン，晶質液）．
HSA：等張アルブミン，OR：オッズ比．

(Van Der Linden P, et al. Anesth Analg 2012; 116: 35–48[10]より)

管理に移行しつつある．Volume Therapy の定義は「適正な循環を保つための血管内容量が，絶対的あるいは相対的に不足している場合に，血管内容量の適正化を図ることで組織灌流を維持または改善するのが Volume Therapy（血管内容量療法）であり，その目的ではもっぱら膠質液が用いられる」というものである．

- 現在，日本市場で使用可能な合成代用血漿製剤はデキストラン 40 と HES 70/0.5 であり，凝固障害やアレルギー反応などの副作用はデキストランのほうが多い．欧州ではゼラチンも使用頻度がいまだに高いといわれているが，世界的には HES の使用量が最も多い．
- HES 70/0.5 は日本のみで使用されている特殊な HES であり，1,000 mL という使用制限があり，また適応症は出血多量と体外循環における血液希釈のみである．そのため，以前から輸血の前のブリッジング輸液としての役割が最も大きく，相対的血液量不足や大量出血などの絶対的血液量不足には 1,000 mL という使用量ではまったく足りず，日本においては輸血やアルブ

HES 70/0.5 1,000 mL という制限使用量では足りない

- ミンの使用量増加に繋がらざるをえない状況である．
- 前述の，SAFE study，VISEP study，6S study，CHEST study などはすべて，集中治療室の患者を対象にした輸液管理であり，その対象患者，病態，輸液の質，輸液量，輸液速度などは手術室の麻酔中の輸液管理とは大きく異なる．上記論文に HES の腎機能への影響が過大に論述されているが，データを仔細に検討すると，新しい HES 製剤は手術中に関して，安全に有効に使用可能である．
- 2013 年に上市される予定の 6% HES 130/0.4 は 50 mL/kg の使用量となる予定であり，適応症は出血のみに限定されることはないと思われる．この薬剤なら本項の主題である「新しい HES 製剤は輸液管理を変えるか？」という問いに肯定的に回答できる．

(宮尾秀樹)

▶より具体的で臨床的な術中の輸液管理については，本シリーズの『麻酔科医のための体液・代謝・体温管理』参照

文献

1) 厚生労働省医薬食品局血液対策課．血液製剤の使用指針（改定版）．2005 年 9 月．p. 25.
2) 日本麻酔科学会．麻酔薬および麻酔関連薬使用ガイドライン．第 3 版．VII 輸液・電解質液．http://www.anesth.or.jp/guide/pdf/publication4-7_20121106.pdf
3) Cochrane Injuries Group Albumin Reviewers. Human albumin administration in critically ill patients: Systematic review of randomized controlled trials. Br Med J 1998; 317: 235–9.
4) Finfer S, et al; The SAFE Study Investigators. A comparison of albumin and saline for fluid resuscitation in the intensive care unit. N Engl J Med 2004; 350: 2247–56.
5) Brunkhorst FM, et al. Intensive insulin therapy and pentastarch resuscitation in severe sepsis. N Engl J Med 2008; 358: 125–39.
6) Myburgh JA, et al. Hydroxyethyl starch or saline for fluid resuscitation in intensive care. N Engl J Med 2012; 397: 1901–11.
7) Schortgen F, et al. The risk associated with hyperoncotic colloids in patients with shock. Intensive Care Med 2008; 34: 2157–68.
8) Perner A, et al. Hydroxyethyl starch 130/0.42 versus Ringer's acetate in severe sepsis. N Engl J Med 2012; 367: 124–34.
9) Hanart C, et al. Perioperative volume replacement in children undergoing cardiac surgery: Albumin versus hydroxyethyl starch 130/0.4. Crit Care Med 2009; 37: 696–701.
10) Van Der Linden P, et al. Safety of modern starches used during surgery. Anesth Analg 2012; 116: 35–48.

4-5 輸血製剤の使用法

- 最新の「輸血療法の実施に関する指針」および「血液製剤の使用指針」（2005年，2012年一部改定）に関しては，厚生労働省のホームページで参照できる（図1）.
- 術中輸血に関する国際的ガイドラインが閲覧可能であり，例として，American Society of Anesthesiologists[1]（ASA, 1995年，2006年一部改訂），The Society of Thoracic Surgeons and the Society of Cardiovascular Anesthesiologists[2]（2007年，2011年一部改訂），Italian Society of Transfusion Medicine and Immunohaematology[3]（2011年）などによるガイドラインがある.
- 輸血製剤の使用に関する一つ一つのエビデンスレベルは高いものばかりではないため，複数のエビデンスを組み合わせたバンドル（bundle）を，各施設の設備・体制に合わせて検討することが望ましい．

▶http://www.mhlw.go.jp/new-info/kobetu/iyaku/kenketsugo/5.html

厚生労働省指針や各種ガイドラインをもとに，各施設で検討する

① 輸血の開始と終了を判断するための知識

a. ヘモグロビン（Hb）の低下と酸素運搬

- 麻酔中の循環抑制および交感神経反射抑制と，患者リスクに見合った輸血計画をたてる必要があるが，明確なエビデンスはない（表1, 2）.
- Hbは酸素運搬が主な役割であり，言い換えると赤血球濃厚液（red blood cell：RBC）輸血は，酸素運搬能の改善が主目的である．ただし酸素運搬を

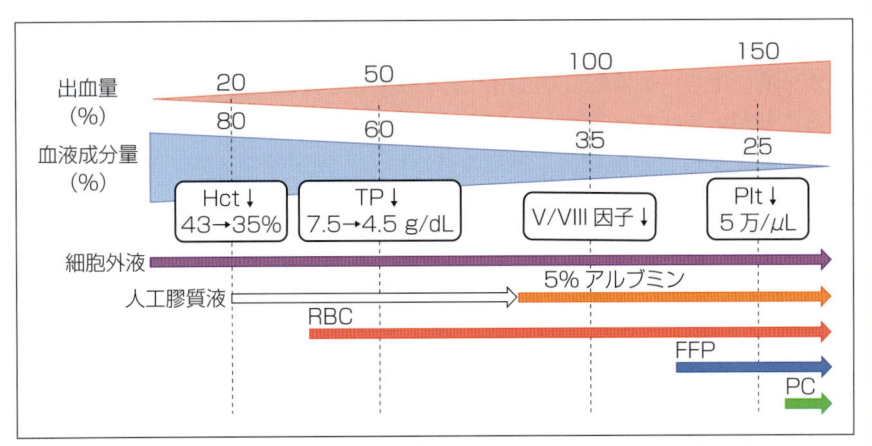

図1 血液製剤の使用指針（厚生労働省）と出血量・喪失血液成分量の関係
(Lundsgaard-Hansen P. Component therapy of surgical hemorrhage: Red cell concentrates, clloids and crystalloids. Bibl Haematol 1980; 46: 147-69 より)

表1 赤血球濃厚液輸血基準

Hb値による輸血基準	Hb<6.0 g/dL	輸血の絶対適応
	Hb<7.0 g/dL	輸血を開始する
	Hb>10.0 g/dL	輸血は不適当
出血量による輸血基準	循環血液量の20〜50％の出血	輸血が考慮される
	短時間で循環血液量の30〜50％の出血	輸血を開始する
	24時間以内に100％以上の出血	輸血を開始する
バイタルサインや他の指標による輸血基準	収縮期血圧90 mmHg未満 平均血圧60〜70 mmHg未満	輸血が考慮される
	尿量0.5〜1 mL/kg/時未満	輸血が考慮される
	ST低下（0.1 mV以上）を伴う頻脈	輸血を開始する
	SvO₂ 50％未満，PvO₂ 32 mmHg未満	輸血を開始する

表2 貧血耐性と高リスク症例

高齢者	貧血耐性はHb 8.8 g/dL程度
敗血症	進行性貧血を合併する
弁膜症	貧血耐性はHb 10 g/dL程度
小柄な体型	循環血液量減少率が相対的に高い
（冠動脈疾患）	（至適Hbに関するエビデンスはない）

★1
冠血流量は全血流量の5％で，心筋の酸素消費量は約25〜30 mL/分である．冠静脈血酸素飽和度は約30％程度であり，心臓は他の臓器に比べ血流量の割に，より多くの酸素を消費する．

★2
Fickの公式によれば，心筋の酸素消費量は心拍出量に比例して増大する．

規定するのは，単にHb濃度と酸素飽和度だけではない．ポンプとしての心臓が正常に機能すること，すなわち心拍出量，冠血流量，心筋酸素需給バランスが確保されているという前提で，血管抵抗（resistance），粘性（viscosity），流動学（rheology）が関与する．

- 健康成人の場合，酸素需要量は200〜300 mL/分といわれ，通常この約4〜5倍の酸素が供給されている．この酸素需要量をまかなう最低Hb値は，計算上3〜4 g/dLといわれるが，心拍出量が20％低下すれば4〜6 g/dLまでしか許容されない．

- 心筋の酸素需給に着目すると，Hb低下による酸素運搬能の低下とは逆に，心拍出量増加によって心筋酸素消費量は増大する[★1]．麻酔時に貧血を生じた際の心機能は，早期には1回心拍出量が増加し，遅れて心拍数が増加する．心拍出量増加に伴う酸素消費量増大[★2]に対して，貧血時の冠血流量は増加すると考えられているが，動物実験では血液粘度の低下と血管抵抗増大が一度に生じ，結果として心拍出量は減少し心臓に分布する血液量も減少することが示されている[4]．

- 血液粘度や血管抵抗には，極端な貧血時に，逆説的なメカニズムが関与する．血液粘度を規定する主因子はヘマトクリット（Ht）である．Ht低下による血液粘度低下は，血管抵抗を減少させ心拍出量が増加する．極端なHt低下は微小血管の形状に影響を及ぼし，微小循環が保てなくなる．動物実験では，Ht 18％程度では血液希釈により血管内ずり応力が低下し，血流量は増加するが，Ht 11％では血管径の狭小化により，血流量が50〜60％に減少することが示されている[4]．

- 一方，酸素輸送量（$Q(O_2)$）と血液粘度（η）には，
$$Q(O_2) = k（定数） \times Ht \times 1/\eta$$
の関係があり，Htを上昇させても粘度が上昇するため，酸素輸送量は頭打

表3 新鮮凍結血漿および血小板輸血の適応

新鮮凍結血漿輸血の適応	PT 延長が正常値の 1.5 倍，または INR が 2.0 以上，または APTT 延長が正常値の 2 倍となり，微小血管の出血が持続する場合	
	PT または APTT が 1.5 倍に延長し，肝疾患・DIC といった凝固障害を併存しており，出血が持続する場合	
	循環血液量相当の輸血が行われ，各凝固検査がすぐに施行できず，微小血管の出血が持続する場合	
	ワルファリンカリウム（ワーファリン®）を緊急的に拮抗する場合	
	既知の凝固障害を補正するための凝固因子製剤が入手できない場合	
	ヘパリン抵抗性を示す場合	
血小板輸血の適応と目標血小板数	血小板数＜50,000/μL で，出血が持続する場合	＞50,000/μL を目標
	大量出血時で，血小板数が 75,000/μL を下回った場合（高エネルギー外傷に伴う多発外傷や中枢神経障害を伴う場合は，血小板が 75,000/μL を下回る前に血小板輸血を開始する）	＞50,000/μL を目標
	血小板数が 50,000～100,000/μL で，閉鎖腔（脳・眼球など）での出血が予想される場合または持続している場合	100,000/μL を目標

PT：トロンボプラスチン時間，APTT：活性化部分トロンボプラスチン時間．

ちとなる．$Q(O_2)$ は Ht が 30～50％程度で最大となり，それ以上になると低下することが知られている[5]．

b. 凝固因子補充

- 一般的には，凝固因子低下による止血効果の破綻は，正常値の 20～30％に低下するまで生じないとされている．
- 国際的なガイドライン[1-3]は，欠乏する凝固因子それぞれに対応した凝固因子製剤を投与するが，入手困難な場合に新鮮凍結血漿（fresh frozen plasma：FFP）による補充を勧めている（表3）．保険診療上，日本では投与されない製剤が多いため，現時点で国際的なガイドラインを用いることは現実的でない．しかし近年，FFP よりも凝固因子製剤による止血効果が多く報告され，FFP 投与から凝固因子製剤投与への移行は世界的潮流である．
- FFP を含めた凝固因子製剤投与を決定するためには，注意深い術野の観察★3 と，後述するポイントオブケア検査（point of care testing：POCT）が重要である．これは実に単純なことであるが，さまざまなガイドラインで示されている．注意が必要な症例として，急性・慢性肝障害，播種性血管内凝固症候群（DIC），大量輸血後，先天性・後天性血液凝固異常の合併があげられ，早期の凝固因子補充が考慮される．いずれにしても，出血傾向を見逃さないための観察と客観的データが重要なことには変わりはない．
- FFP はワルファリン拮抗にも用いられてきたが，現在では，プロトロンビン複合体製剤（prothrombin complex concentrate：PCC）が得られない場合★4，ならびに明らかな出血性合併症が存在する場合を除いて，FFP 輸血は推奨されない．

世界の潮流は FFP から凝固因子製剤へ

★3
持続する微小出血と出血量のカウント．

★4
日本で入手可能な PCC 製剤は，乾燥人血液凝固因子抗体迂回活性複合体（ファイバ®；バクスター），乾燥人血液凝固第 IX 因子複合体（PPSB-HT®；日本製薬-武田）がある．単純な止血目的での投与は，日本では適応外となっている．通常，DIC には禁忌である．

表4　主なPOCT機器

機器	主な測定項目
PFA-100（Siemens）	血小板機能
VerifyNow（Accumetrics）	血小板機能
Plateletworks（Helena Laboratories）	血小板機能
CPA（DiaMed）	血小板機能
TEG（Haemonetics Corporation），Platelet Mapping Assay	血小板機能，血液凝固の粘性および弾性
Sonoclot（Sienco Inc）	血液凝固線溶機能
ROTEM（Novo Nordisk）	血液凝固線溶機能
Cascade POC System（Helena Laboratories）	HMT，PT，APTT
Thrombolytic Assessment System（Pharmaetics Inc）	HMT，PT，APTT
CoaguChekProDM（Roche Diagnostics）	PT，PT-INR，APTT

HMT：heparin management test.

★5
血小板数の安全域は，脊髄くも膜下麻酔の場合は50,000/μL 以上，硬膜外麻酔の場合は 80,000/μL 以上とされている．

★6 POCT
POCT は止血凝固検査のみならず，血糖値，心筋マーカー，腫瘍マーカーなど，簡便・迅速に測定できる検査の総称である．

▶PT-INR：
プロトロンビン時間国際標準比（prothrombin time international normalized ratio）

▶APTT：
活性化部分トロンボプラスチン時間（activated partial thromboplastin time）

★7
例：フィブリノゲン製剤，凝固因子製剤，FFP，PC，プロタミン硫酸塩，外科的止血．

c. 血小板輸血

- 血小板濃厚液（platelet concentrate：PC）輸血は，血小板数が明らかな輸血トリガーとなりうると思われるが，実際は，その推奨度もエビデンスレベルも高くない[3]．
- 凝固止血能は，血小板，凝固因子だけでなく赤血球も含めた全血のバランスで規定され，凝固因子補充の場合と同様に術野の観察を怠ってはならない．どの血小板数をトリガーとして血小板輸血を開始するかは，術前評価，手術部位・術式，術中所見により異なり，POCT も有用なデータとなりうる（表3）★5．
- 血小板機能に関して，術前に問題となるのは抗血小板薬が投与されている症例である．チエノピリジン系抗血小板薬（チクロピジン，クロピドグレル）は，薬剤感受性にもよるが，最低でも3日間，可能なら5〜7日間は休薬しなければ，出血や予後悪化のリスクが高まるため，手術は延期すべきとされる[2]．待機手術の場合，このような症例に対する予防的血小板輸血は認められない．

d. ポイントオブケア検査（POCT）

- 輸血管理におけるPOCT★6 は，血球数や凝固止血能を簡便・迅速に検査し，輸血製剤の適応をリアルタイムに決定することで，不要な輸血量を減少させ，適切に止血能を改善させる[6]（表4）．
- 測定項目は血小板数，PT-INR，APTT に加え，凝固線溶や血小板凝集能などで，機器や項目によるが，数分〜30分程度で結果が得られるものが多い．FFP や PC の輸血だけでなく，止血管理向上に伴って RBC の輸血量も減少させる．
- POCT を用いた輸血管理アルゴリズムによって輸血量を減少させたという報告はいくつか示されているが，そこでは，術前の抗血小板療法・抗凝固療法による出血リスク評価，術中出血時の薬剤・輸血・血液製剤投与・止血処置の適応決定★7 の目的で POCT が用いられている．

❷ 大量出血時の対応★8

a. massive transfusion protocol

- 出血時には全血が失われるのであり，この際に輸血すべきなのは全血である

という考え方から massive transfusion protocol（MTP）の概念が生まれた[★9].

- RBC の輸血と同時に FFP や PC を一定の割合で輸血する方法で，よく知られた MTP には，RBC：FFP（：PC）＝1：1（：1）の割合で輸血するという方法がある[7]．後向き研究では，このMTPは予後，在院日数，人工呼吸期間といったアウトカムを改善する可能性があり，とくにFFP，PCをより多い割合で輸血した群で有効であったことが示されている．
- しかし，必ずしもこの組成で輸血する必要はなく，MTPがすみやかに施行できる環境を整備し，より早期の輸血開始ができれば予後は改善することも示されている[8]．

b. 院内の供血体制（異型適合血輸血を含む）

- 急性期疾患や出血量の多い手術を取り扱う施設で，しばしば準備血を廃棄する機会があれば，最大手術血液準備量（maximum surgical blood order schedule：MSBOS）に関するデータを収集すべきである．MSBOS の目安は，術式別に平均輸血量の 1.5 倍程度であるが，施設ごとに検討する．
- 輸血する可能性のある待機手術に対しては，いずれも輸血検査（血液型，不規則抗体）を実施したうえで，輸血する可能性と予想輸血量を考慮した供血体制を輸血部門と情報共有する（図2）．
- 準備血が枯渇した場合や，緊急手術の場合では異型適合血の適応となる．通常は O 型 RBC，AB 型 FFP・PC が用いられる．患者血が AB 型と判明していれば，RBC は A 型または B 型を輸血し，次いで O 型が輸血される．
- 異型適合血輸血に先だって輸血検査に必要な採血を行っておく．
- 輸血開始後に輸血部門より，交差適合試験不適合との報告がありうる．その場合には輸血中の不適合血は破棄し，別のものと交換する．また，日本では可及的に ABO 同型血に戻すこととなっているが，交差適合試験の生食法で主試験が適合した血液を用いることとなっている．実際には多量の O 型 RBC を輸血した症例で血液型が不明瞭化する場合があり，輸血赤血球寿命を待って ABO 同型血に戻すこともある．

c. その他の注意点

- 大量出血時の Hb および Ht は，結果を得るころにはさらに変動している可能性が高く，参考程度にとどめるべきであるが，Hb 7〜9 g/dL 程度を目標とする[9][★10]．
- 交差適合試験を省略して輸血した場合，遅発性溶血の発症に留意し，長ければ3週間程度追跡する．
- 出血およびショックの重症度を判断するには，乳酸値や代謝性アシドーシスが有用であり，24時間以内の正常化が望まれる．

★8
大量出血時には，出血・輸血管理ができるコマンダーが必須である．コマンダーは医師・看護師・検査技師と良好なコミュニケーションを保ち，手術室と輸血部門のコーディネートを行う．他者に引き継ぐ場合には，情報伝達に責任を負う．

★9
血液型判定は，時間的に異なる2点で検査したうえで決定することが望ましい．また，他院での結果があっても再検査する．急性出血例や他院にて異型適合血輸血を行われていた症例に遭遇すると，血液型判定が困難になる場合が多い．アメリカでは，このような場合は，ABO 型が判明しても異型適合血輸血を継続することを推奨している．

★10
初期輸液には晶質液，次いで最大投与量の膠質液を投与する．目標収縮期血圧は約80〜100 mmHg とし，体温を正常値に保つことも重要である．

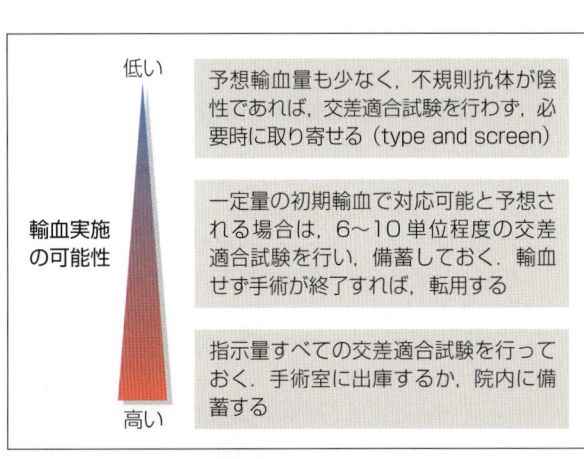

低い
輸血実施の可能性
高い

予想輸血量も少なく，不規則抗体が陰性であれば，交差適合試験を行わず，必要時に取り寄せる（type and screen）

一定量の初期輸血で対応可能と予想される場合は，6〜10単位程度の交差適合試験を行い，備蓄しておく．輸血せず手術が終了すれば，転用する

指示量すべての交差適合試験を行っておく．手術室に出庫するか，院内に備蓄する

図2　輸血製剤供給体制

- PT，APTT，血小板数は通常の輸血管理時の目標値を参考にして適宜FFP，PCを追加するが，とくにフィブリノゲン値は100 mg/dLを下回らないようフィブリノゲン濃縮製剤やクリオプレシピテートを投与する．
- 適切に輸血を行っても止血が得られない際のオプションとして，抗線溶薬（トラネキサム酸），後述するリコンビナント活性化第VII因子製剤（Recombinant FVIIa），プロトロンビン複合体製剤（PCC）を投与するが，どの製剤を選択するかを決定するツールとしてもPOCTが有用である．

❸ 同種血輸血を回避・減少させる工夫

a. 希釈式自己血輸血

- 希釈式自己血輸血（autologous normovolemic hemodilution：ANH）は，同種血輸血，輸血合併症を減少させる可能性があり有用と考えられているが，議論が分かれている．現在，日常的にANHを行うことは，特殊な症例を除いて，推奨されていない[3]．
- よい適応とされるのは，術前Hbが正常上限値ほどあり，出血量が1,500 mLまで，多くても循環血液量の50%までの手術である．
- まれな血液型や，免疫学的な理由で同種血輸血を避けたい場合にも適応は考えられるが，出血量を減少させる別の方法★11を組み合わせて管理すべきである．

b. 回収式自己血輸血

- 定期・臨時手術にかかわらず，800〜1,000 mLもしくは循環血液量の20%が出血すると予想される手術に適応がある★12．
- 投与中のカテコラミンや抗凝固薬も回収血に含まれ，輸血時には再投与されることに注意する．
- 出血リスクや免疫反応といった患者背景を考慮し，同種血輸血を回避せざるをえない症例と判断されれば，施設の背景（技師の確保，血液センターまでの距離など）によっては検討すべきである．
- 赤血球の脆弱性や感染の観点から，回収血の保存は勧められない．

c. クリオプレシピテートとフィブリノゲン濃縮製剤

- 近年は，むやみにFFPを輸血することはせず，必要な凝固因子はそれに対応した製剤を効率よく補充することにより，効果的に止血を得るという概念が浸透してきた．
- 大量出血時にとくに重要とされているのがフィブリノゲンであり，100 mg/dL以上を維

★11 術式の変更，麻酔法，トラネキサム酸などの薬剤投与．

★12 心臓手術，整形外科手術，血管手術，救急手術，脳外手術に加え，近年では産科手術，悪性腫瘍手術（症例による），肝移植術での使用例も報告されている．

投与中の薬剤が再投与されることに注意

> **Advice** 回収式自己血輸血使用時の注意点
>
> 回収式自己血輸血に関しては多くの研究が報告されており，以下のような注意点がある．
> ① 白血球除去フィルターで，一部の細胞成分や非細胞成分（腫瘍細胞や羊水由来の汚染物質など）を除去する．
> ② 回収血に対する放射線照射で，腫瘍細胞を減少させる．
> ③ Rh不適合妊娠例で使用する際は，適切な量の抗Dヒト免疫グロブリンを投与する．

持することが推奨されている．一方，フィブリノゲンをFFP輸血で補正する際に問題となるのは，容量負荷による心不全の招来である．
- 容量負荷にならず，効率が良いとされるのが，クリオプレシピテートおよびフィブリノゲン濃縮製剤である★13．
- フィブリノゲン管理にはフィブリノゲン濃縮製剤またはクリオプレシピテートのいずれかが最適であるといえよう．クリオプレシピテート★14は，調達・調整に各施設の輸血部門の協力が必要となるが，フィブリノゲンを含む複数の凝固因子補充が期待できる．原則的には，2剤のうち，フィブリノゲン濃縮製剤を優先して投与することが勧められている[1)]★15．

d. プロトロンビン複合体製剤（PCC）とリコンビナント活性化第VII因子（recombinant FVIIa）

- PCCは，上述のフィブリノゲン濃縮製剤と同様，FFPと比較して少ない容量でより多くの凝固因子を補充し，止血効果の発現が早く，血液型を考慮する必要もない★16．
- PCCは第II・IX・X（・VII）因子が高濃度で調整されており，ワルファリン拮抗に適応があるとされているが，第VII因子を含まない製剤は拮抗作用が弱いため注意が必要である．
- 同様にrecombinant FVIIaの止血効果について，コントロール不能の大量出血症例で有効であったとの報告がある．しかし，本来の適応は血友病，先天性第VII因子欠乏症などであり，欧州では血栓性合併症のため止血目的という適応外使用は禁忌としている．

❹ 急性輸血関連合併症[12)]（acute transfusion reaction：ATR）

a. アレルギー，アナフィラキシー

- 日本輸血・細胞治療学会の定義では，アレルギー反応を重症度別にgrade 1

> **Topics　patient blood management（PBM）**
>
> 　先進国では安全性の高いウイルス感染対策が講じられているため，感染性輸血関連合併症は少なくなっている．同種血輸血を従来どおり行われた症例と，輸血回避対策や輸血制限が行われた症例との比較で，前者における輸血関連合併症の発生や死亡率増加の観点から，輸血を回避することの重要性が示唆された．そこで提唱されたのがPBMである．
> 　PBMは周術期を通じて，集学的な貧血の評価と治療・処置を行っていくという概念で，blood conservation（輸血の削減）とほぼ同義である．具体的には，術前・術後の鉄剤およびエリスロポエチン製剤投与や「③ 同種血輸血を回避・減少させる工夫」の節で述べた内容を含む[10)]．

★13
FFPの6単位分に相当するフィブリノゲン量（約1g）が，フィブリノゲン濃縮製剤であれば50mLで投与可能である．血中フィブリノゲン値を100mg/dL上昇させるには，フィブリノゲンとして3〜4gを投与する．クリオプレシピテートは，容量としてはフィブリノゲン濃縮製剤よりやや多くなる程度である．

★14
クリオプレシピテートは通常5単位製剤のFFPを最小単位とし，調整する．調整には早くても2日程度かかるので，備蓄していないのであれば，緊急的には使用できない．

★15
フィブリノゲン濃縮製剤を含め，止血目的の凝固因子製剤は原則的に適応外使用となる．

★16
良好な止血効果やFFP輸血量の減少が報告されている[11)]が，適応や血栓性合併症を考慮した，より多くのエビデンスが求められている．

表5 TACOに認められる所見

- 漏出性痰を伴い，気道吸引液/血漿の蛋白質濃度比<0.65
- 肺動脈楔入圧>18 mmHg
- 輸血前/輸血後のBNP比>1.5
- 循環血液量減少を急激に補正した
- 収縮期血圧が160 mmHgを超える
- 弁膜症の既往や左室駆出率低下を認める

★17
grade 1は皮膚粘膜症状のみのアレルギー症状，grade 2以上は重症に分類され，血圧低下を認めればアナフィラキシー反応である．

▶HLA：
ヒト白血球抗原（human leukocyte antigen）

▶HNA：
ヒト好中球抗原（human neutrophil antigen）

★18 TRALIの症状
呼吸苦，頻呼吸，発熱，低血圧，泡沫痰．

★19
アメリカでは，TACOは輸血関連死の原因としては第2位であると発表されているが，輸血合併症として広く認識されていないのが現状である．

～4の4段階に分けている★17．grade 2以上の重症のアレルギー反応は，輸血開始後30分以内に55％が発症する．

- 治療はgrade別というより，症状に合わせた処置を行う．局所的で軽症の場合は，抗ヒスタミン薬の静注でよい．全身性であれば副腎皮質ステロイド（コハク酸ヒドロコルチゾン100～500 mg）の静注を併用する．気道・血圧の異常，アナフィラキシーでは，エピネフリン0.3 mgを筋注する．高度な血圧低下，気道緊急の場合はエピネフリン0.01 mgを静注する．

b. transfusion-related acute lung injury（TRALI）

- 輸血後数時間で生じる非心原性肺水腫であり，原因は生体内または輸血製剤内の抗白血球抗体（HLA class I・II抗体，HNA抗体）や活性脂質とされている．すべての輸血製剤で生じうるが，血漿成分が多い製剤で頻度が高い．
- 経過は，輸血後1～2時間後に症状★18が出現し，6時間後ごろ最大となる．また，96時間以内には改善することが多い．
- TRALIは輸血関連死の約50％を占めるが，輸血を中止する以外に特異的治療はなく，対症療法・支持療法が中心となる．
- 発症が疑われた場合，使用していた輸血回路を交換後，晶質液輸液に切り替える．また，使用した輸血製剤および患者血漿の抗顆粒球抗体や抗HLA抗体を検査する必要があるため，双方の検体を保存し，赤十字血液センターへ報告する．

c. transfusion associated circulatory overload（TACO）

- 輸血による循環容量負荷で生じる心不全で，PaO_2/FIO_2比が300を下回る酸素化障害を伴う．発症は輸血開始から6時間以内が多い★19．
- 輸血速度との関連が指摘されているが，術中は持続する出血や輸液による補正などを伴い，適切な輸血速度を一概に示すことは困難である．少なくとも，心機能低下が術前に認められている場合は，術前の血清脳性ナトリウム利尿ペプチド（brain natriuretic peptide：BNP）濃度，心胸郭比，vascular pedicle widthなども評価しておく．
- 実際にはTRALIと同時に発症している場合もあり，区別することが困難な場合もあるため，治療方針の決定には注意が必要である（表5）．複数の所見を認めればTACOの可能性が高くなる．
- 治療は，輸血中止，利尿薬投与，治療的瀉血を行う．

d. ABO不適合輸血（Rho（D）抗原不適合を含む）

- ABO不適合輸血は，ATRを鑑別するうえでまずチェックすべき項目である．
- 急性溶血性輸血副作用（acute hemolytic transfusion reaction：AHTR）の原因の一つであり，血管内溶血に伴う著明なヘモグロビン血症・ヘモグロビ

ン尿を認める．
- 輸血量が 50 mL 以下では死亡例はなく，それ以上で AHTR の所見がみられるようになる．
- 細胞外液の急速輸液と循環維持とともに 1 mL/kg/時程度の尿量を確保し，それ以下であれば利尿薬を投与する．同時に血漿カリウム値，乳酸脱水素酵素（LD），間接ビリルビン，DIC にかかわる検査値をモニターし，対症療法を行う．

（吉田真一郎，山蔭道明）

文献

1) American Society of Anesthesiologists Task Force on Perioperative Blood Transfusion and Adjuvant Therapies. Practice guidelines for perioperative blood transfusion and adjuvant therapies : An updated report by the American Society of Anesthesiologists Task Force on Perioperative Blood Transfusion and Adjuvant Therapies. Anesthesiology 2006; 105: 198-208.
2) Society of Thoracic Surgeons Blood Conservation Guideline Task Force ; Society of Cardiovascular Anesthesiologists Special Task Force on Blood Transfusion. 2011 update to the Society of Thoracic Surgeons and the Society of Cardiovascular Anesthesiologists blood conservation clinical practice guidelines. Ann Thorac Surg 2011; 91: 944-82.
3) Liumbruno GM, et al. Recommendations for the transfusion management of patients in the peri-operative period. II. The intra-operative period. Blood Transfus 2011; 9: 189-217.
4) Cabrales P, Tsai AG. Plasma viscosity regulates systemic and microvascular perfusion during acute extreme anemic conditions. Am J Physiol Heart Circ Physiol 2006; 291: H2445-52.
5) 前田信治．血液のレオロジーと生理機能：血液の微小循環と酸素の輸送．日生誌 2004; 66: 327-36.
6) Enriquez LJ, Shore-Lesserson L. Point-of-care coagulation testing and transfusion algorithms. Br J Anaesth 2009; 103: i14-22.
7) Fouche Y, et al. Changing paradigms in surgical resuscitation. Crit Care Med 2010; 38: S411-20.
8) Riskin DJ, et al. Massive transfusion protocols : The role of aggressive resuscitation versus product ratio in mortality reduction. J Am Coll Surg 2009; 209: 198-205.
9) British Committee for Standards in Haematology. Guidelines on the management of massive blood loss. Br J Haematol 2006; 135: 634-41.
10) Shander A, et al. Patient blood management in Europe. Br J Anaesth 2012; 109: 55-68.
11) Görlinger K, et al. First-line therapy with coagulation factor concentrates combined with point-of-care coagulation testing is associated with decreased allogeneic blood transfusion in cardiovascular surgery : A retrospective, single-center cohort study. Anesthesiology 2011; 115: 1179-91.
12) 日本輸血・細胞治療学会．輸血副作用対応ガイド 2011. http://www.jstmct.or.jp/jstmct/Document/Guideline/Ref19-3.pdf

5

術中モニタリングの up-to-date

5-1 循環モニタリングとは？

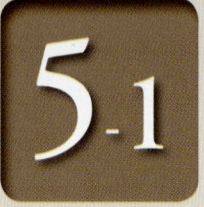

- 現代のような循環モニタリングの機器が発達する以前，医学の先人たちは患者の顔色を見て，息づかいを感じ，手足を触ったりして循環の評価をしたと思われる．そして，脈を触れることで心拍が整であるかどうかを読み取り，また，身体機能を十分に賄えるだけの血流があるかどうかを想像したはずである．このように，単に指で患者に触れるという行為から少しでも多くの情報を読み取るため，医師は診察中に全身全霊をかけて患者に向き合っていたはずである．
- 現在は，モニターで多くの患者情報を抽出できるようになっており，患者を評価する技術は格段に進歩した．われわれがモニター抜きで医療を行うことはもはや不可能な時代となっている．しかし，臨床現場にモニターが氾濫するに伴い，ともすればモニター情報の向こうにある患者本人を観察することが疎かになっていることはないだろうか．モニターはわれわれの視覚・聴覚・触覚といった感覚を延長する道具であって，その先には必ず患者が存在する．
- 医師が患者に向き合うということが，診察するうえできわめて重要であることは，現代のようにモニタリング機器が発達した医療においても少しも変わることはなく，われわれ医療者の感覚そのものを磨く努力を怠ってはならない．

❶ 循環とは？

- ヒトの循環は閉鎖循環系から成り立ち，心臓・脈管・血液から構成される．生体における循環の目的は，これらの要素が協調して働くことにより，身体が必要とする物質を各臓器に供給し恒常性を保つことにある．ゆえに，身体の必要量が変化した場合は，循環はその変化に適応することが求められる．

❷ 循環モニタリングの意義

- 熟練した医師であれば脈を触れることによって血圧だけでなく，心拍出量まで推測することが可能かもしれないが，その判断を下せるようになるまでには多くの経験を要し，また客観的な評価は不可能である．モニターの出現によって，医師が患者評価を行うことが容易になり，かつその評価を客観的なものにすることで，血行動態の変化に遅滞なく適切な対処を行うことが可能になった．
- 次に，現在，一般的に用いられているモニタリング機器の概略を示す．

❸ モニタリングの実際

a. 心電図

- 侵襲がないため，循環モニターとして最も汎用されているものであろう．血行動態をみるツールではなく，不整脈や心筋虚血の検出といった診断的モニタリングとして威力を発揮する．
- モニター心電図としては不整脈の検出が鋭敏なⅡ誘導を用いることが多いが，誘導数が少ないため12誘導心電図に比べると心筋虚血の検出率は劣る．これは胸部誘導を併用することで改善することができる．
- 手術中に外科医が電気メスを使用する場合は心電図波形と電気メス波形が干渉し，心電図の読み取りが困難になることがある．このような場合は脈波モニターを同時に観察することによって，アーチファクトのみなのか，不整脈が発生しているのかを判断できる．
- また，心電図は心臓の電気的活動を表しているだけであるから，電気収縮解離の状態にあるときは心電図に波形が表れていても心臓が収縮しないために脈波が発生しない．したがって，心電図モニターと脈波モニターを同時に観察できるように習慣づけておくことが望ましい．
- 心臓ペーシングを行っている患者の手術では，ペーシングスパイクだけで心電図同期音が発生するので，患者の心筋活動電位が発生しているかどうかに常に注意を払っておく必要がある．

> 心電図は不整脈や心筋虚血の検出といった診断的モニタリングとして威力を発揮する

b. 血圧測定

- 血圧測定は心電図と並び最も一般的な循環モニタリングの一つである[★1]．
- 各臓器には灌流を規定する抵抗が存在する．すなわち，各臓器を血液が灌流するためには必要に応じた圧力が必要ということになる．臓器灌流圧の多くは平均動脈圧で表され，脳では60〜130 mmHg，腎臓では70〜140 mmHgの範囲に自己調節能があるといわれている．例外は心臓であり，主に拡張期に灌流されるが，おおむね血圧測定の意義は臓器灌流の指標ということになる．
- 以下に測定方法別に特徴を述べる．

> ★1
> 一般的にいわれる"血圧"とは体循環を担う血流によって生じる圧力のことである．

■ 非観血的血圧測定

- 汎用されているモニタリングの一つであり，皮下出血などの合併症を起こすことがまれにあるが，侵襲がないため非常に使いやすい．現在普及している自動血圧計は測定の再現性が高く，信頼度も高い．また，拍動を感知できる部分であれば測定部位は問わないことも有用性を高めている．ただし，正確な測定には血圧計のカフのサイズを測定肢の長さの2/3に合わせる必要があり，幅が広いと低く測定され，狭いと高く測定される．
- 測定原理は，カフが動脈周囲の組織を圧迫することで動脈血流を閉塞し，カフ圧の低下に伴って脈拍が振動することを検出している．このため，測定に

> 侵襲がないため非常に使いやすい

は一定の時間を要し，循環変動が急激なときには測定値と患者の実際の血圧に乖離が生じたり，測定ができなかったりする場合もある．また，病的肥満患者など組織コンパートメント圧が高い場合には測定値が高く表示され，実際の血圧を反映しないこともある．さらに，体動やシバリングなどがあるときや，心房細動など不整脈がある場合は測定が困難になることがある．

■ 観血的血圧測定

- 動脈に直接カニューレを挿入して行う測定であるため侵襲的であるが，非常に有用なモニターである．トランスデューサー付きの回路が市販されており，動脈に挿入されたカテーテルから伝わる圧を波形に変換して画面に描出する[★2]．

> 侵襲的であるが，非常に有用なモニター

> ★2
> 数値だけでなく波形の連続モニタリングが可能であるため，得られる情報量は多い．

- 心臓血管外科症例や心血管系に重篤な合併症をもつ患者は手術中に急激な循環変動を起こすことがあるので，血圧を連続モニタリングすることが望ましい．
- また，脈波の形態から病態を推測することが可能である．たとえば，波形が呼吸性に変動することから血管内容量を推定したり，収縮期の立ち上がり部分から大動脈弁狭窄や左室流出路狭窄を推定したりすることも可能である．また，波形の面積を積分することによって心拍出量の指標とすることも可能である．
- 測定部位は，表在に動脈拍動が触れる部分であれば可能であるが，よく用いられる部位としては橈骨動脈，尺骨動脈，上腕動脈，足背動脈，後脛骨動脈，大腿動脈，浅側頭動脈があるが，測定部位によって血圧測定値や波形が異なる．また，手の血流は尺骨動脈優位のことが多いので，できるだけ橈骨動脈から挿入することが推奨される．ただし，どの部位から挿入したとしても，末梢側の血流障害が起こる可能性があるので，動脈ラインを挿入した場合には測定部位より末梢の血流に常に注意を払う必要がある．

- 以上，血圧について簡単に述べたが，以下の式に表されるように血圧でわかることは血流と血管抵抗の積であり，十分な血流量があるかどうかは血圧測定のみではわからないことを示している．これを解決するためには，心拍出量を測定する手段を用いる必要がある．

$$\text{Darcy の式：} P1 - P2 = Q \times R$$
（P1：入口部の圧，P2：出口の圧，Q：血流，R：血管抵抗）

c. 中心静脈圧測定

> 中心静脈圧は右心系の前負荷を表す

- 大静脈に狭窄がない限り中心静脈圧は右房圧を反映するので，右心系の前負荷を表すが，正常の場合は右房圧と左房圧はほぼ等しいと考えてよいので，左心系の前負荷を推定できると考えて差し支えない．ただし，左室の機能低下，左室拡張障害，僧帽弁疾患などがある場合は必ずしも右房圧が左房圧を反映しない．

- 中心静脈圧は Seldinger 法を用いて経皮的に挿入したカテーテルから簡便に測定できるので，厳密な体液管理が必要な重症患者の管理にしばしば用いられている．また，近年では，中心静脈血酸素飽和度を連続測定できるセンサーが付属しているカテーテルもあり，その有用性が検討されている．
- 挿入部位は主に内頸静脈，外頸静脈，鎖骨下静脈，尺側皮静脈，大腿静脈が用いられる．
- 中心静脈カテーテルは圧測定以外の用途にも用いられる．カテコラミンや血管拡張薬などの微量投与や中心静脈栄養にも用いられるため，長期間留置されることも珍しくない．したがって，カテーテル関連感染症の発生には十分に注意する必要がある．また，挿入時の血管穿刺に伴う血腫形成や，血栓による血管閉塞といった合併症を起こすこともあるので，患者への侵襲度は比較的高い．

d. 肺動脈圧測定

- 肺動脈カテーテルを用いて測定する．肺動脈圧測定は，右房圧と左房圧に差が生じている状態，とくに低左心機能や左室拡張障害の状態で左心系の前負荷を評価するのに有用であり，また，このカテーテルでは心拍出量の測定が可能である．近年では混合静脈血酸素飽和度が測定可能なカテーテルが普及しており，ペーシング機能が付随しているものも市販されている．

> 肺動脈圧は左心系の前負荷を評価するのに有用

- Seldinger 中心静脈カテーテルと同様に Seldinger 法で挿入できるが，比較的大きいサイズのシースイントロデューサーが必要なので，尺側皮静脈や鎖骨下静脈では挿入が難しいことがある．
- 肺動脈圧は本来右室に対する後負荷を表すが，以下の関係から左心系の評価が可能になる．

$$左室拡張末期圧 ≒ 左房圧 ≒ 肺動脈楔入圧 ≒ 肺動脈拡張期圧 [★3]$$

- カテーテルの使用に伴う合併症としては，動脈穿刺や血腫形成といった挿入に伴うものや，感染，肺動脈破裂といった重篤なものがあげられる．また，カテーテルから得られた情報が正しく解釈されないために治療方針を誤っている可能性も指摘されている．

> ★3
> ただし，カテーテルの先端位置が不適切な場合や僧帽弁疾患が存在する場合，肺疾患が存在する場合はこの関係が成り立たないため，評価が難しいことがある．
>
> ▶「5-3 肺動脈カテーテルの是非」(p.135) を参照．

e. 尿量

- 簡便に利用できるモニターでありながら，非常に有用である．尿量を測定することで腎血流を推測することができる．本項「③ b. 血圧測定」に述べたが，身体の主要臓器の血流には自己調節能があるが，その調節範囲は臓器によって異なる．腎臓は比較的早く自己調節能が破綻することが知られているので，逆に考えると，腎血流が保たれているということは身体の主要臓器の血流が保たれているということになる．ただし，これは動脈系に局所の狭窄性病変がないことが前提となる．

> 尿量は簡便に利用できるモニター

- また，腎血流が心拍出量に比例すると考えると，尿量は間接的な心拍出量のモニターと考えることができる．全身麻酔中は乏尿である場合でも積極的に

> 間接的な心拍出量のモニター

利尿薬を用いて管理することが少ないのはこのためである．一般的には体重あたりの尿量（50 kg であれば 50 mL）が保たれていれば十分な心拍出量があると考えられている★4．

★4
ただし，脳圧亢進症例など尿量のモニタリングよりも浸透圧利尿薬の投与を優先する症例や，腎機能低下症例などでは尿量と心拍出量の相関が乏しい．

f. 経皮的酸素飽和度測定

- パルスオキシメータの出現で患者管理の安全性は飛躍的に向上した．元来，動脈血酸素飽和度のモニターであるが，最近の機器では脈波を波形表示することが可能になった．

経皮的酸素飽和度は末梢循環や循環血液量の指標

- あくまでも相対的評価であるが，その波形の大小・呼吸性変動を，とくに経時変化の中で観察することにより，末梢循環や循環血液量の指標とすることが可能である．

g. 呼気二酸化炭素分圧測定

呼気二酸化炭素分圧で肺血流の推定ができる

- 動脈血二酸化炭素分圧の非侵襲的モニターであるが，その意義と同等かそれ以上に気管挿管の成功判定ができる点で有用性が高い．循環モニターとしては肺血流の推定ができる点で有用である．
- 換気血流比の不均衡が増大すると，動脈血二酸化炭素分圧と呼気二酸化炭素測定値の乖離も増大する．そのような状態では肺血流が少ないことが予想されるし，肺塞栓のように急激に肺血流が低下するような病態では，モニターの数値が急激に低下することで診断の補助として使用できる．

h. 末梢皮膚温センサー

末梢血管抵抗の指標

- 中枢温と末梢温との差をみることで末梢血管抵抗の指標として使用される．定量的な評価はできないが，現状では末梢血管抵抗を直接モニターする手法がないため，とくに低心機能患者や小児に対して良い適応になる．

i. 心エコー

心エコーは数値では得られない情報が得られる

- 前述までのモニタリングはすべて点または線で表された数値であるが，超音波装置では画像という，数値では得られない情報が得られる．たとえば，低血圧と肺動脈圧高値という状況を仮定する．肺血管抵抗が高く，体血管抵抗が低い状況であれば左室の前負荷は少ない可能性があるが，前負荷過剰で左室機能低下を伴った低血圧という状況もありうる．波形の情報や，他のパラメータを考慮することで診断は可能であるが，超音波画像を合わせて観察することで，診断はかなり容易になる．その他，心筋虚血や弁疾患に対しても，診断的モニタリングができる点で有用性が高い．

診断的モニタリングができる

画像描出やその解釈には一定の訓練が必要で，連続モニタリングが難しい

- また，一般的な循環モニタリングでは心収縮力の評価はきわめて難しいが，超音波画像では容易に観察できる．超音波ドプラーを併用することで肺動脈圧や心拍出量を推定することが可能であるため，その侵襲性の低さも合わせて，有用性は非常に高いものとなっている．ただし，画像描出やその解釈には一定の訓練が必要であることと，連続モニタリングが難しいことが欠点である．

j. 酸素需給バランスのモニタリング

- 循環を維持するための最大の目的の一つは主要臓器に酸素を供給することであり，その概念を図1に示す[★5]．
- ヒトでは安静時酸素消費量はおよそ250 mL/分といわれているが，この必要量に対して供給量が十分でない場合は，酸素の需給バランスが崩れた状態となり，嫌気性代謝が亢進する．これが循環の破綻である．この状態をモニタリングするのに現在われわれが臨床使用できるものを以下に示す．

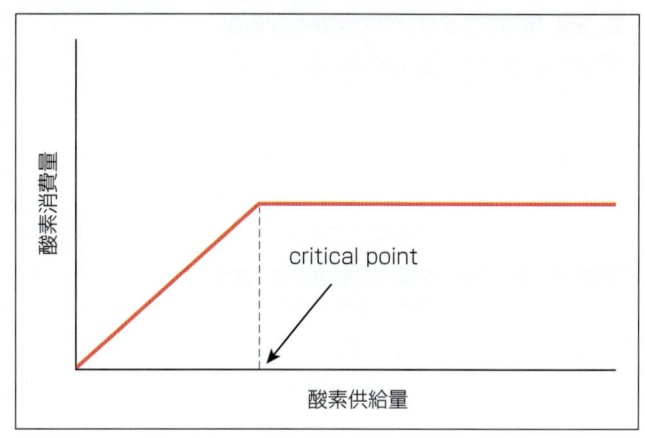

図1 酸素供給量と消費量の概念

■ 血液中の乳酸値測定

- 採血するだけで簡便に測定でき，一般的に行われているモニタリングであるが，乳酸値の上昇は嫌気性代謝の亢進のみに依存するわけではないのと，連続モニタリングできないのが難点である．

■ 混合静脈血酸素飽和度

- 肺動脈カテーテルを使用して測定する．酸素需給バランスとしては鋭敏であり，連続モニタリングできる点で有用であるが，肺動脈カテーテルを挿入する必要がある．

■ 中心静脈血酸素飽和度

- 上大静脈に留置した中心静脈カテーテルから採血した血液の酸素飽和度から混合静脈血酸素飽和度を類推し，モニタリングを行うことが可能．最近ではオキシメトリセンサーから連続モニタリングできるカテーテルが市販されている．ただし，カテーテルの先端位置によっては必ずしも混合静脈血酸素飽和度を反映しない可能性がある．

■ 胃粘膜のpH測定

- 供給依存性に傾きやすい消化管粘膜のpHを測定し，嫌気性代謝の指標にすることができる．測定がやや煩雑なのとアーチファクトの問題で，汎用されるには至っていない．

★5
以前，重症患者においては意図的に酸素供給量を多く保つと患者の予後が改善したという結果が報告されたが，現在ではそれは否定的であり，臨床的には需要量に対して供給量が下回る下限値（critical point）を検出することに意義がある（図1）．しかし，いずれのモニターでも治療対象となるcut off値が明らかにされておらず，臨床使用上で他の循環モニタリングを凌駕するには至っていない．

> **Column 静的状態の観察と動的状態の観察**
>
> モニタリングは患者の状態を点でとらえることが多い．たとえば，心エコーで左室駆出率が30％の患者でも，独歩で通院する人もいれば，集中治療室で人工呼吸を受ける人もいる．
> 単なるモニターとしての数値は静的状態の数値なので，患者に負荷がかかったときの予想は難しい．輸液負荷や心負荷をかけるといった，医療者側で負荷を与えて患者を観察することでわかることがあるかもしれない．多少リスクは発生するが，困ったときには診断的治療としてこちらから仕掛けてみるのも一法である．

表1 循環モニタリングで何がわかるか？

モニタリング	検出できるパラメーター
心電図	不整脈，心筋虚血
血圧測定	（1回心拍出量，後負荷）
中心静脈カテーテル	前負荷，中心静脈血酸素飽和度
肺動脈カテーテル	前負荷，心拍出量，混合静脈血酸素飽和度
尿量	（心拍出量）
経皮的酸素飽和度測定	（後負荷，前負荷）
呼気二酸化炭素分圧測定	（肺血流）
末梢皮膚温	（後負荷）
心エコー	前負荷，心拍出量，心収縮力
血液検査 胃粘膜pH測定	酸素需給バランス

間接的な指標は（ ）で表記．

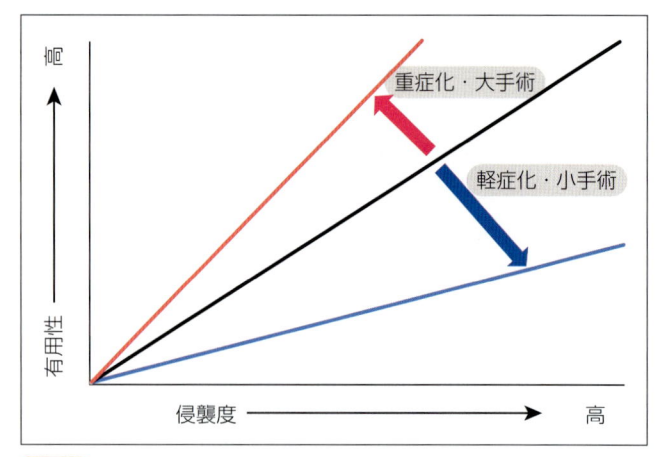

図2 モニタリングの侵襲度と有用性の関係

- 以上，一般的なモニタリングについて述べたが，これらのモニタリングでわかる血行動態の情報を**表1**に示す．さまざまなモニターが考案されているが，診断的要素を除けば，一般的なモニターでわれわれができることは，結局，左室拡張末期圧を推定し，Frank-Starling曲線を描くことであり，critical pointのはっきりしない酸素需給バランスをみることくらいである．
- これらに加えて，後負荷・容量血管のトーヌス・心収縮予備力・酸素消費量といったパラメータが詳細にモニタリングできれば，循環作動薬の使い方や輸液療法の方針を決定することに大きく寄与すると思われる．

④ モニタリングの適応

- 患者にモニタリングを行うかどうかはその有用性と侵襲度を考慮し，有用性が侵襲度を上回ることが予想されて初めて適応を決定するべきである．しかし，われわれが使用しているモニタリングの中で，それを使用することによって患者の予後が改善されると証明されているものは非常に少ないため，その適応は医師の好みや施設の方針によって大きく左右される．
- また，**図2**に示すように同一患者でも重症化したり侵襲の大きい手術を受けたりする場合には侵襲度の高いモニターが必要になるが，状態が改善したり侵襲の小さい手術を受けたりする場合にはモニターの有用性は低下すると考えられる．

⑤ モニタリングの限界

- 生体には多様な因子が複雑に関係していることは明らかである．循環器系も例外ではなく，心臓，血管，血液，神経，ホルモンなどといった多くの因子が複雑に関与しており，また，目的とする臓器がいくつも存在するため，身

体の恒常性を一つのモニターで明確に可視化し，評価することは難しい．
- さらに，モニタリングによって得られるものは単なるデータであり，それ以上でもなくそれ以下でもない．そのため，モニタリングによって得られたデータに基づいて，いつ，どのような治療を行うのかといったことに関しては，それを読み取る医師の臨床能力に依存する．
- モニターの解釈については，モニターが正しく患者情報を表しているのかを，まず判断すべきであるが，そのためには機器の測定原理やアーチファクトについて十分理解しておく必要がある．また，正しく得られたデータにおいても，臨床現場ではいくつかのモニター情報を統合的に読み取る必要があり，患者背景や経時変化，将来の経過予測などを加味して考える必要がある．

(古家　仁，松成泰典)

参考文献

1. Miller RD, et al. Miller's Anesthesia. 7th ed. Philadelphia: Elsevier, Churchill Livingstone; 2010.
2. van Beest P, et al. Clinical review: Use of venous oxygen saturations as a goal — A yet unfinished puzzle. Crit Care 2011; 15: 232.

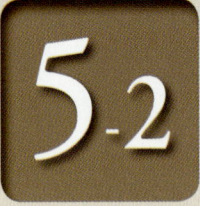

5-2 経食道心エコーの活用法
有効に使いこなすために

- 手術患者の高齢化とともに多彩な既往歴や長期内服薬，心肺機能低下例での手術が増え，小さなトラブルでも致命的となる可能性が増えた．一方，想定外のイベントを察知し，起こった場合はそれを迅速に診断できるツールもある．経食道心エコー法（transesophageal echocardiography：TEE）はその一つである．しかしツールを有効に使わなかった責任が問われる可能性も新たに出てきた．より安全確実な手術が求められる時代における TEE の役割や活用法をまとめる．

1 TEE の特徴

- TEE は，術野の手術操作と競合せず，心大血管の大きさ，性状，動きなどの形態情報に加え，血行動態もリアルタイムに得ることができる．しかし有効に TEE を活用するにはいくつかの条件がある．

> TEE は術野の手術操作と競合せず，心大血管の形態情報，血行動態をリアルタイムに得ることができる

a. 画像を描出する力

- プローブ操作と画像の関連づけに learning curve が存在する．プローブは食道内にあり見えないため，関連づけは容易ではなかったが，最近 TEE シミュレータが登場し，この段階の一助となっている[★1]．
- ASE，SCA が提唱する 20 の基本画像[2)]を容易に描出できるよう，平素から練習が必要である．TEE が必須となる状況では，麻酔管理は忙しく，短時間で描出し診断しなければならないことが多い．

> [★1]
> 高価だが学会でハンズオンも利用できる．筆者は通常の PC 上で使える CT データを用いた TEE シミュレータを開発した[1)]．パネル上でのプローブ操作だが，オリエンテーションの学習には使えそうである．
>
> ▶ASE：
> American Society of Echocardiography
>
> ▶SCA：
> Society of Cardiovascular Anesthesiologists

b. 所見を解釈する力

- 所見を解釈し，正常と異常を見分ける力は必須である．異常所見から病態の原因を特定することも大切であると同時に，可能性のある原因を一つずつ除外して絞り込んでいくことも大切である．この段階まではテキストやハンズオンで力を付けることができる．

c. TEE を有効に使う力

- 超音波診断では，CT などと異なり自動的に所見は得られない．自分でデータを取りにいかなければならない．そのため，行った評価を見れば，いつ何を考えたか，また何を考えなかったかが明らかとなる．TEE を活用する 5W1H を判断し的確に実行することが必要である．
- 得られた情報から診断を下し，アクションを起こし，それを自己評価する．この診断・治療のループを繰り返しながら術中管理をしていく．とくに必要となる能力は，①タイムリーかつ適切に用いる判断，②描出する力，③所見

を解釈する力，④総合的に診断を下す力である．タイミングは非常に大切で，可能なら不都合なイベントが起こる前に回避することが望ましい．つまり先取りチェックである．

② モニタリングの原則

- モニタリングの目的は，①想定範囲内で進行していることの確認と，②新たな異常をすみやかに認識することである．異常かどうかを判断するには，変化が起こる前の状況を把握しておく必要がある．
- 最近，手術患者の高齢化に伴い，非心臓手術であっても心血管系，呼吸器系などの既往のある症例が増加してきた．既往歴として把握していても，術中に何かイベントが起こった場合，それが新たに起こったものかどうかを判断するには「はじめとは異なる」という確証が必要である．そのため，麻酔導入後早い時期に心血管系を一通りチェックし記録を残しておくことが大切である．

> 目的は，①想定範囲内で進行していることの確認と，②新たな異常をすみやかに認識すること

③ 体系的に考える

- イベントが起こった場合，思いつくままいろいろな箇所をチェックするのではなく，見落としがないように自分でスキームを作っておくのがよい．ここでは，筆者が考えている一例を示す（図1）．血液の流れは基本的に直列なので，1か所で血流が滞ると，それ以降の血流はすべて減少する．また滞る結果，それより前の部分にうっ血が起こる．「うっ血性心不全」である．具体的にチェックすべき項目と典型的なエコー画像パターンを下段に示した．次節で，それぞれについて述べる．
- 動脈系の圧が圧モニターに正確に反映されているかどうかの判断も大切である．橈骨動脈に留置したカテーテルで測定する圧は，鎖骨下動脈〜橈骨動脈のどこかで解離やスパスムが起こると中心血圧を反映できなくなる．心臓の大きさも形態も，収縮も正常であるにもかかわらず血圧が異常に低値であるときのピットフォールとして考える必要がある．

④ 血圧低下の機序とTEE診断

- 図1にあげた機序と具体的な原因についてそれぞれまとめておく．

a．心タンポナーデ（図2）

- 突然の血圧低下をきたす原因として最も重篤なものである．心囊内出血により心臓全体が圧迫される．心膜は数か月以上かかる心囊液貯留に対しては伸展という形で対処できるが，急激な心囊液貯留では伸展できないため，心囊内の圧が高まり，影響を最も受けやすい右房，右室が虚脱する．
- TEEでは心臓周囲のecho-free spaceと虚脱した右心系という所見がみられ

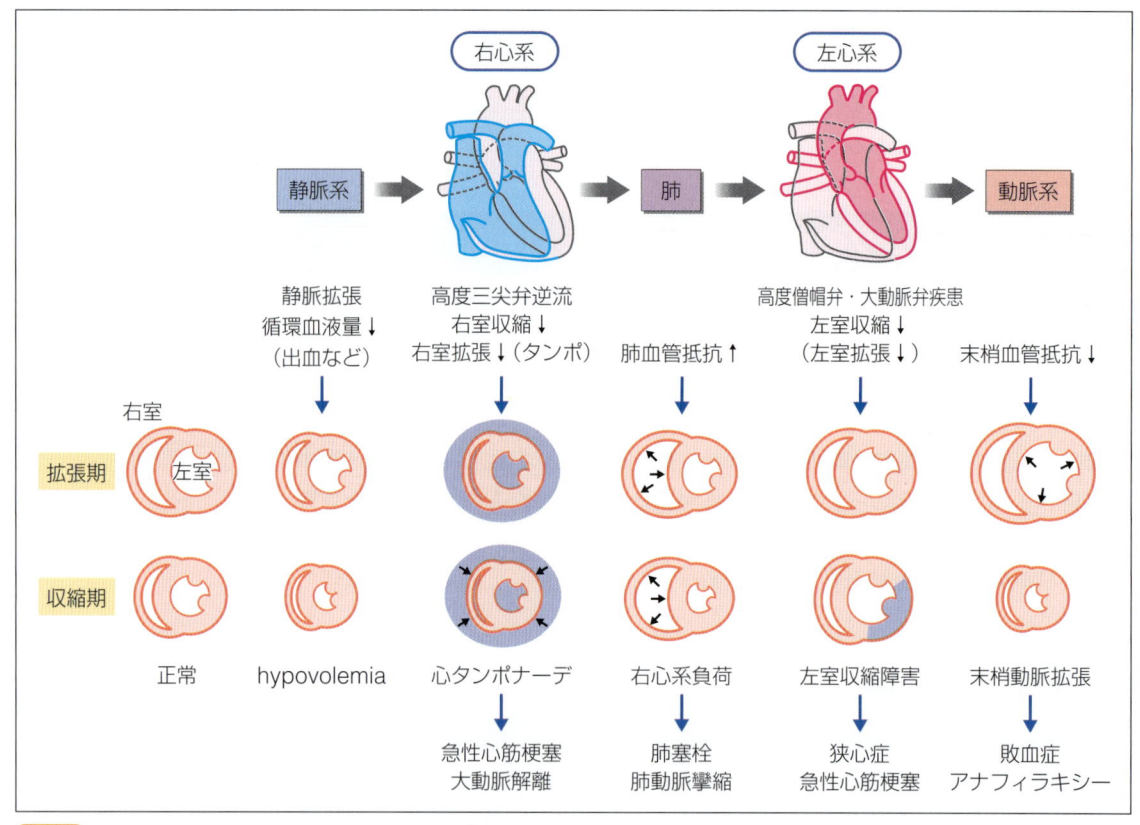

図1 血圧低下の起こる場所と機序，TEE所見

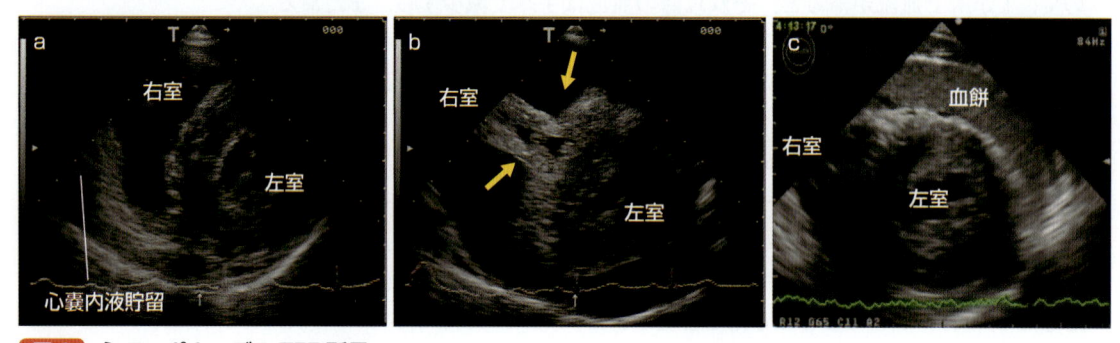

図2 心タンポナーデのTEE所見
a：軽度心嚢内液貯留，b：大動脈破裂による急性心タンポナーデ，c：急性心筋梗塞による左室破裂と心タンポナーデ．⟶：圧迫．

る．右心系は拡張が障害されて充満できず，その結果，拍出が減少して二次的に左心系も内腔が狭小化する．

- 非心臓手術で術中に心タンポナーデをきたすことはきわめてまれだが，大動脈解離や大動脈瘤の手術では，開胸までに大動脈破裂によりタンポナーデをきたすことがある．
- 図2a, bは，大動脈解離症例で執刀直前に大動脈が破裂したために起こった心タンポナーデである．大腿動脈送血の準備中に心室細動に移行したこと

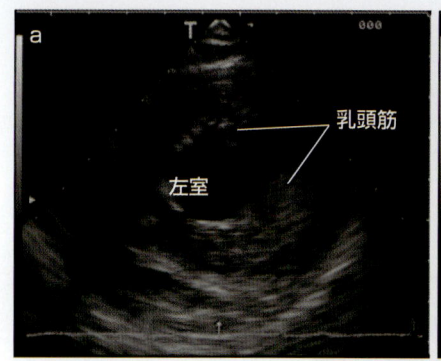

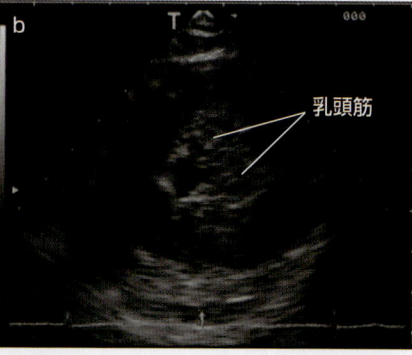

図3 hypovolemia の TEE 所見

a：拡張期，b：収縮期．拡張期の内腔は広くなく，収縮期には2つの乳頭筋が接触する（kissing papillary muscle）．

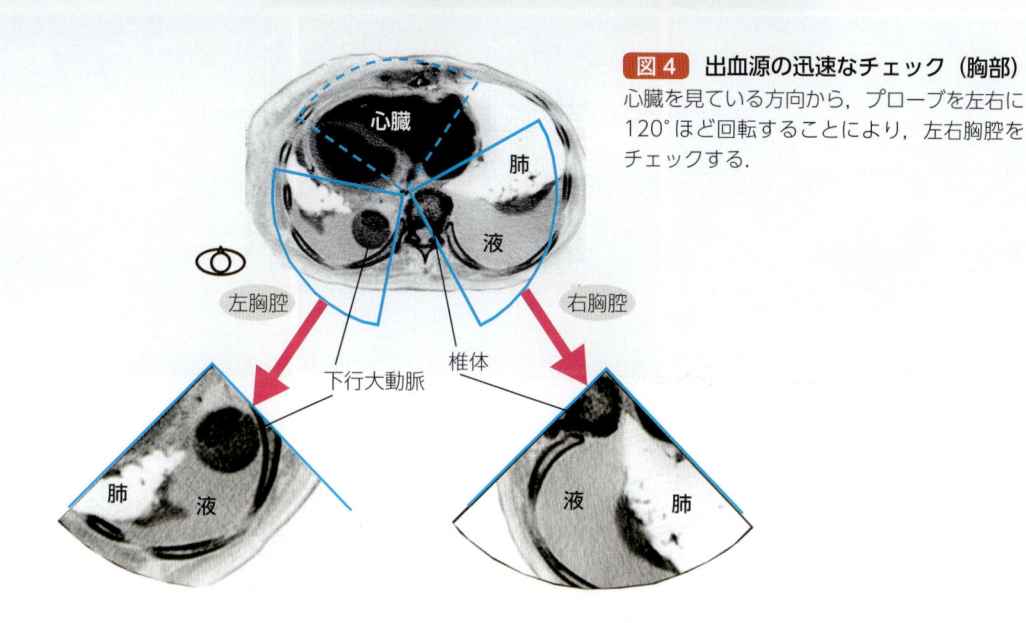

図4 出血源の迅速なチェック（胸部）

心臓を見ている方向から，プローブを左右に120°ほど回転することにより，左右胸腔をチェックする．

がTEEでわかり，急遽開胸に切り替えた．図2cは急性心筋梗塞による左室破裂で心タンポナーデをきたした症例である[★2]．

b. 循環血液量減少（hypovolemia）（図3）

- 右心系に還流する血液量が減少するため，右心系，左心系ともに内腔が狭小化し，左室では2つの乳頭筋が接触する所見がみられる（kissing papillary muscle）．循環血液量の絶対的な減少（出血，脱水）と相対的な不足（静脈系血管拡張）を考える．
- hypovolemiaの診断を得た後TEEで確認すべきは，原因である．術野で明らかな失血がない場合には，左右胸腔，腹腔，消化管などへの出血をチェックする．左右胸腔は，心臓を描出している位置から左右に120°程度プローブを回転して左右胸腔をチェックする（図4）．
- 血液は重力により背面に貯留するため，左側は下行大動脈周囲，右側は椎体

★2
非心臓手術中のタンポナーデは，CRT-D植え込みや血管内治療などでガイドワイヤやカテーテルによる穿通により起こりうるが，心臓血管外科にすぐ連絡するとともに循環を維持する手立て（ドレナージ，PCPSなど）を確保する．同時に原因を特定する．

▶CRT-D：
cardiac resynchronization therapy defibrillator

▶PCPS：
percutaneous cardiopulmonary support

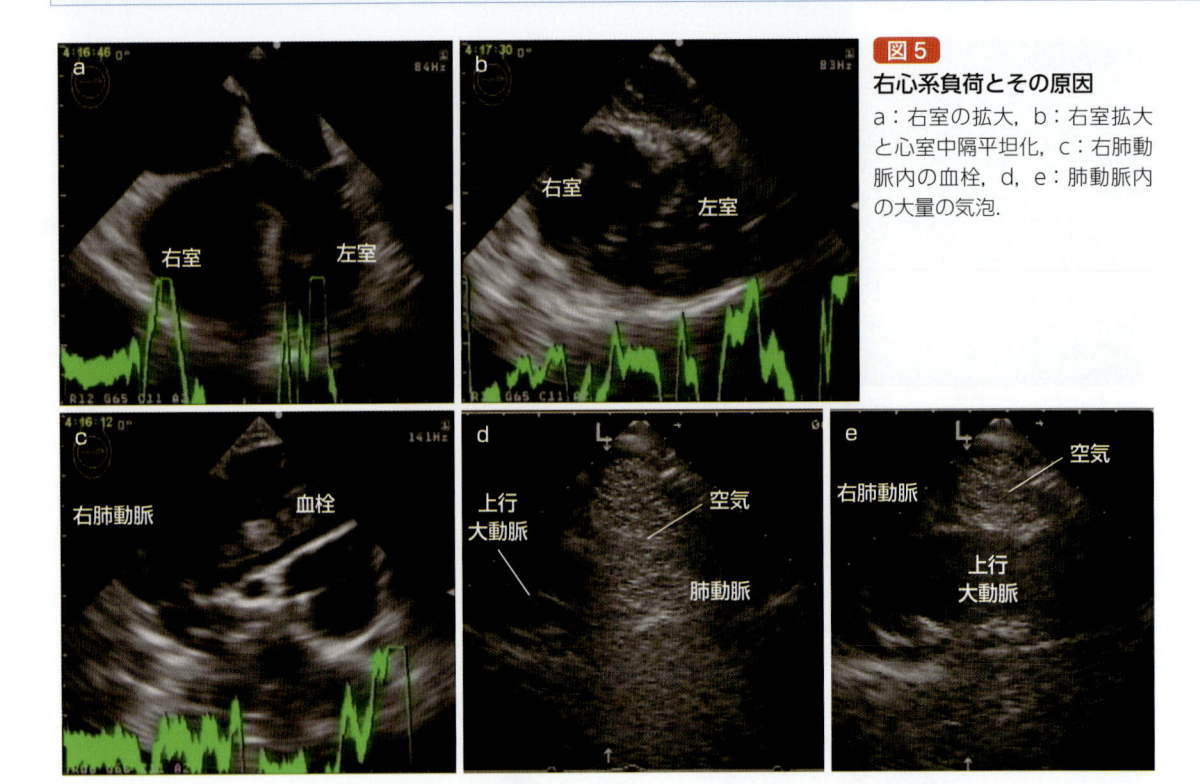

図5
右心系負荷とその原因
a：右室の拡大，b：右室拡大と心室中隔平坦化，c：右肺動脈内の血栓，d, e：肺動脈内の大量の気泡．

c. 右心系負荷（図5）

- 肺血管抵抗が急激に上昇することにより，右心系に圧，容量負荷がかかる．左心系の前負荷が減少するため，左心系は狭小化する．原因として，肺動脈攣縮，肺塞栓，肝切除などの手術中には大量の空気塞栓などが考えられる．
- TEEでは，右心系の拡大を認める（図5a）．右室拡張，心室中隔の平坦化〜奇異性運動，左室の狭小化などの所見が得られる（図5b）．肺塞栓は，血行動態が不安定になる程度のものでは肺門部に血栓が見えることが多い（図5c）．空気塞栓が原因の場合には，肺動脈内に充満する点状の高輝度陰影がみられる（図5d, e）．しかしこうなる前に右房，右室内に高輝度の空気が大量にみられることが多いので，あらかじめ見張っておき，外科医に情報を提供する．

d. 左室収縮障害（図6）

- 術中に突然起こる収縮障害の原因としては，虚血性心疾患が最も考えられる．心電図でST変化が現れて気づかれることが多い．動脈硬化病変が併存している症例（閉塞性動脈硬化症，大動脈瘤などの既往がある症例）ではこの可能性を考慮することが大切である．

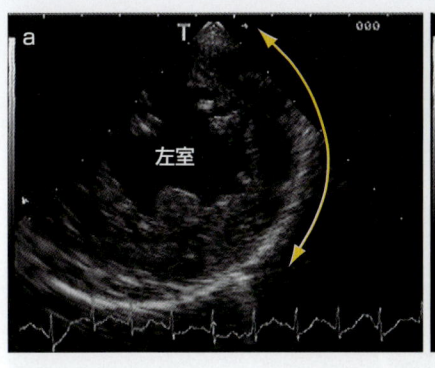

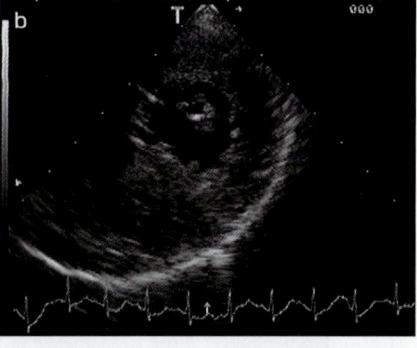

図6
心筋虚血による左室収縮障害
画面1〜5時の方向（　）が短縮していない．

- TEEの役割は，心筋虚血であるか否かを評価することである．冠動脈の灌流領域に一致して新たな局所壁運動異常がみられる場合，その冠動脈に原因がある可能性が高い．発症直後に心破裂や乳頭筋断裂などに至ることはまれであるが，心室細動など致死性不整脈の発生に注意が必要である．除細動，IABP，PCPSなどの準備が望ましい．
- 大動脈解離の症例では術中に新たな冠動脈の灌流障害をきたす可能性がある．しかし術中に冠動脈造影を行うことは困難である．このため，TEEで冠動脈灌流の評価を得ることが望ましい★3（後述）．

e. 血管拡張

- アナフィラキシー，敗血症などでは全身血管抵抗が減少するために血圧が下がる．静脈系の拡張が軽度であれば，心臓の前負荷は比較的保たれており，両心室とも拡張期は正常〜やや拡大，収縮期は乳頭筋が接触するくらいに内腔が狭小化する．
- これらの機序を特定し，それぞれに治療を行った結果をTEEですぐに評価し，診断と対処が適切であったか確認することが大切である．診断，対処ともに誤っている可能性は常にあるからである．

5 TEEによる冠動脈評価

- TEEを用いて，冠動脈血流をある程度評価することが可能である（図7）[4]．

a. 起始部

- 大動脈弁の短軸像からプローブを少し引いてくると，Valsalva洞レベルの短軸像が描出される．右冠動脈洞からは，右冠動脈が右房と右室のあいだの房室間溝に向かって起始する（図7a）．走査面を90°回転すると，弁輪とST junctionの中間から起始する部分が描出される（図7b）．左冠動脈洞からは，左冠動脈主幹部が肺動脈後方に向かって起始し，まもなく左前下行枝と左回旋枝に分岐する（図7c, d）．

b. 左冠動脈末梢

- 左冠動脈主幹部で走査面を90°回転すると短軸像が描出されるが，プローブ

▶IABP：
intraocrtic balloon pumping

▶透視ガイドのない状況でIABPやPCPSを導入する際のエコー活用は，8章「8-2 心エコーの活用方法」（p.243）に説明．

★3
筆者も大腿動脈送血開始後の偽腔送血による冠動脈閉塞，体外循環離脱後の吻合部からの逆行性解離進展による冠動脈閉塞を経験したが，いずれも冠動脈入口部での冠動脈閉塞のTEE所見から診断を確定し，それぞれに治療を行って救命している[3]．

図7 冠動脈の描出，評価

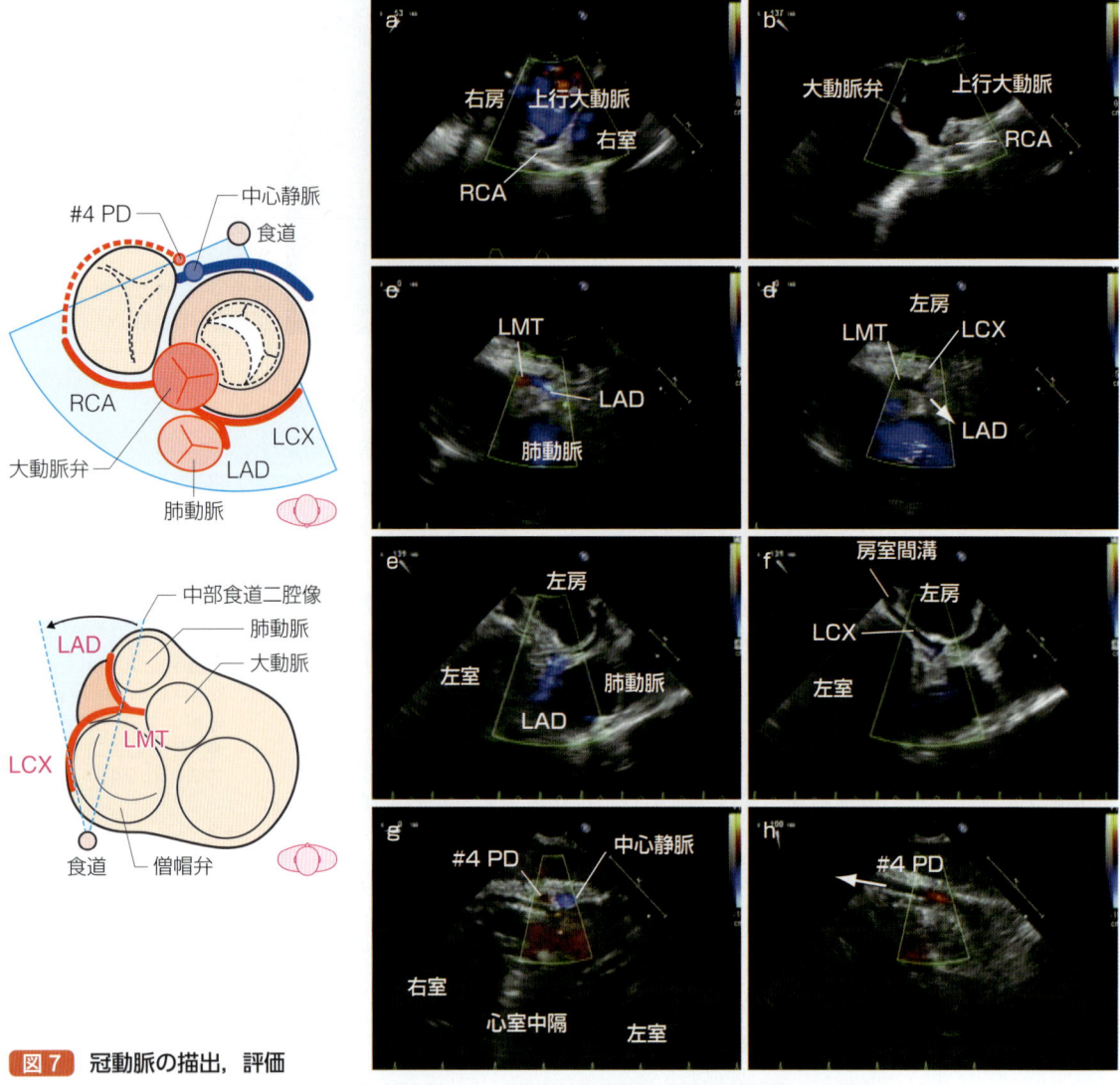

a：大動脈弁短軸像での右冠動脈（RCA）起始部．b：大動脈弁長軸像でのRCA起始部．c：左冠動脈主幹部（LMT），d：左前下行枝（LAD）と左回旋枝（LCX）に分岐する．e，f：直交する走査面での左冠動脈末梢．g，h：右冠動脈末梢（#4 PD）の描出．後室間溝で描出する．

を反時計方向に回転すると，前室間溝に沿って心尖部に向かう左前下行枝と左房室間溝に沿って後壁側に向かう左回旋枝に分かれる（図7e，f）．いずれも血流をカラードプラモードで評価し，明らかな狭窄がないことを確認する．このように左冠動脈は#6，#11，#13あたりが観察できる．

c. 右冠動脈末梢

- 右冠動脈はトランスデューサから遠いため，#1しか見えないことが多い．経胃心室短軸像で後室間溝に注目すると，#4 PDと中心静脈の短軸像が描出される（図7g）．走査面を90°回転すると，#4 PDの長軸像が描出される（図7h）．この中の血流をチェックする．

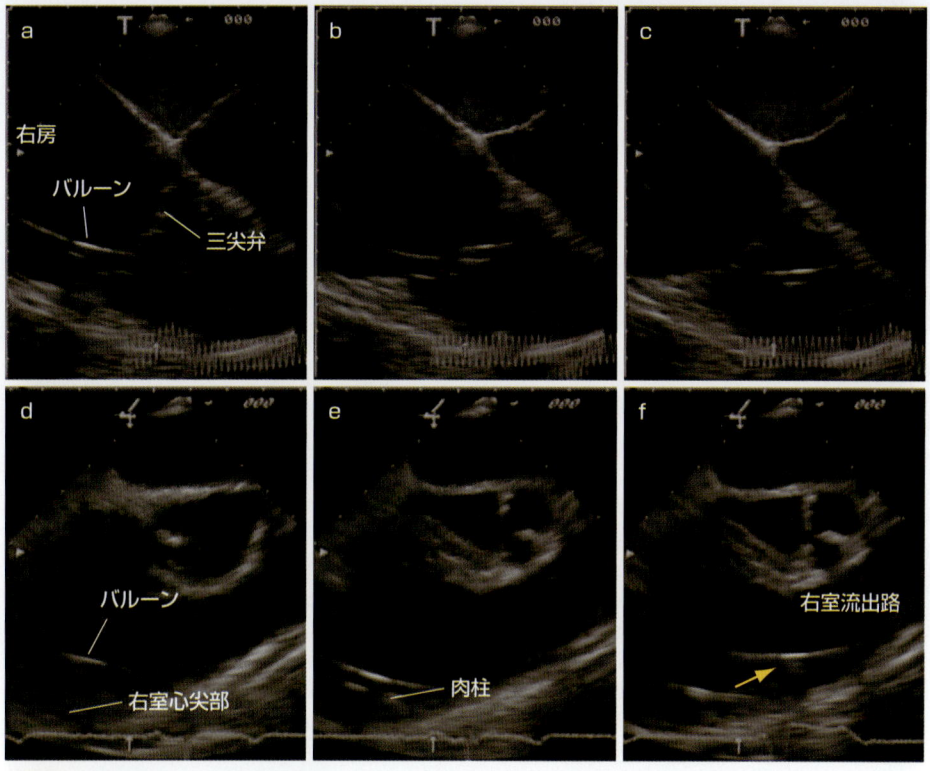

図8 肺動脈カテーテルの誘導
a〜c：三尖弁を通過する部分の誘導，d〜f：右室心尖部のstuckをチェックしながら90°以上のカーブを回る．➡：カテーテルの進行．

⑥ 肺動脈カテーテルとTEE

- 肺動脈カテーテル[★4]によるモニターがほしい場合になかなか肺動脈カテーテルが挿入留置できない場合がある．高度三尖弁逆流のために三尖弁を通過しない，心拍出量が非常に低下しているためにバルーンが前に進まないなど，とくに手術中では透視が使いにくい状況で挿入する必要がある場合である．このようなときにはTEEが挿入のガイドとして役立つことが多い．

a. 右室への進行 (図8a〜c)

- 右房にカテーテルが現れても，なかなか右室に進まない場合がある．高度三尖弁逆流，三尖弁輪形成術後，心房細動で右房が非常に拡大，といった場合に起こる．圧モニターのみをたよりにカテーテルを前後しても効率は悪い．約1cmの幅の音響陰影を伴う高輝度陰影として描出されるバルーンが三尖弁に近づくようにカテーテルを操作するのがよい．三尖弁上で何度か跳ね返されながらも，右室に入り，圧ラインは心室圧となる．

b. 肺動脈への進行 (図8d〜f)

- 右室の中で心尖部近くの肉柱に先端が捕捉されてしまうのが最も多い原因である．右室の中で90°以上方向転換しなければならないが，このカーブに追

★4
肺動脈カテーテルがはたして術中管理に必要だろうかという議論が以前からなされている．心拍出量と静脈血酸素飽和度モニターは他でかなりの正確性で代用できるならば，肺動脈カテーテルは必ずしも必要ないといえるだろう．

随できないのが原因である．圧ラインではこの出来事は見えない．
- 心電図で心室性不整脈が見えることがあるが，右室流出路で刺激しているかどうかは TEE でなければわからない．バルーンの跳ねるような動きを確認しながらカテーテルを進める．

- TEE は，挿入留置しているだけでは役に立たない．術中の循環管理にうまく活用して，その力を最大限引き出して，よりスムーズな管理に役立ててほしい．

（渡橋和政）

文献

1) 渡橋和政．経食道心エコー法マニュアル．第 4 版．東京：南江堂；2012.
2) Shanewise JS, et al. ASE/SCA guidelines for performing a comprehensive intraoperative multiplane transesophageal echocardiography examination: Recommendations of the American Society of Echocardiography Council for Intraoperative Echocardiography and the Society of Cardiovascular Anesthesiologists Task Force for Certification in Perioperative Transesophageal Echocardiography. J Am Soc Echocardiogr 1999; 12: 884-900.
3) Orihashi K, et al. Intraoperative occlusion of left coronary ostium after aortic repair detected by transesophageal echocardiography. J Thorac Cardiovasc Surg 2011; 142: e205-6.
4) Orihashi K. Intraoperative imaging in aortic valve surgery as a safety net. In: Motomura N, ed. Aortic Valve Surgery. Croatia: InTech; 2011. p. 3-18.

5-3 肺動脈カテーテルの是非

- 肺動脈カテーテル（pulmonary artery catheter：PAC）の有用性を高めるためには，PAC に必要な知識や技術を身につけること，PAC の適応のある症例を正しく選択すること，PAC から得られる情報を正しく解釈すること，そして最も大切なこととして，合併症を未然に防ぐための安全対策を徹底させることが必要である．
- Swan と Ganz によって開発された肺動脈カテーテル（PAC）が初めて Swan-Ganz カテーテルとして公表されてから 40 年以上になる[1]．PAC は熱希釈法による心拍出量（cardiac output：CO）や肺動脈楔入圧（pulmonary capillary wedge pressure：PCWP）の測定により，虚血性心疾患の急性期循環管理や周術期循環管理に有益な情報を提供し，長くゴールドスタンダードとして使用されてきた．
- 初期には 1 回ごとに CO を測定してきたが，現在では連続 CO 測定も可能になり，さらには混合静脈血酸素飽和度（$S\bar{v}O_2$）をはじめ，酸素代謝の指標の情報が得られ重症患者の管理に広く用いられている．
- しかし近年，中心静脈カテーテル（central vein catheter：CVC）や PAC 挿入における事故が多発し，医療訴訟に発展する例もみられている[2,3]．さらに PAC の有用性に関して否定的な報告もあり，その使用を控える施設もある．
- 加えて近年，PAC に代わる新しい低侵襲モニターが開発され，その精度も上昇しつつある．そこで本項では侵襲的モニターの代表である PAC の有用性と問題点，適切な使用について論じる．

1 PAC の是非：多施設研究によるエビデンス

- PAC の使用が患者の予後に与える影響については，さまざまな報告がある（図 1）．Shoemaker らは重症患者 252 例を対象に前向き研究を行い，心係数（cardiac index：CI）4.5 L/分/m²，酸素運搬量 600 mL/分/m² 以上の患者では PAC の使用により死亡率が低下したとし，PAC の有用性を示した[4]．
- 一方，Gattinoni らは重症患者 762 例を対象に Shoemaker の追試を行い，死亡率に有意差を認めないことを報告した[5]．その後 Connors らは 5,735 例の重症患者を対象とした前向きコホート研究を行い，PAC を使用すると術後 30 日の死亡率が増加すること[★1]，コストがかかること，ICU 滞在期間が延長することを報告し，PAC の使用が患者の予後を悪化させると報告した[6][★2]．
- Ramsey らは 13,709 例の冠動脈バイパス患者を対象とした研究において，

★1
オッズ比 1.24，95%CI 1.03–1.49．

★2
この報告は当時衝撃的なものであり，学会でも多くの論議をよんだ．

PACの有用性示唆	PACの有用性否定
Shoemaker（1988, Chest） ・重症患者 252 例，前向き ・CI 4.5L/分/m²，DO_2 600 mL/分/m² 以上で死亡率低下	**Gattinoni（1995, NEJM）** ・重症患者 762 例，前向き ・Shoemaker の追試，死亡率に有意差認めず
Friese（2006, Crit Care Med） ・外傷患者 53,312 例（PAC 群 1,993 例，後向き） ・重症患者，高年齢では予後が改善	**Connors（1996, JAMA）** ・ICU 重症患者：PAC 使用（2,184 例）・非使用（3,551 例）の比較，後向き ・PAC 使用群で死亡率，入院日数，コストが増加
PACは死亡率とは関与せず，適用を考慮して使用すべき	**Ramsey（2000, J Cardiothorac Vasc Anesth）** ・冠動脈バイパス患者 13,709 例，後向き ・PAC 使用群で死亡率，入院日数，コストが増加
PAC-Man Study（2005, Lancet） ・ICU 患者 1,041 例，前向き ・PAC と死亡率は関係なし	**Sandham（2003, NEJM）** ・75 歳以上の高リスク外科患者 1,994 例 ・死亡率に変化なく，PAC の有用性を認めない
ESCAPE Study（2005, JAMA） ・NYHA Ⅳ度の心不全 433 例，前向き，CVC と比較 ・PAC と死亡率は関係なし ・トレーニングにより有効に使用可能	**ARDS Network（2006, NEJM）** ・ARDS 1,000 例，PAC 使用と CVC 使用の予後比較 ・生存率改善に寄与せず，ルーチン使用は推奨しない

図1 PAC の有用性に関する論文のまとめ

PAC 使用群は非使用群に比べて術後の院内死亡率の相対リスクが 2.1 と高く，入院期間が 0.62 日延長し，費用が増加することを報告した[7]．また Sandham らは 60 歳以上の ASA risk Ⅲ または Ⅳ の胸部，腹部，腰部骨折などの大手術を受ける 1,994 例の高齢患者を対象にした研究で，1 年生存率に有意差がなく，肺梗塞は PAC 群で有意に多かったと報告している[8]．

- Harvey らはイギリスの 65 施設の ICU 患者 1,041 例を対象とした前向き研究，PAC-Man Study を行い，PAC を使用しても院内死亡率，ICU 死亡率，28 日後死亡率に有意差がなく，PAC 使用群で 9.5％に合併症がみられたが，致死的な合併症はみられなかったとした[9]．また NYHA Ⅳ度の心不全 433 例を対象とした前向き研究（ESCAPE Study）でも 60 日死亡率，院外で生活できた日数，入院日数で PAC 群と CVC 群では有意差がなく[10]，急性呼吸窮迫症候群（ARDS）の患者 1,000 例を対象とした ARDS Network でも死亡率は PAC 群 27.4％，CVC 群 26.3％と同様の結果であった[11]．
- このように，PAC を用いることで心原性ショックの病態評価が可能になり，厳密な循環評価が可能になることは明らかであるが，心原性ショック以外のショックに関する明確なエビデンスがないことも明らかになった．

▶ ARDS：
acute respiratory distress syndrome

PAC は心原性ショックの病態評価には有用だが，それ以外のショックでは明確なエビデンスはない

❷ PAC の有用性と問題点

- 筆者らの施設では心臓手術を中心に，多くの重症症例に PAC のモニタリングを行っているが，その目的は ①連続的な右心系の圧モニタリング，②連続的な CO 測定，③連続的な $S\bar{v}O_2$ 測定，の 3 点があげられる．以下に，こ

れらのモニタリングの有用性と問題点を述べる.

a. 連続的な圧モニタリング

- PACから得られる圧情報としては，肺動脈圧（PAP），右房圧（RAP, CVP），PCWPの連続的モニターが可能である.
- 肺高血圧や右心不全などの症例ではきわめて有用であるが，左室機能障害例では，PCWPが左室拡張末期圧を反映しない場合があり注意が必要である．また波形ばかりでなく，波形の変化を読み取ることが重要である[12].

■ PACよる圧測定の精度

- PACはその径が7～8 Frと細く，長さも110 cmと長い．また圧の導出は内腔の複数のルーメンのうちの一つを使用しているので，周波数特性の劣化が生じ，見かけ上の圧と真の圧の値に差が生じる可能性があり注意が必要である[13].

■ より良いPAP波形を得るためには

- 周波数特性を劣化させる最大の要因は，PAC内に充填された生理食塩水内に発生した気泡である．常温で薬液を充填すると体内で加温され，過飽和となった空気が遊離して気泡を作ることが知られており，充填液を40°前後に加温することや，トランスデューサーのフラッシュフローを使用しないことが重要である．また長さを短くすることや，ダンピングデバイスを用いることも有用である[14].

b. PACによるCO測定の問題点

- 近年ではサーマルフィラメントコイルによる微弱加熱から連続的にCOを測定する方法として連続心拍出量（continuous cardiac output：CCO）測定が主流になっているが，冷水注入による熱希釈法では，注入液は冷水のほうが常温水に比べ，注入量は10 mLのほうが5 mLに比べて精度が優れることが知られている[15]．また呼気時と吸気時で測定値が異なることや，三尖弁逆流がある場合は低く測定される[16].
- CCO測定原理はinput signalとしてサーマルフィラメントからオン・オフの疑似ランダムエネルギーパターンを30～60秒ごとに発信し，output signalとして温度変化をサーミスタで測定する．その後inputとoutput（温度変化）の一致を検出して，熱希釈曲線を生成する．結果は連続する3分間の温度変化の平均値である．そのために5～15分の時間的遅れがあり，真のリアルタイムモニターでないことに留意すべきである[12]★3.

c. PACによるSv̄O₂測定の意義と問題点

- カテーテル内の光ファイバーを通じ，カテーテル先端から近赤外光を送受信することにより，$S\bar{v}O_2$を持続測定することが可能である．$S\bar{v}O_2$は上大静脈，下大静脈，冠静脈洞に流入する最終静脈血の酸素飽和度を示し，体内の

▶ PAP：
pulmonary arterial pressure

▶ RAP：
right atrial pressure

▶ CVP：
central venous pressure
（中心静脈圧）

CCOの特徴を知る

★3
とくに ①人工心肺手術後の患者の復温時，②急速輸液，③呼吸性変動，④体動，⑤大動脈の遮断，解除時にはCCOの精度が低下することを知る必要がある[17].

酸素需給バランスを反映する指標である．リアルタイムで計測可能であり，体温の影響を受けにくいので，人工心肺離脱時などではCCO測定より有利である★4．

- S$\bar{v}$O$_2$は酸素運搬量を規定する ①心拍出量，②ヘモグロビン濃度，③動脈血酸素飽和度（SaO$_2$），④酸素消費量により決定されるために，手術中などで酸素消費量，SaO$_2$，ヘモグロビン濃度が安定している場合は心拍出量の連続モニターと考えてよい．
- S$\bar{v}$O$_2$が60％以下の場合は酸素運搬量が低いか酸素消費量が多いことを考慮する．S$\bar{v}$O$_2$が80％以上の場合は ①代謝抑制，②組織酸素利用障害（敗血症，多臓器不全，DICなど），③高心拍出量，④動静脈シャント，の可能性がある．S$\bar{v}$O$_2$の絶対値のみならずその変化率に注目して治療を行うことが重要である．
- 最近CVC先端に装着された近赤外光受光部から，中心静脈血酸素飽和度（ScvO$_2$）を持続的に測定する方法が確立されている．ScvO$_2$とS$\bar{v}$O$_2$を比較すると，その絶対値は±5〜10％の差であり，一定の傾向はなく，トレンドとして両者は近似した変化を示し，S$\bar{v}$O$_2$の代用となりうることが報告されている[19]．
- Riversらは重症敗血症や敗血症性ショックの263例を対象とした無作為化比較試験において，Early Goal-Directed Therapy（早期目標指向型治療法）と称して，標準治療群CVP≧8〜12 mmHg，MAP≧65 mmHg，尿量≧0.5 mL/kg/時，に加えてS$\bar{v}$O$_2$，ScvO$_2$≧70％としたプロトコルにより，早期目標指向型治療群では，在院死亡率を46.5％から30.5％へと減少させ（$p=0.009$），28日後および60日後の死亡率が改善すると報告した[20]★5．

d．PACの安全対策

■ PAC挿入に関する合併症と対策

- ASA（アメリカ麻酔科学会）によるとCVCやPACに関連する医療訴訟は，記録にあるだけで過去20年間110例に及び，その主な内訳はガイドワイヤー，カテーテル塞栓20例，頸・鎖骨下動脈誤穿刺16例，血胸15例，気胸14例であった．
- 特徴としては心タンポナーデ，肺動脈損傷，血胸は死亡率が高く，1978〜1983年に比べて近年ではカテーテル刺入，留置に関する申し立てが増加している一方，利用および維持に関する申し立てが減少している[3]．
- PACはカテーテルを挿入するまでの手技に関しては，Seldinger法によるCVC挿入と同じであり，気胸や総頸動脈誤穿刺を避ける必要がある．近年，中心静脈穿刺に超音波エコーを併用することが確立されているが，PACの挿入に関して，挿入部位は右内頸静脈を第一選択とし超音波ガイド下穿刺もしくはエコーにより右内頸静脈の走行を確認，作図した後に穿刺することが望ましい[21]．筆者らの施設では，Argyle™ マイクロニードルセルジンガーキットのシースイントロデューサーを使用している（図2）★6．

人工心肺離脱時などではCCO測定より有利

★4
現在使用されているS$\bar{v}$O$_2$センサーの多くが2波長であり，ヘモグロビンの影響を受けやすく，ヘモグロビン値の再較正が必要な場合があること[18]が欠点である．また，時としてカテーテル先端が肺動脈壁に接し，血液のクロットが付着すると測定できないことがある．

ScvO$_2$はS$\bar{v}$O$_2$の代用となりうる

★5
この報告以降，Goal-Directed Therapy（目標指向型治療）は在院日数短縮，ICU滞在日数減少，合併症の軽減などの効果があることが報告され，PACを含むさまざまなデバイスやパラメータが使用されている．

挿入時はワイヤーやカテーテルの塞栓，血管損傷などに注意

★6
これは22Gの金属針ハブ内の側孔に細いガイドワイヤーが通るポートを作り試験穿刺からそのまま1回でガイドワイヤーを挿入できるように工夫したものである[22]．この穿刺針は血管への侵襲が小さく，イントロデューサー留置，内針抜去という余分な操作の必要がなく，血液の逆流を確認すると同時にガイドワイヤーを挿入し，血管内腔を確保できる利点がある．

PAC の留置に関する合併症と対策

- PAC の挿入時に，一時的な不整脈はみられるが，致死的な不整脈はまれである★7．PAC 留置に際して，各刺入部位から，右室圧や PCWP が得られるまでの大体の距離を知ることがカテーテルの結節形成や肺動脈損傷の予防になる[23)](**表 1**)．
- 右内頚静脈からの場合，右室圧が得られる最短距離は約 25 cm で，35 cm を越えて右室圧が得られなければ，再度挿入し直すべきである．内頚静脈や鎖骨下静脈から穿刺した場合，PCWP が得られる距離は 50 cm を越えることはほとんどない．50 cm 以上挿入して楔入できなければ，それ以上進めずに肺動脈拡張期圧を参考にする．
- 留置に伴う合併症で最も重篤なものは，肺動脈損傷である．肺動脈損傷の要因としては，①肺高血圧，②抗凝固薬の服用，③体温（開心術）によるカテーテル材質の硬化，④手術操作によるカテーテル先端の肺血管末梢方向への移動，があげられる．
- とくにカテーテルの末梢方向への移動はしばしばみられる現象で★8，これに気がつかずに，一気にバルーンを膨らますと肺動脈損傷を起こす可能性がある．症状としては喀血，低酸素血症などが出現し，外科的処置を行っても約半数は死亡するとされる[24)]．肺動脈損傷の予防策を**表 2** に示す．
- PAC はバルーンを膨張させた状態で進め，引き戻すときはバルーンを脱気することが原則である．膨張に際して液体は禁忌であり，原則的に空気を用いる．PAC のバルーンは 0.7 mL から膨張し始め，最大量は 1.5 mL である．PCWP 測定に際し，バルーンには空気をゆっくり 1～1.25 mL 注入し PAC を先進させる．PCWP が確認できたら，1.5 mL で楔入する位置まで PAC を引き戻すことが重要である．こうすることで PAC は肺動脈主幹部に位置し，肺動脈損傷防止策となる．PCWP の測定時間は 15 秒以内とする．PAP が得られたら，5 cm 以上進めないことが重要である．人工心肺心停止中は 5～10 cm カテーテルを引き抜くことも安全対策となる[25)]．
- PAC の長期留置により，血流感染症や血小板減少のリスクが増加する．血流感染は 5 日以上の長期留置例で頻度が高くなり，感染性心内膜炎を起こす可能性があると報告されている[26)]．また PAC 使用による血栓を防止するためには長時間の留置を避け，予防的にヘパリン投与することが効果的である[27)]．PAC の留置による肺梗塞を予防するためには，長期留置を禁止し，バルーンを楔入状態にしないことや，モニター上パーマネント PCWP のないことを確認する必要ある．

e. PAC と適応

- PAC の有用性に対する否定的な論文が多くみられ，その適応が見直されている．実際，アメリカでの PAC 使用頻度は 1993 年以来，年々減少してい

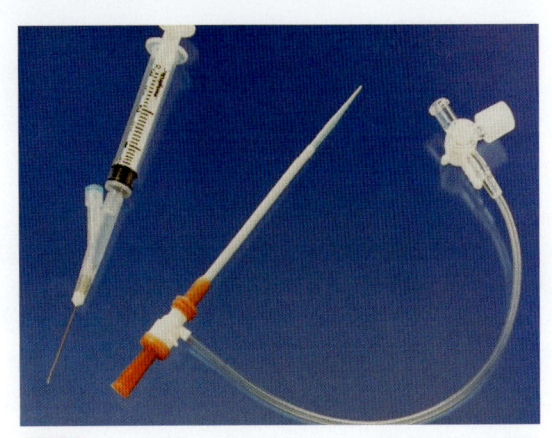

図 2 22 G セーフガイドニードルを利用した低侵襲的シースイントロデューサー
(Suzuki T, et al. Circulation Control 1996; 17: 543-6[22)] より)

挿入部位から値を得るまでの距離を知る

★7
三尖弁閉鎖不全や右房の拡大がある例ではカテーテルを右室に挿入できない場合があり，X 線透視下でカテーテルを留置する．

肺動脈損傷の要因を理解し防止策を講じる

★8
手術操作，心臓の前方への脱転に伴って，右室内でカテーテルが撓んでループを作り，経時的にそのループが小さくなり，カテーテル先端は肺動脈末梢に移動する．少量のバルーンを膨張させただけで PCWP が得られる場合やパーマネント PCWP が得られたら，カテーテルの先端は肺動脈の末梢にあることを意味する．

血栓防止のために長期留置を避ける

表1 PACの挿入部位からの距離

挿入部位	右室圧 (cm)	PCWP (cm)
右内頸静脈	25.4±1.5	43.6±2.1
左内頸静脈	27.8±1.2	47.5±1.7
右尺側皮静脈	53.1±3.1	71.5±2.6

n=100
(鈴木利保, ほか. 循環制御 1990; 11: 485-8[23])より)

表2 PACによる肺動脈損傷の防止策

1. PACはバルーンを膨張させた状態で進める
2. PAPがモニターされた状態でバルーンを楔入させる
3. 少量の空気でPCWPが得られたら, 1.5 mLのカフで楔入するまでPACを引き戻す
4. 楔入時間は15秒以内
5. バルーンは空気のみ
6. 楔入させた状態でフラッシュしない
7. 肺動脈弁を越えて5 cm以上進めない
8. バルーンをゆっくり膨張させ, 頻回の測定を避ける

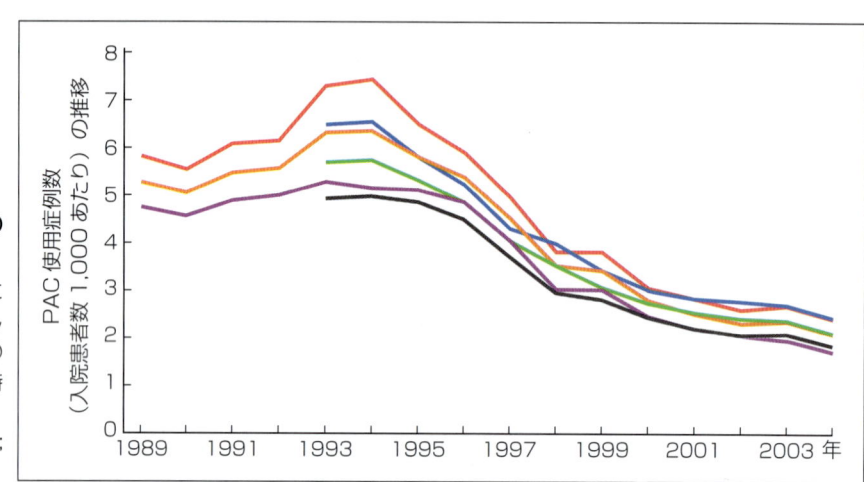

図3 アメリカでのPACの使用状況
1993～2004年の期間にPACの使用は65%減少した. この傾向は1996年のConnorsの報告があった時期から顕著になった.
(Wiener RS. JAMA 2007; 298: 423-9[28])より)

る[28]) (図3).

- Chatterjeeによると高リスクの心臓手術患者や非心臓手術患者にルーチンにPACを挿入する適応はないとしている. PACの適応としては, ①心原性ショック, ②慢性心不全, ③敗血症, ④可逆性収縮障害型心不全, ⑤臓器移植, ⑥肺高血圧, ⑦心筋炎, 心筋症, などとしている[29] (表3).
- しかし管理に難渋する例では, やはりPACから得られる情報は無視できないと思われる. 日本集中治療医学会認定施設に対するPACの使用状況調査では, 88%の施設でPACが必要であるとしている★9. また「PACから得られる情報で何が有用か?」との問いに対して, COはもちろんS$\bar{v}$O$_2$, PCWPという答えが多く, 自動的に心充満圧, 酸素代謝をはじめとする血行動態の情報を瞬時に得ることができる利点があるとしている.
- このアンケート結果を支持するかのようにPinskyらは, 「PACを使用しなくてもCVCや経食道心エコー法など侵襲度の低い方法でPACと同様な情報が得られるのでは?」という質問に対する答えとして, PACから得られる持続的な左室充満圧, 肺血管圧, S$\bar{v}$O$_2$のモニタリングは他のモニターに代え難いとし, PACは定義されたプロトコルに沿って使用されるべきであると強調している[30]).

★9
その主たる理由としては, ①正確な血行動態, ②連続的なCOモニタリング, ③酸素需給バランス, ④薬剤の効果判定, ⑤一時的ペーシング (temporary pacing), などがあげられた.

表3 PACの適応

1. 高リスクの心臓手術患者，非心臓手術患者にルーチンにPACを挿入する適応はない
2. 心原性ショック
3. 左心，右心の協調性に欠ける心不全
4. 強心薬，昇圧薬，血管拡張薬を必要とする重症慢性心不全
5. 敗血症（高CO，低SVR，高RAP，PCWP）
6. 劇症型心筋炎や，産褥期心筋症などの可逆性収縮障害型心不全
7. 肺高血圧症の鑑別診断のため
8. 毛細管性もしくは混合型肺高血圧の治療に対する反応の評価
9. 臓器移植

CO：心拍出量，SVR：体血管抵抗，RAP：右房圧，PCWP：肺動脈楔入圧．
(Chatterjee K. Circulation 2009; 119: 147-52[29]より)

表4 PACを有効使用するための課題

教育
- 正しい適用（低侵襲COモニターとの使い分け）
- 正しい手技（挿入，留置時）
- PACのモニター機器の正しい取り扱い
- 正確な測定値の入手方法
- 正しい測定結果の解釈
- $S\bar{v}O_2$，$ScvO_2$の有効活用

安全対策
- 合併症に対する正しい知識と理解
- 合併症の予防法と対策の習得
- 超音波エコーを併用した血管穿刺
- PAC挿入トレーニング，シミュレーション

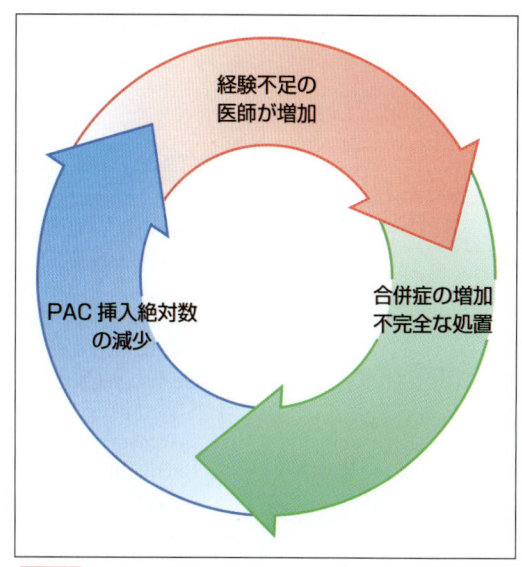

■ PACを使用するための課題

- 表4にPACを有効使用するための課題を示した．今後PACの有用性を高めるためには，PACに必要な知識や技術を身につけPACの適応のある症例の正しい選択を行い，PACから得られる情報の正しい解釈が不可欠である．加えてPACによる重篤な合併症を未然に防ぐための安全対策と教育を徹底させることが必須であると考える[31]．
- 筆者はPACを挿入する機会が減少することが，真の適応症例でのリスクが増えることになることを懸念している（図4）．PAC挿入症例を数多く経験することで，その挿入技術やデータの解釈に自信がもてるようになると確信している．低侵襲COモニターは，まずPACを理解した後に使用すべきと考えている．
- 数多くの低侵襲モニターもここ数年で整理され，今後は動脈圧心拍出量（arterial pressure-based cardiac output：APCO）を使用し，1回拍出量変動（stroke volume variation：SVV）やScvO₂をモニターする症例が増加すると考えられる★10．
- しかしながら心房細動などの不整脈，大動脈弁逆流，敗血症などの高COの患者や，著しい末梢血管の収縮に追従できないことは大きな短所となっている．トレンドが一致しても，PACから得られるCOとの誤差が大きい例がしばしばみられ，今後は病態ごとの較正定数の検討が望まれる．

図4 Accident Spiral
(鈴木利保. Anet 2006; 10: 16-21[17]より)

★10
筆者らの施設でも，食道癌，膵臓癌，肝臓癌などの体液のシフトが多い消化器疾患や胸部，腹部大動脈瘤などの大量の血液損失が予想される症例などにAPCO，SVV，ScvO₂の連続モニタリングを行っているが，おおむね満足できる結果を得ている．

3 おわりに

- Rubenfeld らは PAC の 40 年の歴史は終わったとの見解を示しているが[32]，PAC に代わる低侵襲 CO モニターはいまだ出現していない．死亡率に基づく PAC に関する批判には基本的問題がある．すなわち PAC はモニターであり，治療手段ではないことを忘れてはならない．
- PAC，胃粘膜 pH，中心静脈圧，経食道心エコー，酸素供給量・消費量，胸腔内血管外水分量と患者死亡率を比較した論文において，いずれのモニターも患者死亡率を低下させなかったとの報告があるが，これらのパラメータをまったく考慮しない臨床医はいないであろう[33,34]．今後 PAC の適応症例は減少するかもしれないが，まだ必要であることに変わりはない．PAC に必要な知識や技術を身につけ，適応のある症例を正しく選択し，PAC から得られる情報を正しく解釈すること，そして最も大切なことは合併症を未然に防ぐための安全対策を徹底させることが重要である．

（鈴木利保）

文献

1) Swan HJ, et al. Catheterization of the heart in man with use of a flow-directed balloon-tipped catheter. N Engl J Med 1970; 283: 447–51.
2) Shah KB, et al. A review of pulmonary artery catheterization in 6,245 patients. Anesthesiology 1984; 61: 271–5.
3) Domino KB, et al. Injuries and liability related to central vascular catheters: A closed claims analysis. Anesthesiology 2004; 100: 1411–8.
4) Shoemaker WC, et al. Prospective trial of supranormal values of survivors as therapeutic goals in high-risk surgical patients. Chest 1988; 94: 1176–86.
5) Gattinoni A, et al. A trial of goal-oriented hemodynamic therapy in critically ill patients. SvO_2 Collaborative Group. N Engl J Med 1995; 333: 1025–32.
6) Connors AF Jr, et al. The effectiveness of right heart catheterization in the initial care of critically ill patients. SUPPORT Investigations. JAMA 1996; 276: 889–97.
7) Ramsey SD, et al. Clinical and economic effects of pulmonary artery catheterization in nonemergent coronary artery bypass graft surgery. J Cardiothorac Vasc Anesth 2000; 14: 113–8.
8) Sandham JD, et al. A randomized, controlled trial of the use of pulmonary artery catheters in high-risk surgical patients. N Engl J Med 2003; 348: 5–14.
9) Harvey S, et al. Assessment of the clinical effectiveness of pulmonary artery catheters in management of patients in intensive care（PAC-Man）: A randomized controlled trial. Lancet 2005; 366: 472–7.
10) Binanay C, et al. ESCAPE Investigators and ESCAPE Study Coordinators. Evaluation study of congestive heart failure and pulmonary artery catheterization effectiveness: The ESCAPE trial. JAMA 2005; 294: 1625–33.
11) National Heart Lung, and Blood Institute Acute Respiratory Distress Syndrome（ARDS）Clinical Trials Network; Wheeler AP, et al. Pulmonary-artery versus central venous catheter to guide treatment of acute lung injury. N Engl J Med 2006; 354: 2213–24.
12) 大西佳彦．肺動脈カテーテル．麻酔 2009; 58: 884–90.
13) 鈴木利保，ほか．PAC（肺動脈カテーテル）から忠実な波形を得るために．麻酔・集中治療とテクノロジー 1993; 1: 22–5.
14) 鈴木利保，ほか．肺動脈カテーテルの周波数特性の改善法について．循環制御 1997; 18:

242–51.
15) Renner LE, et al. Indicator amount, temperature, and intrinsic cardiac output affect thermodilution cardiac output accuracy and reproducibility. Crit Care Med 1993; 21: 586–97.
16) Konishi T, et al. Comparison of thermodilution and Fick methods for measurement of cardiac output in tricuspid regurgitation. Am J Cardiol 1992; 70: 538–9.
17) 鈴木利保. 非心臓手術におけるCCO（連続心拍出量）測定の意義と有用性. Anet 2006; 10: 16–21.
18) Gettinger A, et al. In vivo comparison of two mixed venous saturation catheters. Anesthesiology 1987; 66: 373–5.
19) Reinhart K, Bloos F. The value of venous oximetry. Curr Opin Crit Care 2005; 11: 259–63.
20) Rivers E, et al. Early goal-directed therapy in the treatment of severe sepsis and septic shock. N Engl J Med 2001; 345: 1368–77.
21) 鈴木利保. 穿刺器材からみた血管穿刺の安全性. LISA 2006; 13: 1094–100.
22) Suzuki T, et al. An improved puncture-insertion kit for a Swan-Ganz catheter. Circulation Control 1996; 17: 543–6.
23) 鈴木利保, ほか. Swan-Ganzカテーテル挿入の長さおよび留置したカテーテル先端の移動—挿入部位による相違の比較検討. 循環制御 1990; 11: 485–8.
24) Barash PG, et al. Catheter induced pulmonary artery perforation. Mechanisms, management, and modifications. J Thorac Cardiovasc Surg 1981; 82: 5–12.
25) Johnston WE, et al. Pulmonary artery catheter migration during cardiac surgery. Anesthesiology 1986; 64: 258–62.
26) Maki DG, et al. A prospective randomized trial of gauze and two polyurethane dressings for site care of pulmonary artery catheters implications for catheter management. Crit Care Med 1994; 22: 1729–37.
27) Randolph AG, et al. Benefit of heparin in central venous and pulmonary artery catheters: A meta-analysis of randomized controlled trials. Chest 1998; 113: 165–71.
28) Wiener RS, Welch HG. Trends in the use of the pulmonary artery catheter in the United States, 1993–2004. JAMA 2007; 298: 423–9.
29) Chatterjee K. The Swan-Ganz catheters: Past, present, and future. A viewpoint. Circulation 2009; 119: 147–52.
30) Pinsky MR, Vincent JL. Let us use the pulmonary artery catheter correctly and only when we need it. Crit Care Med 2005; 33: 1119–22.
31) American Society of Anesthesiologists Task Force on Pulmonary Artery Catheterization. Practice guidelines for pulmonary artery catheterization: An updated report by the American Society of Anesthesiologists Task Force on Pulmonary Artery Catheterization. Anesthesiology 2003; 99: 988–1014.
32) Rubenfeld GD, et al. The pulmonary artery catheter, 1967–2007: Rest in Peace? JAMA 2007; 298: 458–61.
33) Ospina-Tascón GA, et al. What type of monitoring has been shown to improve outcomes in acutely ill patients? Intensive Care Med 2008; 34: 800–20.
34) 池崎弘之, 川村豪嗣. スワンガンツカテーテルの功罪. 日臨麻会誌 2011; 31: 67–73.

5-4 循環管理の新たな指標と可能性

- 循環管理では，心機能，末梢血管抵抗（組織灌流），血管内容量の基本3要素を的確かつ迅速に把握することが重要である（図1）．しかし，基本3要素を的確に反映する循環指標は知られていない．
- これまで予後改善を目的に「目標指標型管理」（goal-directed therapy：GDT）といった概念が提唱され，さまざまな循環管理指標を用いた研究がさかんに行われてきた．本項では，循環管理指標とモニタリングをまとめ，循環管理の新たな指標と戦略を考えてみたい．

1 目標指標型循環管理（GDT）とモニタリング

- 循環管理の最終目標は，組織灌流の維持と酸素化の保持である．循環管理に関する研究は1970年代のBlandら[1]やShoemaker[2]らの，心拍出量を高く維持し酸素受給バランスを正に保つことが重症患者の予後の改善につながるとの報告にさかのぼる．
- しかし，その後心拍出量に注目した無作為化比較試験では予後改善効果は認められていない．引き続いて輸液の種類，酸素需給，心拍出量（1回心拍出量），静脈酸素飽和度（$S\bar{v}O_2$，$ScvO_2$），呼吸性変動（dynamic parameter），動脈圧，静脈圧（中心静脈圧，肺動脈楔入圧など），組織血流などを指標とした研究のメタ解析でも，最善の循環管理目標は明らかにされなかった．
- 近年では，早期目標指標型管理（early goal-directed therapy：EGDT）として複数の循環指標を早期に達成することで生命予後を改善しようとする考え方が注目されている．しかし，EGDTもその目標値が報告により異なり最善の循環管理目標の組み合わせは明らかにされていない．

a. GDTの問題点

- GDTは，治療の標準化という点では優れている．しかし，重症患者では基礎病態はさまざまで，GDTを適応するべき患者が層別化されていないため治療効果にばらつきが生じることが問題である．
- また，臨床ではGDTを適応するべき患者は集中治療室以外で発生していることが多く，GDTの導入が遅れている現状も指摘されている．加えて，循環管理目標の妥当性や治療介入法の妥当性も十分検討されなければならない．
- Riversら[3]の報告でも輸液管理目標として中心静脈圧が選択されていることや輸血療法を推奨していること

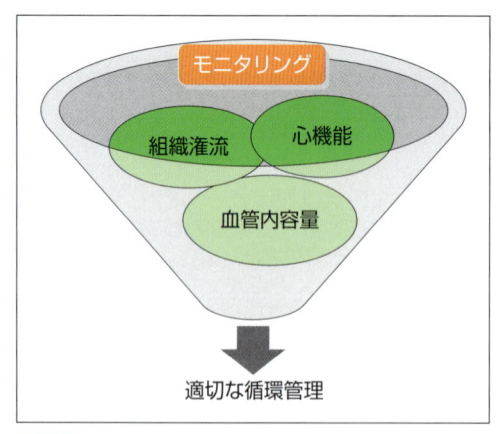

図1 循環管理の基本3要素

図2 静脈圧を指標にすることの問題点

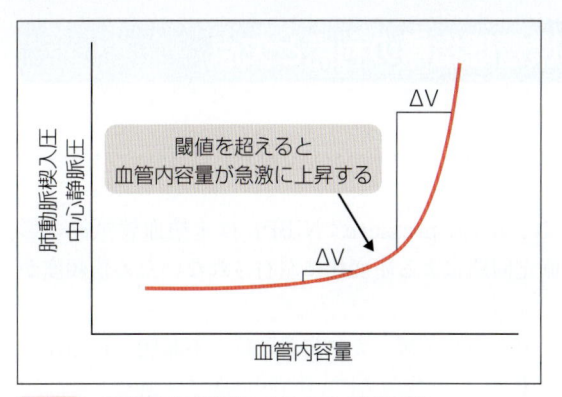

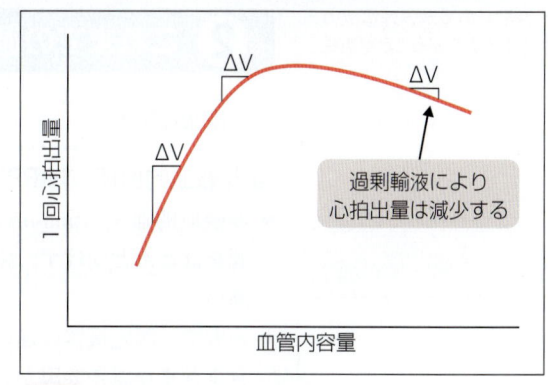

図3 Frank-Starling 曲線

に関して妥当性が問題視されている（図2）．
- 今後，個々の循環管理目標に関してどのようなモニタリングをいつ行うのか十分な検討が必要である．

b. 周術期輸液療法と循環モニタリング

- 輸液療法は循環管理の基本である．Surviving Sepsis Campaign ガイドライン[4]では，敗血症患者などの重症患者では，循環血液量不足は臓器血流を低下させ多臓器不全を助長するため十分な輸液が推奨されている．そのため，多くの GDT で十分な輸液が行われるように輸液法が設定されている．
- しかしながら，過剰輸液は人工呼吸器装着時間と死亡率の上昇につながるという報告[5]も多くあり，重要臓器の血流維持を目的とした輸液療法は臓器障害を導いている可能性があることに注意が必要である（図3）★1．

★1
このような流れのなかで 2012 年にイギリスの保健省から周術期輸液療法に関する Enhanced Recovery Partnership Programme（ERPP）とよばれるコンセンサスが公表された．ドプラー法による心拍出量を用いた GDT をもとに，晶質液とナトリウムの大量投与を回避することを基本としている．ここでも循環モニタリングは重要視されている．

Advice 収縮期血圧（SBP），拡張期血圧（DBP），平均動脈圧（MAP）の臨床的な意義

- SBP：左室後負荷
- DBP：冠血流の決定因子
- MAP：心臓以外の臓器灌流の決定因子

　臓器血流量を反映する血圧は冠血流を除いては MAP である．つまり，周術期では MAP が最も重視されるべき項目である．
　NIBP の場合は MAP を以下の式から推測することができる．
　　MAP＝DBP＋(SBP－DBP)/3
　　　　＝SBP/3＋DBP×2/3
　DBP が SBP の 2 倍重要であることを意味しており，低血圧では SBP の意義は高くない．敗血症で MAP が 60 mmHg と 28 日死亡率の関連が強く，SBP と死亡率の関連はなかったという報告もある[8]．

▶ SBP：
systolic blood pressure

▶ DBP：
diastolic blood pressure

▶ MAP：
mean aortic pressure

> それぞれの循環管理指標の利点と欠点を知ることが重要

❷ これまでの循環管理指標の利点と欠点

a. 血管内圧

■ 非観血的血圧（NIBP）

- 非観血的血圧（non-invasive blood pressure：NIBP）は末梢血管抵抗の影響をほとんど受けず，圧測定回路による圧変化に左右されないため信頼度が高い．
- 一方で，測定機器の違い，カフのサイズ，カフ装着部位，不整脈，体動などさまざまな誤差要因が存在する．
- また，NIBP測定器は低血圧時に精度が低下すると指摘する論文がいくつかある[6]．しかし，平均動脈圧＜65 mmHgの患者群に対してNIBPと動脈カテーテル圧を比較した報告では，NIBPが十分な代用となる可能性が示されている[7]．

■ 観血的動脈圧（ABP）

- 観血的動脈圧（arterial blood pressure：ABP）は現在でも標準的な循環指標として広く用いられている．しかし，組織灌流を反映する証拠はなく，血圧が正常であっても低灌流を否定することはできない．
- 実際，血圧正常者では循環血液量の20〜30％の出血が生じても低血圧を認めないこともある．正常な血圧でも循環血液量減少（hypovolemia）が隠れている可能性があることに十分注意が必要である．
- また，動脈圧は波動の減衰と共振（under-damping, over-damping）が頻繁に観察される．正確な評価のため，マンシェットによる血圧測定と比較することも重要である．

■ 静脈圧（中心静脈圧，肺動脈楔入圧など）

- 静脈圧は，血管内容量を知る指標として古くから使用されてきた．しかし，低圧系であるため変化がとらえにくく測定誤差を生じやすい．また，動脈圧以上に波形の減衰と共振が観察されることも測定誤差につながる原因である．
- また，肺動脈楔入圧は呼吸の影響を強く受ける★2．加えて，静脈充満圧は輸液量と正比例関係にないため静脈圧から血管内容量を知ることは困難である．さらに，左心機能にも影響を受けるため，その評価は複雑で循環指標としての妥当性に疑問がもたれている．

> ★2
> 集中治療部の医師でさえ5 mmHg以内の変化を読み取れるのは約半数との報告もある．

> **Advice　正確な圧波形評価の留意点**
>
> 圧波形は，物理的特性により共振と減衰は避けられない．大動脈弁部，弓部，横隔膜部，分岐部の心臓カテーテルで計測した圧波形では，共振の影響で遠位になるほど波形が尖鋭化する[9]．さらに末梢に伝わると，正常時は共振と減衰に加えて反射の影響を受け，波形はさらに尖った波形となる．つまり，橈骨動脈では収縮期血圧は高く表示される．

b. 心拍出量（1回拍出量）

■ 肺動脈カテーテル

- 肺動脈カテーテル（pulmonary artery catheter：PAC）は，右房（中心静脈）から注入された冷水が血流により希釈される（温められる）ことを利用して心拍出量を測定する．注入速度と注入量を一定に保つことが困難なこと，また希釈まで数心拍を必要とし正確には心拍出量の"推定法"というべき方法であることから，測定値の誤差が問題となる[★3]．

- また，熱フィラメントをカテーテルに装着し，熱エネルギーを血液に与えることにより連続的に心拍出量を測定することも可能である．しかし，精度は低くボーラス投与法との比較では 0.49±1.01 L/分程度の誤差があると報告されている[10]．心拍出量測定の gold standard と認められているが，循環管理目標としての妥当性に疑問がもたれている．

■ 非侵襲的心拍出量モニター

- 現在，動脈圧波形解析法（pulse-contour method，pulse-power analysis），経食道心エコー・ドプラー法，胸郭バイオインピーダンス法を用いた非侵襲的心拍出量モニター（non-invasive cardiac output monitor）が臨床で使用されている．これらのモニターは簡便かつ非侵襲的に心拍出量を測定できることが特徴であるが，その精度は高くない．

- その中で，動脈圧波形解析法を用いたモニターは，①特殊な技術を必要とせず，②測定値が安定していることから GDT に使用され始めている．ただ，測定アルゴリズムはさまざまで定数などは明らかにされていない．また，動脈圧波形は末梢からの反射波の影響を受けるため，その使用限界を見極めることが重要である．

- 経食道心エコー・ドプラー法は，近年小型化が進み利便性が高まっている[★4]．

c. 静脈血酸素飽和度（$S\bar{v}O_2$，$ScvO_2$）

- 混合静脈血酸素飽和度（$S\bar{v}O_2$）は，酸素需給バランスを示す良い指標と考えられている．しかし，Gattinoni ら[11]は，重症患者管理で $S\bar{v}O_2$ を70％以上に保っても予後改善効果はないと報告した．

- その後，中心静脈血酸素飽和度（$ScvO_2$）を連続的に測定することが可能となり，術中・術後に $ScvO_2$ が低下すると合併症発症率が高くなるという報告や，高リスク患者では $ScvO_2$ を高く維持することで術後臓器不全が減少し入院期間が短縮するなどの報告[3]が散見されるようになった．

> **Advice 末梢動脈圧波形の特徴**
>
> 心臓近くの血圧波形と異なり，末梢の動脈圧は末梢からの反射の影響を大きく受ける．基本的に心臓からの圧に末梢からの反射波が少し遅れて加わるため，波形の幅は広くなる．逆に反射の影響が少ないと細い波形になりやすい．末梢血管が拡張していると反射の影響が少なくなる．敗血症性ショックなどで末梢血管抵抗が極端に低い場合は，動脈カテーテルで測定した動脈圧が異常に低くなることがある．

[★3] 一般的には±30％程度の誤差があり，誤差は低心拍出量ではより大きくなることが知られている．

[★4] 心臓手術，股関節手術，消化管手術，拡大手術，外傷などで経食道心エコー・ドプラー法で心拍出量を最大に維持することで入院期間の短縮，合併症の発症頻度の減少が報告されているが，測定値が測定者の技量に左右されることが最大の問題である．

d. 組織血流測定

- 循環管理目標として組織血流を維持することが最大の目的であるため, 組織血流測定は理想的な循環指標と考えられる.
- これまでに, ①胃腸トノメーター (gastrointestinal tonometry), ②レーザードプラー血流測定法 (laser Doppler flowmetry), ③微小透析 (microdialysis), ④近赤外線スペクトロスコピィ (near-infrared spectroscopy : NIRS), ⑤経皮酸素分圧測定 (transcutaneous oxygen measurement), ⑥組織pHモニター (tissue pH monitor) などが周術期の循環管理に使用され, 検討が行われてきた. しかし, 予後改善が期待できる指標は示されていない.
- その中で胃トノメーター (gastric tonometry) は, 手術死亡率を改善する可能性が示唆されている[12]. 今後, 期待される循環指標と考えられるが, 特殊な機器が必要なため汎用性に欠ける点が問題である.

❸ 新しい循環管理指標

- 近年の技術進歩により従来では不可能であった循環管理指標が簡便にモニタリングできるようになった. 最近注目されている代表的な循環管理指標をあげる.

a. 呼吸性変動

- 過剰輸液が患者の予後を悪化させるという報告を受けて, 循環パラメーターの呼吸性変動 (ゆらぎ ; dynamic parameter) が, 至適循環血液量または輸液反応性の指標として注目されている★5.
- 指標として, ①収縮期血圧変動 (systolic pressure variation : SPV), ②脈圧変動 (pulse pressure variation : PPV), ③1回心拍出量変動 (stroke volume variation : SVV) などが使われている.
- 輸液応答性では, PPVが15%の心拍出量変化を感度94%, 特異度96%と非常に評価が高い.
- 一方, SVVは非侵襲的心拍出量モニターの進歩により臨床で測定できるようになった指標である. 一定した評価はまだないが, 輸液応答性を予測し, 周術期輸液管理の適正化につながると期待されている. しかし, 人工呼吸器の設定の変更や不整脈の影響を受けることが知られている★6.

b. 肺経由動脈熱希釈法による循環指標★7 (図4, 図5)

- 前負荷を適切に反映する指標として胸腔内血液容量が注目されている. また, 血管内と血管外容量の測定値から, 肺血管透過性の程度が計算できることも特徴である.

★5
陽圧人工呼吸が静脈還流に影響を与えることから, 循環血液量を間接的に表すと考えられるためである.

★6
SVV (1回拍出量変動率) 基準値 : 13%未満
PPV (脈圧変動) 基準値 : 13%未満

★7
以下の循環指標は, 血管内に漏出しない「色素」と漏出する「熱」という2つの指示物質を同時に注入して,「容量」の差を比較する二重希釈法により測定されてきたが, その手技が複雑で臨床で使用されることはほとんどなかった. 近年になり, 肺経由動脈熱希釈法として同様の循環指標が簡便に測定できるアルゴリズムが開発され, 一般使用されるようになった.

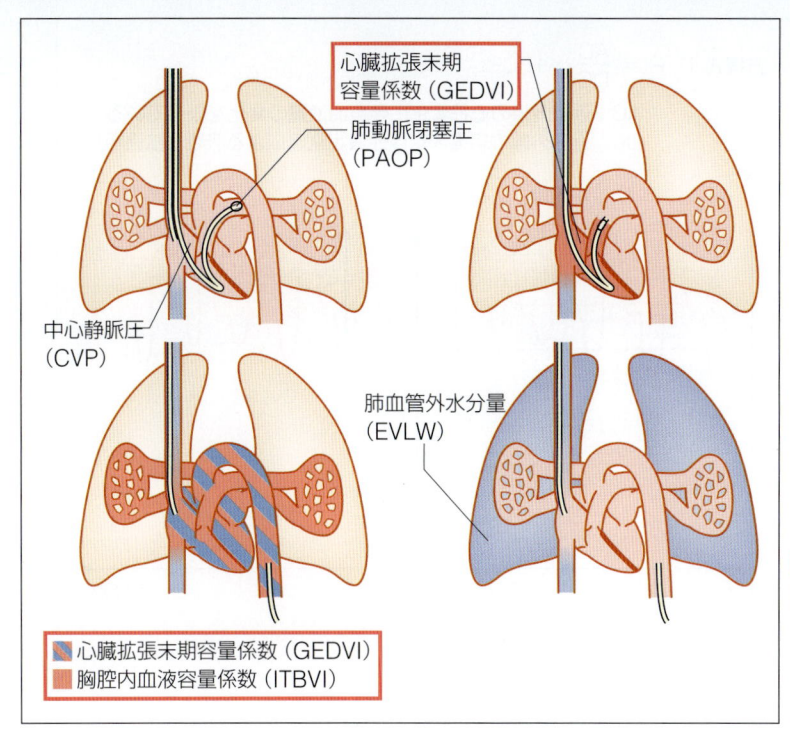

図4 肺経由動脈熱希釈法から得られる循環指標
(Ganter MT, et al. Postoperative Care: Fluid balance. In: Miller's Anesthesia. 7th ed. Philadelphia: Elsevier, Churchill Livingstone; 2009)

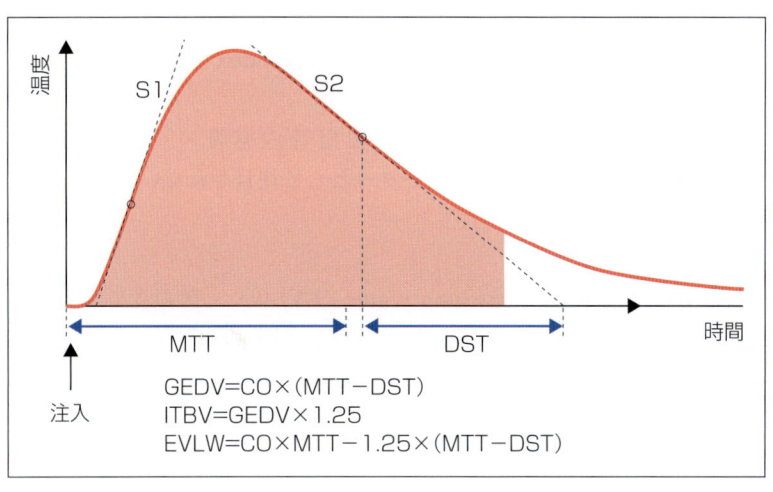

$$GEDV = CO \times (MTT - DST)$$
$$ITBV = GEDV \times 1.25$$
$$EVLW = CO \times MTT - 1.25 \times (MTT - DST)$$

図5 肺経由動脈熱希釈法による温度変化
MTT：mean transit time（平均通過時間），DST：down slope time，GEDV：心臓拡張末期容量，ITBV：胸腔内血液容量，EVLW：肺血管外水分量．

■ GEDV，GEDVI

- 心臓拡張末期容量（global end-diastolic volume：GEDV）と心臓拡張末期容量係数（global end-diastolic volume index：GEDVI）は，心臓内の4つのすべての心房・心室が最も拡張したときの容積，前負荷のパラメーターとして信頼性のある指標として報告されている[13,14]★8．

★8 GEDVI 基準値
680〜800 mL/m^2

■ ITBV，ITBVI

- 胸腔内血液容量（intrathoracic blood volume：ITBV）と胸腔内血液容量係数（intrathoracic blood volume index：ITBVI）は心臓，肺の血管容積の和

方程式1　$PI = \dfrac{AC}{DC} \times 100\%$

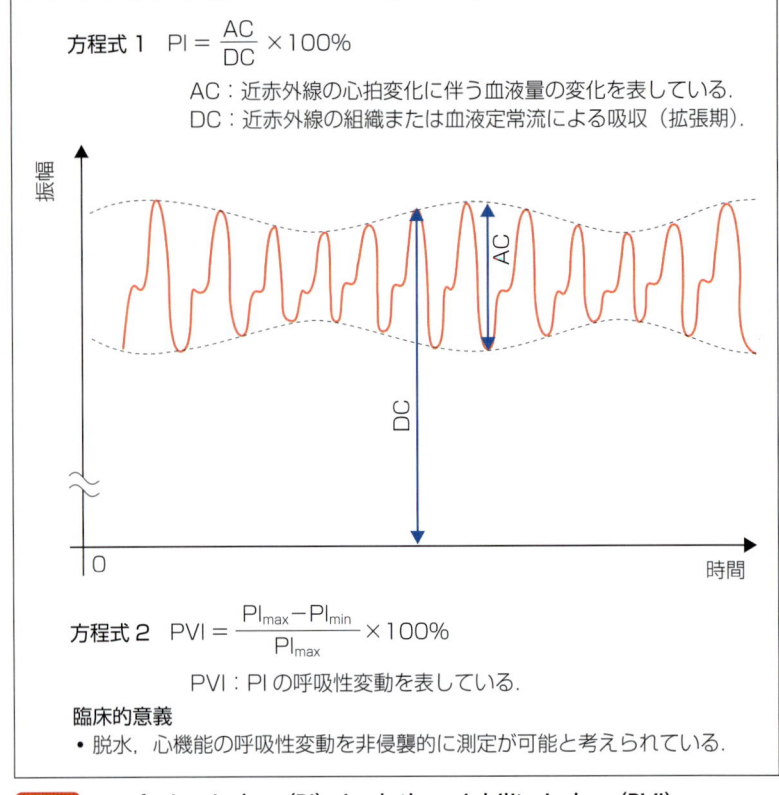

AC：近赤外線の心拍変化に伴う血液量の変化を表している.
DC：近赤外線の組織または血液定常流による吸収（拡張期）.

方程式2　$PVI = \dfrac{PI_{max} - PI_{min}}{PI_{max}} \times 100\%$

PVI：PI の呼吸性変動を表している.

臨床的意義
- 脱水，心機能の呼吸性変動を非侵襲的に測定が可能と考えられている.

図6 perfusion index（PI）と pleth variability index（PVI）

を示している（ITBV＝GEDV＋PBV〈肺血管内容量〉）. 上記 GEDV, GEDVI と同様に信頼性の高いパラメーターとして注目されている[★9].

■ EVLW，EVLWI

- 肺血管外水分量（extravascular lung water：EVLW）と肺血管外水分量係数（extravascular lung water index：EVLWI）は肺の血管外の水分量を表している. EVLWI の上昇は肺水腫の状態を示唆する[★10].

■ PVPI

- 血管透過性係数（pulmonary vascular permeability index：PVPI）は，肺血管外水分量と胸腔内血液容量の比（PI＝EVLW／ITBV）から，肺血管透過性の程度を表す. 心原性肺水腫と非心原性肺水腫の鑑別の指標になる[★11].

c. パルスオキシメータによる新しい循環指標

- パルスオキシメータの脈波波形から算出される perfusion index（PI）[★12] と Pleth Variability Index（PVI）が注目されている（図6）.
- PI はパルスオキシメータに表示される脈波波形の大きさを指標化し末梢循環の灌流状態を表したもので，PVI は PI の呼吸性変動率で循環血液量または輸液反応性の指標として注目されている. これまでに PVI を用いた循環管理法は示されていないが興味ある循環指標である[15-17].

★9 ITBVI 基準値
850〜1,000 mL/m²

★10 EVLWI の基準値
3〜7 mL/kg

★11 PVPI の基準値
1.0〜3.0

★12 PI 値
PI 値は交感神経緊張，心拍数，動脈血酸素飽和度，酸素消費量，体温など，さまざまな因子の影響を受けるため，絶対値の評価は難しいと考えられている.

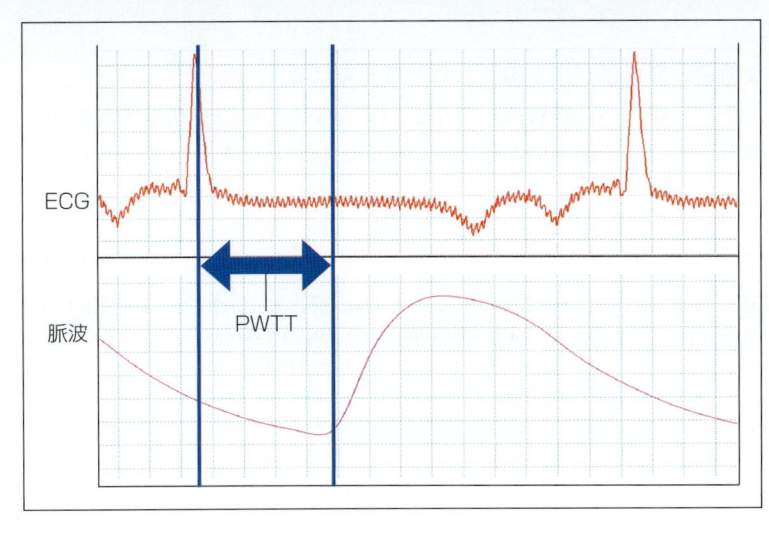

図7 脈波伝搬時間（PWTT）の定義

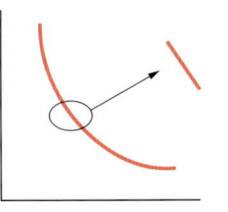

図8 脈波伝搬時間（PWTT）と1回心拍出量の関係

SV：1回心拍出量，PP：脈圧．

$$SV = C \times PP \times k$$

C：大動脈コンプライアンス，k：定数

$$PP = \Delta P = \rho \times u \times c$$

ρ：血液密度，u：血液速度，c：血圧伝播速度
$c = L / PWTT$，L：血管長

$$SV \propto 1 / PWTT$$

$$SV = \alpha PWTT + \beta$$

PWTTの変化が小さいと仮定して正規化
±50 ms　−2.8%
±100 ms　−11.1%　の誤差が生じる

d. 新しい心拍出量測定法（図7，図8）

- 近年，脈波伝搬時間（pulse wave transit time：PWTT）から心拍出量を測定する新しいアルゴリズムが発表された[18,19]★13．
- 動物実験でPWTTが心拍出量と相関することが示され，新しい非侵襲的心拍出量測定法として応用された．①完全非侵襲，②簡便，③安価，④汎用性などの観点から医療現場で広く使用が可能な循環指標と考えられている．PWTTを基にした循環管理法は現在示されていないが，今後期待される循環指標である．

★13
PWTTとは，心電図R波からプレチスモグラフの上昇点までの時間をさす．

❹ おわりに

- 循環管理の最終目標は予後の改善である．しかし，予後を改善する循環指標やその組み合わせは明らかにされていない．また，技術の進歩により今後さ

まざまな循環管理指標が生み出されると考えられる.
- 今後は,それら新しい循環管理指標をどのような患者にいつ利用するのか一つ一つ検討することで理想的な循環管理法が開発されることが期待される.

（山下幸一,横山正尚）

文献

1) Bland RD, et al. Hemodynamic and oxygen transport patterns in surviving and nonsurviving postoperative patients. Crit Care Med 1985; 13: 85-90.
2) Shoemaker WC, et al. Prospective trial of supranormal values of survivors as therapeutic goals in high-risk surgical patients. Chest 1988; 94: 1176-86.
3) Rivers E, et al. Early goal-directed therapy in the treatment of severe sepsis and septic shock. N Engl J Med 2001; 345: 1368-77.
4) Dellinger RP, et al. Surviving Sepsis Campaign: International guidelines for management of severe sepsis and septic shock: 2008. Crit Care Med 2008; 36: 296-327.
5) Vincent JL, et al. Sepsis in European intensive care units: Results of the SOAP study. Crit Care Med 2006; 34: 344-53.
6) Antonelli M, et al. Hemodynamic monitoring in shock and implications for management. International Consensus Conference, Paris, France, 27-28 April 2006. Intensive Care Med 2007; 33: 575-90.
7) Lakhal K, et al. Tracking hypotension and dynamic changes in arterial blood pressure with brachial cuff measurements. Anesth Analg 2009; 109: 494-501.
8) Dünser MW, et al. Arterial blood pressure during early sepsis and outcome. Intensive Care Med 2009; 35: 1225-33.
9) Watanabe H, et al. The discrepancy between invasive and noninvasive blood pressure. Sapp Med J 1990; 59: 111-7.
10) Burchell SA, et al. Evaluation of a continuous cardiac output and mixed venous oxygen saturation catheter in critically ill surgical patients. Crit Care Med 1997; 25: 388-91.
11) Gattinoni L, et al. A trial of goal-oriented hemodynamic therapy in critically ill patients. N Engl J Med 1995; 333: 1025-32.
12) Pargger H, et al. Gastric intramucosal pH-guided therapy in patients after elective repair of infrarenal abdominal aneurysms: Is it beneficial? Intensive Care Med 1998; 24: 769-76.
13) Lichtwarck-Aschoff M, et al. Intrathoracic blood volume accurately reflects circulatory volume status in critically ill patients with mechanical ventilation. Intensive Care Med 1992; 18: 142-7.
14) Sakka SG, et al. Assessment of cardiac preload and extravascular lung water by single transpulmonary thermodilution. Intensive Care Med 2000; 26: 180-7.
15) Cannesson M, et al. Pleth variability index to monitor the respiratory variations in the pulse oximeter plethysmographic waveform amplitude and predict fluid responsiveness in the operating theatre. Br J Anaesth 2008; 101: 200-6.
16) Cannesson M, et al. Respiratory variations in pulse oximetry plethysmographic waveform amplitude to predict fluid responsiveness in the operating room. Anesthesiology 2007; 106: 1105-11.
17) Forget P, et al. Goal-directed fluid management based on the pulse oximeter-derived pleth variability index reduces lactate levels and improves fluid management. Anesth Analg 2010; 111: 910-4.
18) Yamada T, et al. Multicenter study verifying a method of noninvasive continuous cardiac output measurement using pulse wave transit time: A comparison with intermittent bolus thermodilution cardiac output. Anesth Analg 2012; 115: 82-7.
19) Ishihara H, et al. The ability of a new continuous cardiac output monitor to measure trends in cardiac output following implementation of a patient information calibration and an automated exclusion algorithm. J Clin Monit Comput 2012; 26: 465-71.

6

麻酔方法と循環管理の考え方

6-1 麻酔薬選択へのヒント

- 麻酔薬の選択に際しては，麻酔薬のもつ各臓器への影響，つまり薬物動態的な側面と，各臓器が麻酔薬に及ぼす影響，つまり薬力学的な側面を考慮する必要があり，両者を十分に理解することで安全な麻酔管理が可能であると考えられてきた．こうしたアプローチに誤りはないものの，高齢化が進み複数の基礎疾患をもつ手術症例が急増している現在，単純な手術中あるいは手術室における情報のみでは満足できる全身管理は難しくなってきた．
- たとえば，高齢者において全身麻酔後に認知機能が障害される，あるいはその回復が遷延することが指摘され，術後のQOL（quality of life）を考える際に重要な問題とされている[1,2]．同様な問題に循環管理があり，高齢化に伴う基礎疾患としての心疾患の合併は麻酔管理を複雑なものにしている．
- 本項では，循環管理において最重要課題である臓器保護という視点から，麻酔薬の選択について考えてみたい．

❶ 日本の人口動態統計から示されること

- 総務省の公表しているデータ[*1]に基づくと，図1に示されるように，急速に増加した日本の総人口は2000年ごろからプラトーを迎え，2010年ごろからは減少に転じている．2010年の高齢者人口（65歳以上）は2,900万人あまりで全体の23％を占めているが，総務省統計局の予想によれば，50年後の2065年には現在の70％程度にまで人口は減少し，高齢者人口は40％を超えるものと推計されている（図2）．
- 高齢化が進むにつれて死亡数も増加しているが，死亡原因の1位は悪性疾患であり，過去5年間ほどは増加が足踏み状態である．一方，循環器系あるいは呼吸器系疾患を原因とした死亡数は増加し続けており（図3），このことからも，手術症例は，「より高齢で，悪性疾患を対象とし，呼吸・循環系の基礎疾患を有する」可能性が高い．
- 今後，麻酔計画を立てる段階では，こうした疾患背景について十分な認識が必要であり，とくに本項のテーマである循環系へのアプローチとしては，虚血性心疾患への対応が重要であると推測される．

❷ 高齢化に伴う薬理学的・生理学的変化

- 明らかな基礎疾患がない患者でも，老化に伴いすべての臓器機能が連続的に低下し続ける．表1に臓器機能と薬力学・薬物動態的な意義をまとめた[3]．
- 一般的に臓器機能は30歳代でピークを迎えるが，臓器予備力は60歳まで十分に維持される[4]．しかし，60歳以降は臓器予備力に個人差が大きくなり，

[*1] 人口推計：平成23年10月1日現在．http://www.stat.go.jp/data/jinsui/2011np/index.htm

高齢化に伴い，基礎疾患を有する患者が増加，虚血性心疾患への対応が重要

6-1 麻酔薬選択へのヒント

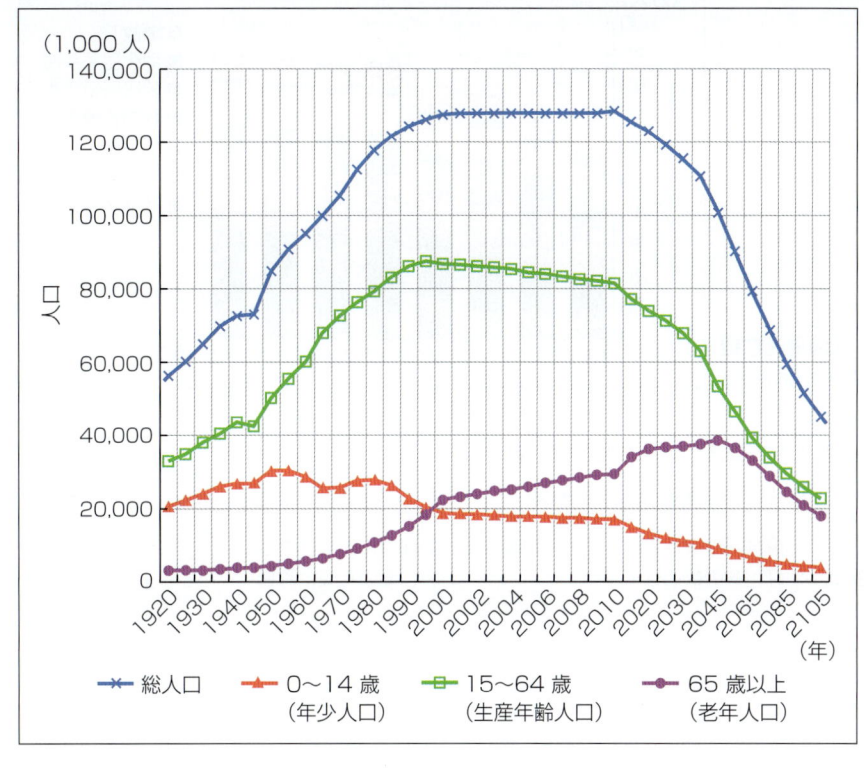

図1
2105年までの人口の推移（総務省統計局による推計）
(http://www.stat.go.jp/data/jinsui/2011np/index.htm より)

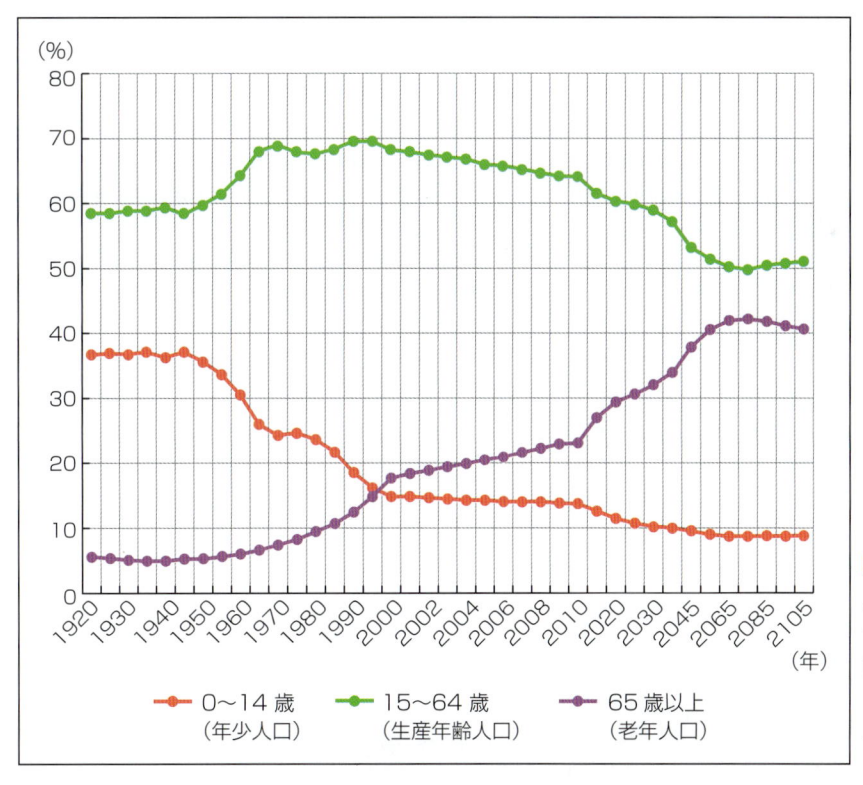

図2
人口に占める年齢ごとの割合（総務省統計局による推計）
(http://www.stat.go.jp/data/jinsui/2011np/index.htm より)

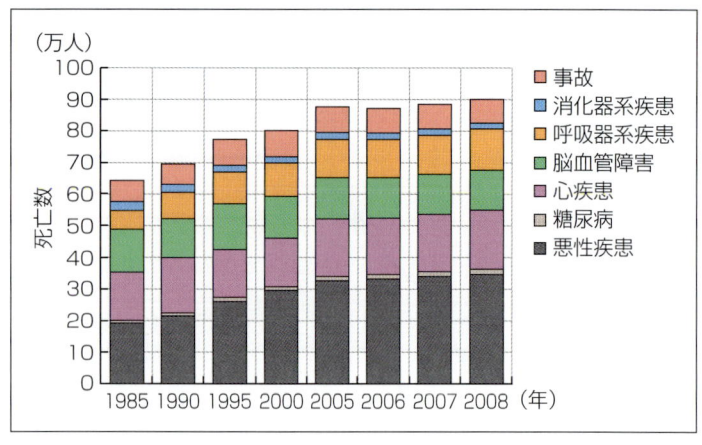

図3 死因別死亡数
(厚生労働省より)

表1 加齢に伴う臓器機能の変化と麻酔薬の効果に及ぼす影響

PK/PD変化	臓器機能	麻酔必要量への影響	麻酔薬の効果
吸収	・胃通過時間延長 ・腸管蠕動運動低下 ・胃液産生低下 ・腸管血流低下 ・吸収能力低下	麻酔薬は静注で用いるので影響なし 経口薬の吸収は低下	静注薬には影響なし 経口薬の吸収に影響
薬物分布	身体構成の変化 ・全水分量低下 ・体脂肪増加 ・心拍出量低下	単回静注投与時の最大血中濃度増加 分布容積の増大に伴い，脂溶性薬剤の効果遷延 循環時間延長	初回血中濃度増加に伴い水溶性薬剤の力価が増強（プロポフォール，麻薬，ミダゾラムなど） 脂溶性薬剤の半減期延長（ベンゾジアゼピン系薬，吸入麻酔薬：とくにイソフルラン） 麻酔導入時の入眠までの時間延長
血漿タンパク結合	・血漿タンパク減少	タンパク（アルブミン）結合の低下により，非結合麻酔薬の増加	高度にタンパク結合する薬剤の非結合体が増加し，麻酔薬の力価が増強（プロポフォール）
薬物代謝	・肝血流量の低下に伴い，肝機能低下 ・第1相代謝（薬物の酸化，還元，加水分解）の低下	クリアランスの低下	肝クリアランスを必要とする薬剤の作用時間延長（麻薬，リドカイン，ケタミン） 肝代謝を受ける薬剤の作用延長（多少：ジアゼパム，リドカイン）
薬物排泄	・腎血流量低下に伴う，腎機能低下	腎クリアランスの低下	腎排泄に依存する薬物の作用延長（筋弛緩薬，麻薬）
中枢神経系の感受性	・大脳萎縮に伴う神経細胞減少 ・受容体数の減少（GABA，NMDA，βアドレナリン作動性，ムスカリン性） ・脊髄神経の減少，ミエリン鞘の変性 ・椎間孔閉鎖に伴う脳脊髄液の減少	麻酔薬への感受性増大 より低い血中濃度，効果部位濃度で麻酔薬の効果が得られる 硬膜外腔減少	プロポフォールへの感受性増大：65歳以上では用量を40〜50％減少させる 鎮静薬・麻薬への感受性増大（とくに，レミフェンタニル） 吸入麻酔薬のMACが減少 局所麻酔薬への感受性増大 局所麻酔薬の広がり拡大，脊髄くも膜下麻酔・硬膜外麻酔のレベル拡大：投与量を減少させる

PK/PD：薬物動態学/薬力学，GABA：ガンマアミノ酪酸，NMDA：N-メチル-D-アスパラギン酸，MAC：最小肺胞濃度.

術前の評価が重要となる．

a. 循環系

- 加齢とともに，エラスチン産生が低下し，コラーゲンの変性が生じる結果，動脈壁のコンプライアンスが低下し，心血管系の"硬化"が生じる[5]．加齢に伴う一酸化窒素の産生低下も動脈硬化の原因になる[6]．
- 増加した後負荷に抗して血液を駆出することで左室肥大を生じ，心筋コンプライアンスの低下，つまり拡張能障害（とくに，早期拡張期充満速度の障害）を生じる．このため，心機能は後期拡張期機能に依存することになる．
- 後期拡張期充満は心房機能に依存することから，上室性不整脈によって循環系は容易に不安定となること，容量負荷に弱いこと，肺水腫に移行しやすいことなどに注意を要する[7,8]．

b. 自律神経機能

- 自律神経系は生後，副交感神経優位で，その後，成人になり交感神経レベルが上昇する．加齢とともに副交感神経レベルが低下するのに伴い，交感神経優位へと変化する．
- とくに，高齢者では，β受容体の反応性が低下するため，手術侵襲への反応も低下している[9]．一方，迷走神経反射も低下している．その結果，圧受容体反射が低下し，周術期の急性変化に対して安定した血圧を維持することが難しい[7]．
- 自律神経系の機能低下と前述した心血管系の変化によって，血圧変動が大きく，血管作動薬への反応性が低下し，心拍出量は前負荷に依存する傾向を示すのが，高齢者の特徴である．

c. 加齢と麻酔薬の薬理学的効果の関係

- 加齢とともに骨格筋と全身水分量が減少するが，これは，骨格筋が脂肪組織に置き換わるためである．
- 脂肪組織が増加するということは，中枢神経系に作用する麻酔薬（揮発性麻酔薬，麻薬，ならびに鎮静薬〈静脈麻酔薬〉）にとって蓄積可能な組織が増加することを意味し，排泄半減期が延長することで，高齢者では作用時間が延長することになる[10]．
- さらに，全身水分量が減少する結果，水溶性薬剤にとって中央コンパートメントにおける分布容積が減少し，薬剤の血漿濃度が上昇し効果が増強される[11]．
- また，高齢者では栄養失調になりやすいが，アルブミン濃度が20％以上減少していることもよく経験する．多くの麻酔薬はアルブミン結合性が高いので，こうしたささいな変化によっても麻酔薬の効果が増強されることに注意が必要である．
- 加齢に伴う薬力学的変化のメカニズムについては，完全には解明されていない．加齢に伴い中枢神経系の神経細胞数が減少し，認知機能が低下すること

▶加齢に伴う変化については，**表1**にまとめたので参照されたい．

で，中枢神経作用薬である麻酔薬の効果が増強されることになると考えられている．つまり，若年者よりも，より低濃度（血中濃度，効果部位濃度）で鎮静，入眠，呼吸・循環系の抑制などの中枢神経系抑制効果が発現する．

❸ 揮発性麻酔薬による心筋保護について

- 前述のとおり，日本社会における高齢化は，麻酔計画についても大きなインパクトを与えつつある．従来，心筋保護や循環管理については，心臓血管外科手術で詳細な検討が行われてきた．しかし，高齢化に伴い心血管系の基礎疾患を有する症例が増えているため，循環管理は心臓血管外科に限った話題ではなくなった．実際，手術のリスクよりも循環系のリスクのほうが高い症例も多い．そこで，心臓血管外科手術において検討・蓄積されたデータを基に，麻酔計画に際して必要な情報を整理したい．

a. 揮発性麻酔薬の心筋保護作用

- 心臓血管外科手術に際して，心筋ダメージを生じると入院期間のみならず，周術期の死亡率も増える結果となる．アメリカ循環器学会ガイドラインによれば，すべての麻酔法ならびに麻酔薬は麻酔計画上，循環系への考慮すべき影響をもつことが判明している[12]．そのなかで，麻酔薬の心筋保護作用について，多くの議論がなされてきた．
- 揮発性麻酔薬は心抑制作用があり，心筋の酸素需要を抑制することで虚血時の酸素需給バランス上，有利と考えられている．こうした薬理作用とはまったく独立して，心筋虚血後の再灌流時に生じる心筋障害に対して，揮発性麻酔薬がプレコンディショニング効果あるいはポストコンディショニング効果をもつことは，以前から注目されてきた★2．

b. 心筋保護の作用機序

- ハロゲン化麻酔薬は，虚血プレコンディショニング効果（ischemic preconditioning：IPC）に似た効果がある．IPC そのものに心筋障害を生じるリスクがあることで，臨床上は妥当性に多くの問題をもつのに対して，薬理学的に IPC に似た作用を期待できるのであれば，有用と考えられる．
- 麻酔薬による IPC（anesthetic ischemic preconditioning：APC）は用量依存性であり，濃度あるいは吸入時間によって保護効果が決まる．さらに，APC は IPC を必要としない，つまり，物理的な虚血操作を必要としない★3．
- 揮発性麻酔薬は，虚血後に生じる好中球と血小板の血管壁への接着を抑制することも知られている．また，揮発性麻酔薬は，虚血後，つまり再灌流時に吸入することでも，心筋保護作用を発揮することが知られている[17]．NFκBの抑制，TNFα，インターロイキン 1，細胞内接着因子，eNOS（内皮型一酸化窒素合成酵素）の発現抑制などが関与していると考えられている．
- こうした知見を最初に臨床で確認したのは，前述したとおり，1999 年に入

★2
実際，麻酔薬による薬理学的なプレコンディショニングが動物において最初に証明されたのは 1997 年のことである[13,14]．その後，1999 年には冠動脈バイパス術の臨床例においても，プレコンディショニング効果が確認されている[15]．

揮発性麻酔薬のプレコンディショニング効果が注目されている

★3
2 つの時間的な要素が判明している．早期 APC は 1〜2 時間の持続時間があり，晩期 APC は 24 時間後に再度生じ，最大 72 時間持続する．両者には共通点があるものの，詳細は解明されていない．ミトコンドリアにおける ATP 依存性カリウムチャネル，活性酸素，アポトーシス・カスケード，一酸化窒素，細胞内カルシウムの過剰，などが関与していると考えられている[16]．

▶NFκB：
nuclear factor kappa B

▶TNFα：
tumor necrosis factor alpha

▶eNOS：
endothelial nitric oxide synthase

ってからである．この研究では，大動脈遮断前にイソフルランを吸入することで，クレアチニンキナーゼ（CK-MB）や心筋トロポニン（cTnI）の放出が抑制されることが報告された[15)★4]．その後，多くの臨床研究で，心筋障害のバイオマーカーが揮発性麻酔薬によって減少することが確認されてきた[18-23)]．

- 最も重要な点は，揮発性麻酔薬の心筋保護作用が臨床応用可能であるか，ということにある[★5]．
- 最初の臨床研究は2002年に行われたもので，セボフルランを用いることで循環動態と左室機能が安定し，全静脈麻酔（total intravenous anesthesia：TIVA）を選択した場合に比べてcTnIの放出も低値であることが示された[23)]．その後，デスフルランを用いた場合にも，バイオマーカーについて同様の結果が確認されているとともに，集中治療室の滞在期間や人工呼吸期間が短縮することが示されている[18, 19)]．
- 現在は，麻酔薬の選択が予後に影響するか否かといった段階から，次のステップに議論が移行している．つまり，麻酔薬の投与法（いつ，どの程度，どの濃度で，など），麻酔薬の選択，併用薬の選択，ならびに心機能の評価法などについて，標準化が求められている．

★4 症例数が少なく有意差には至らなかった．

★5 実際，冠動脈疾患に対する手術で心機能を改善し，冠動脈バイパス術の予後を改善するかが検討された．この当時には，麻酔薬の選択は予後に影響しないと信じられていただけに，非常にインパクトの大きな議論であった[24)]．

▶ 臨床研究の具体例については Column 参照

4 非心臓血管外科手術における心筋保護作用

- 前述したアメリカ循環器学会ガイドラインは，非心臓手術における周術期のリスク評価と診療指針を述べたもので，心筋梗塞のリスクのある症例では揮発性麻酔薬を麻酔維持に用いることでリスクを軽減できる，としている（クラスIIa，エビデンスレベルB）[12)]．ただし，非心臓手術においても，揮発性麻酔薬が心筋保護作用をもつか否かについては議論が多い．
- 2007年のメタ解析では，79の臨床研究で，6,219症例を対象とし（TIVA 2,768例，セボフルランあるいはデスフルラン3,451例），非心臓手術における心血管系合併症が麻酔薬によって影響を受けるかが検討されている[28)]．すべての研究で，手術中を通して静脈麻酔薬あるいは吸入麻酔薬を用いており，とくに吸入麻酔薬については，デスフルラン（609例）で0.33～2 MAC，セボフルラン（2,842例）で0.25～2 MACが用いられた．すべての群で周術期の心筋梗塞や死亡，さらには心血管系の合併症は確認されていない．現時点で，静脈麻酔薬と揮発性麻酔薬における心筋梗塞や死亡率について比較検討した無作為化比較試験は存在していない．
- 心筋虚血のリスクが高い症例を対象とした検討は，冠動脈手術が代表的であり，揮発

> **Column** **34,310例のCABG症例でのメタ解析**
>
> 2002～2004年に，イタリアの64施設でSeccarecciaらが行った研究で，34,310例の冠動脈バイパス術（coronary artery bypass graft：CABG）を対象としたもの[25)]．標準化した死亡率（risk adjusted mortality rate：RAMR）という指標を用いて解析したところ，揮発性麻酔薬の使用は30日間死亡率を有意に改善することを示した．麻酔維持に揮発性麻酔薬を用いた施設では，静脈麻酔薬しか用いなかった施設に比べて，心臓外科手術後の死亡率が最も低かった点が特徴的である．

> **Column 心臓外科手術後の予後に関する22施設におけるメタ解析**
>
> デスフルランとセボフルランによる麻酔で心臓外科手術における予後が有意に改善したことを示したもの[26]．とくに，術後死亡率，心筋梗塞発症率，cTnI放出，昇圧薬の使用率，人工呼吸期間，ICU入室期間ならびに入院期間について，静脈麻酔に比べてデスフルラン，セボフルランによる麻酔は有利であることを示した最初の臨床研究．主たる研究テーマは入院中の心筋梗塞発症率であり，入院中の死亡率を同時に検討した結果である．904例のTIVAを行った群と，1,018例のセボフルランかデスフルランで麻酔維持を行った群について解析を行った．
>
> 吸入麻酔薬の濃度は施設ごとの差が大きく，デスフルランについては0.15～2 MAC，セボフルランについては0.25～4 MACが用いられている．すべての点で揮発性麻酔薬はTIVAと比較して予後を改善しており，具体的には以下のとおりである．
>
> 心筋梗塞の発症率は，揮発性麻酔薬のほうがTIVA群と比較してオッズ比が0.51（$p<0.008$）．死亡率のオッズ比が0.31（$p<0.02$）．昇圧薬を必要とする心不全のオッズ比は0.47（$p<0.008$）．とくに，長期予後については，1年生存率を調査しているのが2施設に限られるものの，心疾患が原因とされる死亡率について，揮発性麻酔薬群の8.3%に対してTIVA群は24.4%と，オッズ比0.23で揮発性麻酔薬のほうが予後の良いことが確認されている．

性麻酔薬が心筋保護作用をもつことに異論はないであろう．しかし，心筋虚血のリスクが軽いか中程度の症例について，非心臓手術を対象として麻酔薬による差異を検討するのは大きなチャレンジといえる．少なくとも現時点では，再灌流障害に対して揮発性麻酔薬が心筋保護に働くこと，循環動態の安定している症例で揮発性麻酔薬が心リスクを増やすことのないことから，心筋保護のためにも揮発性麻酔薬は静脈麻酔薬よりも勧められる[29]．

> 現時点では，揮発性麻酔薬は静脈麻酔薬よりも勧められる

- 心リスクのない，あるいは低リスクの症例において揮発性麻酔薬が心筋保護作用をもつとする直接的な証拠は示されていないが，周術期に心筋虚血のリスクを考慮すべき症例では，揮発性麻酔薬は現時点で第一選択と考えられる．とくに，症例の高齢化が進む今後，心筋虚血について低～中程度リスクの症例を対象にデータを積み重ねることで，新たな知見が得られるものと考えられる．

❺ 再灌流傷害への新たなアプローチとは？

> 実験レベルでは低濃度の水素ガス吸入も有望

- 虚血・再灌流による心筋障害は，必ずしも麻酔中に限られたことではなく，とくに周術期の心筋梗塞が術後48時間以内に高率に生じることを考えると，揮発性麻酔薬以外のアプローチも考慮すべきである．現時点では動物実験レベルであるが，低濃度の水素ガスを吸入することで再灌流傷害を軽減できることが確認されつつあり，今後の臨床応用が注目されている．
- 心筋梗塞は世界的にも直接死因の上位を占めるもので，心筋梗塞に際しては梗塞サイズをいかに小さくできるかが予後を改善するために重要である．動物実験レベルでは物理的ならびに薬理学的介入が多く試みられてきたが，臨床応用については難しい[30,31]．最近になって，心血管疾患をはじめとした酸

化ストレスが関与するさまざまな病態に，水素ガスの吸入が治療的意味をもつと報告されている．ラットにおいては，心筋梗塞のサイズを軽減することも報告されている[32,33]．

- 大型の動物を用いた研究では，水素ガスの吸入によって心筋保護が期待できることが確認されている[34]★6．
- 今後は，揮発性麻酔薬に限らず周術期の全身管理に際して，低濃度の水素を吸入することで心筋梗塞のみならず脳梗塞などの虚血病態の改善が期待されている．

> **Column　冠動脈疾患以外の心臓外科手術**
>
> 非冠動脈手術については，さらに混沌とした結果が得られている．Landoniらは僧帽弁疾患症例で検討を行っているが，冠動脈疾患を有する僧帽弁手術に際しては，デスフルランを用いることで術後のcTnIレベルが有意に減少することが示されている[26]．同様に大動脈弁置換術における検討がCromheeckeらによって行われているが，セボフルラン主体の麻酔管理では術後のcTnIレベルが減じていることが確認されている[27]．
>
> このように，非冠動脈手術については今後の研究に期待が寄せられる．

6　おわりに

- 高齢化社会における麻酔薬の選択については，認知機能への影響や呼吸・循環系以外の重要臓器への影響を考慮する必要があり，麻酔薬そのものの単純な薬理学的作用のみでは判断の難しい状況になってきた．とくに，虚血再灌流障害をいかに軽減するかは重要な問題であり，周術期の心筋梗塞あるいは脳梗塞も視野に入れた十分な臨床研究結果が待たれるところである．
- 冠動脈バイパス術のような虚血ならびにその程度が特定できる症例のみならず，非心臓手術におけるデータが今後重要な意義をもつと考える．
- 一方，水素ガス吸入は新たなアプローチを提供する可能性が高く，いまだに臨床研究の成果は得られてはいないものの，近未来においては「麻酔ガス」という概念そのものが変化する可能性がある．

（落合亮一）

★6
とくに，そのメカニズムが今まで明らかではなかったが，プレコンディショニングやポストコンディショニングのメカニズムとして考えられているミトコンドリアのpermeability transition pore (mPTP) の抑制後に生じるATP感受性K$^+$チャネル (mK$_{ATP}$) の開口が梗塞サイズの抑制に関与している[35-37]．

文献

1) Ghoneim MM, Block RI. Clinical, methodological and theoretical issues in the assessment of cognition after anaesthesia and surgery: A review. Eur J Anaesthesiol 2012; 29: 409–22.
2) Selnes OA, et al. Cognitive and neurologic outcomes after coronary-artery bypass surgery. N Engl J Med 2012; 366: 250–7.
3) Rivera R, Antognini JF. Perioperative drug therapy in elderly patients. Anesthesiology 2009; 110: 1176–81.
4) Prough DS. Anesthetic pitfalls in the elderly patient. J Am Coll Surg 2005; 200: 784–94.
5) Jani B, Rajkumar C. Ageing and vascular ageing. Postgrad Med J 2006; 82: 357–62.
6) Brandes RP, et al. Endothelial aging. Cardiovasc Res 2005; 66: 286–94.
7) Rooke GA. Cardiovascular aging and anesthetic implications. J Cardiothorac Vasc Anesth 2003; 17: 512–23.
8) Lakatta EG. Alterations in the cardiovascular system that occur in advanced age. Fed Proc 1979; 38: 163–7.
9) Priebe HJ. The aged cardiovascular risk patient. Br J Anaesth 2000; 85: 763–78.

10) Vuyk J. Pharmacodynamics in the elderly. Best Pract Res Clin Anaesthesiol 2003; 17: 207-18.
11) Aymanns C, et al. Review on pharmacokinetics and pharmacodynamics and the aging kidney. Clin J Am Soc Nephrol 2010; 5: 314-27.
12) Fleisher LA, et al. ACC/AHA 2007 guidelines on perioperative cardiovascular evaluation and care for noncardiac surgery: A report of the American College Of Cardiology/American Heart Association Task Force on Practice Guidelines (Writing Committee to Revise the 2002 Guidelines on Perioperative Cardiovascular Evaluation for Noncardiac Surgery). J Am Coll Cardiol 2007; 50: e159-241.
13) Kersten JR, et al. Isoflurane mimics ischemic preconditioning via activation of K (ATP) channels: Reduction of myocardial infarct size with an acute memory phase. Anesthesiology 1997; 87: 361-70.
14) Cope DK, et al. Volatile anesthetics protect the ischemic rabbit myocardium from infarction. Anesthesiology 1997; 86: 699-709.
15) Belhomme D, et al. Evidence for preconditioning by isoflurane in coronary artery bypass graft surgery. Circulation 1999; 100: ii340-4.
16) Landoni G, et al. Halogenated anaesthetics and cardiac protection in cardiac and non-cardiac anaesthesia. Ann Card Anaesth 2009; 12: 4-9.
17) Kin H, et al. Postconditioning attenuates myocardial ischemia-reperfusion injury by inhibiting events in the early minutes of reperfusion. Cardiovasc Res 2004; 62: 74-85.
18) Tritapepe L, et al. Cardiac protection by volatile anaesthetics: A multicentre randomized controlled study in patients undergoing coronary artery bypass grafting with cardiopulmonary bypass. Eur J Anaesthesiol 2007; 24: 323-31.
19) Guarracino F, et al. Myocardial damage prevented by volatile anesthetics: A multicenter randomized controlled study. J Cardiothorac Vasc Anesth 2006; 20: 477-83.
20) De Hert SG, et al. Choice of primary anesthetic regimen can influence intensive care unit length of stay after coronary surgery with cardiopulmonary bypass. Anesthesiology 2004; 101: 9-20.
21) De Hert SG, et al. Cardioprotective properties of sevoflurane in patients undergoing coronary surgery with cardiopulmonary bypass are related to the modalities of its administration. Anesthesiology 2004; 101: 299-310.
22) De Hert SG, et al. Effects of propofol, desflurane, and sevoflurane on recovery of myocardial function after coronary surgery in elderly high-risk patients. Anesthesiology 2003; 99: 314-23.
23) De Hert SG, et al. Sevoflurane but not propofol preserves myocardial function in coronary surgery patients. Anesthesiology 2002; 97: 42-9.
24) Tuman KJ, et al. Does choice of anesthetic agent significantly affect outcome after coronary artery surgery? Anesthesiology 1989; 70: 189-98
25) Seccareccia F, et al. The Italian CABG Outcome Study: Short-term outcomes in patients with coronary artery bypass graft surgery. Eur J Cardiothorac Surg 2006; 29: 56-62; discussion 62-4.
26) Landoni G, et al. Desflurane and sevoflurane in cardiac surgery: A meta-analysis of randomized clinical trials. J Cardiothorac Vasc Anesth 2007; 21: 502-11.
27) Cromheecke S, et al. Cardioprotective properties of sevoflurane in patients undergoing aortic valve replacement with cardiopulmonary bypass. Anesth Analg 2006; 103: 289-96.
28) Fochi O, et al. Cardiac protection by volatile anesthetics in non-cardiac surgery: A meta-analysis. Minerva Anestesiol 2007; 73: 26.
29) Landoni G, et al. Cardioprotection by volatile anesthetics in noncardiac surgery? No, not yet at least. J Am Coll Cardiol 2008; 51: 1321; author reply 1321-2.
30) Ovize M, et al. Postconditioning and protection from reperfusion injury: Where do we stand? Position paper from the Working Group of Cellular Biology of the Heart of the European Society of Cardiology. Cardiovasc Res 2010; 87: 406-23.

31) Hausenloy DJ, et al. Translating novel strategies for cardioprotection: The Hatter Workshop Recommendations. Basic Res Cardiol 2010; 105: 677-86.
32) Sun Q, et al. Hydrogen-rich saline protects myocardium against ischemia/reperfusion injury in rats. Exp Biol Med 2009; 234: 1212-9.
33) Hayashida K, et al. Inhalation of hydrogen gas reduces infarct size in the rat model of myocardial ischemia-reperfusion injury. Biochem Biophys Res Commun 2008; 373: 30-5.
34) Yoshida A, et al. H(2) mediates cardioprotection via involvements of K(ATP) channels and permeability transition pores of mitochondria in dogs. Cardiovasc Drugs Ther 2012; 26: 217-26.
35) Hausenloy DJ, et al. The mitochondrial permeability transition pore as a target for preconditioning and postconditioning. Basic Res Cardiol 2009; 104: 189-202.
36) Di Lisa F, et al. Mitochondrial injury and protection in ischemic pre- and post-conditioning. Antioxid Redox Signal 2011; 14: 881-91.
37) Heusch G, et al. Inhibition of mitochondrial permeability transition pore opening: The Holy Grail of cardioprotection. Basic Res Cardiol 2010; 105: 151-4.

6-2 区域麻酔の利点と欠点

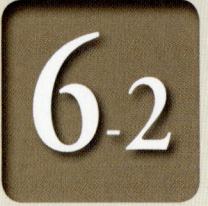

- 区域麻酔（regional anesthesia）とは，知覚神経に局所麻酔薬を作用させて，身体のある程度広い範囲の知覚を可逆的に減弱あるいは消失させる麻酔法である．区域麻酔には大きく分けて，脊柱管内に局所麻酔薬を投与する脊柱管麻酔（neuraxial anesthesia：脊髄くも膜下麻酔・硬膜外麻酔）と，それより末梢の神経周囲に局所麻酔薬を投与する末梢神経ブロック（peripheral nerve block）の2種類が存在する．
- 周術期の循環管理上，区域麻酔が有用であると思われるのは主に次の3つの理由による．
    ① 全身麻酔と併用で手術麻酔，あるいは術後鎮痛に用いることで，侵害刺激による交感神経刺激，それに伴う血圧・心拍数の増加を効果的に抑制し，安定した周術期循環管理を可能にする．
    ② 全身麻酔の代替麻酔法として用いることで，全身麻酔薬の投与，気管挿管，人工呼吸管理を回避し，とくに高齢者，心血管系合併症や神経系合併症を有する患者などの麻酔管理において，全身麻酔に伴う呼吸・循環抑制，血管内容量の再分布，交感神経刺激による心筋仕事量の増大などを最小限にし，循環系の合併症を回避することを可能にする．
    ③ とくに脊柱管麻酔に限っていえば，それ自体が交感神経遮断作用を有するため，麻酔域における自律神経バランスを修飾し，さまざまな臓器・組織の機能・血流・代謝などに好ましい影響を与える可能性がある．
- 区域麻酔を周術期の循環管理に利用するためには区域麻酔の特徴をよく把握しておくことが大切である．本項では，周術期の循環管理において区域麻酔を用いることの利点，欠点を概説する．

❶ 区域麻酔の利点

a. 優れた鎮痛効果

> 鎮痛効果，嘔気・嘔吐の減少，腸管機能の回復促進，呼吸機能の改善など，多くの利点がある

- 手術麻酔は外科的侵襲に対するさまざまな生体反応との戦いである．とくに侵害刺激に対する交感神経の反応とそれに引き続く循環系の反応は，安定した循環管理の大きな障害となる．
- 区域麻酔は侵害刺激によって発生した求心性インパルスの伝導を用量依存性に遮断するため，その鎮痛効果は強力である．安静時痛のみならず体動時痛も効果的に抑制できるので，全身麻酔と併用あるいは単独で手術麻酔法として，あるいは術後鎮痛法として用いれば，侵害刺激による交感神経刺激，それに伴う血圧，心拍数の増加を効果的に抑制することが可能である．
- オピオイドによる鎮痛と比較して，区域麻酔が術後鎮痛効果に関して優れて

いるとする報告は数多く存在する．持続硬膜外麻酔は下腹部・上腹部の開腹手術，股関節手術，婦人科腹腔鏡下手術，膝関節手術，子宮全摘手術，帝王切開術，開胸手術などさまざまな手術で，オピオイドと比較して有意に優れた術後鎮痛効果があると報告されている[1]．一方，末梢神経ブロックも，オピオイドに比べより良好な術後鎮痛を提供できるようである．Richmanらは，持続末梢神経ブロックとオピオイドの術後鎮痛効果を比較した603人の被験者を含む13の無作為化比較試験に関してメタアナリシスを行った[2]★1．

b. 嘔気・嘔吐を起こしにくい

- 全身麻酔後の嘔気・嘔吐は術後の患者の快適度を大きく左右する．オピオイドの鎮痛作用は強力であるが，臨床に使用する際にはその催吐作用が大きな問題となる．硬膜外麻酔，末梢神経ブロックいずれもオピオイドの必要量を減らすことによって，術後の嘔気・嘔吐を減らす[2,3]．

c. 腸管機能の回復促進

- 胸部硬膜外麻酔は当該部位の交感神経を遮断することによって腸管蠕動を促進する．胸部硬膜外麻酔によって術後腸管機能の回復を促進したり[4]，術後イレウスを予防したりする効果があったとする報告がある．

d. 呼吸機能の改善

- とくに高齢者において，肺炎，無気肺などの呼吸器合併症は周術期管理のうえで大きな問題となる．とくに慢性閉塞性肺疾患を有する患者では，術後呼吸器系合併症の発生頻度は3〜7倍に上昇するといわれている．
- 上腹部手術では創部痛，横隔膜の機能不全によって機能的残気量の低下を招き，術後呼吸器系合併症が起こりやすいといわれる．硬膜外麻酔は，術後痛を抑えることによって呼吸機能の低下を防ぎ，呼吸器系合併症の発生を減らす可能性がある★2．

e. 心血管系の合併症を減らす

- Beattieらは1,173人の患者を含む11の無作為化比較試験に関するメタアナリシスを行い，硬膜外麻酔の使用が術後の心筋梗塞の発症率を低下させると報告した[6]．興味深いことに，こうした効果は胸部硬膜外麻酔の場合に認められるが，腰部硬膜外麻酔では認められなかった．
- 胸部硬膜外麻酔は心臓交感神経を遮断することによって心拍数，心収縮力を低下させ，心筋仕事量を減らすほか，冠動脈を拡張することによって心筋の酸素需給バランスを改善するといわれている．こうした作用が心筋梗塞発生率の減少につながったものと推測される．

f. 術後譫妄の回避

- 高齢者の麻酔では，全身麻酔からの覚醒遅延，術後の認知機能障害が懸念され，全身麻酔薬の投与を躊躇する場合が少なくない．Casatiらは，高齢者

★1
これには上肢・下肢のさまざまな神経ブロックが含まれていたが，すべての無作為化比較試験の結果を合わせると，術後24時間，48時間，72時間いずれの時点においても神経ブロックのほうが平均の視覚的評価尺度（visual analogue scale：VAS）が低かったと報告した．

★2
van Lierらは，慢性閉塞性肺疾患を有する患者に対する硬膜外麻酔の使用は全身麻酔単独に比べ，術後の肺炎，30日後の死亡率を低下させたと報告している[5]．

に対する人工股関節置換術において，セボフルランによる全身麻酔と脊髄くも膜下麻酔を比較し，術後譫妄の発生頻度は後者において有意に高かったと報告した[7]．
- 区域麻酔を用いて全身麻酔を回避することは高齢者の麻酔において絶えず念頭におくべき選択肢の一つである．

g. 術中出血量の減少

- Mauermannら[8]は全身麻酔と脊柱管麻酔を比較した，人工股関節置換術を受けた678人の患者を含む10の先行研究についてメタアナリシスを行い，脊柱管麻酔で手術を受けた患者では術中の出血量が275 mL少なくなると報告した．術中輸血が必要となった患者の割合も全身麻酔を受けた患者に比べて有意に低かった（12% vs 33%）★3．

h. 手術時間の短縮

- 興味深いことに，Mauermannら[8]は，脊柱管麻酔は全身麻酔に比べ出血量のみでなく手術時間も短縮させると報告した．その理由について彼らは詳細に考察していないが，出血量の減少と関係があるのかもしれない．ただし，短縮された手術時間は平均約7分であり，これが臨床上意味のある差かどうかは疑問である．

i. 深部静脈血栓・肺塞栓の予防

- 硬膜外麻酔は周術期の深部静脈血栓の発生，肺塞栓症の発症を減らすと報告されている[9]．硬膜外麻酔による交感神経遮断からくる血管拡張によって下肢の血流が改善し血栓を生じにくくするのかもしれない．
- また，局所麻酔薬自体に血小板凝集抑制作用，白血球血管内皮安定化作用があり，こうした作用が血栓症の予防に貢献している可能性もある．

j. 抗炎症作用

- いくつかの動物実験で，C線維を局所麻酔薬で遮断すると，その支配領域の炎症反応が抑制されることがわかっているほか，局所麻酔薬は全身投与した場合にも抗炎症作用を発揮するといわれている．
- Martinらは人工膝関節置換術を受ける患者で，大腿神経ブロックと坐骨神経ブロックを施行した群と，モルヒネによる患者自己調節鎮痛法（patient-controlled analgesia：PCA）で術後鎮痛を行った群を比較し，術後のサイトカインの血中濃度には差がないものの，膝周囲径と膝の皮膚温の上昇が前者で有意に低く，炎症反応が抑制されていたと報告した[10]．

k. 術後の関節可動域，機能回復の促進

- さらにMartinらは，神経ブロックを受けた群では，モルヒネPCA群に比べ安静時痛，体動時痛がいずれも有意に軽かったのに加え（図1），術後の膝関節の可動域の回復と，介助なしで立位をとったりトイレに行ったりする

★3
おそらく，硬膜外麻酔の交感神経遮断作用によって血圧，心拍出量が低く保たれたことがその理由と考えられる．

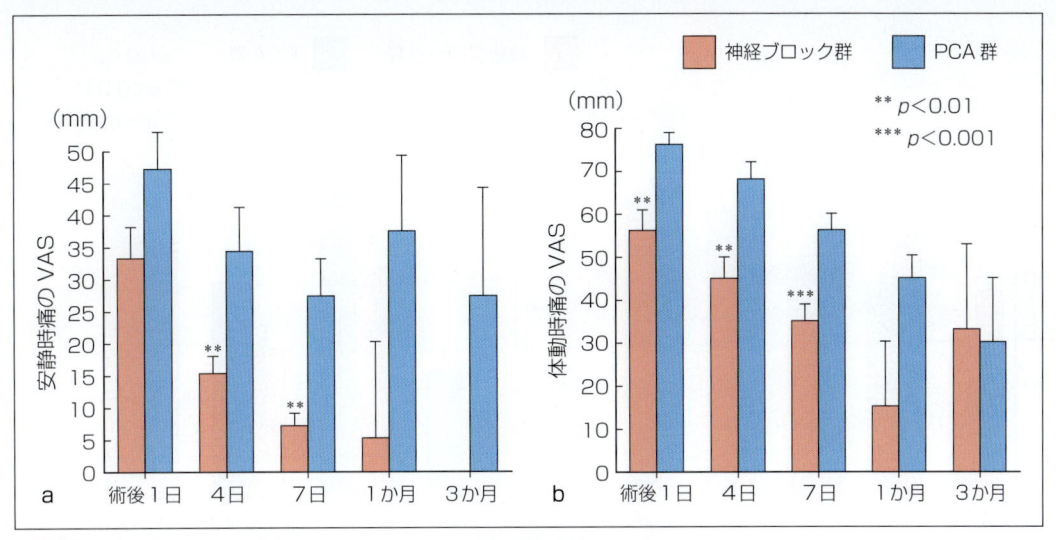

図1 神経ブロックと静脈内オピオイドPCAの鎮痛効果の比較

神経ブロック（大腿神経ブロック＋坐骨神経ブロック）を受けた群で，術後7日目までの人工膝関節置換術後の安静時痛（a），体動時痛（b）がいずれも有意に少なかった．
PCA：患者自己調節鎮痛法．

(Martin F, et al. Anesthesiology 2008; 109: 484-90[10]）より）

ことができるようになるまでの時間が有意に短縮したと報告した[10]（図2）．
- 術後の機能回復促進作用は患者の離床を促し，下肢深部静脈血栓・肺塞栓などさまざまな術後合併症の発生を予防する可能性がある．

l. 癌の再発抑制

- 手術に伴う侵害刺激は生体の神経系，内分泌系，代謝系にさまざまな変化をもたらし，その結果として周術期に免疫機能が抑制されることが広く知られている．
- 区域麻酔は求心性知覚神経をブロックすることによって侵害刺激に対する生体のさまざまな反応を抑制し，周術期の免疫機能をより正常に保つ可能性がある．さらに，オピオイドはそれ自体が免疫機能を抑制すると報告されており，区域麻酔によりオピオイドの使用量を減らすことができれば，それも周術期免疫機能の正常化に寄与するであろう．
- 実際，いくつかの後向き研究がオピオイドによる管理と区域麻酔による管理を比較して，乳癌，大腸癌，前立腺癌などの術後に，区域麻酔のほうが癌の再発が少なく，生存率も高かったと報告した．ただし，最近の結腸・直腸癌の術後に関する研究ではこうした効果は高齢者のみで認められ，若年者では有意な差がなかったとも報告されている[11]★4（図3）．

m. 術後死亡率を含む長期予後への影響

- Rodgersら[1]は2000年に，9,559人の被験者を含む141の無作為化比較試験に関するメタアナリシスを行い，硬膜外麻酔あるいは脊髄くも膜下麻酔の利用は，肺塞栓症の発生を55%，深部静脈血栓の発生を44%，輸血の必要性

★4
区域麻酔の癌再発予防効果については今後，とくに前向き研究によるさらなる検討が必要であろう．

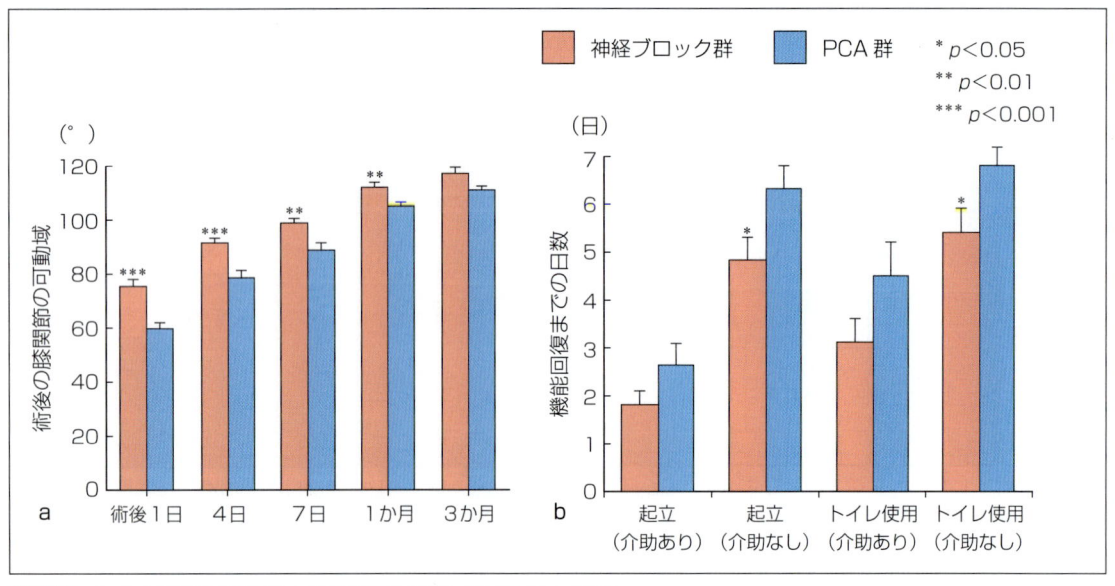

図2 人工膝関節置換術後の膝関節可動域と機能回復の推移

膝関節の可動域は術後1か月まで神経ブロックを受けた群のほうが有意に大きかった．また，介助なしで起立，トイレが使用できるまでの時間も短かった．

(Martin F, et al. Anesthesiology 2008; 109: 484-90[10])より)

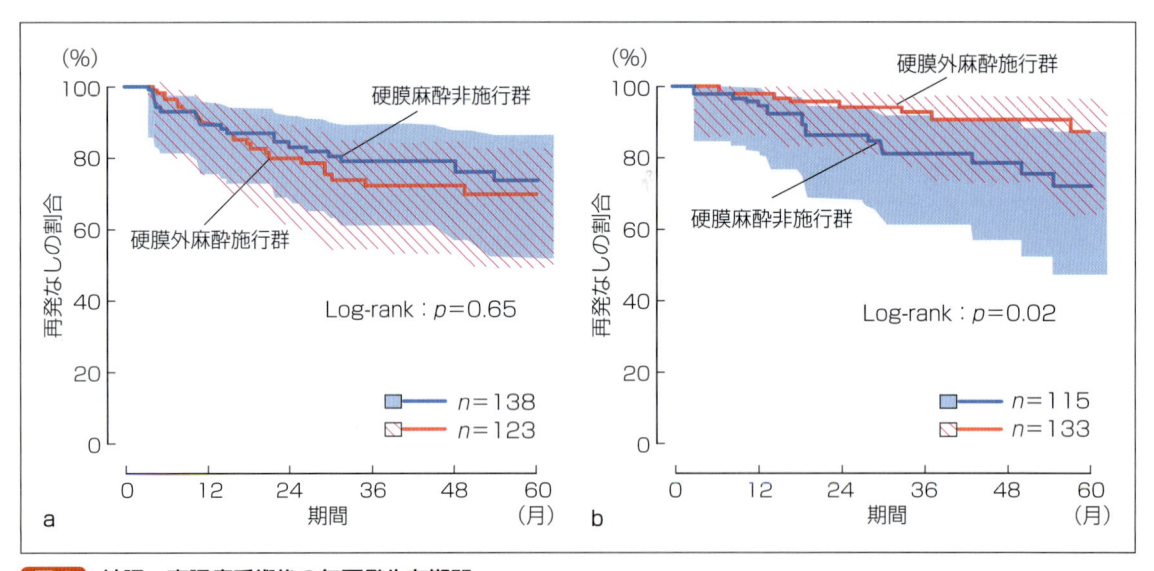

図3 結腸・直腸癌手術後の無再発生存期間

高齢者（b）においては，硬膜外麻酔を受けた群で有意に無再発期間が長かったが，この効果は若年者（a）では認められなかった．

(Gottschalk A, et al. Anesthesiology 2010; 113: 27-34[11])より)

を50％，肺炎の発生を39％，それぞれ減少させ，結果として術後30日における死亡率を約30％低下させると報告した．

- 彼らはそのほかにも呼吸抑制，心筋梗塞，腎不全の発生も減らすと報告し，多くの麻酔科医の注目の的となったが，その後この論文の問題点がいくつか指摘され，その後に行われたいくつかのメタアナリシスでは，全身麻酔と併

用した場合，硬膜外麻酔がオピオイドの全身投与に比べて術後の死亡率を低下させるという証拠は必ずしも得られていない[12]．

❷ 区域麻酔の欠点

- 今まで述べたように，区域麻酔には全身麻酔あるいはオピオイドなどの鎮痛薬では得られない利点がある．しかし，一方で区域麻酔にはさまざまな欠点もあり，実際の臨床で使用する際にはいつも利点と欠点のバランスを考え，各患者の状態に応じて最適な麻酔・鎮痛法を選択する必要がある．

> 利点と欠点のバランスを考え，各患者の状態に応じて最適な麻酔・鎮痛法を選択

a．交感神経ブロックによる血圧低下

- 硬膜外麻酔，脊髄くも膜下麻酔は胸腰髄の交感神経節前線維を遮断する．その結果として麻酔領域の血管拡張による血圧低下が発生する．もし，T1–5の心臓交感神経まで遮断が及べば，さらに心機能の抑制，徐脈が発生する．
- 末梢神経ブロックは硬膜外麻酔に比べれば交感神経遮断を起こす可能性は低いが，斜角筋間アプローチ腕神経叢ブロックでは星状神経節ブロックが合併する場合がある．胸部傍脊椎ブロック，腰神経叢ブロックでも局所麻酔薬が硬膜外腔に達し，交感神経遮断が起こりうる．

b．神経障害

- 発生頻度はそれほど高くないものの，区域麻酔には神経障害を起こす可能性がある．区域麻酔に伴う神経障害には2つの要因が考えられる．一つはブロック針自体による神経の損傷，もう一つは局所麻酔薬の神経毒性である．
- Brullら[13]は区域麻酔後の神経障害の発生頻度を32の報告のメタアナリシスによって解明した．それによると，硬膜外・脊髄くも膜下麻酔後の神経障害の発生頻度はそれぞれ1万件あたり2.19件と3.78件であった．末梢神経ブロック後の神経障害発生頻度は約100件あたり3件程度であり，前者に比べて高い傾向を示した．しかし，ほとんどの場合で障害は一時的であり，永久神経障害を起こした症例は解析された患者全体で1例のみときわめて低いことが示されている．

c．抗凝固療法，硬膜外血腫

- 近年，血栓性疾患の予防・治療のため，周術期に抗凝固薬，抗血小板薬を内服している患者が急増している．抗血栓療法を受けている患者では脊髄くも膜下麻酔あるいは硬膜外麻酔に伴って硬膜外血腫が発生し，両下肢麻痺に至る可能性があるため，これらの手技は禁忌，あるいは血液凝固機能を正常にしてから行うべきであるとされる★5．
- 抗凝固療法を受けている患者に対する末梢神経ブロックの是非に関しては十分なエビデンスが集積しておらず，その実施の是非について結論を述べることは差し控えたいが，おそらく末梢神経ブロックはとくに体表近くで行うものについては，多少の凝固機能障害は問題とならないであろう．しかし，腰

★5
American Society of Regional Anesthesia and Pain Medicineは2010年に抗血栓療法を受けている患者に対する区域麻酔の適応に関するガイドライン（第3版）を発行しており，われわれもこのガイドラインに沿って行動すべきであると考える[14]．

神経叢ブロックに代表される深部の神経ブロックでは，血圧低下が起こったり輸血が必要となったりするような後腹膜血腫の発生が複数報告されており，その適応は脊柱管麻酔に準じて判断すべきであると考える．

d. 局所麻酔薬中毒

- 脊髄くも膜下麻酔を除いて，区域麻酔は比較的大量の局所麻酔薬を必要とすることが多い．そのため，局所麻酔薬中毒の可能性を常に念頭におかなければならない[★6].
- 局所麻酔薬中毒は適切に処置すれば患者になんら後遺障害を残すことなく治癒できる可能性が高い一方で，ブピバカインによる難治性致死的不整脈の発生も報告されている．
- 局所麻酔薬中毒を起こさないための注意点と万が一起こった場合の対応についてそれぞれ**表1**，**2**に示してあるので参考にされたい[15].

[★6]
最近のアメリカ麻酔科学会による closed claims study によれば，区域麻酔に伴う死亡あるいは脳障害といった重篤な合併症の 1/3 が局所麻酔薬中毒によるものであるとされている．

e. その他の合併症

- 区域麻酔のうち，末梢神経ブロックにはさまざまな種類があり，起こりうる合併症にもそれぞれ特徴がある．斜角筋間アプローチ腕神経叢ブロックでは同側横隔神経麻痺が高頻度に発生するといわれている．鎖骨上アプローチ，胸部傍脊椎ブロックでは気胸，腹横筋膜面ブロック，腹直筋鞘ブロック，腰神経叢ブロックでは肝臓，腎臓など腹部臓器穿刺などが起こりうる．
- こうした合併症は，超音波ガイド下に針先の位置を確認しながら行うことで，その発生を最小限にとどめることが可能かもしれない．

f. ブロック効果による二次的合併症

- 大腿神経ブロック，坐骨神経ブロックなど下肢の神経ブロックを受けた患者で，術後の転倒の危険性が報告されている[16]．また，区域麻酔により筋力・知覚が低下しているために，術後，褥瘡が発生したり[17]，神経圧迫症状の見逃しなどが起こったりする可能性も指摘されている．
- 区域麻酔による筋力・知覚の低下はそれら自体が麻酔の作用であるが，もちろんこうした状態は生理的ではない．末梢神経ブロックを施行した後は，こうしたブロック効果による二次的な障害の発生に絶えず留意しておく必要がある．

❸ おわりに

- 区域麻酔の利点と欠点について概説した．本項で紹介した利点，欠点については残念ながら反対の結果を報告する論文も散見され，必ずしも統一した見解が得られていない項目も存在する．とくに，麻酔に伴う死亡率や神経障害などの発生率については，もともと発生頻度が低いため，確定的な結論を導き出すためには非常に大規模な調査が必要となるが，それは現実的ではない．また，区域麻酔に用いる局所麻酔薬の量，併用する麻酔薬，鎮痛薬の種

表1　推奨される局所麻酔薬中毒の予防法

- 臨床上，これさえやっておけば局所麻酔薬中毒を予防できるというような方法はない
- できる限り使用する局所麻酔薬を少なくする
- 少量（3～5 mL ずつ）の局所麻酔薬を，15～30 秒ぐらい間隔をあけながら何回にも分けて投与する．体表ランドマーク，paresthesia，通電刺激をガイドとした神経ブロックは針の位置を固定して薬液を注入する．こうした場合，注入間隔は血液循環時間（30～45 秒）より長くするべきである．ただし，間隔が長すぎると針先が動いてしまう危険があるので，状況に応じて判断すべきである．超音波ガイド下に行う場合は針先を動かしながら薬液を注入するのが一般的なので，分割投与はそれほど重要ではない
- 薬液を注入する前には針あるいはカテーテルを吸引する．ただし，偽陰性の確率が2%ほどあることに留意する
- 局所麻酔薬中毒を起こす可能性がある量の薬液を使用する場合は，アドレナリンのような血管内注入を判別できるマーカーを添加することが推奨される
- はっきりした証拠はないが，超音波ガイドは血管内注入の頻度を減らすかもしれない．ただし，超音波ガイドを用いても血管内注入は起こりうる

(Neal JM, et al. Reg Anesth Pain Med 2010; 35: 152–61[15]より)

表2　局所麻酔薬中毒の対処法

- 低酸素血症，アシドーシスは局所麻酔薬の毒性を高めるため，局所麻酔薬中毒の症状が現れた場合は迅速かつ適切な気道管理が非常に大切である
- 痙攣が起こった場合はベンゾジアゼピン系薬を投与して迅速に痙攣を止める必要がある．もしベンゾジアゼピン系薬が手元にない場合は，少量のプロポフォールあるいはチオペンタールでもよい．
- プロポフォールは痙攣を止めるが，大量投与は心機能を抑制する．心血管系の虚脱徴候がある場合，プロポフォールは避けるべきである．ベンゾジアゼピン系薬を投与したにもかかわらず痙攣が止まらない場合は，低酸素血症，アシドーシスを避けるため，少量のサクシニルコリン，神経筋遮断薬の投与を考慮すべきである
- もし心停止が起こった場合，次の事項を考慮しながら ACLS を行う
  ① アドレナリンを使用するなら少量（成人で10～100 μg）から使用する
  ② バソプレシンは推奨されない
  ③ Ca 拮抗薬と β 遮断薬は避けるべきである
  ④ 心室性不整脈が発生した場合，アミオダロンが推奨される．リドカイン，プロカインアミドなどは用いるべきではない
- 脂肪乳剤療法
  ① 1.5 mL/kg 脂肪乳剤ボーラス投与
  ② 0.25 mL/kg/分の持続投与．循環虚脱から脱しても 10 分間は継続
  ③ 循環虚脱が持続する場合，再度ボーラス投与あるいは持続投与を 0.5 mL/kg/分に増量
  ④ プロポフォールは脂肪乳剤の代替にはならない
- 脂肪乳剤や血管収縮薬による治療が奏効しない場合，直ちに人工心肺を開始すべきである

ACLS：二次救命処置．

(Neal JM, et al. Reg Anesth Pain Med 2010; 35: 152–61[15]より)

類・量，比較対象とする麻酔薬，鎮痛薬の種類・量などによって，得られる結論も異なってくるだろう．もちろん患者が受ける手術の種類，併存する全身性疾患の有無，種類などによっても影響を受けるであろう．

Column 臨床の現場での自律神経機能評価法

　脊柱管麻酔が交感神経遮断を起こすことはよく知られた事実である．
　Introna ら[18]は以前，心拍変動解析を用いて脊髄くも膜下麻酔の自律神経バランスに対する影響を調べた．それによると，麻酔域が上部胸髄（T1-3）に及ぶと，心拍変動の低周波数成分（low frequency：LF，交感神経活動＋副交感神経活動を反映），高周波数成分（high frequency：HF，副交感神経活動を反映）ともに有意に低下する．交感神経活動が抑制されるのは脊髄くも膜下麻酔による心臓交感神経遮断で説明されるが，副交感神経活動まで抑制されるのは自律神経バランスを保とうとする生体の恒常性維持機能の結果であろうと推測されている（図4）．
　一方，田中ら[19]は麻酔域が下部胸髄にとどまった場合，自律神経バランスの指標である LF/HF 比はむしろ上昇し，交感神経活動が優位になったと報告した．これは下半身の交感神経遮断によって生じた血圧低下を代償するために上半身の交感神経活動が賦活化されたためと考えられる．

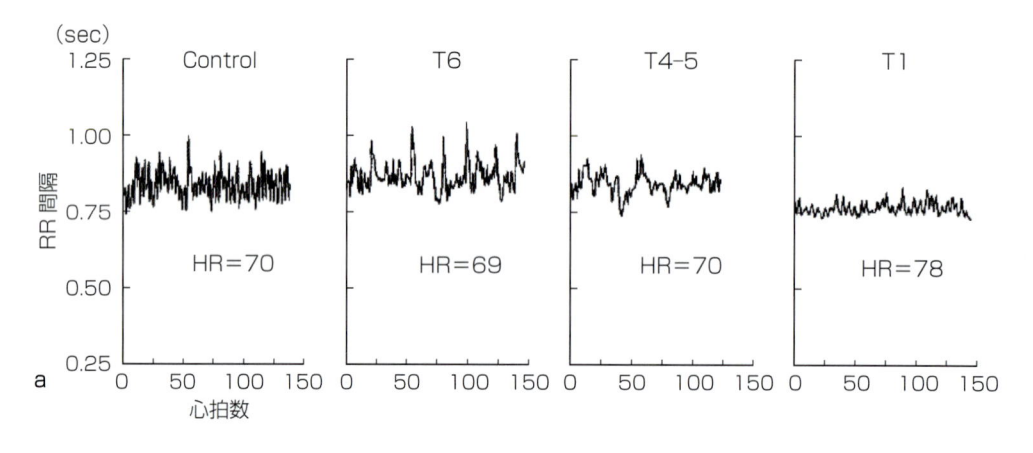

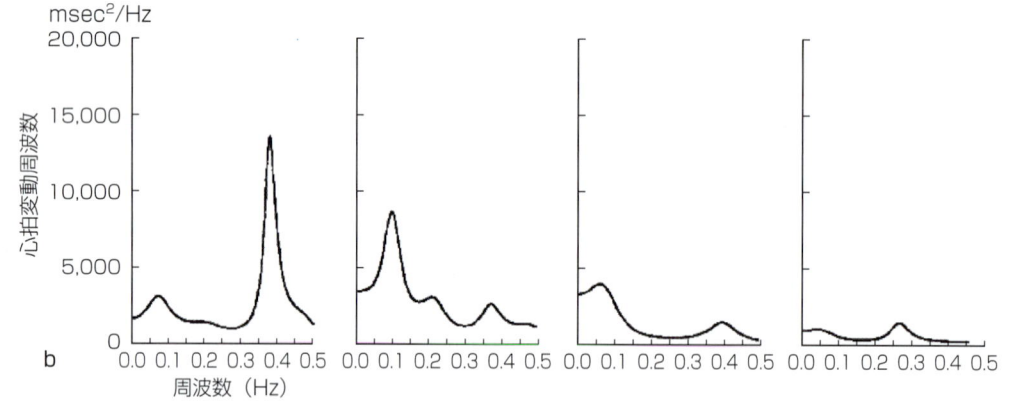

図4　脊髄くも膜下麻酔の麻酔域と心拍変動の関係
a：1拍ごとの RR 間隔，b：心拍変動周波数解析の結果．周波数解析における低周波数成分（0.1 Hz 周辺のピーク）と高周波数成分（0.3〜0.4 Hz 周辺のピーク）が麻酔域が高くなるにつれて小さくなっていくことに注目．自律神経による心拍数制御が減弱していることがわかる．

（Introna R, et al. Anesth Analg 1995; 80: 315-21[18]より）

● われわれ麻酔科医は，こうしたことをすべて考慮したうえで，症例に応じて最適な麻酔法を選択していく必要がある．

（藤原祥裕）

文献

1) Rodgers A, et al. Reduction of postoperative mortality and morbidity with epidural or spinal anaesthesia: Results from overview of randomised trials. BMJ 2000; 321: 1493.
2) Richman JM, et al. Does continuous peripheral nerve block provide superior pain control to opioids? A meta-analysis. Anesth Analg 2006; 102: 248-57.
3) Wulf H, et al. Ropivacaine epidural anesthesia and analgesia versus general anesthesia and intravenous patient-controlled analgesia with morphine in the perioperative management of hip replacement. Ropivacaine Hip Replacement Multicenter Study Group. Anesth Analg 1999; 89: 111-6.
4) Mann C, et al. Comparison of intravenous or epidural patient-controlled analgesia in the elderly after major abdominal surgery. Anesthesiology 2000; 92: 433-41.
5) van Lier F, et al. Epidural analgesia is associated with improved health outcomes of surgical patients with chronic obstructive pulmonary disease. Anesthesiology 2011; 115: 315-21.
6) Beattie WS, et al. Epidural analgesia reduces postoperative myocardial infarction: A meta-analysis. Anesth Analg 2001; 93: 853-8.
7) Casati A, et al. Randomized comparison between sevoflurane anaesthesia and unilateral spinal anaesthesia in elderly patients undergoing orthopaedic surgery. Eur J Anaesthesiol 2003; 20: 640-6.
8) Mauermann WJ, et al. A comparison of neuraxial block versus general anesthesia for elective total hip replacement: A meta-analysis. Anesth Analg 2006; 103: 1018-25.
9) Jørgensen LN, et al. Antithrombotic efficacy of continuous extradural analgesia after knee replacement. Br J Anaesth 1991; 66: 8-12.
10) Martin F, et al. Antiinflammatory effect of peripheral nerve blocks after knee surgery: Clinical and biologic evaluation. Anesthesiology 2008; 109: 484-90.
11) Gottschalk A, et al. Association between epidural analgesia and cancer recurrence after colorectal cancer surgery. Anesthesiology 2010; 113: 27-34.
12) Werawatganon T, Charuluxanun S. Patient controlled intravenous opioid analgesia versus continuous epidural analgesia for pain after intra-abdominal surgery. Cochrane Database Syst Rev 2005;（1）: CD004088.
13) Brull R, et al. Neurological complications after regional anesthesia: Contemporary estimates of risk. Anesth Analg 2007; 104: 965-74.
14) Horlocker TT, et al. Regional anesthesia in the patient receiving antithrombotic or thrombolytic therapy: American Society of Regional Anesthesia and Pain Medicine Evidence-Based Guidelines (Third Edition). Reg Anesth Pain Med 2010; 35: 64-101.
15) Neal JM, et al. ASRA practice advisory on local anesthetic systemic toxicity. Reg Anesth Pain Med 2010; 35: 152-61.
16) Muraskin SI, et al. Falls associated with lower-extremity-nerve blocks: A pilot investigation of mechanisms. Reg Anesth Pain Med 2007; 32: 67-72.
17) Shah JL. Lesson of the week: Postoperative pressure sores after epidural anaesthesia. BMJ 2000; 321: 941-2.
18) Introna R, et al. Sympathovagal effects of spinal anesthesia assessed by heart rate variability analysis. Anesth Analg 1995; 80: 315-21.
19) Tanaka M, et al. The effects of cervical and lumbar epidural anesthesia on heart rate variability and spontaneous sequence baroreflex sensitivity. Anesth Analg 2004; 99: 924-9.

6-3 オピオイドの上手な使い方

① オピオイド使用の戦略

オピオイドは麻酔管理全体を見渡して使用する

- オピオイド（opioid）は，末梢神経終末を含む一次ニューロンや脊髄後角から視床までの二次ニューロン，さらに大脳皮質への投射経路である三次ニューロンに広く存在するオピオイド受容体（μ, κ, および δ 受容体）と結合して，上行する侵害刺激の強度を減弱させることで鎮痛効果を生みだしている．
- さらに，視床下部に作用して下行性抑制系を活性化させ，大縫線核からセロトニンを，青斑核からノルアドレナリンをそれぞれ脊髄後角に放出することによって，脊髄後角における侵害刺激強度の減弱を図っている．
- この結果，視床下部–副腎皮質系の神経内分泌や交感神経系の活性化が抑制されて，抗利尿ホルモン（ADH）や成長ホルモン（GH），アドレナリン，ノルアドレナリン，コルチゾールなどを含む，いわゆるストレスホルモンの産生と放出を阻害する．

▶ADH：
antidiuretic hormone

▶GH：
growth hormone

- それゆえ，麻酔管理中の循環管理では，オピオイドの主要な作用部位と手術術式を認識したうえで，オピオイドの投与経路や投与量，投与時期などを考慮することが肝要である．
- 一方，オピオイドは，呼吸抑制や嘔気・嘔吐，腸管蠕動抑制，瘙痒，シバリングなどの副作用を有する．副作用の発現には，術中・術後の使用量や投与経路が大きく関与している．
- 使用量の減少は，脊髄くも膜下麻酔や硬膜外麻酔を含む区域麻酔や末梢神経ブロック，局所浸潤麻酔を併用することで，達成が容易となる．
- これらのブロックを併用した際には，オピオイド単独で使用した場合と比較して，循環管理に難渋する傾向にある．またオピオイドは，中枢性交感神経抑制や心筋抑制効果を有するために，急速な血中濃度の増加や鎮静薬との併用は容易に循環抑制を招来する．
- しかし，オピオイドの経静脈内投与と硬膜外投与やくも膜下投与を比較すると，硬膜外投与やくも膜下投与で，より安定した循環動態とオピオイド必要量の減少を達成することができる．
- したがってオピオイドは，麻酔管理全体を見渡した周術期の戦略を立て，麻酔管理中のさまざまな局面を予想して戦術を組み立てたうえで，使用することが重要である．

② 頻用されるオピオイドの種類と薬理学的特徴

- 頻用されるオピオイドの薬理学的特徴を**表1**にまとめた．

表1 頻用されるオピオイド（注射剤）の比較

	フェンタニル	レミフェンタニル	モルヒネ
半減期（$t_{1/2\beta}$）（分）	10〜30	5〜8	10〜20
クリアランス（mL/分/kg）	10〜20	30〜40	15〜30
分布容量（L/kg）	3〜5	0.2〜0.4	3〜5
作用発現時間（分）	3〜4	<1	15〜30
作用持続時間（分）	20〜30	3〜10	60〜150
最小有効血中濃度（ng/mL）	0.6〜1.0	0.5〜1.0	30
代謝経路	・肝臓で活性および非活性代謝産物に代謝 ・約10％が腎から排泄	・血中および組織内の非特異的エラスターゼで加水分解 ・非活性代謝産物が腎から排泄	・肝臓でグルクロン酸抱合され，M3GとM6Gに代謝 ・大部分が腎から排泄．M6Gは活性代謝産物
肝腎機能への影響	・肝機能障害患者で蓄積，作用延長の可能性 ・腎機能障害患者でわずかに蓄積	なし	・肝機能障害患者で蓄積，作用延長の可能性 ・腎機能障害患者で蓄積し，眠気や鎮静を惹起
副作用	・血圧低下（41％） ・徐脈（22％） ・嘔気（18％） ・悪寒（11％） ・嘔吐（10％）	・発汗（3.3％） ・嘔気・嘔吐（2.4％） ・血圧低下（1.8％） ・呼吸抑制（1.4％）	・便秘 ・嘔気・嘔吐 ・呼吸抑制 ・麻痺性イレウス ・瘙痒

M3G：morphine-3-glucuronide, M6G：morphine-6-glucuronide.

a. フェンタニル

- フェンタニルと揮発性吸入麻酔薬との薬物相互作用は，皮膚切開時の体動抑制と自律神経反射抑制[*1]で相乗的効果を表す．循環管理においては，50％自律神経反射を抑制する最小肺胞濃度（minimum alveolar concentration for blockade of autonomic response：MAC-BAR）を知っておくことが大切である．

■ フェンタニルとセボフルラン

- セボフルランでは，皮膚切開時の50％体動抑制のための最小肺胞濃度（MAC）は，フェンタニルの血中濃度が1 ng/mLでは1.76％から37％減少し，3 ng/mLでは61％減少する（図1a）．セボフルランMACを50％低下させるのに必要なフェンタニルの血中濃度は，1.8 ng/mLである．フェンタニルの血中濃度が1 ng/mLでMAC-BARは4.15％から57％減少し，3 ng/mLでは83％減少する（図1b）．MAC-BARを効果的に減少させると同時に，体動も抑制するフェンタニル濃度は，3.1 ng/mLであることが示唆される[1]（図1c）．
- 図1cで示されるように，フェンタニルによるMACやMAC-BARの低下には天井効果が存在し，より高濃度のフェンタニルがより大きな低下をもたらすとは限らない．したがって，フェンタニルの蓄積性を考慮すると，最も

[*1] 心拍数と平均血圧の増加が基準値の15％以下．

フェンタニルは血中濃度2〜4 ng/mLを維持

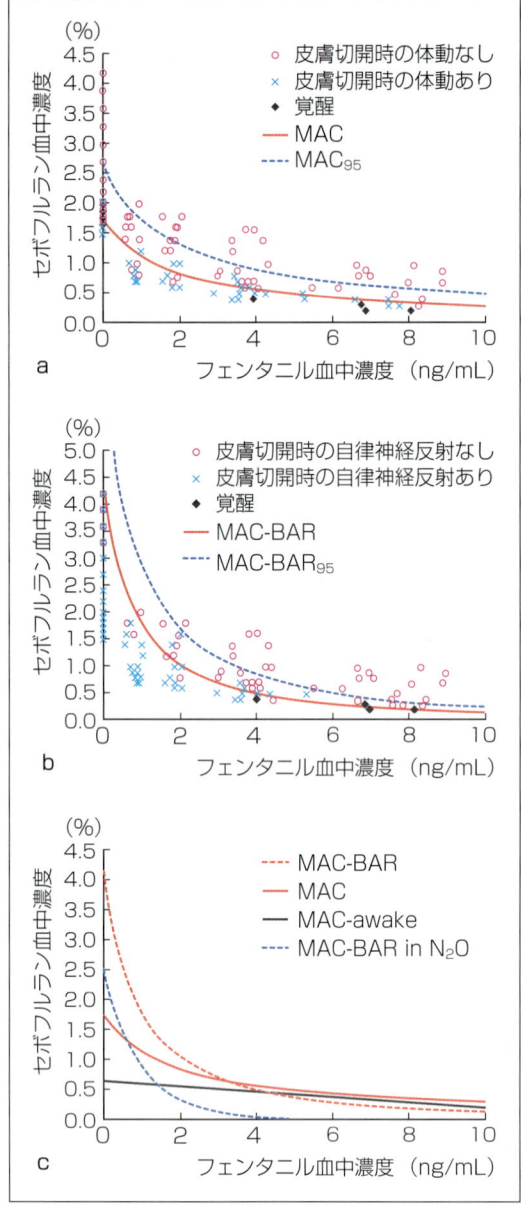

図1 フェンタニルによるセボフルランの必要量の減少と循環動態

a：MACの減少，b：MAC-BARの減少，c：フェンタニルとセボフルランのMACに対する薬物相互作用．
(Katoh T, et al. Anesthesiology 1999; 90: 398-405[1]より)

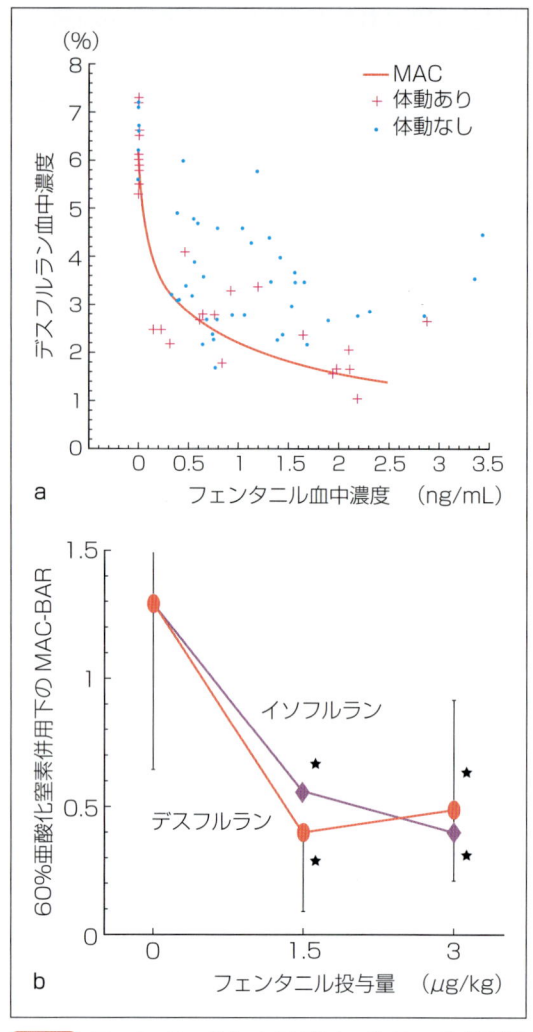

図2 フェンタニルによるデスフルランの必要量の減少と循環動態

(a：Sebel PS, et al. Anesthesiology 1992; 76: 52-9[2]）；b：Daniel M, et al. Anesthesiology 1998; 88: 43-9[3]より)

MACやMAC-BARの低下が大きくなる血中濃度（2～4 ng/mL）で維持するのが望ましい．

フェンタニルとデスフルラン

- デスフルランでは，フェンタニル3 μg/kg単回静脈内投与25分後に，その血中濃度が0.82 ng/mLで，MACは6.3％から2.6％へと59％減少した[2]．6 μg/kg投与24分後では，血中濃度が1.64 ng/mLでMACは6.3％から2.0％へと68％減少した（図2a）．
- 亜酸化窒素併用下（60％；0.55 MAC）で，皮膚切開5分前にフェンタニル1.5 μg/kgと3.0 μg/kgを投与したときのMAC-BARは，1.30 MACから0.40 MACと0.48 MACへとそれぞれ低下した[3]．麻酔ガスは体動抑制にお

表2 プロポフォールとフェンタニルの種々の外科的刺激に対する薬物相互作用

イベント	プロポフォール Cp50 (μg/mL)	フェンタニル Cp50 (ng/mL)
外科的刺激なし		
収縮期血圧 15%減少	3.6	9.7
心拍数 15%減少	14.4	3.5
外科的刺激あり		
皮膚切開		
体性反射抑制	12.9	0
Cp50 の 50%低下	6.45	1.2
収縮期血圧 15%増加	2.3	3.7
腹膜切開		
体性反射抑制	17.1	0
Cp50 の 50%低下	8.55	1.8
収縮期血圧 15%増加	1.6	8.4
腹壁牽引		
体性反射抑制	19.4	0
Cp50 の 50%低下	9.7	2.8
収縮期血圧 15%増加	5.1	5.9

体性反射：体動，嚥下運動，咳嗽，苦悶様表情.
(Kazama T, et al. Anesthesiology 1998; 89: 894-906[6]より)

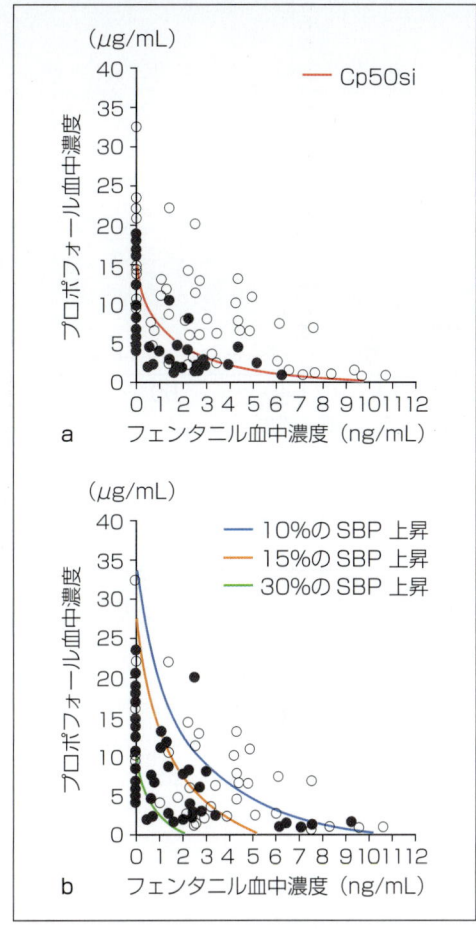

図3 皮膚切開刺激におけるプロポフォールとフェンタニルの薬物相互作用

a：体性反射抑制，b：血圧上昇抑制.
SBP：収縮期血圧，Cp50si：皮膚切開刺激に対する体動を50%抑制する血漿濃度.
(Kazama T, et al. Anesthesiology 1998; 89: 894-906[6]より)

いて相加効果を示すことから，亜酸化窒素非併用下では，1.85 MAC から 0.95 MAC と 1.03 MAC へ低下することになる．そのときのフェンタニルの効果部位濃度は，1.6 ng/mL と 3.3 ng/mL になると予測される（図2b）．

フェンタニルの硬膜外投与

- 硬膜外腔へのフェンタニルの投与も，揮発性吸入麻酔薬の MAC を用量依存性に 45％（1 μg/kg），58％（2 μg/kg），71％（4 μg/kg），それぞれ減少させる．MAC の減少は，同量の静脈内投与よりも大きい[4]．
- 硬膜外フェンタニルは，気管チューブ抜管時の咳嗽反射の程度を減弱させるため，麻酔覚醒時の血圧や心拍数を静脈内フェンタニルよりも安定させる[5]．それに伴って，硬膜外フェンタニルは，麻酔覚醒時の酸素消費量を減少させると考えられる．

フェンタニルとプロポフォール

- 静脈麻酔薬のプロポフォールとも，フェンタニルは体動抑制と自律神経反射

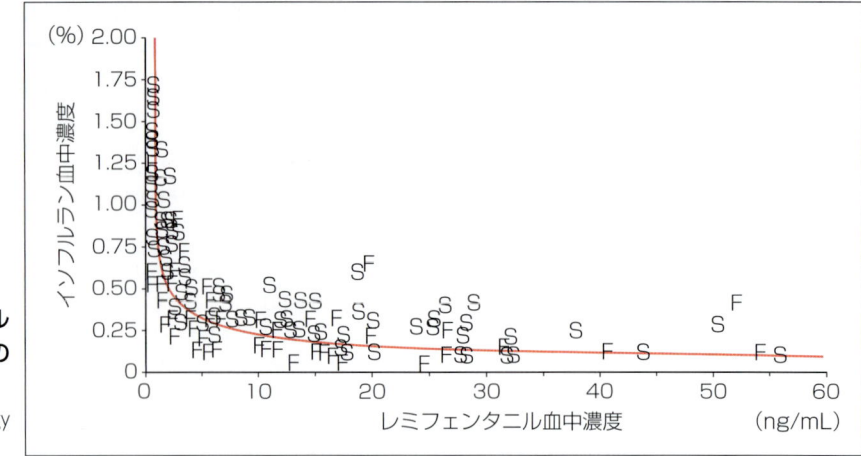

図4 レミフェンタニルとイソフルランの薬物相互作用
(Lang E, et al. Anesthesiology 1996; 85: 721-8[7]より)

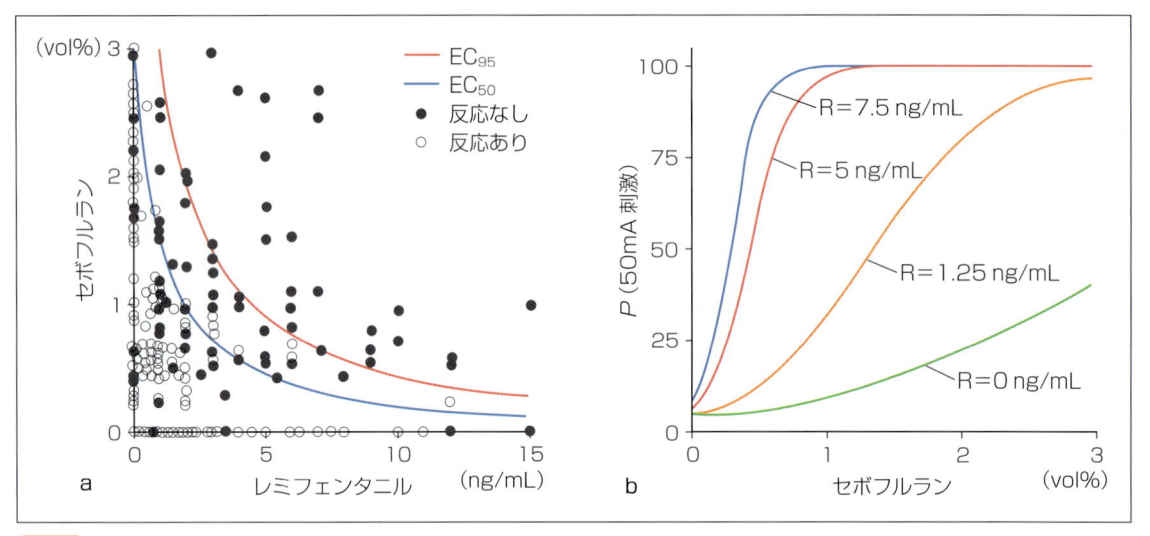

図5 レミフェンタニルとセボフルランの薬物相互作用
a：MAC 減少，b：テタヌス刺激．
(Manyam SC, et al. Anesthesiology 2006; 105: 267-78[8]より)

抑制効果で相乗効果を示す（図3）．外科的刺激が加わらない状況では，血圧の低下はフェンタニルによって招来され，心拍数の低下はプロポフォールによってもたらされる[6]（表2）．

- 外科的刺激が加わると，体性反射抑制はプロポフォールによって達成され，血圧の安定はフェンタニルによって獲得される．筋弛緩薬を使用した全身麻酔では体性反射が抑制されるため，Bispectral Index（BIS）の最適値を維持するプロポフォールの濃度で十分であり，循環の安定は鎮痛効果によって達成されることが示唆される．

b．レミフェンタニル

- レミフェンタニルは，体性反射抑制と循環動態の安定に関して，揮発性吸入麻酔薬と相乗効果を示す（図4，図5，図6a）[7-9]．レミフェンタニルの血

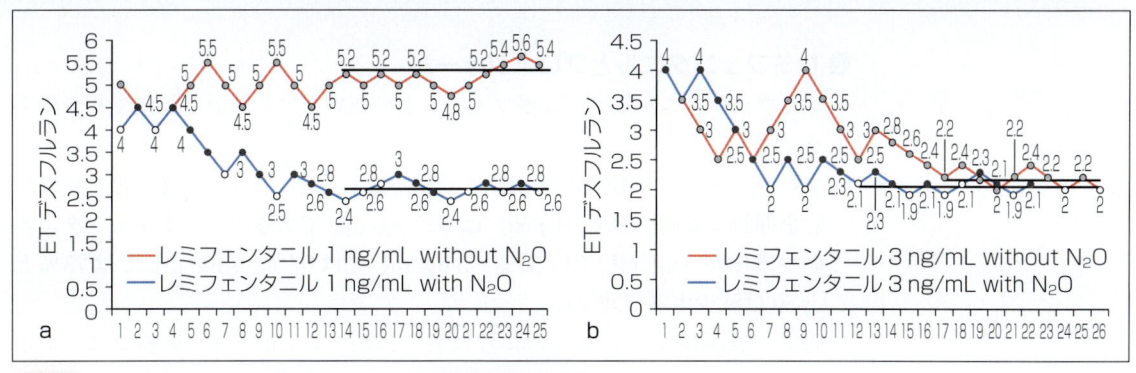

図6 レミフェンタニルとデスフルランの薬物相互作用

(Dedola E, et al. Minerva Anestesiol 2008; 74: 165-72[9]) より)

表3 レミフェンタニル血中濃度と皮膚切開時のMAC-BAR

レミフェンタニル濃度 (ng/mL)	セボフルラン		デスフルラン	
	MAC-BAR（%）(95% CI)	MAC	MAC-BAR（%）(95% CI)	MAC
0	3.9 (3.6〜4.2%)	1.95 MAC (1.8〜2.1 MAC)	12.5 (9.5〜15.5%)	1.9 MAC (1.44〜2.35 MAC)
1	2.2 (2.0〜2.4%)	1.1 MAC (1.0〜1.2 MAC)	5.2 (4.9〜5.5%)	0.79 MAC (0.74〜0.83 MAC)
3	1.36 (1.2〜1.5%)	0.68 MAC (0.6〜0.75 MAC)	2.2 (2.0〜2.4%)	0.33 MAC (0.30〜0.36 MAC)

95% CI：95%信頼区間，成人（20〜50歳）におけるセボフルランとデスフルランのMACはそれぞれ2.0%と6.6%．

中濃度が2 ng/mLから8 ng/mLのあいだで，揮発性吸入麻酔薬のMACとMAC-BAR（**表3**）は急激に低下する．それ以上の濃度を維持してもフェンタニルと同様に天井効果が存在するので，オピオイドの急性耐性発現の可能性も併せて考えると，レミフェンタニルは，2〜6 ng/mLの血中濃度を維持するように投与し，手術の侵襲の程度に応じて増減することが望ましい．

レミフェンタニルは血中濃度 2〜6 ng/mL を維持

■ レミフェンタニルとデスフルラン

- セボフルランとデスフルランを比較すると，レミフェンタニルはデスフルランとの相乗効果が強いことが示唆される（**表3**）．レミフェンタニルとデスフルランの併用による麻酔維持は，循環を安定させるための必要量を双方で減少することができるため，高い循環動態の安定性とすみやかな覚醒をもたらすことができると予想される．
- しかし，高濃度のレミフェンタニルを使用する際には，麻酔維持中の呼気終末濃度がMAC-awake[★2]の濃度に近接するため，術中覚醒の発生に注意しなければならない．術中覚醒の防止には，BISモニターなどの脳波解析モニタリングを用いて連続監視することが肝要である．

★2 MAC-awake
覚醒する可能性が高い呼気終末濃度：0.3 MAC程度．

■ レミフェンタニルとプロポフォール

- レミフェンタニルは，プロポフォールとのあいだにも鎮静と鎮痛で相乗効果を示す[10]．
- プロポフォール単独で喉頭鏡操作を実施したときに50％の被験者で体性反射を抑制する血中濃度（Cp50）は6.25 μg/mLであるが，レミフェンタニル血中濃度が2 ng/mLでは50％，5 ng/mLでは67％，7 ng/mLでは75％とCp50は減少する（図7）．
- 同様に喉頭鏡操作で50％の体性反射を抑制するCp50は，単独ではプロポフォール6.3 μg/mLで，レミフェンタニルは52.5 ng/mLである（図8）．しかし，プロポフォール2 μg/mL併存下では，レミフェンタニルのCp50は2.5 ng/mLに，Cp95は15 ng/mLに低下する．さらに，4 μg/mL併存下では，レミフェンタニルのCp50は0.8 ng/mLに，Cp95は6 ng/mLに減少する（図9）．
- 循環が安定し鎮静程度も十分である適切な麻酔状態を達成するためのプロポフォールの必要量は，レミフェンタニルの用量に依存的に減少した（**表4**）[11]．循環動態では，レミフェンタニルの高濃度で心拍数の減少や収縮期血圧や拡張期血圧の低下が顕著であったが，麻酔からの覚醒には影響しなかった[11]．
- これらの結果から，プロポフォールとレミフェンタニルを用いた適切な麻酔管理を行ううえでの両者の至適血中濃度は，**図10**に示す関係になる．すなわち，レミフェンタニルの血中濃度が4，6，8 ng/mLであるときのプロポフォールのCp95（EC95）は，それぞれ3，4，5 μg/mLとなる[11]．
- また図10は，揮発性吸入麻酔薬使用時と同様に，高濃度（＞10 ng/mL）のレミフェンタニルを使用してプロポフォールの使用を節約しようとすると，術中覚醒を引き起こす可能性があることを示唆している．

> レミフェンタニルを使用してプロポフォールの使用を節約しようとすると，術中覚醒を引き起こす可能性がある

c. モルヒネ

> モルヒネは作用発現時間を考えて投与

- モルヒネを全身麻酔中に使用する機会は，きわめて少なくなった．しかし，レミフェンタニル使用中止後の疼痛再燃を予防するために10〜20 mgをレミフェンタニル中止30〜60分前に投与することや，術後鎮痛のために硬膜外腔や静脈内に少量（2〜5 mg）を投与する機会がある．モルヒネは，フェンタニルやレミフェンタニルと比較すると作用発現時間が遅いために，投与する時期を慎重に選択する必要がある．
- モルヒネの硬膜外投与は，揮発性吸入麻酔薬のMACを静脈内投与よりも有効に減少させる．モルヒネ100 μg/kgの皮膚切開1時間前と3時間前の硬膜外投与によるMAC減少はそれぞれ30％と42％であり，皮膚切開1時間前の静脈内投与のそれは26％である[12]．
- モルヒネの活性代謝産物であるM6Gは強い鎮痛効果を有し，腎臓から排泄されるので，腎機能障害患者への投与には注意を要する．

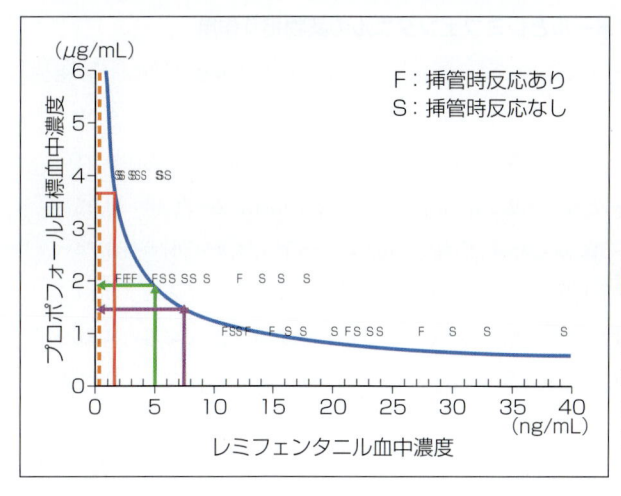

図7 プロポフォールとレミフェンタニルの薬物相互作用①

対象：整形外科手術施行患者45例.
方法：プロポフォールとレミフェンタニルの投与量が異なる3群において，気管挿管時と皮膚切開時の刺激に対する反応の有無を検討した.

(GlaxoSmithKline社内資料)

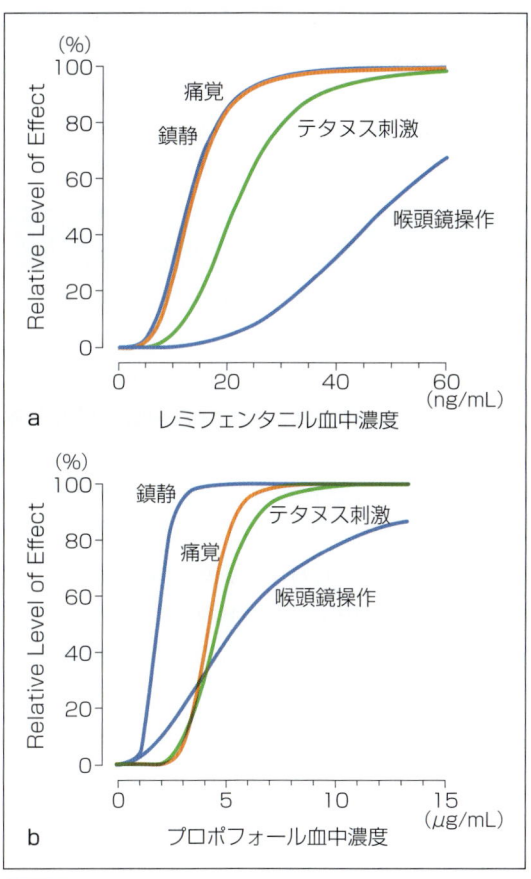

図8 プロポフォールとレミフェンタニルの薬物相互作用②

(Kern SE, et al. Anesthesiology 2004; 100: 1373–81[10]より)

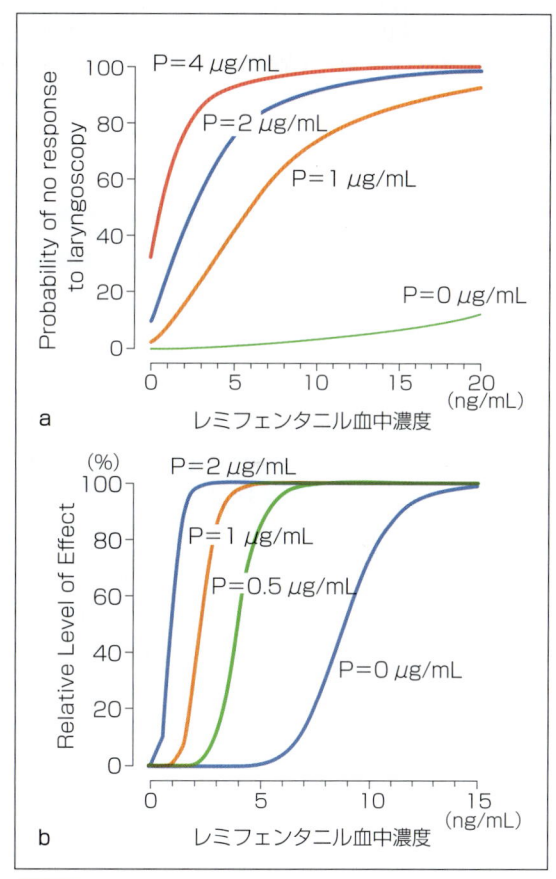

図9 プロポフォールとレミフェンタニルの薬物相互作用③

a：laryngoscopy response，b：algometry response.
(Kern SE, et al. Anesthesiology 2004; 100: 1373–81[10]より)

表4 意識消失と適切な麻酔維持のためのプロポフォールとレミフェンタニルの薬物相互作用

レミフェンタニル目標濃度	2 ng/mL	4 ng/mL	8 ng/mL	p値
麻酔時間（分）	40.7 (34.1〜47.4)	43.4 (38.7〜48.1)	48.2 (40.2〜56.2)	0.25
閉鎖回路使用麻酔時間（分）	34.8 (28.1〜41.5)	38.4 (33.7〜43.1)	42.8 (34.8〜50.7)	0.21
麻酔前の AEPex	70.2 (64.0〜76.4)	69.3 (64.3〜74.3)	69.1 (62.2〜75.9)	0.95
麻酔中の平均 AEPex	35.4 (34.1〜36.7)	35.1 (34.3〜35.9)	35.7 (34.4〜36.9)	0.74
プロポフォール必要量（mL）	67.4 (53.7〜80.9)	57.3 (49.6〜65.0)	51.2 (40.3〜62.2)	0.11
レミフェンタニル必要量（mL）	11.8 (9.8〜13.7)	25.4 (23.0〜27.7)	54.4 (44.2〜64.7)	<0.001*
意識消失に必要なプロポフォール濃度（μg/mL）	6.1 (5.5〜6.6)	5.9 (5.5〜6.4)	5.1 (4.8〜5.4)	0.004*
適切な麻酔維持に必要なプロポフォール濃度（μg/mL）	4.96 (3.85〜6.01)	3.46 (2.96〜3.96)	3.01 (2.20〜3.83)	0.003*

値は平均（95%信頼区間）で示している．
プロポフォール濃度：10 μg/mL，レミフェンタニル濃度：20 ng/mL．
適切な麻酔維持：心拍数や収縮期血圧，拡張期血圧が基準値を超えない．AEPex が 30〜50 に維持されている．
AEPex：audio evoked potential index.

(Milne SE, et al. Br J Anaesth 2003; 90: 623-9[11] より)

❸ 実際の使用法

- フェンタニルやレミフェンタニルを併用するときは，各術式に応じた適正な濃度を維持することが大切である．それらを高濃度に維持することが，最良の麻酔維持とはいえないからである．オピオイドはストレスホルモン分泌を有効に抑制するが，必ずしも用量（あるいは濃度）依存性に抑制の程度を強めることはなく，天井効果が存在する（図11）．
- 揮発性吸入麻酔薬やプロポフォールとの薬物相互作用のグラフからも，10 ng/mL を超えると鎮静薬の必要量は大きく減少しないことを示しており，有効な血中濃度とはいえない．さらに，過剰な鎮静薬の減量は，術中覚醒を招来する可能性をきわめて高くする．BIS などの脳波モニタリングで鎮静の程度を把握することは重要であるが，リアルタイムの鎮静程度を示していないことを念頭においておくことも必要である．
- 硬膜外フェンタニルやモルヒネは，静脈内投与では循環の安定が困難[★3]と考えられる症例に対しては考慮されるべき手技である．同量の静脈内投与に対して，手術領域に加えられる侵害刺激程度をより大きく減弱させることができるため，末梢血管拡張を有するプロポフォールやセボフルラン，デスフルランの使用を減少させることができるからである．
- 同様に，区域麻酔や伝達麻酔による侵害刺激の脊髄後角への伝達阻害は，鎮静薬と鎮痛薬の必要量を減少させる．とくに，神経幹近傍でのブロックは，鎮静効果を増強することが知られており，BIS 値をブロック前後で低下させる[13]か，同様の BIS 値を維持するための揮発性吸入麻酔薬の MAC を減少させる[14]．

★3
とくに低血圧が危惧される．

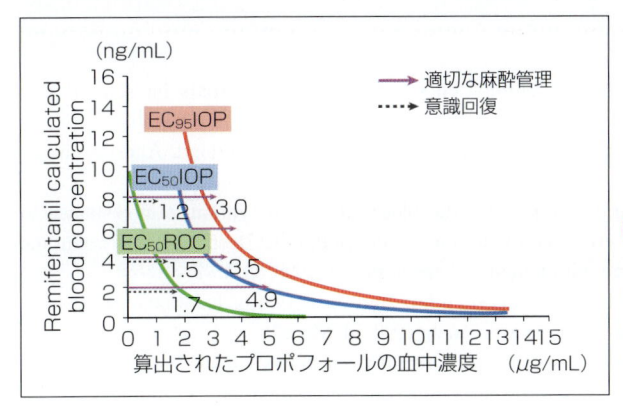

図10 麻酔管理中のプロポフォールとフェンタニルの相互作用

IOP：intraoperative（術中），ROC：recovery of consciousness（意識回復），EC：effective site concentration（効果部位濃度）．
(Milne SE, et al. Br J Anaesth 2003; 90: 623–9[11]) より)

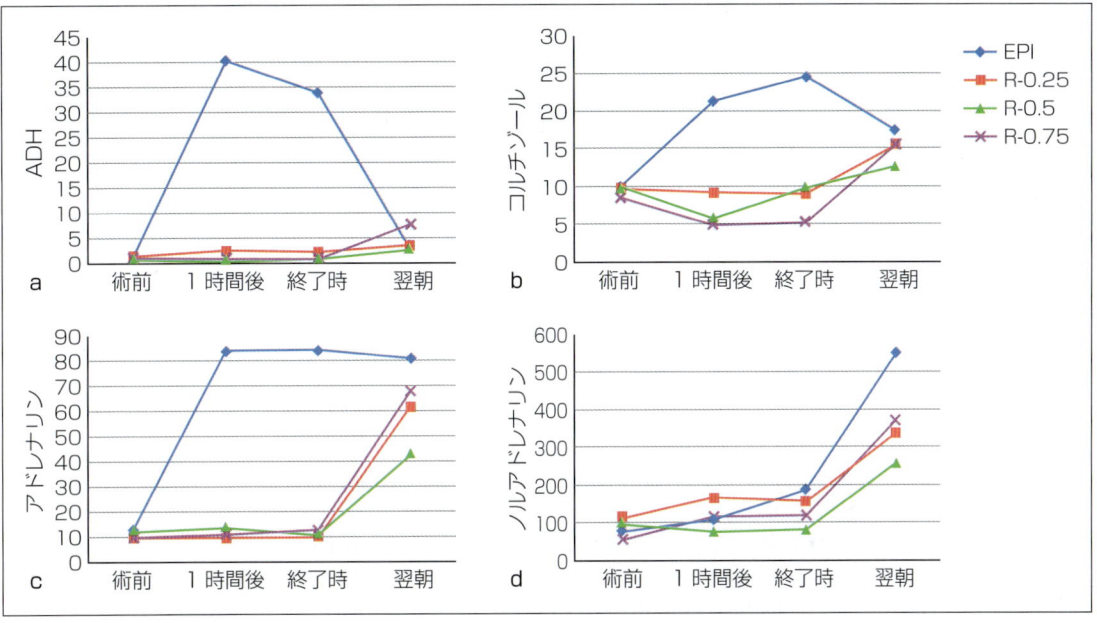

図11 婦人科悪性腫瘍下腹部開腹術におけるレミフェンタニルのストレスホルモン分泌に対する影響

EPI：持続硬膜外麻酔．R-0.25：レミフェンタニル 0.25 μg/kg/分，R-0.5：レミフェンタニル 0.5 μg/kg/分，R-0.75：レミフェンタニル 0.75 μg/kg/分． （森山直樹，未発表データ）

- オピオイドの上手な使用は，併用する鎮静薬や区域麻酔との薬物相互作用の知識を念頭において，術中覚醒を防止する目的で適切な麻酔深度を維持しながら，個々の循環変動に対してきめ細かくオピオイドの投与量を変更し，滴定することで達成できる．

（稲垣喜三）

文献

1) Kato T, et al. The effect of fentanyl on sevoflurane requirements for somatic and sympathetic responses to surgical incision. Anesthesiology 1999; 90: 398–405.
2) Sebel PS, et al. Reduction of the MAC of desflurane with fentanyl. Anesthesiology 1992; 76: 52–9.
3) Daniel M, et al. Fentanyl augments the blockade of the sympathetic response to incision (MAC-BAR) produced by desflurane and isoflurane: Desflurane and isoflurane MAC-BAR without and with fentanyl. Anesthesiology 1998; 88: 43–9.
4) Inagaki Y, et al. Segmental analgesic effect and reduction of halothane MAC from epidural fentanyl in humans. Anesth Analg 1992; 74: 856–64.
5) Inagaki Y, et al. The effects of epidural fentanyl on hemodynamic responses during emergence from isoflurane anesthesia and tracheal extubation: A comparison with intravenous fentanyl. Anesth Analg 1997; 85: 328–35.
6) Kazama T, et al. The pharmacodynamic interaction between propofol and fentanyl with respect to the suppression of somatic or hemodynamic responses to skin incision, peritoneum incision, and abdominal wall retraction. Anesthesiology 1998; 89: 894–906.
7) Lang E, et al. Reduction of isoflurane minimal alveolar concentration by remifentanil. Anesthesiology 1996; 85: 721–8.
8) Manyam SC, et al. Opioid-volatile anesthetic synergy: A response surface model with remifentanil and sevoflurane as prototypes. Anesthesiology 2006; 105: 267–78.
9) Dedola E, et al. Effect of nitrous oxide on desflurane MACBAR at two target-controlled concentrations of remifentanil. Minerva Anesthesiol 2008; 74: 165–72.
10) Kern SE, et al. A response analysis of propofol-remifentanil pharmacodynamic interaction in volunteers. Anesthesiology 2004; 100: 1373–81.
11) Milne SE, et al. Propofol sparing effect of remifentanil using closed-loop anaesthesia. Br J Anaesth 2003; 90: 623–9.
12) Inagaki Y, et al. Time-related differential effects of epidural morphine on the neuraxis. Anesth Analg 1993; 76: 308–15.
13) Ishiyama T, et al. Epidural ropivacaine anesthesia decreases the bispectral index during the awake phase and sevoflurane general anesthesia. Anesth Analg 2005; 100: 728–32.
14) Hodgson PS, Liu SS. Epidural lidocaine decreases sevoflurane requirement for adequate depth of anesthesia as measured by the Bispectral Index monitor. Anesthesiology 2001; 94: 799–803.

6-4 循環作動薬の上手な使い方

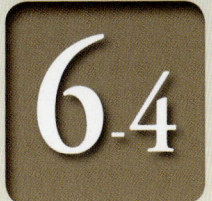

- 循環管理の目標は，各臓器に酸素を十分に運搬することである．
- 循環管理の基本は，循環血液量（前負荷），心機能（心収縮力），血管機能（後負荷）のそれぞれを適切にコントロールすることである．
- 前負荷の低下は輸液で対処し，心収縮力や後負荷の低下はカテコラミンをはじめとする循環作動薬で対処する．
- 周術期管理においても多様な種類の循環作動薬が使用可能であるが，その選択はエビデンスに基づいているわけではなく，施設や麻酔科医の好みや経験に強く依存している[1]．

> 心収縮力や後負荷の低下に対して循環作動薬を用いる

▶各種循環作動薬の使用方法については，日本麻酔科学会「麻酔薬および麻酔関連薬使用ガイドライン 第3版」（2009年），VIII 循環作動薬．p.183–276を参照

1 カテコラミン受容体

- カテコラミンが作用する受容体は，アドレナリン受容体（α_1, α_2, β_1, β_2, β_3）とドパミン受容体に分類される（表1）．
- α_1受容体刺激はGqタンパクを介しホスホリパーゼC（PLC）を活性化する．PLCはホスファチジルイノシトール4,5-二リン酸を加水分解し，イノシトール1,4,5-三リン酸（IP_3）とジアシルグリセロール（DG）を産生する．IP_3は小胞体からのCa^{2+}の遊離を促し，DGはプロテインキナーゼC（PKC）を活性化し，平滑筋を収縮させる（図1）．
- β_1受容体刺激はGsタンパクを介しアデニル酸シクラーゼを活性化し，cAMPの産生を促す．cAMPは多くのプロテインキナーゼ（主にプロテインキナーゼA）を活性化し，L型Caチャネルをリン酸化して細胞内Ca^{2+}濃度を上昇させる．これがトリガーとなり，筋小胞体から多量のCa^{2+}が放出され（Ca^{2+}-induced Ca^{2+}-release），心筋収縮力が増強する（図2）．
- β_2受容体刺激は，cAMPにより活性化されたプロテインキナーゼが筋小胞体へのCa^{2+}再取り込みを促進させ平滑筋の弛緩を起こす（図2）．

▶PLC：
phospholipase C

▶IP_3：
inositol 1,4,5-trisphosphate

▶DG：
diacylglycerol

▶PKC：
protein kinase C

▶cAMP：
cyclic adenosine monophosphate

2 交感神経作動薬

- 各々の交感神経作動薬は複数の受容体に作用し，用量によって作用する受容体が異なる（表2）．

表1 心血管系に関与する主なカテコラミン受容体

受容体	心血管系における主な局在部位	作用
α_1	血管平滑筋	収縮
	心臓	心収縮力増加
β_1	心臓	心収縮力・心拍数増加，伝導速度上昇
β_2	心臓	心収縮力・心拍数増加，伝導速度上昇
	血管平滑筋　気管支平滑筋	拡張
D_1	腎・腸間膜血管平滑筋	拡張

(Hoffman BB, et al. Goodman and Gilman's The Pharmacological Basis of Therapeutics. 10th ed. McGraw-Hill; 2001. p.115–53[2]より)

図1 血管平滑筋におけるα₁受容体の作用機序

PIP₂：ホスファチジルイノシトール 4,5-二リン酸, PLC：ホスホリパーゼC, IP₃：イノシトール 1,4,5-三リン酸, DG：ジアシルグリセロール, PKA：プロテインキナーゼA, PKC：プロテインキナーゼC, MLC：ミオシン軽鎖, MLCK：ミオシン軽鎖キナーゼ, CaM：カルモジュリン.

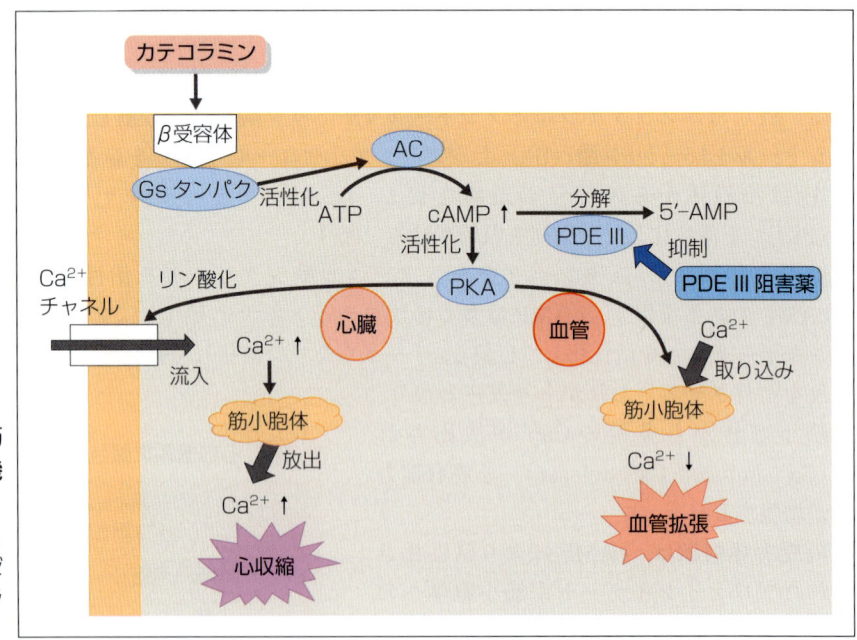

図2 心臓と血管平滑筋におけるβ受容体の作用機序

AC：アデニル酸シクラーゼ, PKA：プロテインキナーゼA, PDE：ホスホジエステラーゼ.

a. ドパミン

薬理作用

- 内因性カテコラミンで，アドレナリンおよびノルアドレナリンの前駆物質.
- 中枢神経系では神経伝達物質として作用するが，経静脈投与されたドパミンは血液脳関門を通過しない.
- ドパミン受容体，およびα₁, β₁受容体を介した直接作用を示す.

表2 交感神経作動薬の作用する受容体とその効果

	受容体				動脈圧	心拍数	肺動脈圧	心拍出量	末梢血管抵抗
	α_1	β_1	β_2	ドパミン					
アドレナリン	+++	+++	++	0	↑	↑	↑	↑	↑
ノルアドレナリン	+++	++	0	0	↑	→↓	↑	↑→↓	↑
ドパミン					↑	↑	↑	↑	↑
<3 μg/kg/分	0	+	0	++					
3〜10 μg/kg/分	+	++	0	++					
>10 μg/kg/分	++	++	0	++					
ドブタミン	0/+	++	++	0	↑	↑	→↓	↑	→↓
イソプロテレノール	0	+++	+++	0	↓	↑	↓	↑	↓
フェニレフリン	+++	0	0	0	↑	→↓	↑	→↓	↑
エフェドリン	+	+	+	0	↑	↑	↑	↑	↑
PDE III 阻害薬					→↓	↑→	↓	↑	↓

+++：非常に強い作用，++：中程度の作用，+：弱い作用，0：効果なし，↑：上昇，→：不変，↓：低下．
(Overgaard CB, et al. Circulation 2008; 118: 1047-56[3]；Hollenberg SM. Am J Respir Crit Care Med 2011; 183: 847-55[4]より)

- β_2 受容体刺激による血管拡張はほとんどない．
- ドパミン受容体は，従来の D_1 受容体に D_1, D_5 が，また D_2 受容体に D_2, D_3, D_4 という各サブタイプが存在する．
- 3 μg/kg/分以下では D_1 受容体刺激作用を示す．
- 3〜10 μg/kg/分では β_1 受容体刺激と心臓および末梢血管からのノルアドレナリン放出増加により，心収縮力増強および心拍数増加を示す．
- 10 μg/kg/分以上では α_1 受容体刺激作用により血管収縮を示す．
- D_1 受容体を介した腎動脈拡張作用による糸球体濾過量の増加および腎尿細管への直接作用により利尿効果を示す．

適応
- 低血圧を伴う低心拍出量状態／心原性ショック／敗血症性ショック／心大血管手術／麻酔中の昇圧および乏尿

使用法
- 緊急性がなければ低用量（2〜3 μg/kg/分）から投与を開始し，循環動態や尿量を指標に適宜増減する．
- 最大 20 μg/kg/分まで投与可能であるが，7〜8 μg/kg/分以上の高用量となる場合には他の薬剤の併用を考慮する．

副作用
- 頻脈，不整脈／腹部症状（嘔吐，腹部膨満）

最近の知見
- 腎血流増加による腎保護作用は否定的な報告が多いが，急性心不全における

- 高用量フロセミドの単独投与群と，低用量フロセミド＋ドパミンの併用群を比較した結果，後者に腎機能悪化や低カリウム血症の発現が少なかったとの報告もある[5]．
- Surviving Sepsis Campaign 2008年版においては，敗血症性ショックのカテコラミンの第一選択薬としてドパミンとノルアドレナリンが同等に推奨されているが，ショック患者1,679例に対するドパミンとノルアドレナリンの効果を比較した最近の無作為化比較試験の結果では，死亡率に有意差は認めないが，不整脈発生率がドパミンで有意に高いと報告された[6]．Surviving Sepsis Campaign 2012年版では，敗血症性ショックの第一選択薬としてノルアドレナリンが推奨され，ドパミンは不整脈発生リスクの低い症例に推奨される．
- プロラクチン分泌抑制を介する細胞免疫抑制の可能性が報告されている．

b. ドブタミン

薬理作用
- 合成カテコラミンで，強い β_1 受容体刺激作用と弱い β_2 受容体刺激作用を示す．
- β_1 受容体刺激による心収縮力増強と心拍数増加より心拍出量は増加する．
- 若干の α_1 受容体刺激作用も示すため，末梢血管抵抗および肺血管抵抗は不変か軽度低下する．

適応
- 著明な低血圧を伴わない低心拍出量状態（肺・末梢血管抵抗が高い症例）／心不全（肺うっ血を伴う症例）／心大血管手術

使用法
- 緊急性がなければ低用量（2～3 μg/kg/分）から投与を開始し，循環動態を指標に適宜増減する．
- 通常10 μg/kg/分以下で投与されるが，高用量となる場合には他剤の併用を考慮する．
- 血圧維持，利尿作用が不十分な場合にはドパミンまたはノルアドレナリンの併用を考慮する．
- β 遮断薬投与，カテコラミン長期投与による β 受容体のダウンレギュレーション症例ではホスホジエステラーゼ（PDE）III阻害薬を考慮する．

▶PDE：phosphodiesterase

副作用
- 頻脈，不整脈／心筋虚血（急性心筋梗塞，冠動脈疾患症例は要注意）

■最近の知見
- 心臓手術において，人工心肺離脱後48時間以内にカテコラミン（90％がドブタミン）が投与された症例は，術後の心合併症が増加すると報告された．ドブタミン投与の89％の症例は，低用量（4.8 μg/kg/分）のドブタミンがアルゴリズムや心拍出量モニタリングなしに臨床的判断のみで投与されていたことから，有益性がリスクを上回る場合において，ドブタミンを投与すべ

きである[7].
- 重症心不全症例の予後に対するドブタミンの影響を検討したメタ分析の結果において，統計学的に有意ではないが，ドブタミン投与と死亡率増加との関連が示唆された.

c. ノルアドレナリン

薬理作用
- 内因性カテコラミンであり，交感神経節でドパミンから合成される.
- 強力な $α_1$, $α_2$ 受容体刺激作用と $β_1$ 受容体刺激作用を示す.
- $β_2$ 受容体刺激作用はほとんどない.
- $α_1$ 受容体を介した血管収縮が強いため，収縮期および拡張期血圧が上昇する.
- $β_1$ 受容体刺激作用を介して心収縮力は増強するが，血圧上昇に伴う圧受容体反射により徐脈となるため，心拍出量は不変か減少する.
- 腸管，腎，肝などの臓器血流は減少するが，冠血流は増加する.

適応
- ショック（とくに敗血症性ショック）／心大血管手術／フェニレフリンやドパミンに反応しない低血圧

使用法
- 通常 0.03〜0.3 μg/kg/分で投与するが，さらに高用量投与が必要となる場合もある.
- 緊急時は 25〜50 μg をボーラス静注.

副作用
- 徐脈，不整脈／子宮血管収縮による胎児仮死

■ 最近の知見
- Surviving Sepsis Campaign 2012 年版では，ノルアドレナリンが第一選択薬.
- 1,679 例のショック症例に対してノルアドレナリンかドパミンを投与し，28日死亡率を比較した研究において，心原性ショック 280 例のサブグループ解析の結果では，ノルアドレナリンはドパミンより有意に死亡率が低い[6].

d. アドレナリン

薬理作用
- 副腎髄質で合成され，強力な $α$, $β$ 受容体刺激作用を示す.
- 0.1 μg/kg/分以下では $β$ 受容体刺激作用を示し，それを超えると $α$ 受容体刺激作用が加わる.
- 心収縮力，心拍数，心拍出量，心筋酸素消費量はすべて増加する.
- 高用量では強力な $α$ 作用により血管収縮作用を示す.
- $β_2$ 受容体刺激作用による気管支拡張作用を示す.

適応
- 心停止時の自己心拍再開／ショック（アナフィラキシーショックでは第一選択）／心大血管手術／気管支痙攣／症候性徐脈

使用法
- 0.05〜0.2 μg/kg/分で持続静注．
- 心肺蘇生では1 mgをボーラス静注（気管内投与では2 mgを希釈し投与）．
- アナフィラキシーショックでは0.05〜0.1 mgをボーラス静注（筋注では0.3〜0.5 mgを大腿に筋注）．

副作用
- 不整脈／心筋虚血／肺水腫／高血糖／低カリウム血症／臓器血流低下／高乳酸血症

■ 最近の知見
- 院外心停止症例へのアドレナリン投与は心拍再開率を向上させるが，予後改善には寄与しない．
- 敗血症性ショック症例に対するアドレナリン投与の有用性をノルアドレナリンまたはノルアドレナリン＋ドブタミン投与と比較した研究では，両研究とも28日死亡率に有意差を認めなかった．

e. イソプロテレノール

薬理作用
- 合成カテコラミンで，強い$β$受容体刺激作用を示す．
- $α$受容体刺激作用はない．
- $β_1$受容体刺激作用により心拍数増加および心収縮力増強により心拍出量は増加する．
- $β_2$受容体刺激作用により動脈圧（とくに拡張期血圧）は低下する．

適応
- 高度の徐脈／III度房室ブロック／小児心臓手術において心拍数および心拍出量増加が必要な症例／肺高血圧を伴う右心不全

使用法
- 0.01〜0.1 μg/kg/分で持続静注．

副作用
- 心筋虚血（心筋酸素消費量増加と冠灌流圧低下により心酸素需給バランス悪化の可能性）

f. フェニレフリン

薬理作用
- 選択的$α_1$受容体刺激作用を示す．
- 即効性で超短時間作用（約5分）．
- $α_1$受容体を介した血管収縮が強いため，収縮期および拡張期血圧は上昇する．

- 血圧上昇に伴う圧受容体反射により徐脈となり，心拍出量は減少する．
- 冠血流は増加する．

適応
- 低血圧時の昇圧／冠動脈疾患や大動脈弁狭窄症において頻脈を避けたい症例

使用法
- 0.1〜0.2 mg のボーラス静注．

副作用
- 徐脈

📘 最近の知見
- 1,069 例のメタ分析において，帝王切開の際の脊髄くも膜下麻酔後の低血圧に対してはエフェドリンよりフェニレフリン投与が胎児アシドーシスのリスクを減少させる[8]．

g. エフェドリン

薬理作用
- α，β受容体に対する直接作用を示す．
- 交感神経終末のシナプス小胞に取り込まれ，神経終末からノルアドレナリンの遊離を促進させる間接作用を示す．
- 作用発現時間 1〜2 分，持続時間 10〜15 分．
- 心拍数増加，心拍出量増加，血圧上昇（とくに収縮期血圧）．
- 反復投与で効果減弱（tachyphylaxis：速成耐性）．

適応
- 低血圧時の昇圧

使用法
- 4〜8 mg のボーラス投与．

副作用
- 頻脈

h. ホスホジエステラーゼ（PDE）III 阻害薬

薬理作用
- PDE III の選択的阻害により cAMP の分解を抑制し，細胞内の cAMP 濃度が上昇することで，心筋収縮力増強と血管拡張作用を示す（inodilator）．
- β受容体は介さない．
- 心拍出量および 1 回心拍出量は増加する．
- 末梢血管抵抗および肺血管抵抗は低下する（右心不全に有効）．
- 心拍数および心筋酸素消費量の増加は軽微である．

適応
- 重症心不全（Forrester 分類 IV）／低心拍出量症候群／心大血管手術／カテコラミンが無効（ダウンレギュレーション）または不整脈などで使用できない場合／β遮断薬服用患者

使用法
- ミルリノン：0.25～0.75 μg/kg/分
- オルプリノン：0.25～0.75 μg/kg/分
- 添付文書などではボーラス投与後に持続静注することが推奨されているが，不整脈や低血圧などの問題から，ボーラス投与なしに持続静注を行う症例がほとんどである．ボーラス投与を行わなくても，2～3時間後には同等の血行動態の改善が得られる[9]．

副作用
- 不整脈／血小板減少／血圧低下／腎排泄に加え消失相の半減期が長いので（ミルリノン：0.7時間，オルプリノン：1時間），腎機能低下症例は要注意．／タンパク結合率が高いので透析でも除去されにくい．／肥大型閉塞性心筋症，妊婦は要注意．

最近の知見
- ミルリノンが心不全患者の予後を改善しないという多数の報告に加え，心臓手術患者の予後も改善しないか，逆に悪化させる可能性があるというメタ分析が報告されている．

i. β遮断薬

- 静注可能なβ遮断薬として，半減期の長いプロプラノロールに加え超短時間作用性のランジオロールとエスモロールが使用可能となったため，周術期の頻脈に対する処置が容易となった（表3）．

薬理作用
- β_1選択性：非選択的β受容体遮断を行うと，β_2遮断により血管拡張が抑制され後負荷の増加，気管支喘息の誘発，糖・脂質代謝への悪影響の可能性がある．
- 内因性交感神経刺激作用（intrinsic sympathomimetic activity：ISA）：β遮断薬ではあるが，内因性カテコラミンやアドレナリンβ刺激薬のない状態では，むしろ受容体を刺激する作用をもつ．
- 膜安定化作用（membrane stabilizing action）：細胞膜のNa^+チャネルを遮断する作用で，心機能抑制の効果が強い．

適応
- 頻脈性不整脈

使用法
- プロプラノロール：1～5 mg緩徐静注．
- ランジオロール：5～20 μg/kg/分持続静注（15分で目標濃度到達），または0.1～0.2 mg/kg緩徐静注．
- エスモロール：50～200 μg/kg/分持続静注（30分で目標濃度到達），または1 mg/kg緩徐静注．

副作用
- 高度徐脈／低血圧／気管支喘息／心不全

表3 β遮断薬の比較

	プロプラノロール	ランジオロール	エスモロール
β_1選択性（$\beta_1:\beta_2$）	1：1.8	112：1	251：1
内因性交感神経刺激作用	−	−	+/−
膜安定化作用	+	−	+/−
消失半減期	4時間	4分	9分
代謝	肝	肝・血漿エステラーゼ	赤血球エステラーゼ

■ 最近の知見

- 周術期のβ遮断薬投与は心血管イベント発生を減少させ，長期予後改善を認めるためその投与が推奨されてきた．しかし，Perioperative Ischemic Evaluation（POISE）study により周術期のβ遮断薬投与が心血管系イベントを減らす半面，脳梗塞発症率・死亡率を増加させることが明らかとなり，その適応や投与量が検討されている．①β遮断薬長期投与症例は周術期も投与を継続する，②周術期にβ遮断薬を予防的に投与する場合は，投与量を調節し徐脈と低血圧を避ける，と推奨されている[10]．
- ACC/AHA/ESC 2006年ガイドラインにおいて，β遮断薬内服は心臓手術後の心房細動発生の予防に推奨されているが，術中から48時間のランジオロールの持続静注が術後1週間の心房細動の発生を予防する[11]．

❸ その他の血管収縮薬

a. バソプレシン

薬理作用

- 抗利尿ホルモンであり，視床下部で合成され下垂体後葉に貯蔵される．
- 血漿浸透圧の上昇および循環血液量の減少で分泌が促進される．
- バソプレシン受容体には，V_1，V_2，V_3受容体とオキシトシン受容体が存在する．
- V_1受容体は血管平滑筋などに存在し，ホスホリパーゼCの活性化を介して細胞内 Ca^{2+} 濃度を上昇させ，血管収縮および血圧上昇を示す．
- V_2受容体は腎集合管に存在し，アデニル酸シクラーゼ（AC）の活性化を介してcAMPを増加させ抗利尿作用を示す．
- ATP（アデノシン三リン酸）依存性Kチャネルを阻害し，血管平滑筋収縮に作用する．

適応

- 心停止時の自己心拍再開（アドレナリンの代用）／敗血症性ショック（ノルアドレナリン抵抗性）

使用法

- 心肺蘇生時は40単位静注．

▶AC：
adenylate cyclase

▶ATP：
adenosine triphosphate

- 敗血症性ショックに対しては，0.03 単位/分（ノルアドレナリンに加えて）持続静注．

■ 最近の知見

- 5 μg/分以上のノルアドレナリン投与中の敗血症性ショック患者にバソプレシン（0.01〜0.03 単位/分）またはノルアドレナリン（5〜15 μg/分）のどちらを追加投与しても死亡率に差はない[12]．

（松永　明，上村裕一）

文献

1) Nielsen DV, et al. Variation in use of peroperative inotropic support therapy in cardiac surgery: Time for reflection? Acta Anaesthesiol Scand 2011; 55: 352–8.
2) Hoffman BB, Taylor P. Neurotransmission: The autonomic and somatic motor nervous systems. In: Gilman AG, et al, eds. Goodman and Gilman's the Pharmacological Basis of Therapeutics. 10th ed. New York: McGraw-Hill; 2001. p. 115–53.
3) Overgaard CB, Dzavík V. Inotropes and vasopressors: Review of physiology and clinical use in cardiovascular disease. Circulation 2008; 118: 1047–56.
4) Hollenberg SM. Vasoactive drugs in circulatory shock. Am J Respir Crit Care Med 2011; 183: 847–55.
5) Giamouzis G, et al. Impact of dopamine infusion on renal function in hospitalized heart failure patients: Results of the Dopamine in Acute Decompensated Heart Failure (DAD-HF) Trial. J Card Fail 2010; 16: 922–30.
6) De Backer D, et al. Comparison of dopamine and norepinephrine in the treatment of shock. N Engl J Med 2010; 362: 779–89.
7) Fellahi JL, et al. Perioperative use of dobutamine in cardiac surgery and adverse cardiac outcome: Propensity-adjusted analyses. Anesthesiology 2008; 108: 979–87.
8) Veeser M, et al. Vasopressors for the management of hypotension after spinal anesthesia for elective caesarean section. Systematic review and cumulative meta-analysis. Acta Anaesthesiol Scand 2012; 56: 810–6.
9) Baruch L, et al. Pharmacodynamic effects of milrinone with and without a bolus loading infusion. Am Heart J 2001; 141: 266–73.
10) Poldermans D, et al. Perioperative strokes and beta-blockade. Anesthesiology 2009; 111: 940–5.
11) Sezai A, et al. Landiolol hydrochloride for prevention of atrial fibrillation after coronary artery bypass grafting: New evidence from the PASCAL trial. J Thorac Cardiovasc Surg 2011; 141: 1478–87.
12) Russell JA, et al. Vasopressin versus norepinephrine infusion in patients with septic shock. N Engl J Med 2008; 358: 877–87.

7

心血管手術の循環管理のコツ

7.1 off-pump CABG

- off-pump CABG（off-pump coronary artery bypass grafting：OPCAB）が施行されるようになって20年近くが経過した．その間，麻酔や手術手技，周辺機材の進歩と充実によって，かなり安全に循環管理が行えるようになってきている．循環管理を行うにあたり，最新のエビデンスに基づいた知見や現況に見合った管理のコツをいくつかの項目に分けて述べてみたい．

近年のOPCABにおける循環管理は安全になってきた

① 冠動脈病変や術前合併症と手術予後

a. 冠動脈多枝病変とOPCABの予後

- 日本の多施設共同研究[1]において，冠動脈の多枝病変に対するグラフト開存率で示されたOPCABの成績は，在院死亡や周術期合併症や血行再建率などについては，人工心肺を使用するいわゆるon-pump CABGと遜色はないと報告されている．
- 加えて同報告のなかでは，NSE，S-100蛋白，CK-MBなどの脳神経組織や心筋細胞の障害を示唆する指標の値はいずれもOPCABのほうが低値であったとされている．同研究では右冠動脈のグラフト開存率のみon-pump CABGの優位性が報告されている[1]．

b. 冠動脈主幹部（LMT）病変とOPCABの予後

- イギリスにおいて行われた研究[2]で，冠動脈主幹部（left main trunk：LMT）病変に対してOPCABとon-pump CABGの周術期の成績を比較した報告では，入院期間内の死亡率，脳卒中発生率，腎障害発生率，肺合併症発生率，感染症発生率のいずれもOPCABのほうが低かったとされている．
- さらに，1年・5年・10年後の遠隔期の生存率はon-pump CABGと同等であったと報告されている[2]．

c. ハイリスク患者とOPCABの予後

■ 高齢者
- 80歳以上の高齢者をOPCABとon-pump CABGで比較したイギリスの研究では，在院死亡率は両者で差はなかったものの，機械的人工呼吸の期間や集中治療室（ICU）在室時間はOPCABのほうが短く，さらに強心薬の使用頻度も少なかったと報告されている[3]．

▶LVEF：
left ventricular ejection fraction

■ 左室駆出率低下患者
- 術前の左室駆出率（LVEF）30％以下と30〜40％，40％以上の患者に分け

てOPCAB患者の短期・長期予後をみた報告[4]では，在院死亡率や重篤な合併症，すなわち感染，心房細動や心室性不整脈，術後心筋梗塞，周術期腎不全や呼吸不全などはLVEFが30％以下では有意に悪化していた．しかしながら2～3年後の死亡率についてはLVEFによる差はなかった．

■ 透析患者
- 術前透析患者にOPCABを施行した研究では，30日の死亡率では非透析患者のそれと差はなかったものの，5年後の長期予後はかなり悪かったと報告されている[5]．

■ OPCABで脳神経系合併症を引き起こすハイリスク患者（術前リスク因子）
- OPCABの周術期合併症のうち脳梗塞／TIA（一過性脳虚血発作）や譫妄状態，高次脳機能障害の発生率は，以前の報告では体外循環の影響でon-pump CABGのほうが高率であるとされていたが，最近ではOPCABと変わらないという見解が大勢を占めるようである．その理由として，OPCAB中の低血圧などの管理側の因子，大動脈の粥腫など患者側の因子があげられている．
- OPCAB患者の脳梗塞／TIAや譫妄状態，高次脳機能障害発生の検討を行った日本の国内の研究では，術前のリスク因子として内頚動脈狭窄，心房細動，75歳以上の高齢者，糖尿病，腎機能障害，喫煙や高血圧などがあげられている[6]．

▶TIA：transient ischemic attack

❷ 周術期循環管理のコツ

a. ハイリスク患者には予防的にIABPを用いる
- いくつかの臨床研究の報告を参考にすると，不安定狭心症（ヘパリンや硝酸薬抵抗性），LMT病変，再CABG，冠動脈多枝病変，低LVEF患者などのハイリスク患者には，術前から予防的に大動脈内バルーンパンピング（intraaortic balloon pumping：IABP）を使用することが推奨される．IABPの使用で低心拍出量症候群や，心筋梗塞の発生率，ひいてはICU滞在期間を短縮させることができる[7]．

ハイリスク患者には予防的にIABP

b. 血管拡張薬，血管収縮薬，強心薬の使用とタイミング
- 冠血管拡張薬，血管収縮薬，強心薬の使用については，いくつかの文献によると各施設によるばらつきが非常に多く，どの薬剤の使用が優れているかの結論はいまだ出ていない．それゆえ，この項目については主として当施設での経験をもとに論じる．

■ 硝酸薬を主体とする血管拡張薬の使用は積極的に行う

- 健常部・狭窄部双方の冠動脈を拡張させること，標的冠動脈のスパズム予防，左室拡張終期圧上昇や僧帽弁逆流による左房圧上昇から引き起こされる肺うっ血の治療目的に，硝酸薬を主体とする血管拡張薬の使用を行う．
- しかしながら，硝酸薬は体静脈系の拡張も伴うため，静脈還流の減少で充満圧が低下すると心拍出量の低下と結果としての低血圧を引き起こすため，適正な容量負荷を行う，あるいは後述する血管収縮薬と併用するなどの注意が必要である．

■ 血管収縮薬の使用は動脈拡張期圧を指標に行う

- native の冠動脈の灌流圧を保つために動脈血圧の拡張期圧を指標としてこれを低下させないよう，フェニレフリンのボーラス投与やノルアドレナリンの持続投与を行う．
- さらにグラフト装着終了後は，動脈血圧依存性にグラフトに血流が流れるので，収縮期血圧や平均動脈圧を低下させないことが重要である．
- 高用量の血管収縮薬は冠動脈スパズムや肺血管のスパズムを引き起こすため，硝酸薬や PDE Ⅲ（ホスホジエステラーゼⅢ）阻害薬との併用が推奨される．

▶PDE Ⅲ：phosphodiesterase Ⅲ

■ 強心薬は術前 LVEF40％以下の心機能低下症例を中心に用いる

- カテコラミンであるドパミン，ドブタミン，あるいは PDE Ⅲ 阻害薬のいずれかを使用する際には心拍数の極端な上昇に注意する．どうしても心拍数が上昇する際には，短時間作用性の β 遮断薬を併用するとよい．

c. OPCAB 中の循環モニタリングと循環管理のコツ

- 循環モニタリングの第一歩は心拍数と動脈血圧である．この両者あるいは一方に異常をきたした際に，治療の判断の補助となるのが以下に示す各種モニタリングである．

OPCAB 中の異常には，肺動脈カテーテル，経食道心エコー，心電図によるモニタリングから治療を判断する

■ 肺動脈カテーテル（Swan-Ganz カテーテル）

- 肺動脈カテーテルで測定可能な以下のパラメータは状況に応じて使い分ける．

肺動脈圧
- 肺動脈圧の上昇が引き起こされるには種々の原因があるが，なかでも最も注意しなければならないのが，心筋虚血による場合である．
- 術前冠動脈造影で最も灌流領域が広い冠動脈，あるいは術前虚血に瀕している心筋（jeopardized myocardium）の責任冠動脈にグラフトを装着する際に肺動脈圧の上昇が起こった場合は，心臓の脱転を中止して立て直す，内シャントを作製あるいは修正する，補助循環を考慮するなど，直ちに治療する必要がある．

充満圧
- 肺動脈楔入圧の上昇は，回旋枝をターゲットとする際に心臓の脱転が強すぎる場合と，心筋虚血あるいは弁輪部の変形が原因の僧帽弁逆流が生じた場合にみられる．心臓のポジショニングをやり直してもらうのがいちばんである．
- 右心機能低下症例で中心静脈圧の上昇がみられた場合には注意する必要がある．右心の圧迫を解除し脱転をし直してもらうか，ドブタミンを中心とする右心機能の補助治療を行う．その際，右室駆出率や右室拡張終期容量も参考にする．

心拍出量および右室拡張終期容量（RVEDV）
- 心拍出量の低下と同時に右室拡張終期容量（right ventricular end-diastolic volume：RVEDV）の低下が起こったときには，右室の充満が不十分であることを示す．心拍出量の低下とRVEDVの上昇が起きている場合は右室流出路狭窄や，右心収縮力低下，肺高血圧の可能性がある．

右室駆出率（RVEF），1回拍出量（SV），1回拍出量変動（SVV）
- 右室駆出率（right ventricular ejection fraction：RVEF），1回拍出量（stroke volume：SV），1回拍出量変動（stroke volume variation：SVV）はいずれも，右室の収縮や拡張・充満動態を示す指標として利用できる．
- SVの低下の程度は吻合部位によって違い，左冠動脈前下行枝で6％，左冠動脈対角枝で25％，右冠動脈の枝で14％，鈍縁枝で21％と報告されている★1．

混合静脈血酸素飽和度
- 混合静脈血酸素飽和度が低下した場合は，OPCAB術中なら貧血の是正，術後で心拍出量の低下を伴う場合は適正輸液やカテコラミンの増量などを考慮する．

◼ 経食道心エコー
- 経食道心エコー（transesophageal echocardiography：TEE）は，今やOPCAB中の循環モニタリングのgold standardである．
- 744人の患者にOPCAB中にTEEを使用したアメリカでの報告[8]では，TEE所見をもとに26％の患者において何らかの方針変更があったとされている．その内訳はグラフトの再置換，大動脈の壁性状が悪いため近位吻合部位の変更，IABPの導入，人工心肺下での手術に変更，冠動脈内シャントチューブの挿入，などであった[8]．
- OPCAB中の心血管イベントの原因には以下の場合があり，TEEはその原因究明と治療に有用である．なお，OPCABの際には，吻合場所にもよるが，脱転により経胃短軸像を中心とする胃内操作から得られる画像が不明瞭になることがあるので，基本的には中部食道左室四腔像，二腔像，長軸像を参照する．

★1
私見ではあるが，4番や14番の遠位部を吻合するときにはさらに高度な低下をしばしば経験し，脱転のやり直しや，容量負荷や体位の変換，血管作動薬の投与という対処が必要とされることがある．

表1 心室の局所壁運動異常（RWMA）の評価

スコア		内膜内方短縮率（％）	壁厚増大率（％）
1	正常	>30	30〜50 +++
2	軽度運動低下	10〜30	30〜50 ++
3	重度運動低下	<10	30 +
4	無収縮（運動消失）	0	<10
5	奇異性運動	外方に突出	壁厚の減少

麻酔科医も手術計画を熟知しておく

▶RWMA：regional wall motion abnormality

★2 あるいは正常からの悪化が2段階以上．

グラフト装着時の冠動脈閉塞による心筋虚血が原因とされる心室機能低下や局所壁運動異常（RWMA）（表1）

- 一般的に狭窄の程度が90％以上と高度で側副血行路の豊富な冠動脈分枝のバイパス中よりも，狭窄の程度が60〜70％で側副路の少ない冠動脈分枝へのバイパス中のほうが心室の機能低下をきたす程度が強いとされている．麻酔科医は，術前に心臓外科医と相談して，どの分枝から開始するかの手術計画を熟知しておく必要がある．
- 一時的に閉塞するターゲットの冠動脈に一致した新しい局所壁運動異常（new RWMA）がみられることがあるが，吻合が終了して再灌流10分以内に局所壁運動が元に戻れば，通常，問題はないと考えてよい．
- もし，一部しか回復しない場合や，まったく改善がみられない場合には，グラフト血流の測定の結果から低下が判明すれば再吻合が必要である（図1）．スタビライザーを装着し，末梢冠動脈の閉塞後に出現したnew RWMAの程度が大きい場合★2，脱転をやり直したり，適切に内シャントチューブを留置した後に再施行するべきである．
- 拡張能の低下はTEEによる僧帽弁流入血流のE/A比，肺静脈波形，僧帽弁輪運動速度などによって示されるが，いずれの指標も心筋虚血の速い段階に変化するとされているので，OPCABへの応用が待たれる．

心臓の脱転やスタビライザーによる外方からの圧排による心室充満の低下

- 心膜の吊り上げ，心臓の下部に敷くパッド，心臓の脱転，スタビライザーなどによる心臓外方からの圧排により心室の充満が十分に得られていない状態はTEEで描出可能である．
- 一般的に左冠動脈前下行枝や左冠動脈第一対角枝の吻合時の心室充満への影響は軽微とされているが，この吻合部位でも左室流出路の圧迫には注意を払う必要がある（図2）．それに対して左冠動脈回旋枝や右冠動脈後下行枝吻合時には，主として右室流出路や右房，下大静脈などの圧排や変形で右室の充満が障害されることが，血行動態悪化の主因とされる．
- TEEでそのような所見が得られた場合，直ちに容量負荷，Trendelenburg体位の調整，血管収縮薬の投与を行う．それでもTEEの所見に加えて血行動態の悪化が改善しない場合には，脱転のやり直し，右室補助手段を考慮する．

弁逆流・狭窄の発現や増強（圧排や虚血による）

- スタビライザーなどによる心臓の外方からの圧排による三尖弁や僧帽弁輪の変形により，三尖弁の逆流や狭窄，僧帽弁の逆流や狭窄のいずれも起こりうる．しかもこのような所見はTEEで描出可能である（図3）．直ちに圧排を解除してもらう．
- 吻合中の冠動脈灌流領域の心筋虚血が原因で，乳頭筋を含む僧帽弁装置の機

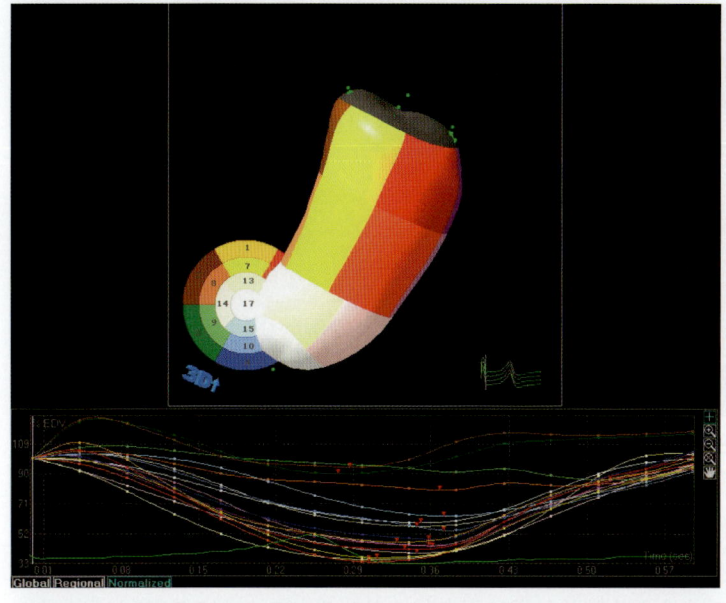

図1 CABG 中の壁運動，心室容量の診断

LVEF＝47％と低下，中隔領域（セグメント2，3，8，9）の壁運動が悪い．

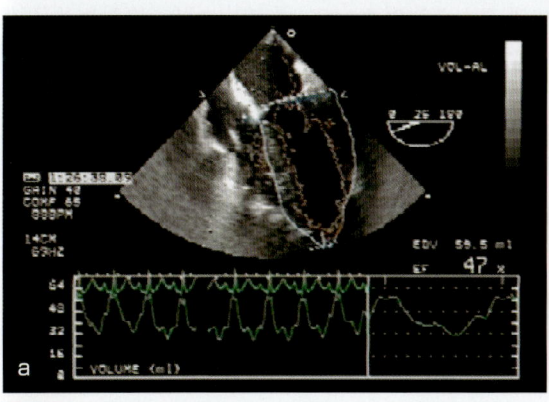

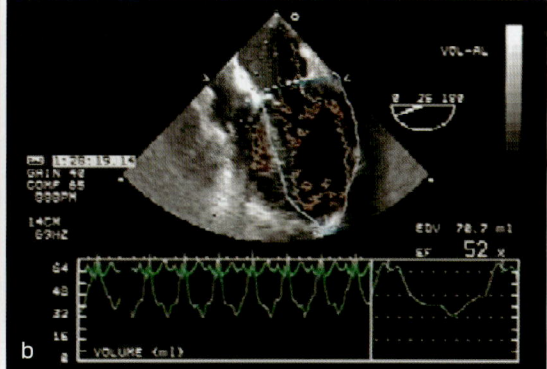

図2 前下行枝吻合前後の左室充満と収縮率の変化

a：スタビライザー装着中．LVEF＝47％，LVEDV＝59 mL．
b：スタビライザー除去後．LVEF＝52％，LVEDV＝77 mL．
LVEF：左室駆出率，LVEDV：左室拡張終期容量．

能異常により僧帽弁逆流が顕著になることがある．とくに術前から心機能低下と軽度～中等度の僧帽弁逆流を伴っている患者に起こりやすい．

- TEE によるカラードプラー法で重度の僧帽弁逆流が認められた場合は早急な対処が必要である．とくに著明な左房拡大の進行，肺動脈楔入圧の急激な上昇がみられた場合は，脱転を中止し直ちに減負荷（血管拡張薬），虚血の改善，強心薬の投与など，いわゆる急性左心不全の治療を行う．対処が遅れると循環虚脱に陥り体外循環への移行を余儀なくされることがあるが，on-pump CABG に移行した場合の予後は不良である．
- また，吻合が終了し冠動脈の再潅流後も中等度～重度の僧帽弁逆流が残存する場合には，僧帽弁の修復あるいは弁置換を考慮する．

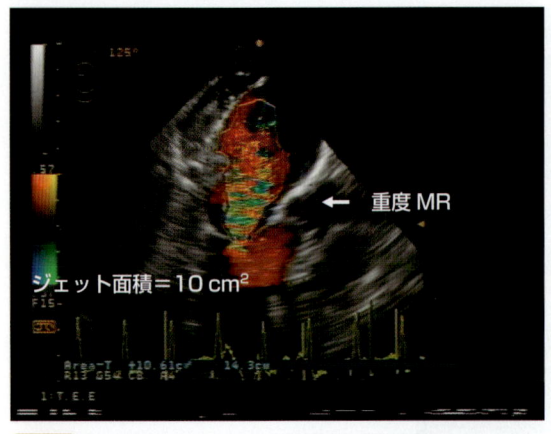

図3 OPCAB 中に生じた重度僧帽弁逆流
重度僧帽弁逆流（MR）によるジェットを認める（⇨）．

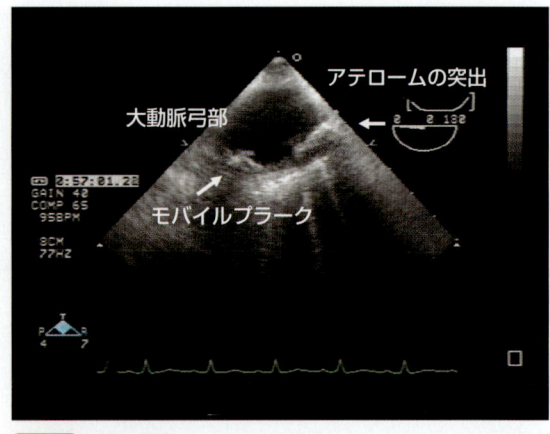

図4 粥状病変（アテローム）

術後合併症
- 術後合併症のうち比較的早期に引き起こされるものの中で TEE がその診断に役立つものには，出血による心タンポナーデ，胸腔内血腫，冠動脈再灌流障害による肺高血圧，まれだが肺塞栓症がある．
- 肺高血圧や肺塞栓症が引き起こされた場合の TEE 所見として，虚脱した左室，右室や肺動脈主幹部の拡大，心室中隔の変形，三尖弁逆流などがあげられる．

大動脈の粥腫からの塞栓子による臓器塞栓症
- TEE で上行大動脈や下行大動脈に粥腫（アテローム）の存在が明らかになる場合がある（図4）．しかも厚みが5mmを超える場合や浮動するモバイルプラークの場合は，体外循環による脳梗塞の可能性が5割を超えるため，OPCABの適応となることが多いが，その場合でも大動脈にはできるだけ触れない no touch technique が要求される．

> 近位弓部は TEE の blind zone

- また，腕頭動脈起始部から左鎖骨下動脈起始部までの近位弓部を中心とした領域は，TEE で描出できない，いわゆる blind zone になるので術野からの直接エコーを行うべきである．

■ 心電図
- 心電図の変化は OPCAB 中，局所壁運動異常に先行する場合がある．
- OPCAB 中は機械的に責任冠動脈の貫壁性虚血が生じることがあるため，心内膜下から徐々に広がる通常の心筋虚血と異なり，局所壁運動異常に先行する心電図の突然の虚血性変化が起こる可能性は知っておくべきである．
- また術後早期に，冠動脈再灌流傷害による心室性不整脈が生じることがあるので，頻発する際にはリドカインやアミオダロンなどの抗不整脈薬の早期投与が必要である．

d. OPCAB 中の麻酔薬の選択と循環管理

- OPCAB の予後に麻酔薬の選択が影響するという確立したエビデンスはない．それぞれの施設で最も習熟した麻酔法で行うことが大切である．セボフルランは虚血プレコンディショニングの点から，またレミフェンタニルは徐脈傾向になることから，当施設では OPCAB に使用している．

（岡本浩嗣）

文献

1) Kobayashi J, et al. Early outcome of a randomized comparison of off-pump and on-pump multiple arterial coronary revascularization. Circulation 2005; 112 (9 suppl): I338–43.
2) Murzi M, et al. On-pump and off-pump coronary artery bypass grafting in patients with left main stem disease: A propensity score analysis. J Thorac Cardiovasc Surg 2012; 143: 1382–8.
3) Saleh HZ, et al. Does avoidance of cardiopulmonary bypass confer any benefits in octogenarians undergoing coronary surgery? Interact Cardiovasc Thorac Surg 2011; 12: 435–9.
4) Darwazah AK, et al. Off-pump coronary artery bypass in multi-vessel disease: Effect of ejection fraction on early and midterm mortality and morbidity. J Cardiovasc Surg 2008; 49: 519–26.
5) Liu JF, et al. Outcome of off-pump coronary artery bypass in renal dialysis patients. Thorac Cardiovasc Surg 2008; 56: 412–7.
6) Miyazaki S, et al. Risk factors of stroke and delirium after off-pump coronary artery bypass surgery. Interact Cardiovasc Thorac Surg 2011; 12: 379–83.
7) Dyub AM, et al. Preoperative intra-aortic balloon pump in patients undergoing coronary bypass surgery: A systematic review and meta-analysis. J Card Surg 2008; 23: 79–86.
8) Gurbuz AT, et al. Intraoperative transesophageal echocardiography modifies strategy in off-pump coronary artery bypass grafting. Ann Thorac Surg 2007; 83: 1035–40.

7-2 人工心肺下心臓手術

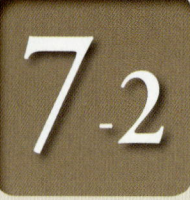

- 人工心肺（cardiopulmonary bypass）が臨床の現場で使用されてからすでに50年以上が経過し，現在では日本でも年間数千人がその恩恵を受けている．しかし，人工心肺を使用した心臓手術は明らかに非生理的であり，生体にさまざまな有害反応を引き起こす可能性がある．人工心肺下心臓手術の周術期管理を行うにあたり，人工心肺の病態生理や人工心肺前・中・後での麻酔管理の要点を理解することが重要である．

1 人工心肺開始前の管理

- 麻酔導入から人工心肺開始までは，血行動態の悪化により心不全，心筋虚血，律動異常，低酸素血症が発生しやすくなるため，それぞれの患者の病態に応じた管理が必要となる．
  ①虚血性心疾患患者では，心筋の酸素需給バランスを考慮した管理をする（表1）．
  ②弁疾患患者では，適切な心室圧-容量関係を維持する必要がある．そのために左室前負荷，心拍数，収縮力，体血管抵抗，肺血管抵抗を適切に管理する（表2）．
  ③先天性心疾患患者では，病態（肺血流増加型，肺血流減少型，血流閉鎖型）を理解して体血管抵抗と肺血管抵抗のバランスを調節し，シャントの量と方向の最適化を目指す．循環管理のポイントは肺循環の管理といっても過言ではなく，肺循環をうまく管理することが体循環をも管理することになる（表3）．
  ④心機能低下患者では，麻酔薬による循環抑制を最小限にし，十分な心収縮能と心拍出量を維持する．

a. 麻酔導入

- 麻酔導入のポイントは麻酔薬による循環抑制を最小限にし，気管挿管などの侵襲刺激に対する循環反応を抑制することで安定した循環動態を維持することである．
- たとえば，虚血性心疾患患者では，麻酔薬による低血圧や侵襲刺激による高血圧と頻脈で心筋の酸素需給バランスがくずれ，容易に病態が悪化する．麻酔薬の効果発現時間と薬物相互作用をうまく使い，全身状態に合わせて麻酔薬の使用量を調節することができれば，通常どの麻酔薬を使用しても問題はない．
- ただし，亜酸化窒素は肺血管抵抗を上昇させるため，肺血管抵抗の上昇した患者では使用を控え，使用した場合でも気泡を膨張させるため人工心肺開始

表1 心筋の酸素需給バランス

		酸素需要	酸素供給	酸素バランス
心拍数	↑	↑	↓	負
	↓	↓	↑	正
平均動脈圧	↑	↑	↑	不定
	↓	↓	↓	不定
前負荷	↑	↑	↓	負
	↓	↓	↑	正
ヘモグロビン濃度	↑	↑	↑↓	不定
	↓	↓	↑↓	不定
体温	↑	↑	→	負
	↓	↑↓	↓	不定

表2 弁疾患患者の管理目標

	左室前負荷	心拍数	収縮力	体血管抵抗	肺血管抵抗
大動脈弁狭窄症	↑	↓	→	↑	→
大動脈弁閉鎖不全症	↑	↑	→	↓	→
僧帽弁狭窄症	↑	↓	→	→	↓
僧帽弁閉鎖不全症	↑↓*1	↑→	→	↓	↓
大動脈弁狭窄症 兼 大動脈閉鎖不全症*2	↑	→	→	→	→
僧帽弁狭窄症 兼 僧帽弁閉鎖不全症	↑	↓	→	↑↓	↓
大動脈弁狭窄症 兼 僧帽弁狭窄症	↑	↓	→	↓	↓
大動脈弁狭窄症 兼 僧帽弁閉鎖不全症*2	↑	↓	→	↓	↓

*1 前負荷を増加させ前方拍出を維持することが重要である。ただし、前負荷を増加させることで弁輪が拡大し、逆流量が増加する症例があるため、注意が必要である。
*2 管理が相反する場合は、危険性の高い大動脈弁狭窄症の管理を優先させる。

表3 肺血管抵抗に影響を及ぼす因子

	肺血管抵抗増加	肺血管抵抗減少
酸素濃度	低濃度	高濃度
$PaCO_2$	高い	低い
酸塩基平衡	アシドーシス	アルカローシス
気道内圧	高い (PEEP)	低い
血液粘度	高い（高ヘマトクリット）	低い（低ヘマトクリット）
薬剤	α刺激薬、プロタミンなど	一酸化窒素、PDE III阻害薬、ニトログリセリンなど

$PaCO_2$：動脈血二酸化炭素分圧，PEEP：呼気終末陽圧，PDE：ホスホジエステラーゼ．

前には中止しておく．

b. 手術開始〜人工心肺開始

- 皮膚切開，胸骨正中切開，胸骨開大，大動脈カニュレーションなどの非常に大きな侵襲刺激が加わる時期がある一方，内胸動脈の剥離や橈骨動脈や伏在静脈の採取のように侵襲刺激の小さな時期がある．そのため，循環動態を安定化させるために注意深い麻酔管理が必要となる★1．
- また，人工心肺開始までは体温管理は重要ではなく，室温の維持，体表の加温，輸液の加温は必要ない．体温が人工心肺開始までゆっくり低下することにより，均一な低体温が得られるためである．

■ 胸骨正中切開

- 胸骨正中切開は非常に強い侵襲刺激である．十分な麻酔深度が達成されていないと高血圧や頻脈，さらに術中覚醒が生じる危険性があるため，十分量のフェンタニルやレミフェンタニルの投与をしておく．
- また，肺実質の損傷を回避するために，鋸を使用する際には，気管チューブと呼吸回路を外して一時的に肺を虚脱させる．

■ 心膜切開〜人工心肺開始

- 心膜を切開し吊り上げ，上行大動脈と上下大静脈（2本脱血の場合）にテー

侵襲刺激の程度に応じた麻酔管理を要する

★1
レミフェンタニルを使用することにより，侵襲刺激の程度に応じた麻酔深度が比較的容易に達成できる．

ピングと巾着縫合をかけた後、ヘパリンを投与する．

ヘパリンによる抗凝固
- 初回投与量は200～400単位/kgである．ヘパリンは確実に血管内に投与する必要があるため、中心静脈路から血液の逆流を確認した後に投与する．
- ヘパリンの静脈内への投与により、血圧と体血管抵抗は約10～20％低下する[1,2]★2．
- ヘパリンの抗凝固作用を評価するために活性凝固時間（ACT）の測定を行う．ACTが400秒以上あれば安全に人工心肺を開始できる．

カニュレーション
- ヘパリンを投与し3分が経過した後、まず大動脈に送血管を挿入する．送血管挿入時の大動脈解離の危険性を減らすために、収縮期血圧を90～100 mmHg程度に低下させる★3．送血管挿入時には出血や機械的圧迫により、しばしば低血圧や不整脈が生じるため注意が必要である．挿入直後に偽腔送血を予防する目的で、大動脈の拍動を人工心肺操作側で確認する．
- 送血管内の気泡を除去し人工心肺回路に接続した後に、続いて脱血管を右房または上下大静脈に挿入する．脱血管挿入時、とくに下大静脈への挿入時には、心臓の機械的圧迫や出血によりしばしば低血圧が生じる．そのため、送血管挿入直後から輸液負荷とフェニレフリンやノルアドレナリンの投与を行い収縮期血圧を120 mmHg程度に上昇させておくと、低血圧を最小限に抑え円滑な人工心肺への移行が可能となる★4．
- 脱血管の挿入後、脱血管内の気泡を除去し人工心肺回路に接続することにより、人工心肺が開始可能となる．

❷ 人工心肺中の管理

- 現在、人工心肺の操作・管理は臨床工学技士が中心となって行われているが、麻酔科医および心臓外科医も、人工心肺についての基礎知識と人工心肺中の病態生理を理解することで、より安全に人工心肺下心臓手術を施行することができる．

a. 人工心肺装置

■ 人工心肺の基本システム
- 一時的に心臓を停止させているあいだ、静脈から脱血した血液と術野から吸引した血液を熱交換器で冷却または加温し、人工肺でのガス交換により酸素化された血液を血液ポンプで動脈に送り、血液循環を維持する装置である（図1）．

■ 人工心肺中の病態生理
- 人工心肺による体外循環では灌流条件が適切であっても、生体にはさまざまな非生理的な侵襲が加わる（表4）．そのため体外循環は、コントロールされたショック状態とも表現される．

★2
この原因はイオン化カルシウム濃度の低下によるものであり、塩化カルシウムの予防投与で防止できるとした報告がある[2]．

▶ ACT：
activated clotting time

★3
ヘパリン投与により血圧が約10～20％低下することを考慮すると、ヘパリン投与直前の収縮期血圧を110 mmHg程度に管理するとうまくいく．

★4
それでも低血圧が生じた場合には、送血管から血液や晶質液を送ってもらうように人工心肺操作側に指示を出す．

体外循環は、いわば「コントロールされたショック状態」

図1 一般的な人工心肺回路

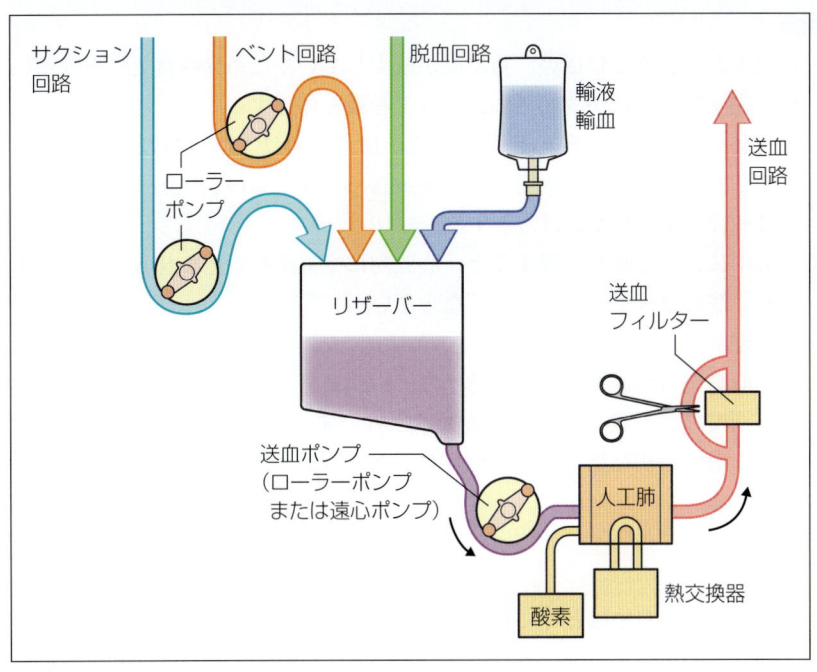

| 表4 | 体外循環による非生理的な条件 |

- 非拍動流（ローラーポンプまたは遠心ポンプ）
- 肺循環系の血流消失
- 血液の人工的異物面への接触
- 血液希釈
- 血液への高ずり応力
- 低体温
- 血液の物理的損傷（血液ポンプ，人工肺）
- 大量の抗凝固薬の使用

- 血液が人工心肺回路と接触することにより，血小板・凝固系・線溶系・白血球・補体などの活性化が起こり，これら一連の反応の一部として，サイトカイン前駆物質の放出や全身の炎症反応が生じる．また，ストレスホルモンの上昇に代表される内分泌系の変化[★5]，薬物の代謝と分布容積の変化，臓器血流分布の変化，などの生理学的変化が認められる．

b. 人工心肺中の管理

■ 人工心肺の開始

- 全身のヘパリン投与と適切な抗凝固を確認した後，脱血の鉗子をゆっくり外すことにより脱血を開始し，血液ポンプを回転させて送血を開始する．
- 徐々に脱血量と送血量を増やすことにより，患者自身の拍動流は人工心肺装置による非拍動流に置き換えられる．

血液希釈

- 人工心肺開始直後には，血液希釈による血液粘性の低下により血圧は低下する（イニシャルドロップ）．その後徐々に（5～10分）血圧は上昇し，比較的安定した状態が続く．
- また，血液希釈の結果として遊離体薬物と総薬物濃度が一過性に低下するため，麻酔深度が浅くなり術中覚醒が生じる危険性がある．
- ただし，ほとんどの麻酔薬は脂溶性が高く，人工心肺の充填液と比較して分布容積が大きいため，通常5分以内に薬物は濃度差により組織から血漿へ移動し平衡状態に戻る[9]．

★5 内分泌系の変化
①バソプレシン，副腎皮質刺激ホルモン濃度は上昇する[3]．
②甲状腺刺激ホルモンは正常値を示し，それに対するT_3とT_4の反応は低下する[4]．
③カテコラミン，コルチゾール濃度は上昇する[5]．
④レニン-アンジオテンシン-アルドステロン系は活性化する[6]．
⑤高血糖，低インスリン血症，インスリン抵抗性が生じる[7]．
⑥心房性ナトリウム利尿ペプチド（ANP）は人工心肺の早期に低下し，復温時に上昇する[8]．

換気
- 脱血量が増加するに従い，肺血流が減少していくため分時換気量を徐々に下げ，完全体外循環が開始されたら人工呼吸を停止する．
- 完全体外循環中は，肺の完全な虚脱を防ぐために1 L/分程度の空気や酸素を流したり，持続気道陽圧（continuous positive airway pressure：CPAP）を2〜5 cmH$_2$O程度かけたりする．
- 開心中に自発呼吸が出現すると，心腔内に空気が吸い込まれる危険性があるため，筋弛緩は十分でなければならない．

輸液管理
- 人工心肺中の輸液管理は一般的に人工心肺側で行うため，人工心肺が開始すると同時に持続投与されている薬剤以外のすべての輸液を中止することで，無駄な血液希釈を避ける．カテコラミンが持続投与されている場合はこれも中止する．

モニタリング

（1）心電図
- 冷却時と復温時にはとくに心室細動が生じやすいため，注意深い観察が必要である．心筋保護液を投与した後，電気活動が消失することを確認する．電気活動がまだ認められる場合には心筋保護液の追加を検討する．

（2）体温
- 体温★6は深部温（鼓膜，食道，鼻咽頭），中間温（膀胱，直腸），表層温に分類される．鼓膜温または鼻咽頭温は脳の温度を反映する．食道温は心臓の温度を反映するが，心周囲腔に氷を入れる場合には体温のモニタリングには適さない．膀胱温は尿量が多いときには深部温をよく反映する．直腸温は急激な温度変化には遅れて変動するので，人工心肺時には表層温としてモニタリングする．
- 人工心肺開始時の冷却時には，深部温のほうが表層温よりも早く低下する．

★6 人工心肺中は少なくとも2か所以上でモニタリングする．

（3）尿量
- 尿量は一般的に腎機能の指標として測定される．しかし，人工心肺中の尿量と術後の腎機能との関連を示すデータはなく，術後の腎不全は人工心肺時間と既存の腎機能低下と関連し，人工心肺中の尿量は術後の腎不全と有意な関連がないとする報告がある[10]★7．

★7 実際，人工心肺中にはバソプレシン濃度が上昇し，レニン–アンジオテンシン–アルドステロン系が活性化するため，とくに原因がなくても乏尿をきたすことがしばしば認められる．ただし，良好な利尿は十分な腎潅流があることの徴候であり，尿量を十分維持する努力は必要である．

（4）中心静脈圧，肺動脈圧
- 人工心肺中は，中心静脈圧（central venous pressure：CVP）は5 mmHg未満，肺動脈圧は平均15 mmHg未満であるべきである．
- CVPの上昇は脱血不良に関係し，肺動脈圧の上昇は，左室の拡張または肺動脈カテーテルのオーバーウェッジや折れ曲がりなどに関係する．左室の拡張は術者による触診や，経食道心エコー検査（transesophageal echocardiography：TEE）で診断する．
- また，人工心肺開始時に脱血により心腔が空になるにつれ，肺動脈カテーテルが2〜5 cm程度深くなり，オーバーウェッジとなる危険性がある．このまま放置すると肺動脈破裂や肺梗塞をきたすことがあるため，人工心肺開始

時には2〜3 cm程度肺動脈カテーテルを引き抜くようにする．

人工心肺中
灌流量と灌流圧
- 灌流量は成人では2.2〜2.5 L/分/m^2，小児では2.6〜3.0 L/分/m^{2}が一般的に用いられている．低体温を併用することにより1.0〜2.2 L/分/m^{2}の範囲で安全に管理できるという報告が多い．
- 重要なのは，S$\bar{v}$O$_2$を65%以上に保ち，代謝性アシドーシスが進行しない適正な酸素供給ができる範囲の灌流量を維持することである．
- 灌流圧は灌流量と末梢血管抵抗により規定される．人工心肺中は灌流量が一定であるため，灌流圧は血管運動緊張と血液粘稠度により規定される．時間経過とともに晶質液充填液のサードスペースへの平衡と利尿による血液粘稠度の上昇，さらにカテコラミン濃度の上昇により徐々に灌流圧[★8]は上昇してくる．
- 一方，灌流量および灌流圧が高すぎると，血球成分の破壊や側副血行路を介して術野への出血増加や心筋温度の上昇などの弊害が生じる．

体温管理
- 通常の開心術は軽度〜中等度の低体温で行われる．低体温により生体の酸素消費量が減少し，非生理的な体外循環における安全域を広げることができる．
- また，灌流量を抑制でき，良好な術野の確保や血球成分の破壊を最小限にすることができる．
- 薬物代謝も低下するため，必要な麻酔薬の量も低下する．

血糖管理
- 人工心肺の使用は血糖値を著しく上昇させる．ストレスホルモンの上昇およびインスリン抵抗性に関連する．高血糖により脳の虚血時における神経障害が増強される危険性があるため，血糖値は180 mg/dL未満に管理することが重要である．

❸ 人工心肺離脱時の管理

- 人工心肺からの離脱は外科医，麻酔科医，臨床工学技士が連携して，機械的ポンプによる血流を自己の心臓と肺による生理的な循環動態に円滑に移行することを目標とする．
- 脱血量を段階的に制限して心臓と肺への血流を増やし，血行動態に問題がなければ，送血量を徐々に減らしていく．離脱中は心室拡張を避け，冠灌流圧を維持することが重要である．
- 離脱時の管理のポイントは，①循環動態（心拍数，心調律，前負荷，心収縮力），②呼吸管理，③体温，④麻酔深度，⑤電解質，⑥心内遺残空気，が重要であり，これらのすべての条件を満たした場合にのみ人工心肺から離脱可能となる（表5）．

★8
灌流圧は一般的に50〜80 mmHgに維持されることが多い．これは，脳血流の自動調節能が平均動脈圧50 mmHg以上で保たれることに基づいている．ただし，高血圧患者や腎機能低下患者ではこれより高めの灌流圧が必要なのかもしれない．

7章　心血管手術の循環管理のコツ

表5　人工心肺離脱時の管理目標

循環動態	・心拍数：80〜100 回/分，徐脈の場合はペーシング ・心調律：正常洞調律，必要ならば心房あるいは心室順次ペーシング ・前負荷：PCWP 8〜15 mmHg，CVP 6〜12 mmHg，TEE で評価 ・動脈圧：収縮期血圧 90〜120 mmHg，平均動脈圧 60 mmHg 以上 ・心拍出量：心係数 2.0 L/分/m² 以上
呼吸管理	・FIO_2：1.0，$PaCO_2$：30〜35 mmHg，酸素化に問題なければ PEEP なし
体温管理	・深部温 36℃以上，直腸温 35℃以上，ただし深部温 38℃以下
電解質	・カリウム，カルシウム，マグネシウムを補正
心内遺残空気	・TEE で評価し，十分な空気の除去 ・心腔内や大動脈内に貯留型空気なし，肺静脈から空気の流出なし

PCWP：肺動脈楔入圧，CVP：中心静脈圧，TEE：経食道心エコー検査，FIO_2：吸入酸素濃度，$PaCO_2$：動脈血二酸化炭素分圧．

a. 呼吸・循環管理

CAST の概念が有用

- 術前値と比較して人工心肺離脱時の心機能は虚血再灌流傷害や心筋浮腫などの影響により著しく低下する．円滑な人工心肺からの離脱は，この機能の低下した心臓に対して「アメ」と「ムチ」を上手に使うことにより達成できる（表6）★9．

★9
「アメとムチ」の英語での言い回しは「carrot and stick」であり，筆者らはこの方法を CAST (carrot and stick technique) と命名した．

▶ FIO_2：
fraction of inspiratory oxygen

▶ $PaCO_2$：
partial pressure of carbon dioxide in arterial blood

▶ $EtCO_2$：
end tidal CO_2

- CAST のポイントは，まず弱った心臓に対して「アメ」を与えることから始まる．①右室に対しては後負荷すなわち肺血管抵抗を下げる管理をし，②左室に対しても後負荷すなわち体血管抵抗を下げる管理をする．続いて「ムチ」を与える．③必要十分な前負荷を維持し，④カテコラミンの投与により心収縮力を高め，⑤洞調律を維持し，必要ならば心房あるいは房室順次ペーシングで心室の充満を促進することが重要である[11]．CAST の概念を常に思い浮かべれば，人工心肺離脱時の管理は容易になる．

呼吸管理

- 肺への血流が再開したら換気を開始する．はじめに肺を2〜3回程度加圧し両肺を拡張させ無気肺を解消させる．
- 管理のポイントは肺血管抵抗を低下させる呼吸管理をすることである．すなわち，吸入酸素濃度（FIO_2）は 1.0 とし，動脈血二酸化炭素分圧（$PaCO_2$）は 30〜35 mmHg 程度となるように若干の過換気とする．
- 離脱時や直後にはしばしば呼気終末二酸化炭素分圧（$EtCO_2$）が異常な低値を示すことがあるので，適切な分時換気量となるように設定することが重要である．
- 酸素化に問題がなければ呼気終末陽圧

表6　CAST (carrot and stick technique)

carrot	①右室の後負荷を下げる 　→肺血管抵抗を下げる ②左室の後負荷を下げる 　→体血管抵抗を下げる
stick	①必要十分な前負荷を維持する ②カテコラミンの投与により心収縮力を高める ③洞調律の維持，必要ならば心房あるいは房室順次ペーシングで心室の充満を促進する

（PEEP）はかけない．

循環管理

心拍数
- 心室のコンプライアンスが低下し1回心拍出量が制限されるため，十分な心拍出量を維持するためには80〜100回/分の心拍数が必要である．徐脈の場合は心外膜ペーシングを積極的に行う．
- また，離脱時にしばしば洞性頻脈を認めることがあるが，心室の充満を促せば反射性に心拍数は減少することが多い．

心調律
- 正常洞調律を目標とする．心筋浮腫により拡張能はすべての患者で低下し，とくに肥大した心室や術前から拡張能の低下した患者では，心室充満への心房の寄与がさらに大きくなり，心拍出量の40％を占める場合がある．よって，正常洞調律を維持することは重要で，徐脈には心房あるいは房室順次ペーシングを積極的に施行する．

前負荷
- 適切な動脈圧と充満圧になるように人工心肺側から容量負荷を行う．心収縮力が不十分な場合には，前負荷を少しずつ増加させる．
- 心機能が保たれている患者では肺動脈楔入圧（PCWP）は8〜15 mmHg，CVPは6〜12 mmHg程度で十分である．しかし，肺高血圧や心機能の低下した患者ではそれより高い充満圧が必要となる．
- 前負荷の評価には充満圧に加えてTEEでも評価する．

収縮力
- 心収縮力を増強するためにカテコラミンを投与する．CASTに従えば，肺血管抵抗と体血管抵抗を下げ，心収縮力を増強するカテコラミンが最適であり，ドブタミンやミルリノンなどのホスホジエステラーゼ（PDE）III阻害薬がこれにあたる．
- しかし，人工心肺後に異常に体血管抵抗が低下する症例があり，この場合には適正な体血管抵抗を維持するためドパミンやノルアドレナリンを投与する必要がある．

b. 体温管理

- 低体温下に手術を行った場合には再加温が必要となる．再加温は人工心肺回路の熱交換器により行われ，離脱に向けて開始される．
- 急激に加温すると血液内に気泡が発生する危険性があるため，送血温と脱血温の温度差を10℃以内に保つ．深部温は36℃，直腸温は35℃以上を目標とする．
- 再加温が不十分だとICU到着までにアフタードロップとよばれる反跳性低体温が生じてしまうため積極的に加温する．ただし，深部温が38℃以上では中枢神経障害の危険性が上昇するため，加温のしすぎには注意が必要である．

▶ PEEP：
positive end-expiratory pressure

▶ PCWP：
pulmonary capillary wedge pressure

c. 麻酔深度

- 再加温時は術中覚醒の危険性の非常に高い時期である．低体温により麻酔薬の必要量は大幅に低下していたが，再加温によりこれらの効果が拮抗され，麻酔薬の必要量が上昇する．そのため，十分な麻酔深度の維持が重要である．

④ 人工心肺離脱後の管理

a. 人工心肺離脱後の心室機能

- 術前値と比較して人工心肺直後の心室機能は低下する．しかし，一般的に離脱後30分で心室のコンプライアンスは改善し，冠潅流圧の上昇と充満圧の低下を認め，心室機能は1～2時間で術前値まで回復する．その後，心室機能は再び低下し4～6時間後に最も抑制され，24時間以内に完全に回復する経過をたどる[12]．
- ゆえに，心室機能の低下している人工心肺離脱後1～2時間はCASTに従った管理を行い，出血には迅速に対応することが重要である．

b. ヘパリンの中和

- 人工心肺離脱後に循環動態が安定したらプロタミンの投与を行い，ヘパリンの中和をする．
- プロタミン投与による有害反応は有名で，①ヒスタミンの遊離，②アナフィラキシー反応，③肺血管収縮による右心不全，の3つの理由で危機的な循環虚脱が生じる．
- 循環動態の変化を最小限にするためには投与速度が重要であり，15～30分かけて投与すべきである．

c. 電解質の補正

■ カリウム

- 大動脈遮断直後には心筋保護液が冠動脈から洗い流されるため，一過性の高カリウム血症を認めることがある．しかし，通常，とくに治療することなく短時間でカリウム値は低下するため，問題となることは少ない．
- 一方，人工心肺離脱後にしばしば問題となるのは低カリウム血症であり，頻度は高い★10．
- 低カリウム血症は心房細動や心室性期外収縮などさまざまな不整脈の原因となるため，心臓手術の周術期には積極的に補正し，4.0 mEq/L以上に維持する．

■ カルシウム

- 人工心肺離脱後にカルシウムを慣習的に投与することが多々あるが，非常に

人工心肺離脱後の低カリウム血症に注意

★10
低カリウム血症となる原因はさまざまである．
①血液希釈や人工心肺充填液へのマンニトール添加の影響による利尿促進
②コルチゾールとアルドステロンの上昇による，カリウムの尿中排泄促進
③胃管からの多量の排液
④過換気や重炭酸イオン投与で生じるアルカリ化による，カリウムの細胞内シフトの促進
⑤β_2刺激による，カリウムの細胞内へのシフトの促進
⑥インスリンによる，カリウムの細胞内へのシフトの促進

人工心肺離脱後のカルシウムの投与は慎重に

- 注意が必要である★11.
- よって，カルシウムはルーチンに投与すべきではなく，①大動脈遮断解除から15分以上経過している，②イオン化カルシウム濃度が低値である，③心収縮力増強と血圧上昇が必要な場合，の条件を満たした場合にのみ投与すべきである．

マグネシウム
- 人工心肺中・後にはしばしば低マグネシウム血症が生じる．
- 予防的なマグネシウム投与により，心房性および心室性不整脈の発生を抑制する．一般的に1〜2ｇの中等量のマグネシウムを経験的に投与しても大きな問題はない．

d. 閉胸
- カニューレを抜去し止血が完了した後，ドレーンを挿入して閉胸となる．
- 閉胸時には右心系の圧迫により静脈還流量が減少したり，グラフトが閉鎖したりして循環動態が不安定になることがあり，最後まで注意が必要である．

（遠山裕樹，岩崎　寛）

★11
カルシウムの過剰投与により以下の危険が生じる．
①術後の膵炎のリスクファクターとなる．
②β刺激薬の効果を抑制する可能性がある．
③再灌流傷害が増悪する可能性がある．
④感受性の高い患者で冠動脈攣縮を誘発する可能性がある．
⑤ジゴキシン投与中の患者では，ジゴキシンの感受性が増強し律動異常を起こす可能性がある．

文献

1) Seltzer JL, Gerson JI. Decrease in arterial pressure following heparin injection prior to cardiopulmonary bypass. Acta Anaesthesiol Scand 1979; 23: 575–8.
2) Urban P, et al. The hemodynamic effects of heparin and their relation to ionized calcium levels. J Thorac Cardiovasc Surg 1986; 91: 303–6.
3) Wu W, et al. Vasopressin release during cardiac operation. J Thorac Cardiovasc Surg 1980; 79: 83–90.
4) Thrush DN, et al. Cardiopulmonary bypass temperature does not affect postoperative euthyroid sick syndrome? Chest 1995; 108: 1541–5.
5) Lacoumenta S, et al. Hormonal and metabolic responses to cardiac surgery with sufentanil-oxygen anaesthesia. Acta Anaesthesiol Scand 1987; 31: 258–63.
6) Diedericks BJ, et al. The renin-angiotensin-aldosterone system during and after cardiopulmonary bypass. S Afr Med J 1983; 64: 946–9.
7) Nagaoka H, et al. Preservation of pancreatic beta cell function with pulsatile cardiopulmonary bypass. Ann Thorac Surg 1989; 48: 798–802.
8) Curello S, et al. Time course of human atrial natriuretic factor release during cardiopulmonary bypass in mitral valve and coronary artery diseased patients. Eur J Cardiothorac Surg 1991; 5: 205–10.
9) Barr G, et al. Fentanyl and midazolam anaesthesia for coronary bypass surgery: A clinical study of bispectral electroencephalogram analysis, drug concentrations and recall. Br J Anaesth 2000; 84: 749–52.
10) Abel RM, et al. Etiology, incidence and prognosis of renal failure following cardiac operations. Results of a prospective analysis of 500 consecutive patients. J Thorac Cardiovasc Surg 1976; 71: 323–33.
11) 吉田和則，ほか．僧帽弁狭窄症に対する人工弁置換術．LiSA 2008; 15: 400–9.
12) Mangano DT. Biventricular function after myocardial revascularization in humans: Deterioration and recovery patterns during the first 24 hours. Anesthesiology 1985; 62: 571–7.

7-3 心臓大血管手術

- 心臓大血管手術症例は，当然のことながら手術適応となる大動脈疾患や心疾患の合併症を有していることから，その麻酔管理ではそれらの病態を悪化させることなく適切な麻酔深度を維持しなければならない．
- 著しい循環変動は，心筋酸素需要の増加，冠動脈への血流低下，刺激伝導系の破綻，大動脈解離破裂（解離性大動脈瘤など）などを引き起こす可能性があり，このような循環変動を抑制することが心臓大血管手術の周術期管理の最大の目標である．
- さらに心臓大血管手術においては，脳・脊髄，腎，他の臓器などの保護ということも，周術期管理では重要なポイントとなる．

① 心臓大血管手術の周術期における循環変動の要因

- 心臓大血管手術の周術期における循環変動は，麻酔や手術による侵襲的な手技により誘発される（**表1**）．たとえば，胸骨正中切開による交感神経反応は，心筋虚血を誘発する可能性が指摘されている[1]．したがってこれらの操作時には，患者の循環予備力も考慮し，循環変動を最小限にするよう鎮静薬・鎮痛薬あるいは循環補助薬を駆使する必要がある．

a. 侵襲に対して循環を安定させるための概念

> 循環動態の安定にはタイミング，鎮静レベル，鎮痛レベルが重要

- 心臓大血管手術症例のみならず，すべての全身麻酔下の手術症例において循環動態を安定させるには，適切なタイミング，適切な鎮静レベル，適切な鎮痛レベルが必須である．
- 適切なタイミングとは，**表1**に示した侵襲に対しタイミングよく適切な鎮静レベルおよび鎮痛レベルを維持することを示している．適切な鎮静レベルおよび鎮痛レベルについては，鎮静薬（セボフルラン，デスフルラン，プロポフォールなど）と鎮痛薬（レミフェンタニル，フェンタニルなど）のアイソボログラムを臨床に利用すべきである．
- **図1**は，鎮静薬（プロポフォール）と麻薬性鎮痛薬（フェンタニル）のアイソボログラムである[2]が，これらにはさまざまなエンドポイントに関して相乗効果（synergistic effects）が示されている．

> **Advice 体位変換の危険性**
>
> 筆者は心臓大血管手術症例において苦い思い出がある．胸部下行大動脈瘤の切迫破裂症例に全身麻酔を導入し，右半側臥位へ体位変換したところ，その直後に大動脈瘤が破裂し，急激に血圧が低下しショック状態に陥ってしまった症例を経験している．急速輸液負荷，昇圧薬投与，大腿動・静脈からの部分体外循環，開胸による大動脈遮断を駆使し，手術を完遂したが，患者は対麻痺となってしまった．この症例から，体位変換の危険性について学ばせていただいた．

表1 心臓大血管手術における循環変動をきたす可能性のある処置・タイミング

麻酔導入前	ベッド移動（とくに大動脈疾患），観血的動脈ライン確保時
麻酔導入中	全身麻酔開始時（とくに循環抑制），喉頭展開・気管挿管時，経食道超音波プローブ挿入時，体位変換時
手術開始時	執刀時，胸骨正中切開時，肋間開胸時（胸腹部大動脈手術など）
心膜切開時	心タンポナーデ解除時（とくに解離性大動脈瘤症例）
大動脈操作時	大動脈テーピング，送血カニュレーション時
人工心肺開始時	麻酔深度変化（薬物動態の変化）
大動脈遮断解除後	再潅流，止血困難時
手術終了後	ベッド移動，患者搬送時（浅麻酔，循環血液量低下時）

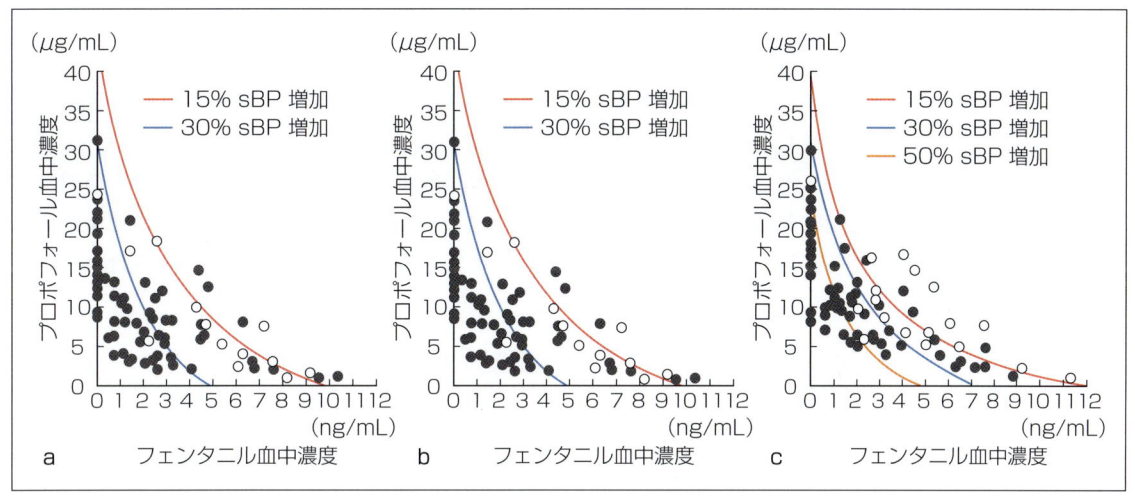

図1 鎮痛薬（フェンタニル）と鎮静薬（プロポフォール）の相互作用（アイソボログラム）
a：皮膚切開，b：腹膜切開，c：腹壁牽引．

b. 喉頭展開・気管挿管時の循環変動を制御するポイント

- 全身麻酔症例で循環動態が最も変動するのは，麻酔導入時である．
- 覚醒時の循環恒常性の維持は，神経系，レニン-アンジオテンシン-アルドステロン系ならびにバソプレシン系が主として関与している[3]（図2）．しかし，覚醒状態から麻酔深度（鎮静状態）が深くなると，とくに交感神経系による恒常性維持機能が低下し，血圧・心拍数は大なり小なり低下する．したがって，麻酔導入時の鎮静レベルの調節は，血圧安定化にとって重要である

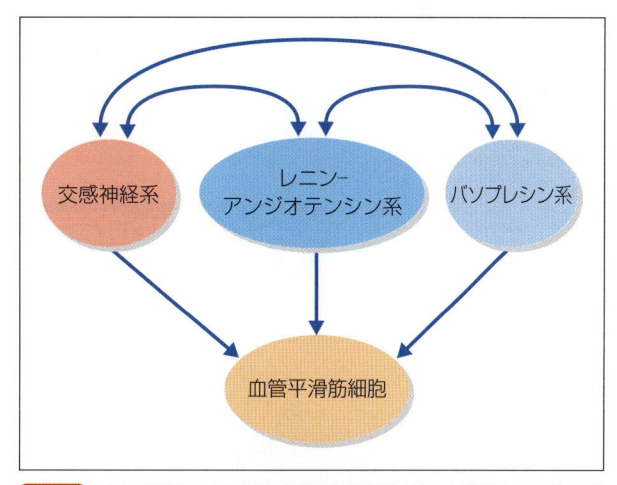

図2 血圧調節に重要な血管平滑筋収縮に影響を及ぼす因子

といえる.

- さらに，喉頭展開・気管挿管時の交感神経刺激に伴う高血圧および頻脈を抑えることも心臓大血管手術では重要である．喉頭展開・気管挿管時の交感神経反応を抑えるには，麻薬性鎮痛薬であるフェンタニルあるいはレミフェンタニルが有効であり，フェンタニルについては麻酔導入時に4 µg/kg 静脈内投与[4]，レミフェンタニルについては50%の症例で交感神経反応を抑制する効果部位濃度（median effective concentration：EC_{50}）は5 ng/mL と報告[5]されている.

- つまり麻酔導入時（喉頭展開，気管挿管も含む）に循環変動を少なくするには，適切な鎮静レベル（深鎮静にしないこと）と十分な麻薬性鎮痛薬を用いることが重要であると思われる.

- そこで筆者らは，麻酔導入時のセボフルランを BIS（bispectral index）値を指標（目標値を40〜50）に調節し，さらに十分な麻薬性鎮痛薬投与（レミフェンタニル 0.5 µg/kg/分で4分間以上投与）した場合の循環変動を検討した[6]．その結果，喉頭展開前に低血圧（収縮期血圧が80 mmHg 未満）を示した症例は1例も認められず，喉頭展開および気管挿管しても循環動態は非常に安定することを示した．この結果からも，麻酔導入時の循環動態の安定化には，適切な鎮静レベルと十分な麻薬性鎮痛薬という組み合わせが適しているといえる.

> 麻酔導入時の循環動態の安定化には，適切な鎮静レベルと十分な麻薬性鎮痛薬の使用が重要

c. 手術侵襲による循環変動を制御するポイント

- 手術侵襲の強さは一定ではなく，皮膚切開，腹膜（あるいは胸膜）切開，腹壁（あるいは胸壁）牽引に対して，循環動態を安定化させるための麻酔深度はそれぞれ異なる.

- これらの刺激に対して，循環変動を抑えるための麻酔薬投与については図1を参考にすべきである．図1からいえることは，手術侵襲に対する麻酔深度の調節としては，やはり適切な鎮静レベル（たとえばBISモニターを用いる）と十分な麻薬性鎮痛薬を用いるということになる.

- もし，原疾患により循環系に予備力がない症例の場合，十分な麻薬性鎮痛薬を投与すると循環虚脱に陥ることが懸念されるが，その場合はカテコラミンによる循環補助を行うことも考慮する.

❷ 心臓大血管手術における周術期管理の特性：重要臓器に対する保護

- 心臓大血管手術の特性として，大動脈遮断および大動脈再建に伴う臓器虚血ならびに再灌流傷害があげられる．実際に，大血管手術における虚血性脊髄障害と術後腎機能障害は常に頭に入れなければならない．したがって，心臓大血管手術における周術期循環管理の特性として，重要臓器の保護があげられる.

a. 心臓大血管手術における脊髄保護を考慮した循環管理

- 心臓大血管手術後の虚血性脊髄障害は，いまだ解決されない術後合併症である．この虚血性脊髄障害発症の要因については，時間的・空間的に複数存在し（表2），それがこの病態を複雑にしている．

- 心臓大血管手術（血管内治療も含む）における脊髄保護については，2007年にGrieppらが提唱したCollateral Network Concept[7]のように，Adamkiewicz動脈と同様に側副血行路からの血流が脊髄保護に重要であるという考え方が趨勢となっている★1．心臓大血管手術における脊髄保護は，適切な循環管理による脊髄血流の温存が第一である．

- とくに，麻酔科にとっては，止血困難時の循環血液量の把握（出血量の把握，経食道心エコー法〈transesophageal echocardiography：TEE〉による心腔内容量評価，肺動脈カテーテルによる肺動脈楔入圧・中心静脈圧測定など），輸液・輸血療法，カテコラミンサポート，ならびに血液凝固系の把握・補充による止血促進などを駆使し，循環動態の安定に努めなければならない．

b. 心臓大血管手術における腎保護を考慮した循環管理

- 心臓大血管手術における腎機能障害は，他の手術と比較し高頻度に起こる．腎動脈起始部より中枢側での大動脈遮断は当然のことながら，腎動脈起始部より末梢側（infra-renal）の大動脈遮断においても術後腎機能の低下が多いことはよく知られている[8]．腎動脈下大動脈遮断では，遮断前と比較して，腎血管抵抗が約1.6倍と上昇し，腎血流量が遮断前の60％程度に低下することが報告[9]されている．

- 心臓大血管手術における腎保護については，多くの薬剤（ドパミン，フロセミド，マンニトール，ヒト心房性ナトリウム利尿ペプチド〈カルペリチド〉，fenoldopam〈Corlopam®〉など）が検討されてきた．そのなかでヒト心房性利尿ペプチドは，対照群と比較し術後血清クレアチニンを低下させることが示され[10]，その有用性に期待がもたれている．

表2 心臓大血管手術における虚血性脊髄障害の病態生理と対応策

1. **大動脈遮断による脊髄虚血**
   遮断末梢側の血流低下→遮断末梢側の部分体外循環などにより対応可

2. **大動脈人工血管置換による肋間動脈，腰動脈への血流途絶**
   肋間動脈，腰動脈の結紮→肋間動脈，腰動脈の再建により対応

3. **動脈硬化病変による側副血行路の脆弱性**
   動脈硬化による肋間動脈間のバイパス経路の減少→血圧上昇，脳脊髄液ドレナージにより対応

4. **脊髄血流再開に伴う再灌流傷害**
   いわゆる再灌流傷害→フリーラジカルスカベンジャーを用いる

5. **止血時の出血性低血圧による脊髄循環の破綻**
   止血困難症例の低血圧による脊髄血流（側副血行路）の減少→適切な循環管理により対応

6. **術後低血圧による脊髄循環の破綻**
   術後不整脈や敗血症などによる循環変動に伴う脊髄血流（側副血行路）の減少→適切な全身管理により対応

★1 術中の脊髄機能をモニタリング

心臓大血管手術における脊髄保護として，脊髄血流を維持するための循環管理は非常に重要であるが，それと同じくらい重要であるのが，術中の脊髄機能モニタリングである．これは，術中に発生した脊髄虚血を迅速に検出し，直ちに対応することを目的としている．とくに現在では，経頭蓋的運動誘発電位（transcranial motor evoked potential monitoring：tc-MEP）の重要性が高まってきている．麻酔管理としては，プロポフォールを用いた全静脈麻酔ならびに筋弛緩薬モニタリング下に筋弛緩薬を投与するという麻酔方法が必要となってくる．

❸ 心臓大血管手術における全身循環を考慮した循環管理：血圧・血流

- 心臓大血管手術における実際の循環管理では，大動脈遮断・解除による虚血再灌流，人工心肺（部分体外循環も含む）離脱時の前負荷・後負荷の変動，大量出血による循環血液量減少，カテコラミン使用時の循環パラメータの変動，重要臓器への血流変動などダイナミックな変動のため，麻酔科医はその変動を継時的に評価・把握し，それに対応しなければならない．
- 重要臓器には，その血流が血圧により規定されているもの（例：脳）と心拍出量に規定されているもの（例：腸管，肝臓）が存在する．したがって，血圧の維持と同時に適正な血流供給を補助しなければならない．そのためには，①前負荷，収縮力，後負荷の把握（血圧の維持），②全身臓器への血流供給（血流の維持）の評価を行うべきである．

a. 前負荷，心機能，後負荷を考える（表3）

- 前負荷と心機能については，Frank-Starling曲線にその関係が示されている．麻酔科医としては，臨床現場において患者がFrank-Starling曲線のどこに位置しているのかを把握する必要がある．
- 最近，末梢動脈圧波形から心拍出量を算出する技術を利用できるようになっている．その中のパラメータの一つである1回心拍出量の呼吸性変動（stroke volume variation：SVV）は，Frank-Starling曲線上の位置を把握するのに役立つと考えられている．しかしながら，急激な循環変動（たとえば大動脈遮断前後など）や低心機能症例などでは，その値の把握に注意が必要である．
- 肺動脈カテーテルから得られる心拍出量（CO），心係数（CI），肺動脈圧（PAP），肺動脈楔入圧（PAWP）や中心静脈圧（CVP）は，右心・左心それぞれの前負荷と心機能を評価できる点で有用である．
- 後負荷については，主に末梢血管抵抗の変化について把握すべきである．末梢血管抵抗は，以下の式で計算できる（大まかな値であれば暗算でも可能）．

$$末梢血管抵抗（SVR）=（MAP-CVP）\times 80/CO$$

- TEEは，画像的に心機能（駆出率〈EF〉など），心室拡張期末期容量（前負荷の指標），左室流入速度（左室拡張能）などを把握でき，心臓大血管手術における循環管理に必須となっている．
- これらの指標は，血圧を維持する際にそれぞれのパラメータを評価することで，適切な治療を行うことができ，安定した血圧管理を可能とするものである．

> 患者がFrank-Starling曲線上のどこに位置しているかを把握する

▶CO：
cardiac output

▶CI：
cardiac index

▶PAP：
pulmonary arterial pressure

▶PAWP：
pulmonary artery wedge pressure

▶CVP：
central venous pressure

▶EF：
ejection fraction

表3 前負荷，心機能，後負荷の指標

前負荷		SVV，CVP・PAP・PCWP，心室拡張期末期容量，左室流入速度
心機能	収縮能	CO・CI，EF
	拡張能	左室流入速度
後負荷		SVR

SVV：1回心拍出量の呼吸性変動，CVP：中心静脈圧，PAP：肺動脈圧，PCWP：肺動脈楔入圧，CO：心拍出量，CI：心係数，EF：駆出率，SVR：体血管抵抗．

b. 全身臓器への血流供給

- 生体における循環の本質は，血液を媒体として全身に酸素，栄養素を供給し，代謝物（二酸化炭素，老廃物など）を排泄することにある．したがって，心臓大血管手術における循環管理として，全身に十分な血流ならびに酸素を送ることは，その本質として非常に重要な考え方である．
- 循環本来の目的の一つである全身への酸素運搬は，血液内酸素含有量ならびに CO との積で示される．
- 血液内の酸素含有量（$ContO_2$）は以下の式で算出できる．

$$ContO_2\,(mL/dL) = 1.34 \times Hb(g/dL) \times SO_2(\%)/100 + 0.003 \times PO_2(mmHg)$$

ただし，$ContO_2$ における PO_2 の関与は非常に小さいため，$ContO_2$ の式は簡易化され

$$ContO_2(mL/dL) = 1.34 \times Hb(g/dL) \times SO_2(\%)/100$$

となる．
したがって，動脈血酸素含有量（$Cont(a)O_2$）および混合静脈血酸素含有量（$Cont(\bar{v})O_2$）はそれぞれ，以下のようになる．

$$Cont(a)O_2(mL/dL) = 1.34 \times Hb(g/dL) \times SaO_2(\%)/100$$
$$Cont(\bar{v})O_2(mL/dL) = 1.34 \times Hb(g/dL) \times S\bar{v}O_2(\%)/100$$

- また，酸素運搬量（DO_2）は，以下の式で算出できる[★2]．

$$DO_2(mL/分) = Cont(a)O_2(mL/dL) \times CO(L/分) \times 10$$
$$= (1.34 \times Hb \times SaO_2/100) \times CO \times 10$$

この式から，DO_2 を維持するためには，Hb，SaO_2 そして CO を維持することが重要であることがわかる．
- さらに，DO_2 と酸素消費量（$\dot{V}O_2$）との関係は以下の式で計算できる．

$$\dot{V}O_2 = DaO_2 - DvO_2$$
$$= (Cont(a)O_2 - Cont(\bar{v})O_2) \times CO(L/分) \times 10$$
$$= 1.34 \times Hb \times (SaO_2 - S\bar{v}O_2) \times CO \times 10$$

この式を混合静脈血酸素飽和度（$S\bar{v}O_2$）の式に変換すると

$$S\bar{v}O_2 = SaO_2 - \dot{V}O_2/(1.34 \times Hb \times CO \times 10)$$

この式から，$S\bar{v}O_2$ が低下する病態は，SaO_2 の低下（酸素能の悪化），$\dot{V}O_2$ の増加（代謝量の増加），Hb の低下（貧血）そして CO の減少（心機能低下）であることが理解できる．
- この $S\bar{v}O_2$ をモニタリングすることは，全身における酸素需給バランスを把握するうえで非常に重要であり，この値を正常値に維持するように，適切な呼吸管理，貧血の改善，そして心拍出量の維持に努めることが循環管理の本

▶ DO_2：
delivery oxygen

[★2]
周術期の貧血に対する輸血療法に関して，「どの程度の貧血であれば輸血を考慮するか？」という命題に対しての答えは存在しない．しかし，酸素運搬量（DO_2）の式を眺めてみると，そこにヒントが含まれている．たとえば，心機能が悪い（予備力のない）場合，Hb の低下は DO_2 に直結してしまい，結果として酸素負債が大きくなってしまう可能性がある．循環管理において，この DO_2 の式は常に念頭におくべきである．

▶ $\dot{V}O_2$：
oxygen consumption

質となる．
- S$\bar{v}O_2$ のモニタリングには，肺動脈カテーテル挿入および混合静脈血の採血が必要となるが，上大静脈血を中心静脈カテーテルから採取し測定した中心静脈圧酸素飽和度（central venous oxygen saturation：ScvO$_2$）のトレンド変化も参考にできる可能性がある．

❹ おわりに

- 心臓大血管手術症例における循環管理は，侵襲に対する対応，虚血・再灌流時の臓器保護および出血や低心機能などによる循環虚脱に対する適切な対応がポイントとなる．

（垣花　学）

文献

1) Kirnö K, et al. Thoracic epidural anesthesia during coronary artery bypass surgery: Effects on cardiac sympathetic activity, myocardial blood flow and metabolism, and central hemodynamics. Anesth Analg 1994; 79: 1075-81.
2) Kazama T, et al. The pharmacodynamics interaction between propofol and fentanyl with respect to the suppression of somatic or hemodynamic responses to skin incision, peritoneum incision, and abdominal wall retraction. Anesthesiology 1998; 89: 894-906.
3) Colson P, et al. Renin angiotensin system antagonists and anesthesia. Anesth Analg 1999; 89: 1143-55.
4) Katoh T, et al. Sevoflurane requirements for tracheal intubation with and without fentanyl. Br J Anaesth 1999; 82: 561-5.
5) Albertin A, et al. The effect-site concentration of remifentanil blunting cardiovascular responses to tracheal intubation and skin incision during bispectral index-guided propofol anesthesia. Anesth Analg 2005; 101: 125-30.
6) 中垣俊明, ほか. セボフルラン麻酔導入における気管挿管時循環変動に対するレミフェンタニル投与時間の影響. 麻酔 2009; 58: 713-8.
7) Griepp RE, Griepp EB. Spinal cord perfusion and protection during descending thoracic and thoracoabdominal aortic surgery: The collateral network concept. Ann Thorac Surg 2007; 83: S865-9.
8) Johnston KW. Multicenter prospective study of nonruptured abdominal aortic aneurysm. Part II. Variables predicting morbidity and mortality. J Vasc Surg 1989; 9: 437-47.
9) Gamulin Z, et al. Effect of infrarenal aortic cross-clamping on renal hemodynamics in humans. Anesthesiology 1984; 61: 394-9.
10) Hayashi Y, et al. Synthetic human alpha-atrial natriuretic peptide improves the management of postoperative hypertension and renal dysfunction after the repair of abdominal aortic aneurysm. J Cardiovasc Pharmacol 2003; 42: 636-41.

7-4 ロボット心臓手術

- これまで，心臓手術には広い視野が得られ，どの部位にでも直接アプローチできる胸骨正中切開が必須であった．近年，さまざまな分野の手術において低侵襲化が進み，内視鏡手術が発達してきたが，心臓手術分野ではその特殊性，手技の複雑さから内視鏡手術はほとんど発展しなかった．
- ところが，1990年初期に最小限侵襲直接冠動脈バイパス術（minimally invasive direct coronary artery bypass surgery：MIDCAB）が登場し，それ以降，心臓手術分野にも低侵襲手術の波が訪れた．しかし内視鏡の狭い視野や自由度の低い鉗子では制限が大きすぎ，一般化には至らなかった．しかしながらコンピュータ制御機器の発展により，これらの制限は克服され，外科手術用ロボット da Vinci® を用いた心臓手術が一般化されつつある．
- アメリカでは，2000年7月にFDAの認可を受け，2008年には年間1,700件の da Vinci® 心臓手術が行われている[1]．日本でも2010年から da Vinci® の国内発売が開始され，2012年4月現在，日本全国で40の医療施設に導入されている．本項では筆者が勤務する金沢大学附属病院で行われている da Vinci® 心臓手術の周術期麻酔管理について述べる．

❶ da Vinci®とは

- da Vinci®[★1]は，Surgeon Console，Vision Cart，Patient Cart の3つの構成要素から成る（図1）．
  ① Surgeon Console は執刀医が実際に操作し手術を行う部分である．Surgeon Console 自体は不潔領域におかれ，執刀医がポートを覗き込み，両手でマスターコントローラを操作する．フットペダルを用いて，カメラ，切開・凝固・止血を目的とした高周波通電スイッチや超音波スイッチ，カメラフォーカスなどを操作する．
  ② Patient Cart は患者に触れる装置であり，カメラポートと，さまざまな種類の手術器具（EndoWrist®）を装着するためのアームを3～4本備えており，介助医が清潔操作で EndoWrist® を交換する．
  ③ Vision Cart には，3D画像構築システムのほか，二酸化炭素注入装置や，光源の調節装置が備え付けられている．
- da Vinci®（Standard），da Vinci® S，da Vinci® Si の3種類があり，それぞれアームの数，Surgeon Console の数などが異なっている．

❷ da Vinci®心臓手術の実際

- da Vinci® 心臓手術ではまず介助医により患者の体にポートを作製し，準備

★1 da Vinci® とはアメリカ Intuitive Surgical 社の開発した外科手術用ロボットのことで，"da Vinci" という名前は Leonard da Vinci が初めてロボットを発明したとされていることに由来している．

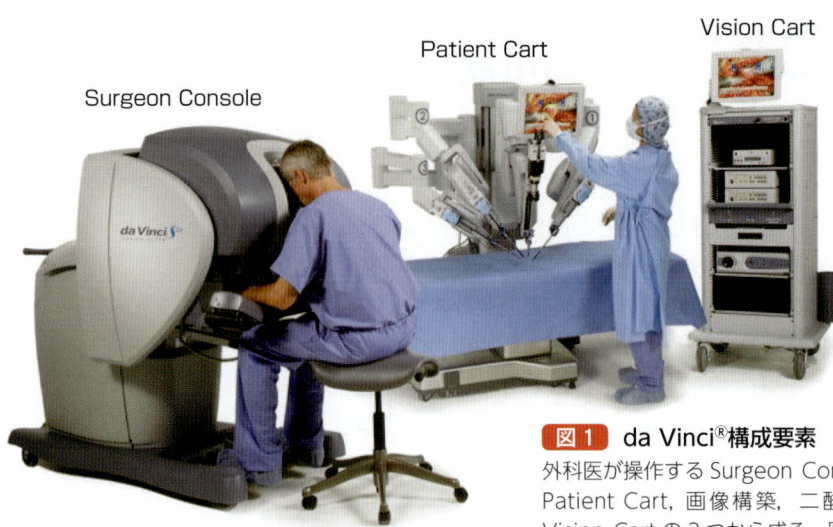

図1 da Vinci®構成要素
外科医が操作するSurgeon Console, 患者に触れて手術を行うPatient Cart, 画像構築, 二酸化炭素ガス注入などを行うVision Cartの3つから成る. 写真はda Vinci® S. da Vinci® SiではSurgeon Consoleが2つある.
(Intuitive Surgical社ホームページ http://www.intuitivesurgical.com/company/media/images/davinci_s_images.html より)

が整った段階でda Vinci®のPatient Cart本体のアームを患者ポートに挿入(da Vinci®ロールイン)し, 執刀医がSurgeon Consoleから遠隔的に操作し手術を行う.

a. 利点と欠点

■ 患者の視点から

- 利点:
  - 創が小さく整容性に優れている.
  - 短いICU滞在期間
  - 短い全入院期間[2]
  - 早い回復, 社会復帰
  - 少ない輸血量[2]
  - 術後早期の自覚的QOL (quality of life) の改善[3]
- 欠点:
  - 費用が高い.
  - 現在はどこの病院でも受けられるわけではない[★2].
  - 手術時間が長い (人工心肺時間が長い).
  - 術後痛が強い.
- 費用と手術を受ける場所が限定されることを除けば利点はかなり大きく, 今後, 手術術式によっては施行施設が増えていくと考えられる.

■ 外科医の視点から

- 利点:
  - 高解像度3D画像 (12倍まで拡大可能)

★2
2013年4月現在, 金沢大学附属病院と国立循環器病研究センター病院で治験が進行中である.

- tremor filtering機能により，自然に生じる執刀医の手のふるえが鉗子に伝わらない．
- 多関節性の動きを可能とする鉗子類
- scaling movementにより，外科医の手の動きを忠実に再現できる．
- 人間の手よりも小さな鉗子により，狭いスペースでも手術が可能．
- 執刀医が清潔野にいる必要がない．
● 欠点：
- 既存の画像検査との連携ができない．
- 触覚のフィードバックがない．
● da Vinci®では人間の目以上に鮮明な画像が得られ，人間の手以上に繊細かつ正確な動きを実現できる．術者が清潔野にいる必要がないということも大きな利点の一つである．

■ 麻酔科医の視点から
● 利点：
- 執刀医と同じ視野で術野を観察できる．
● 欠点：
- 術野が狭く異常の発見が難しい．
- いったんda Vinci®を患者に装着してしまうと，患者に直接触れることが難しくなる．
- 特殊な体位をとることが多く，神経障害に留意が必要である．
- 手術時間，人工心肺時間が長い．
● 麻酔科医の視点からは，利点より欠点のほうがはるかに多い．しかし，上で述べたように患者，外科医には利益の大きな手術であるため，より良い医療を行うためにこの欠点を克服する必要がある．

❸ da Vinci®心臓手術の特殊性

● da Vinci®心臓手術と従来の心臓手術のいちばん大きな違いは，限定された視野にあるといえる．術者からは心臓の一部しか見えない．その部分を補うのが，その他のスタッフ，とくに麻酔科医の役割である．実際に，脱血管の位置決め，大動脈クランプの大きさの決定，心腔内残存空気の有無などは経食道心エコーによって麻酔科医が確認している．ここでは，従来の心臓手術との違いについて具体的に述べる．

a. 送脱血管，中心静脈カテーテル，Swan-Ganzカテーテルの留置

● 心臓に直接アクセスできないため，人工心肺を用いる場合（僧帽弁形成術，心房中隔欠損孔閉鎖術）では脱血管を右の内頚静脈からと大腿静脈から挿入してそれぞれ上下大静脈に留置し，送血管を右の内頚動脈に挿入する．そのため，中心静脈カテーテルおよびSwan-Ganzカテーテルは左の内頚静脈から挿入する必要がある（図2）．

> 人工心肺使用手術では左内頚静脈から，人工心肺非使用手術では通常どおり右内頚静脈から中心静脈カテーテル，Swan-Ganzカテーテルを挿入
>
> 心房中隔欠損孔閉鎖術では術野にカテーテルが出ないよう注意する

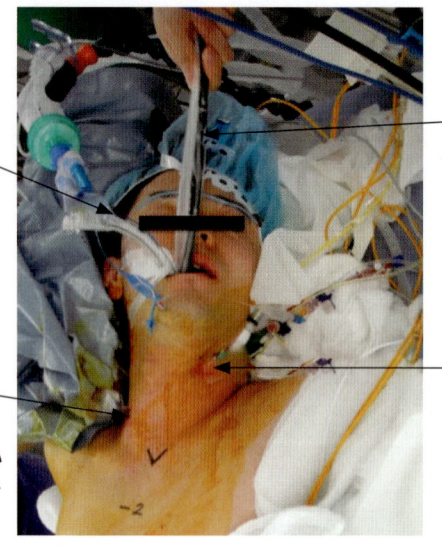

図2 人工心肺使用手術での脱血管，中心静脈カテーテル，Swan-Ganzカテーテル挿入部位

経食道心エコープローブ
ダブルルーメンチューブ
中心静脈カテーテル
Swan-Ganzカテーテル
脱血管

右内頸静脈には脱血管を挿入するため，中心静脈カテーテル，Swan-Ganzカテーテルは左内頸静脈から挿入する必要がある．

★3
緊急時に正中切開へ移行できるよう，執刀前に消毒やドレーピングをしておく．

僧帽弁形成術，心房中隔欠損孔閉鎖術では左半側臥位，冠動脈バイパス術では右半側臥位

★4
筆者は，da Vinci®を患者に装着した直後に心室細動が起こり，実際に除細動を要した経験がある．

★5
da Vinci®が入ると麻酔科医のワーキングスペースが狭くなるためチューブの位置変更などが非常に困難となる．

僧帽弁形成術，心房中隔欠損孔閉鎖術では左片肺換気，冠動脈バイパス術では右片肺換気

★6
人工心肺を用いる手術では人工心肺離脱時の低酸素が大きな課題．

- また，心房中隔欠損孔閉鎖術では術野にカテーテルが出ないよう，中心静脈カテーテルは無名静脈内に留置し，Swan-Ganzカテーテルはシースのみの留置または先端を無名静脈内に留置して，術後に右肺動脈内に進める．

b．体位

- 僧帽弁形成術，心房中隔欠損孔閉鎖術では上半身が左半側臥位，冠動脈バイパス術では右半側臥位，下半身はいずれの手術でも水平位のねじれた体位をとる（図3，4）．これは緊急時にすぐに正中切開へ移行できるためである★3．
- 患者は手術台に固定され，カメラやアームはda Vinci®に固定されているので，手術台を動かすと相対的にカメラやアームが動いてしまい非常に危険である．
- また，緊急時に除細動が行えるように体表に除細動パッドを装着する（図5）．これは，da Vinci®のカメラおよびアーム挿入後に心室細動が起こっても，術野が狭いために直接除細動パッドが挿入できないからである★4．

c．分離肺換気

- 術野と視野を確保するために分離肺換気が必要となる．僧帽弁形成術，心房中隔欠損孔閉鎖術では左片肺換気を，冠動脈バイパス術では右片肺換気を行う．術野側の肺が完全に虚脱していないと，da Vinci®のカメラ，アームを挿入するスペースが確保できない★5．
- 僧帽弁形成術や心房中隔欠損孔閉鎖術など人工心肺を用いる手術では，人工心肺からの離脱時に低酸素血症を起こし，人工心肺離脱後，複数回にわたって分離肺換気を解除して両肺換気を必要とする症例が多い★6．原因は明ら

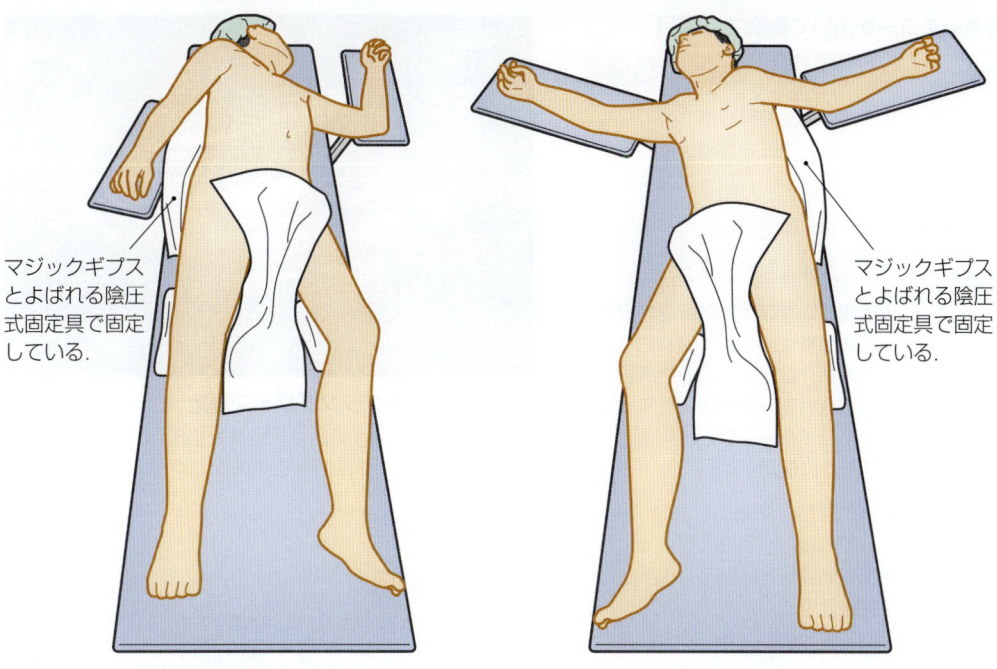

図3 僧帽弁形成術，心房中隔欠損孔閉鎖術での患者体位
上半身は左半側臥位，下半身は水平位とし，左上肢は外転し肘で屈曲させて固定する．

(左図ラベル) マジックギプスとよばれる陰圧式固定具で固定している．

図4 冠動脈バイパス術での患者体位
上半身は右半側臥位，下半身は水平位とする．

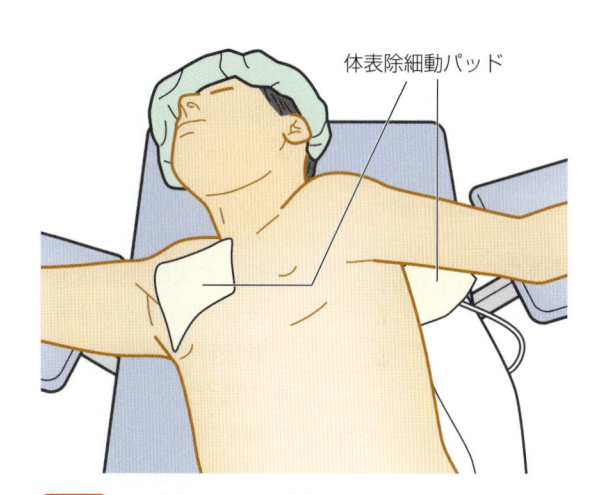

(右図ラベル) マジックギプスとよばれる陰圧式固定具で固定している．

かではないが，人工心肺による炎症反応，肺血管透過性の亢進などが背景にあるのではないかと推測している．

- シベレスタットナトリウム（エラスポール®）の持続点滴（12 mg/時で投与）を人工心肺開始前から開始しており，その効果については現在調査中である（2013年4月現在）．
- また，人工心肺離脱時に一度カメラおよびすべてのアームを取り除いてもらい，両肺を30 cmH$_2$O程度で30秒程度加圧するリクルートメントを行うと，低酸素を軽減でき，両肺換気を必要とするまでの時間が延びる．

d. 経食道心エコー

- 術者が見えない部分を経食道心エコーで補うという非常に重要な役割を麻酔科医が担っている（**表1**）．ここでは，人工心肺前，人工心肺中，人工心肺離脱後に分けて，経食道心エコーで確認する項目を述べる．

図5 除細動パッドの装着
緊急時に備えていずれの手術でも経皮的除細動パッドを胸部と背部に執刀前に装着しておく．

(図5ラベル) 体表除細動パッド

> シベレスタットナトリウムの持続点滴や離脱直後の肺リクルートメントが効果的

表1 経食道心エコーを用いて観察する項目

	手術進行	経食道心エコーで確認する項目
人工心肺前	術前	・既知の病変の再評価 ・大動脈弁逆流の評価 ・大動脈クランプサイズの決定
	脱血管挿入	・脱血管位置確認
	送血管挿入	・送血管挿入時のガイド
人工心肺中	人工心肺開始	・送血開始時の大動脈解離の有無 ・心筋保護液注入時の漏れについて確認,左室充満の有無確認 ・逆行性心筋保護液注入カテーテルのガイドおよび位置確認 ・心静止の確認
	人工心肺離脱時	・術後評価1回目 ・心腔内残存空気の確認 ・壁運動評価と離脱可否の決定 ・術後評価
人工心肺終了後	離脱後	・胸水貯留の有無 ・出血の有無 ・壁運動評価 ・術後評価

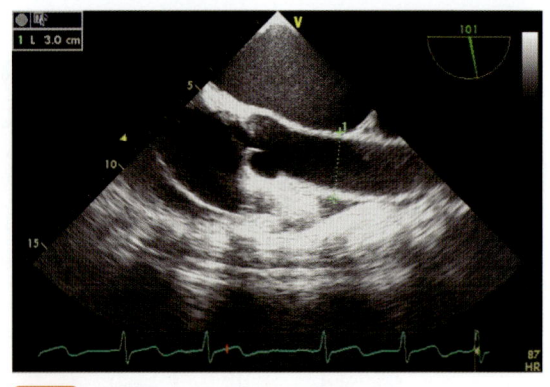

図6 大動脈クランプサイズ決定
執刀前に上部食道大動脈弁長軸像を描出し,大動脈クランプ予定部位の上行大動脈径を測定し,クランプサイズを決定する.

◾ 人工心肺前

- 麻酔を導入し,中心静脈カテーテル,Swan-Ganz カテーテル挿入後に経食道心エコープローブを挿入する.側臥位では挿入が困難になることが多いので仰臥位で挿入している.
- まず最初に,術前検査で確認されている病変部位の再確認および大動脈弁逆流の評価,その他異常所見がないかを確認する.
- 当院ではすべての症例について ASE/SCA のガイドラインに従ってチェックリストを作成し,壁運動,拡張能の指標など基本的な計測を実施している.具体的には,まず手術開始前に上部食道大動脈弁短軸像,大動脈弁長軸像にて大動脈弁逆流を確認する.このとき上行大動脈径を計測し,大動脈クランプのサイズを決定する(図6).クランプサイズ(mm)＝3.14×上行大動脈径(mm)÷2 で計算している.
- 中部食道上下大静脈像よりさらにプローブを進めて下大静脈と肝静脈の合流部を描出し,右大腿静脈から挿入された脱血管の位置や,下行大動脈長軸像での送血開始時の大動脈解離の有無を確認している.

◾ 人工心肺中

- 人工心肺開始時には,合併する大動脈弁逆流により心筋保護液注入時に左室が充満してこないか,大動脈クランプ部位からの血液の漏れがないか[★7](不完全なクランプになっていないか)を確認し,必要に応じて術者に伝える[★8].
- 人工心肺離脱時には心腔内残存空気について確認する.da Vinci®手術では術後の心腔内残存空気抜きのときであっても da Vinci®本体が完全に取り外されてからでないと手術台を動かすことや患者体位を変えることはできない.ベントチューブで残存空気抜きを十分にしておくことが必要である.

▶ASE:
Society of Cardiovascular Anesthesiologists

▶SCA:
American Society of Echocardiography

★7
経食道心エコープローブの出し入れによってダブルルーメンチューブの位置が変わりやすいので注意.

★8
以前,順行性心筋保護液注入時の異常左房充満を指摘し,術野で確認したところ unroofed coronary sinus が発見されたことを経験した.

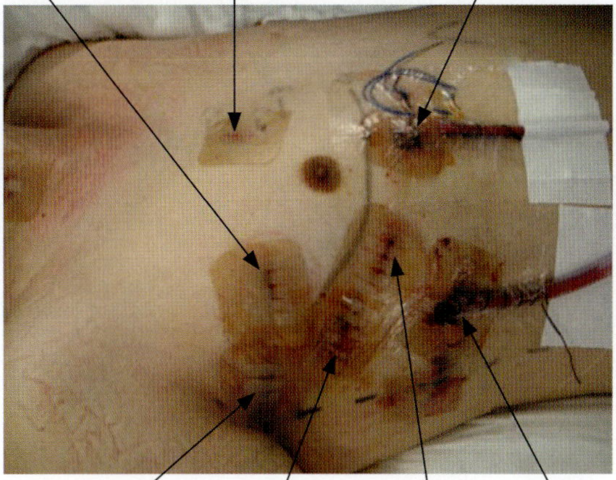

図7 da Vinci®僧帽弁形成術後の創

ポート①／心筋保護液注入カテーテル挿入部／リトラクター用ポート／遮断鉗子用ポート／サービスポート／カメラポート／ポート②

カメラを入れる12 mmのカメラポートが1個，機械のうけわたしや結紮を介助するための12 mm程度のサービスポート1個，8 mmのアームを挿入するポートが2個，リトラクターや遮断鉗子用の5 mmポート1〜2個の計5〜6個の非常に小さな創で手術が可能である．

人工心肺離脱時には壁運動異常についても確認し離脱のタイミングを決定する．完全に離脱する前にもう一度，手術が成功しているか，残存のリークなどがないか確認し，術者に伝える．

■ 人工心肺離脱後
- 人工心肺離脱後では，心膜液や胸水貯留の確認，壁運動異常の検出や循環血液量の指標としても経食道心エコーを用いている．手術終了前にもう一度手術部位の残存リークの有無などについて確認している．

e．手術創の部位（図7）

- 肋骨や胸骨を切離しないため[★9]，出血や感染のリスクは減るが術後痛は強い．オピオイドの持続静注や神経ブロックなど種々の術後鎮痛法を組み合わせて術後鎮痛にあたる必要がある．
- 筆者の施設では，持続傍脊椎ブロックを手術終了後に行っている．手術後に行う理由としては，手術中に大量のヘパリンを用いるため，術前では出血の懸念があること，術後であれば胸腔ドレーンが挿入されており，万が一胸膜を穿刺してしまっても安全であることがあげられる．
- 具体的には，患側を上にした側臥位をとり，超音波ガイド下に平行法にてTuohy針を刺入し，ボーラスで0.2〜0.375％ロピバカイン20〜25 mLを投与している（図8）．
- その後，Tuohy針を通じてカテーテルを挿入・留置する．0.2％ロピバカイン300 mLを入れた持続注入ポンプを2個接続し，流量をそれぞれ4 mL/時の設定で術後3日間流している[★10]．ポンプには5 mLのボーラス注入器を備え，必要に応じて追加投与できるようにしている．

★9
正中切開ではなく肋間開胸．ポートの数は4，5個で第3-6肋間にまたがる．

術後痛は正中切開に比べ非常に強い．術後鎮痛を考慮する必要あり

★10
注入量は8 mL/時になる．

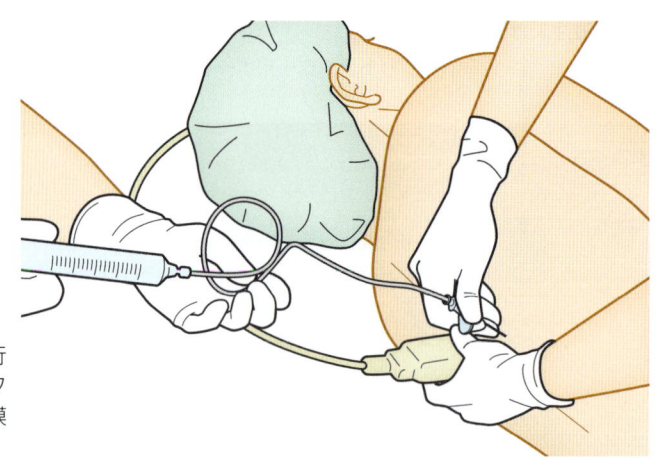

図8 傍脊椎ブロック
患側を上にした側臥位をとり平行法にて術後に持続傍脊椎ブロックを行う．Tuohy 針を用いて硬膜外カテーテルを留置する．

- 年齢の若い患者ではこれに加えてフェンタニル 20〜30 μg/時の持続静脈内投与も併用している．これらにより大部分の症例において術後痛は自制内にコントロールできている．
- 超音波ガイド下での針穿刺時の注意点としては，大量のヘパリンを投与した直後であるため，血管穿刺に注意することが最も重要である．超音波ガイド下穿刺時にはカラーフロードプラーを併用して血管走行を確認して行うべきである．

血管穿刺には注意

④ 各 da Vinci® 心臓手術の特徴および進行

a. da Vinci® 心房中隔欠損孔閉鎖術

- da Vinci® 心房中隔欠損孔閉鎖術の手術進行は**表2**のとおりである．
- da Vinci® 心房中隔欠損孔閉鎖術では小さい創で手術が可能である．通常，介助医が針を受け渡したり結紮を行ったりするために 4〜6 cm 程度の作業用ポートをつくるが，この作業用ポートなしで，2〜3 cm 程度のポートのみでこの手術を行ったとの報告もある[4,5]．
- da Vinci® 心房中隔欠損孔閉鎖術ではいったん on-pump にしてしまうと，欠損孔が複数ある場合などでは，欠損孔の部位の把握が難しくなる．そのため，手術の成功には欠損孔の部位の正確な術前診断が非常に重要であり，残存リークの有無についても慎重に評価する必要がある．可能であれば 3D エコーなどを用いるのがよい．

表2 da Vinci® 心房中隔欠損孔閉鎖術の手術進行

①上半身を左半側臥位とし下半身は水平位をとる．
②右内頸静脈から上大静脈に，さらに右大腿静脈から下大静脈に脱血管を挿入し，右大腿動脈から送血管を挿入する．いずれも経食道心エコーガイド下に挿入する．
③左片肺換気を開始しポートを設置する．
④da Vinci® をロールインする．
⑤人工心肺開始後，第4肋間にあけた作業用ポートから大動脈クランプ鉗子を入れ，大動脈クランプを行う．
⑥順行性心筋保護液を注入し，心静止を得る．
⑦右房切開を行い，心房中隔を直接縫合またはパッチを用いて閉鎖する．
⑧パッチ縫合時に肺加圧を行い，左房の残存空気抜きを行う．
⑨右房切開を縫合し，大動脈クロスクランプを解除する．
⑩経食道心エコーにて欠損孔が閉鎖できているか，残存リークがないかを確認する．
⑪慎重に心腔内残存空気抜きを行った後に，人工心肺離脱を行う．
⑫胸腔ドレーンを挿入し，閉創する．

b. da Vinci®僧帽弁形成術

- da Vinci®僧帽弁形成術の手術進行は**表3**のとおりである.
- da Vinci®を用いての右肋間開胸アプローチによって僧帽弁をちょうど真正面からとらえることができる. さらに, 腱索再建のように解剖学的に狭いうえに深くアプローチしにくい場所の手術に, da Vinci®は威力を発揮する.
- 僧帽弁形成術では, 一般に後尖の病変が適応となるが, 前尖の病変や, 前後両方にまたがる病変, 弁置換術も da Vinci®手術で行ったとの報告もある[6,7]. 術前の評価および術後の評価が重要である.

c. da Vinci®冠動脈バイパス術

- da Vinci®冠動脈バイパス術の手術術式は**表4**のとおりである.
- 分離肺換気による片肺の脱気だけでは術野の確保が不十分なことが多く, そのためポートから二酸化炭素ガスを注入し胸腔内のスペースを確保している.
- 二酸化炭素ガスの注入圧は8～10 mmHgが推奨されるが, 14 mmHgまで上げることもある. そのため片肺換気も相まって高二酸化炭素血症が増悪することが多く, 血行動態の変動が大きくなり, 血圧管理に難渋することがある. 十分な輸液負荷, 血管作動薬による管理が必要である[★11].
- 基本的に1枝病変に行われるが, 多枝病変への応用も進められている. 従来の胸骨正中切開を用いる off-pump 冠動脈バイパス術よりも血行動態の変動による影響が大きく, 冠動脈吻合中には β遮断薬[★12]を十分量投与して心拍数を落としておくことが重要である.

❺ おわりに

- ロボット心臓手術は, da Vinci®本体が非常に高価であるばかりでなく, ランニングコストも高価であることから, 国内では限られた施設でしか実施されていない. しかし, その整容性の高さ, 早い回復などから国民の期待は大きく, 今後, 実施施設が増加していく可能性はある.
- この手術の欠点は, 実際に目で見ることができる部分が狭い範囲に限られて

表3 da Vinci®僧帽弁形成術の手術進行

①上半身を左半側臥位とし, 下半身は水平位をとる.
②右内頚静脈から上大静脈に, さらに右大腿静脈から下大静脈に脱血管を挿入し, 右大腿動脈から送血管を挿入する. いずれも経食道心エコーガイド下に挿入する.
③左片肺換気を開始し, ポートを設置する.
④da Vinci®をロールインする.
⑤人工心肺開始後, 第4肋間にあけた作業用ポートから大動脈クランプ鉗子を入れ, 大動脈クランプを行う.
⑥順行性心筋保護液を注入し, 心静止を得る.
⑦左房切開を行い, 僧帽弁形成を行う.
⑧左房縫合時に肺を加圧して, 左房内残存空気抜きを行う.
⑨左房切開を縫合し, 大動脈クロスクランプを解除する.
⑩経食道心エコーにて欠損孔に残存リークがないかを確認する.
⑪慎重に心腔内残存空気抜きを行った後に, 人工心肺離脱を行う.
⑫胸腔ドレーンを挿入し, 閉創する.

表4 da Vinci®冠動脈バイパス術の手術進行

①上半身を右半側臥位とし, 下半身は水平位をとる.
②右片肺換気を行い, ポートを設置する.
③胸骨下部に胸骨吊り上げ用の機械を入れ, 胸骨を吊り上げる.
④da Vinci®をロールインする.
⑤左内胸動脈を剥離する. このとき二酸化炭素ガスを左胸腔内に送気して気胸を行い, 術野を確保する.
⑥さらに, 右内胸動脈を左側から剥離することも可能である.
⑦左内胸動脈−左冠動脈吻合を行う.
⑧ペーシングワイヤーを心外膜に挿入する.
⑨胸腔ドレーンを挿入し, 閉創する.

★11
以前はこの気胸のみで術野を確保していたが, 現在では胸骨の吊り上げを併用しているので, 以前のような血行動態の変動はなくなった.

★12
当院ではランジオロールを用いている.

しまうというところにあり，外科医，麻酔科医，体外循環技術認定士，看護師の連携で補っていく必要がある．とくに麻酔科医は，経食道心エコーを含む各種モニターの監視を行う立場にあり，重要な役割を担う．手術内容の深い理解と起こりうる合併症についての知識が必須である．

（藤井優佳，坪川恒久，山本　健）

文献

1) Robicsek F. Robotic cardiac surgery: Time told ! J Thorac Cardiovasc Surg 2008; 135: 243-6.
2) Woo YJ, Nacke EA. Robotic minimally invasive mitral valve reconstruction yields less blood product transfusion and shorter length of stay. Surgery 2006; 140: 263-7.
3) Suri RM, et al. Quality of life after early mitral valve repair using conventional and robotic approaches. Ann Thorac Surg 2012; 93: 761-9.
4) Wimmer-Greinecker G, et al. Totally endoscopic atrial septal repair in adults with computer-enhanced telemanipulation. J Thorac Cardiovasc Surg 2003; 126: 465-8.
5) Argenziano M, et al. Totally endoscopic atrial septal defect repair with robotic assistance. Circulation 2003; 108 (Suppl 1): II191-4.
6) Masroor S, et al. Complex repair of a Barlow's valve using the Da Vinci robotic surgical system. J Heart Valve Dis 2010; 19: 593-5.
7) Gao C, et al. Robotically assisted mitral valve replacement. J Thorac Cardiovasc Surg 2012; 143: S64-7.

8

術後循環管理の実際

8-1 術後循環動態指標の解釈と対応

❶ 動的指標による循環血液量の評価

a. 静的指標から動的指標へ

- 従来，循環血液量の評価には中心静脈圧（central venous pressure：CVP），肺動脈楔入圧（pulmonary capillary wedge pressure：PCWP）などが静的指標として用いられてきた．しかしながら，これらの値は循環血液量をある程度反映するものの，体静脈あるいは肺静脈還流量と右心あるいは左心拍出量のバランスのパラメータであることから，必ずしも循環血液量を反映しない[1]．とくに循環血液量が不足している状態では容量が圧に反映されにくく，容量に代えて圧を循環血液量の指標とすることは難しい．

- 一方，1987年にPerelら[2]によって陽圧呼吸による血圧の変動が循環血液量の指標になるという収縮期血圧変動（systolic pressure variation：SPV）の概念が報告されて以降，これらの静的指標の変化率が，循環血液量不足の検出に優れていることがわかってきた．そのため，脈圧，収縮期血圧などの静的指標の変化率を動的指標として，循環血液量の評価に用いるようになってきた．

- 動的指標としては，侵襲的なモニタリングを用いてなされ，それぞれ脈圧，収縮期血圧，1回拍出量の変化率をみるpulse pressure variation（PPV），systolic pressure variation（SPV），stroke volume variation（SVV）や，侵襲的なモニタリングが不要で灌流指標（perfusion index：PI）の変化率をみるPleth Variability Index（PVI）などがある．

b. PPV, SPV, SVV

■静的指標の呼吸変動のメカニズム

> 脈圧，収縮期血圧など静的指標の変化は，心肺相互作用によるものである

- 人工呼吸器により陽圧換気を行うことによって，吸期に胸腔内圧が上昇するため体静脈還流が減少し，右室前負荷が減少する．肺内外圧差の上昇により右室後負荷が増大する．これらのことによって，吸期に右室1回拍出量が低下し，左室前負荷が低下することにより呼期に左室1回拍出量は最も低下する．

- また吸期には，肺毛細血管から血液が左房に絞り出されることによって，循環血液量が多いときに，顕著に左室前負荷が上昇する．吸期の胸腔内圧上昇により左室収縮期圧が低下するとともに胸部大動脈の貫壁圧力（transmural pressure）低下により，左室機能が低下しているときに，顕著に後負荷が軽減する（図1）．これらのメカニズムにより呼吸性に左室1回拍出量が変動する．

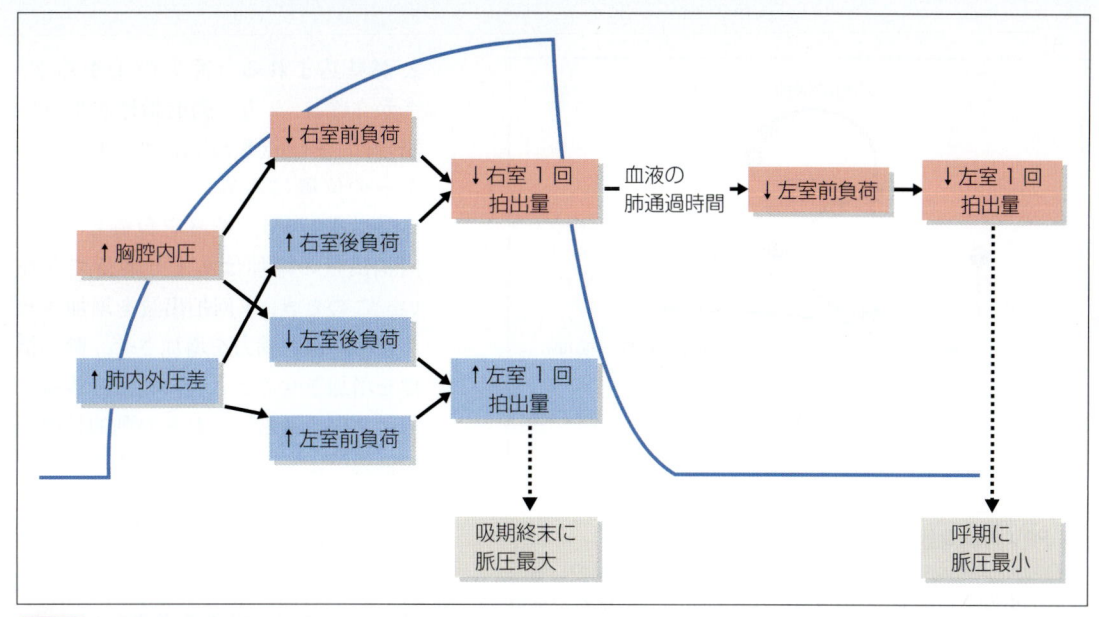

図1 心肺相互作用（heart-lung interaction）

陽圧換気の循環に及ぼす影響を示す．左室1回拍出量の周期的な変動は，主に吸期の右室前負荷低下による呼期における左室前負荷の低下が原因である．
(Michard F, Teboul JL. Using heart-lung interactions to assess fluid responsiveness during mechanical ventilation. Crit Care 2000; 4: 282-9. より)

- 簡単に述べると，人工呼吸器による陽圧換気によって胸腔内圧，肺内外圧差（transpulmonary pressure＝気道内圧－胸腔内圧）が周期的に変動する結果，左室前負荷が一過性に影響を受ける．そのため左室1回拍出量が周期的に変動し，これに伴い動脈圧波形が周期的に変動する．

動的指標の表すもの

- この変動は，1回拍出量が前負荷に依存しているときに大きく，依存していないときは小さい．この動脈圧波形，1回拍出量の周期的変動を数値化した指標が，動的指標であるPPV，SPV，SVVである（表1）．

表1 動的指標の定義

pulse pressure variation（PPV）	$PPV(\%) = \dfrac{PPmax - PPmin}{(PPmax + PPmin)/2} \times 100$
systolic pressure variation（SPV）	$SPV(\%) = \dfrac{SPmax - SPmin}{(SPmax + SPmin)/2} \times 100$
stroke volume variation（SVV）	$SVV(\%) = \dfrac{SVmax - SVmin}{(SVmax + SVmin)/2} \times 100$
perfusion index（PI）	$PI(\%) = \dfrac{拍動性信号}{非拍動性信号} \times 100$
Pleth Variability Index（PVI）	$PVI(\%) = \dfrac{PImax - PImin}{PImax} \times 100$

- PPVをはじめとするこれらの動的指標は，血液量や心臓の前負荷を直接示すものではないが，Frank-Starling曲線上の位置の指標となる．そのため，これを用いることによってそれぞれの心機能に対する前負荷の状態を推定でき，輸液への反応性を予測することができる．

- つまり，左室前負荷の変化による左室1回拍出量の変動が大きい場合，すなわち動的指標が大きい場合は，前負荷が低下したFrank-Starling曲線の急峻な上行脚に位置していると考えられる（図2の①）．そのため輸液を負荷し，前負荷を増加させた場合に1回拍出量が増加し，動的指標が低下するこ

> 動的指標は，心機能に対する前負荷の状態を推定でき，輸液への反応性を予測することができる

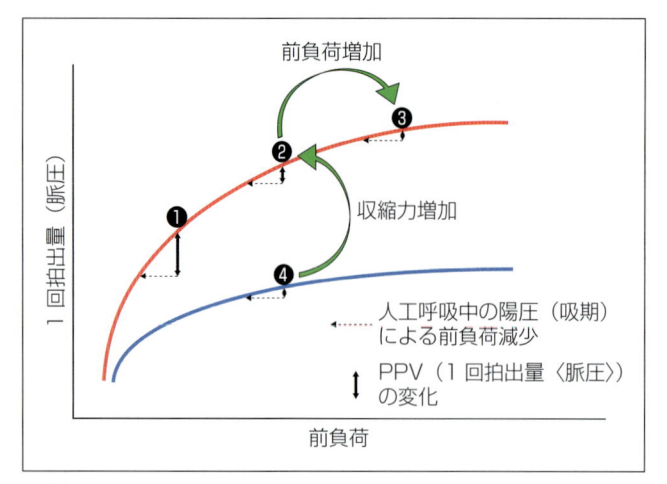

図2 PPVの決定因子

PPVはFrank-Starling曲線上の位置の指標であり，血液量や心臓の前負荷を示すものではない．前負荷が上昇するとPPVは低下する（②から③）．Frank-Starling曲線上のプラトーの位置にある場合にPPVは最小値となる（③および④）．前負荷が低下した場合はPPVは上昇する（②から①）．収縮力が増加したときもPPVは上昇する（④から②）．

(Michard F, et al. Crit Care 2007; 11: 131-3[6])より)

とが見込まれる（図2の①から②，②から③）．一方，動的指標が小さい場合は，Frank-Starling曲線上のプラトーの位置にあると考えられ（図2の③および④），輸液を負荷しても1回拍出量の増加はあまり期待できない．このとき，1回拍出量を増加させるためには収縮力を増加させ，動的指標を増加させるとともに輸液を負荷するとよい．通常，これらの動的指標の輸液閾値は9〜15％とされている[3]★1．

どの動的指標を用いるか

- PPV，SPV，SVVはすべて輸液反応性の評価に有用であるとされている．この中ではSPVが，特別な機器を用いなくとも用手的に簡単に測定可能であることから適応が広いとされるが，PPVのほうがSPVより輸液反応性の評価には優れているとする報告もある[5]．
- PPVを手術室におけるgoal-directed fluid therapyの目標とすることで，リスクの高い患者の治療成績を向上させる可能性があると考えられている[6]．

動的指標の限界

- これらの動的指標は心肺相互作用（heart-lung interaction）の結果起きる1回拍出量を基にしているため，心肺相互作用に影響を及ぼす因子をはじめ，不整脈，右心不全などが動的指標の限界としてあげられる（表2）．
- 以上のような場合には，下肢挙上試験（passive leg raising test），呼気終末閉塞試験（end expiratory occlusion test），500 mL程度の容量を負荷する少量容量負荷試験（mini-fluid challenge test）が有用である．
- 下肢挙上試験は[7]，上半身を45°起こした体位（semirecumbent posture）から，上半身を水平に下半身は45°挙上した体位に変換したときの循環動態の変化をみるものである（図3）★2．このとき，脈圧の変化で判断するのではなく，動脈圧波形解析法（pulse contour法）などによる心拍出量，1回拍出量測定によって10％以上の変化がみられたときに，輸液反応性があると判断する．
- 呼気終末閉塞試験は[7]，呼気終末に15秒間呼吸回路を閉塞することで前負荷を増大させたときの循環動態の変化をみる試験である．このとき5％以上の心拍出量，脈圧の増加がみられた場合に輸液反応性があると判断する．
- 前述の因子に加え，昇圧薬の使用も動的指標に影響を及ぼす可能性がある．

★1
Cannessonら[4]は閾値を2つ設け，PPV値9％以下を輸液反応性が期待できる下方の閾値，PPV値13％以上を輸液反応性が期待できない上方の閾値とし，PPV値9〜13％をどちらともいえない"グレーゾーン"とするのがよい，と述べている．

下肢挙上試験，呼気終末閉塞試験で輸液反応性を判断する

★2
下肢の45°挙上にても500 mL程度の輸液負荷と同様の効果があるとする報告もあるが，これだけでは不十分で，上半身の体位変換を併用したほうがよいとされる．

Nouira ら[8]は，出血性ショックの場合にノルエピネフリン（ノルアドレナリン®）を使用するとPPV，SPVが低下することを報告し，そのメカニズムとして，ノルエピネフリンによって容量血管から血液のシフトが起き静脈還流が増加した可能性や，ノルエピネフリンが血管のエラスタンスを修飾した可能性をあげている．そのため，ノルエピネフリン，フェニレフリン（ネオシネジン®）などのα受容体刺激薬を使用した場合は動的指標の解釈に注意が必要である．

- また Frank-Starling 曲線のプラトーの位置にある場合，前負荷が変化しても動的指標の変化は少なくなってくるため，動的指標からプラトーの部位の左方に位置するのか右方に位置するのかを判断するのは困難になってくる．そのため，PPV など動的指標は循環血液量が減少している場合には非常に有用であるが，循環血液量過多になった場合にはこれを見逃すことがある．
- よって，循環血液量が満たされてきた場合（プラトーの位置に近づいてきた場合）には，PPV など動的指標だけでなく，CVP，PCWP などの静的指標など他のパラメータを参考にしたうえで，循環血液量の評価をするべきである．

表2 動的指標の限界

1回換気量＜8 mL/kg	偽陰性
心拍数／呼吸回数比＜3.6	偽陰性
開胸時	偽陰性
不整脈	偽陽性 and/or 偽陰性
呼吸努力（自発呼吸）	偽陽性 and/or 偽陰性
腹腔内圧上昇時	偽陽性
右心不全	偽陽性

(Biais M, et al. Anesthesiology 2012; 116: 1354-61[3]より)

■ 動的指標を用いた輸液・循環管理

- 動的指標が高値を示した場合のアルゴリズムを図4に示す．
- まず，動脈圧波形が正常であり評価に値するものであるかどうかを確認する．動脈圧波形がなまっていたりダンピングしている場合は，動脈圧ライン内をフラッシュしたり適切な処置を行う．

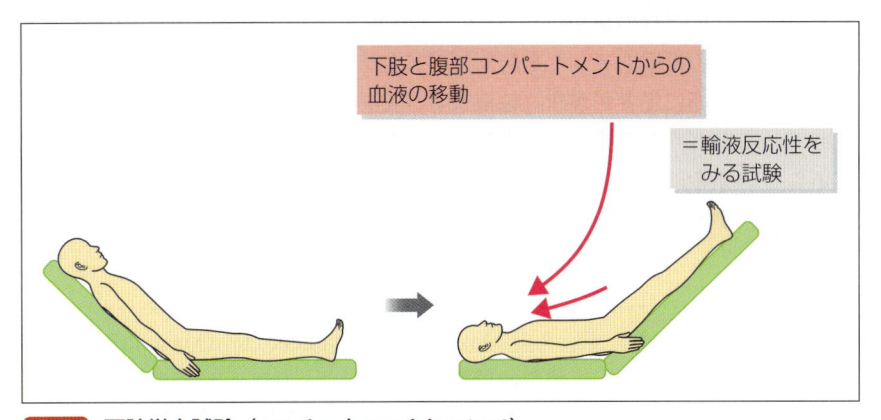

図3 下肢挙上試験（passive leg raising test）

下肢挙上試験は，下肢を45°挙上したときの循環動態の変化をみる．電動ベッドを使用して，上半身を45°起こした体位（semirecumbent posture）から，上半身は水平に，下半身は45°挙上した体位に変換すると容易に行える．心拍出量，1回心拍出量に10％以上の変化がみられたときには，輸液反応性がある．

(Marik PE, et al. Ann Intensive Care 2011; 1: 1[7]より)

図4 PPV値の評価アルゴリズム

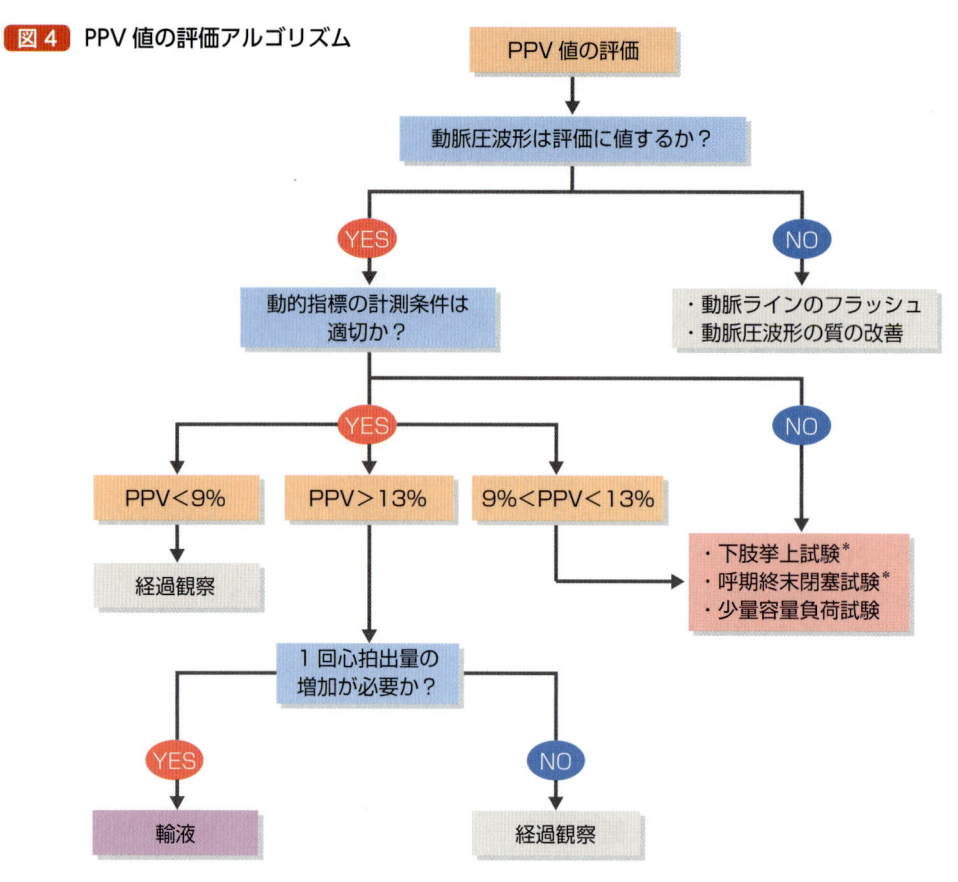

```
          PPV値の評価
              ↓
     動脈圧波形は評価に値するか？
       ┌──────┴──────┐
      YES            NO
       ↓              ↓
動的指標の計測条件は    ・動脈ラインのフラッシュ
   適切か？          ・動脈圧波形の質の改善
   ┌───┼───┐
  YES          NO
   ↓            ↓
┌──┬──┬──┐
PPV<9%  PPV>13%  9%<PPV<13%
 ↓       ↓         ↓
経過観察  1回心拍出量の    ・下肢挙上試験*
         増加が必要か？   ・呼気終末閉塞試験*
         ┌───┴───┐   ・少量容量負荷試験
        YES      NO
         ↓        ↓
        輸液    経過観察
```

(Biais M, et al. Anesthesiology 2012; 116: 1354–61[3]より)

- 次に，動的指標の計測条件が適切であるかどうか，つまり前述のような偽陽性，偽陰性を示すような条件でないことを確認する．
- さらに，動的指標の値が"グレーゾーン"[★3]にあり，評価の確定が困難である場合は他の指標やテストを判断材料に加える．
- 最後に，本当に患者が現在，輸液により心拍出量を増加させることを必要としているかどうかを尿量，乳酸値，混合静脈血酸素飽和度などを基に判断することが非常に大切である．動的指標が高くとも，必要な心拍出量が得られ循環動態が安定していれば，処置は不要である．

c. PVI

- PIは，パルスオキシメータのMasimo SET Radical-7™（Masimo社，アメリカ）で用いられる末梢循環の指標である[★4]．
- 指尖血流量の変化とほぼ相関し[9]，PI値は末梢血流と正の相関を示すといわれている．0.02〜20%の値をとり，定まった正常値はないが1%以上が望ましく，0.5あるいは0.3以下では低灌流状態と考えられる．
- このPIの変化率を（PImax − PImin）/PImaxとして表したものがPVIである（**表1**）．PVI値は，PIと同様に定まった正常値はないが14%以下を正常

[★3]
Cannessonら[4]はPPV値9〜13%をどちらともいえない"グレーゾーン"とするのがよい，と述べている．

[★4]
動脈血酸素飽和度（SpO_2）測定部位の動脈血に関連する拍動成分と，皮膚などの組織や静脈血などに関連する無拍動成分の割合としてPIを算出する．

PVIはPIの変化率を表している

とする報告もある．無侵襲で測定でき，SVVとの相関がみられ，輸液の動的指標として有用であると考えられている．

- PVI値が高値を示し，循環血液量の不足が疑われた場合，これを評価するときには，前述の条件（**表2**）に加え，PI値が適切かどうかを確認することが必要である．
- また，PVIは交感神経活動を反映する可能性や末梢循環に影響されることに注意が必要で，体外循環離脱直後のような末梢循環不全時には輸液の指標にならない可能性もあり，PVIの評価には今後の検討が必要である．

② 混合・中心静脈血酸素飽和度による輸液・循環管理

a．輸液・循環管理の目標

- 輸液・循環管理の目標は，末梢組織に必要十分な酸素を供給することである．そのためには，適切なモニタリングにより全身の酸素代謝を評価し，酸素供給量と酸素需要量を最適化することが必要である．
- 静脈血酸素飽和度は，周術期にさまざまな影響を受ける酸素需給バランスを反映する．また静脈血酸素飽和度は心肺機能の予備力も表すが，これは術後の合併症発生率，死亡率と関連があると考えられる．このことから，近年，混合・中心静脈血酸素飽和度が，輸液を含む周術期治療の指標として注目されている．

b．混合静脈血酸素飽和度（S$\bar{v}$O$_2$）および中心静脈血酸素飽和度（ScvO$_2$）

■ 静脈血酸素飽和度の生理

- 混合静脈血酸素飽和度（mixed venous oxygen saturation：S$\bar{v}$O$_2$）および中心静脈血酸素飽和度（central venous oxygen saturation：ScvO$_2$）は，それぞれ肺動脈近位部および上大静脈の血液酸素飽和度をさす．
- Fickの定理から $\dot{V}O_2 = CO \times (CaO_2 - CvO_2)$，よって $CvO_2 = CaO_2 - \dot{V}O_2/CO$ となり，静脈血の酸素含量は動脈血酸素含量，心拍出量，酸素消費量によって規定されることがわかる．通常，溶存酸素は非常に少なく無視しうるため，$CvO_2 = 1.34 \times Hb \times S\bar{v}O_2$，$CaO_2 = 1.34 \times Hb \times SaO_2$，$DO_2 = CO \times CaO_2 = CO \times 1.34 \times Hb \times SaO_2$ であることから，$S\bar{v}O_2 = SaO_2 - \dot{V}O_2/(CO \times 1.34 \times Hb)$ $= SaO_2(1 - \dot{V}O_2/CO \times 1.34 \times Hb \times SaO_2) = SaO_2(1 - \dot{V}O_2/DO_2) = SaO_2(1 - O_2ER)$ となる．これらの式から，組織への酸素供給が十分でない場合は，酸素需要に併せて動脈血からの酸素の抽出率が高くなるため，静脈血酸素飽和度が低下し静脈血酸素含量も低下し，酸素消費量が増えた場合も同様に酸素飽和度が低下することがわかる．
- また，酸素消費量，ヘモグロビン（Hb）値，動脈血酸素飽和度が一定であるならば，S$\bar{v}$O$_2$の変化は心拍出量の変化を反映することも理解できる．
- 周術期には，各種の生理的・病的・治療的要因により酸素消費量，酸素供給

▶$\dot{V}O_2$：
oxygen consumption（酸素消費量）

▶CO：
cardiac output（心拍出量）

▶CaO_2：
arterial oxygen content（動脈血酸素含量）

▶CvO_2：
mixed venous oxygen content（静脈血酸素含量）

▶DO_2：
oxygen delivery（酸素運搬量）

▶SaO_2：
arterial oxygen saturation（動脈血酸素飽和度）

▶O_2ER：
oxygen extraction ratio（酸素抽出率）

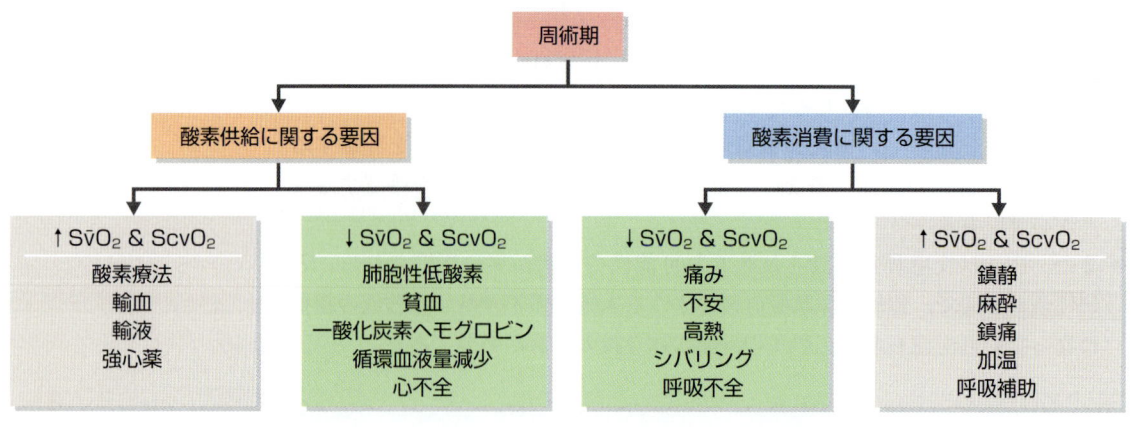

```
                            周術期
                               │
            ┌──────────────────┴──────────────────┐
      酸素供給に関する要因                    酸素消費に関する要因
            │                                      │
    ┌───────┴───────┐                      ┌───────┴───────┐
 ↑SvO₂ & ScvO₂   ↓SvO₂ & ScvO₂          ↓SvO₂ & ScvO₂   ↑SvO₂ & ScvO₂
   酸素療法        肺胞性低酸素              痛み            鎮静
   輸血            貧血                      不安            麻酔
   輸液            一酸化炭素ヘモグロビン    高熱            鎮痛
   強心薬          循環血液量減少            シバリング      加温
                   心不全                    呼吸不全        呼吸補助
```

図5 周術期に静脈血酸素飽和度（ScvO₂ および SvO₂）に影響する一般的な生理的，病的および治療的要因

静脈血酸素飽和度を治療目標として安全に用いるためには，その変動の原因がいかなるものであっても，その原因を究明することが必要である．

(Shepherd SJ, et al. Anesthesiology 2009; 111: 649–56[10]より)

量が変わることによって，静脈血の酸素飽和度も変動する（図5)[10]．一般的には静脈血酸素飽和度の正常値は 70〜80％とされる．

- 血液の酸素飽和度は，血液の酸素分圧に影響を受け，その関係は酸素解離曲線によって示される．通常，動脈血は，酸素分圧が高く酸素解離曲線の平坦な部分にある．一方，静脈血は，酸素分圧が動脈血よりも低く酸素解離曲線の急峻な部分に位置する．そのため，静脈血のほうが動脈血に比して，酸素分圧の変化に比べより大きく酸素飽和度が変化する．

- 静脈血酸素飽和度を輸液・循環管理の指標として用いる場合，治療すべき異常な低静脈血酸素飽和度の原因が肺酸素化能の不良ではなくても，吸入酸素濃度を上昇させることによって低静脈血酸素飽和度が正常化することがあることに注意する．これは，前述のように動脈血と静脈血がそれぞれ酸素解離曲線の平坦部分，急峻部分にあるためにみられる変化で，正しい循環の是正と混同しないようにしなければならない．

静脈血酸素飽和度に影響する因子

- 静脈血酸素飽和度を治療目標として安全に用いるためには，その変動の原因がいかなるものであっても，直ちにその原因を究明することが必要である．
- 静脈血酸素飽和度の変動のメカニズムの理解には組織への酸素供給と組織での酸素消費に分けて考えると理解しやすい（図5）．
- 組織への酸素供給に関与するのは，心拍出量，Hb 値，動脈血酸素飽和度，酸素分圧で，その関係は $DO_2 = CO \times CaO_2 = CO \times [(1.34 \times Hb \times SaO_2) + (0.02 \times PaO_2)]$ と表される（溶存酸素を無視した場合，$0.02 \times PaO_2$ の項は消去する）．このことからわかるように，組織への十分な酸素供給には呼吸と循環機能双方が影響する．
- 組織酸素消費量を増加させる因子としては，疼痛，不安，シバリング，発熱などがあり，静脈血酸素飽和度を低下させるが，それぞれの対症療法により

▶DO_2：
oxgen delivery（酸素運搬量）

▶PaO_2：
arterial oxygen tension
（動脈血酸素分圧）

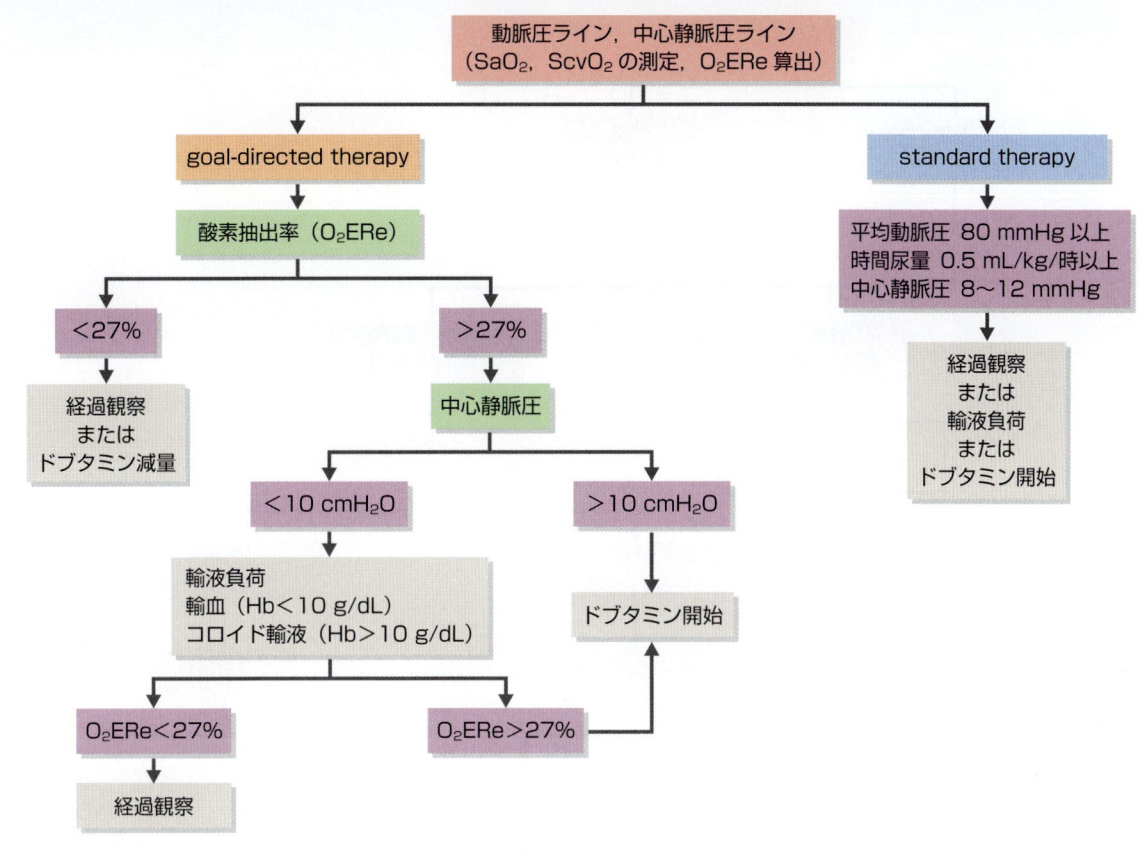

```
                    動脈圧ライン，中心静脈圧ライン
                    (SaO₂, ScvO₂の測定, O₂ERe算出)
                    ┌──────────────┴──────────────┐
         goal-directed therapy              standard therapy
                    │                              │
         酸素抽出率（O₂ERe）              平均動脈圧 80 mmHg以上
                    │                     時間尿量 0.5 mL/kg/時以上
           ┌────────┴────────┐            中心静脈圧 8～12 mmHg
         <27%              >27%                    │
           │                │                  経過観察
         経過観察         中心静脈圧              または
          または            │                 輸液負荷
       ドブタミン減量    ┌───┴───┐                または
                   <10 cmH₂O  >10 cmH₂O         ドブタミン開始
                       │        │
                    輸液負荷   ドブタミン開始
                 輸血（Hb<10 g/dL）
                コロイド輸液（Hb>10 g/dL）
                       │        ↑
                  ┌────┴────┐
              O₂ERe<27%  O₂ERe>27%
                   │
                経過観察
```

図6 standard therapy と O₂ERe>27%を目標とした goal-directed therapy の治療プロトコール

左側の goal-directed therapy では従来型治療の指標である平均動脈圧，尿量，心拍出量，中心静脈圧に加え，酸素抽出率を 27%以上にすることが目標となっている．
$O_2ERe = (SaO_2 - ScvO_2)/SaO_2$.
(Donati A, et al. Chest 2007; 132: 1817-24[12])をもとに作成)

回復する．逆に，組織酸素消費量を低下させる因子としては，人工呼吸（呼吸仕事量の減少），低体温，筋弛緩薬による神経筋遮断（運動神経活動の抑制）がある．また吸入麻酔薬，ベンゾジアゼピン系薬，プロポフォール，クロニジンなどの投与も，組織酸素消費量を低下させ，静脈血酸素飽和度を増加させる．

■ $S\bar{v}O_2$ と $ScvO_2$

- 前述のこれらの因子は $S\bar{v}O_2$ と $ScvO_2$ を同様に変化させ，両者のあいだにはその変化に相関関係が認められる．しかしながら両者にはいくつかの相違があり，得られた数値の解釈も異なることがあることに注意しなければならない．
- $S\bar{v}O_2$ が全身の組織酸素バランスを反映するのに対し，$ScvO_2$ はその血液が灌流した組織すなわち上半身のみの組織酸素バランスを反映している．$S\bar{v}O_2$ は $ScvO_2$ を測定する上大静脈血に酸素飽和度の高い下大静脈血と低い冠静脈血とが混合された血液の酸素飽和度であるため，通常は，$S\bar{v}O_2$ は

$S\bar{v}O_2$ は全身の，$ScvO_2$ は上半身のみの組織酸素バランスを反映している

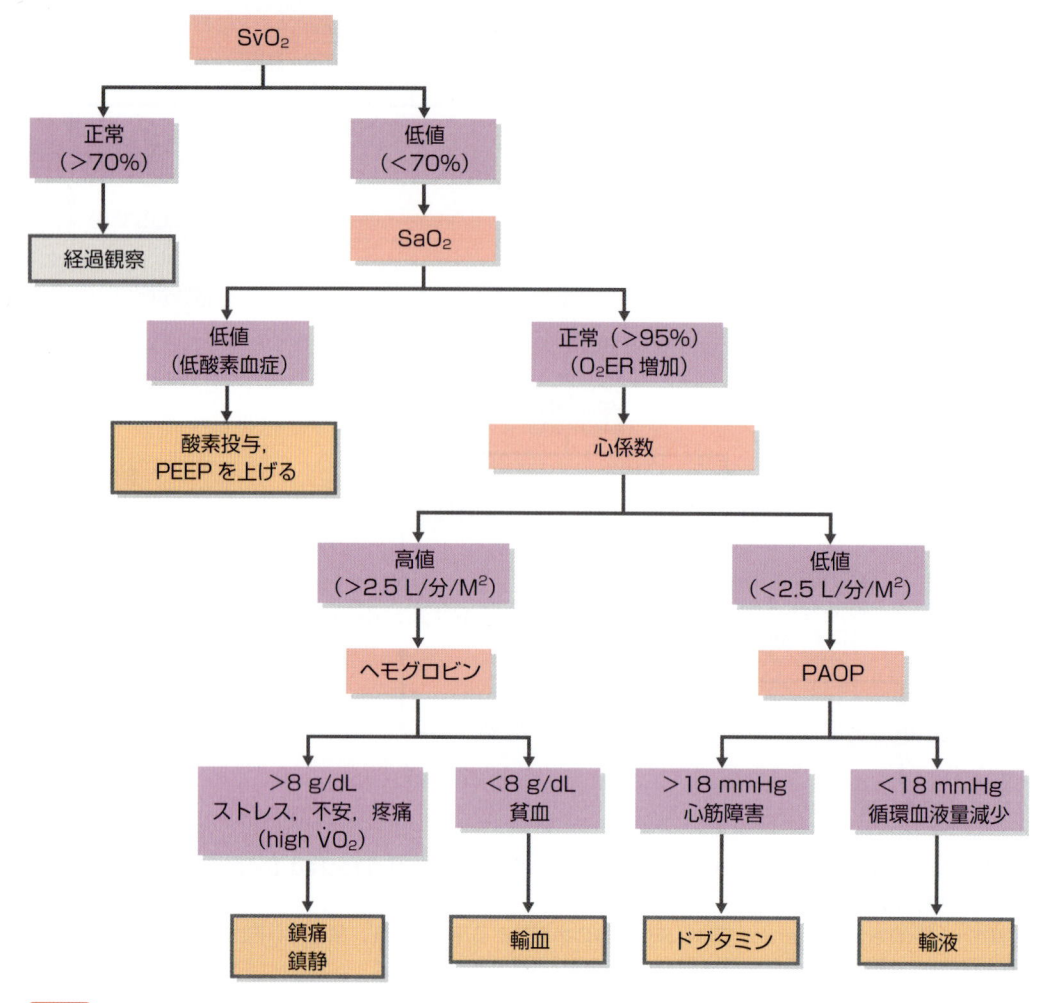

図7 混合静脈血酸素飽和度測定に基づく診断および治療アルゴリズム

考慮すべき治療法を太線で囲んだ.
SaO_2:動脈血酸素飽和度,O_2ER:酸素抽出率,PEEP:呼気終末陽圧,PAOP:肺動脈楔入圧,$\dot{V}O_2$:酸素消費量.

(Pinsky MR, et al. Crit Care Med 2005; 33: 1119-22[15]より)

- $ScvO_2$より2～5%高い.
- またショックとなった場合,腎臓をはじめとする腹部臓器の血流が上半身へシフトして上半身の血流を維持することが知られている.このような場合は,$S\bar{v}O_2$より$ScvO_2$が高値を示す逆転現象がみられ,場合によっては$ScvO_2$が20%程度高くなることがある.
- そのため体循環全体の需給バランスは非常に悪いが,$ScvO_2$のみのモニタリングではその乱れを過小評価する可能性があり,乳酸値などの他のパラメータも含め,総合的に評価することが大切である.
- $S\bar{v}O_2$および$ScvO_2$の両者にモニタリングとしての優劣をつけるのは難しいが,近年では肺動脈カテーテルの留置が不要で,より低侵襲であると考えられる$ScvO_2$が用いられることが多い.

静脈血酸素飽和度の測定誤差

- 実際の測定には，当該場所に留置したカテーテルから血液を採取して実測する方法と，留置するカテーテルに光ファイバー付きの製品を用いて持続的に測定する方法とがある．
- 前者ではサンプルの汚染，採取から長時間を経ての測定，採取場所（カテーテル採血ポートの位置）異常などに影響を受ける．
- 後者ではシグナルの変動がみられるため定期的なキャリブレーションが必要で，光ファイバー先端の血管壁への接触や機種によってはHb値の変化により測定値が変化することに注意する．
- 両者とも三尖弁逆流，心内シャントにより影響を受ける．また一酸化炭素Hb，メトHbなども測定値に影響を与える．

静脈血酸素飽和度を用いた輸液・循環管理

- 近年，静脈血酸素飽和度を，周術期管理[11,12]や敗血症性ショックの治療時[13,14]のearly goal-directed therapyの目標値として設定した治療戦略が提唱されている．
- 前述のように静脈血酸素飽和度は多くの因子により影響を受け，かつ目標となる静脈血酸素飽和度を達成するための治療法は標準化されておらず，目標とする静脈血酸素飽和度の値自体も統一されたものはない．肺動脈カテーテルを用いて$S\bar{v}O_2$ 70％以上を目標とした低血圧治療アルゴリズムが提唱されていたり[15]，ハイリスクの開腹術を対象とした研究では$ScvO_2$そのものでなく，そこから計算した酸素抽出率★5 27％以上が目標値とされている[12]．
- これらの治療アルゴリズムを図6，7に示した．対象疾患，目標値，治療アルゴリズムなど，今後検討を要する点も多い．しかしながら，従来の輸液・循環管理で参照していた動脈圧，尿量，中心静脈圧には限界があり，これらに加え動的指標や静脈血酸素飽和度を指標として輸液・循環管理を行うことが重要である．

（岩崎達雄，森田　潔）

▶4章「4-2 Early Goal-Directed Therapyに基づいた輸液管理」(p.84)参照

★5
$O_2ERe=(SaO_2-ScvO_2)/SaO_2$

文献

1) Hofer CK, et al. Stroke volume and pulse pressure variation for prediction of fluid responsiveness in patients undergoing off-pump coronary artery bypass grafting. Chest 2005; 128: 848-54.
2) Perel A, et al. Systolic blood pressure variation is a sensitive indicator of hypovolemia in ventilated dogs subjected to graded hemorrhage. Anesthesiology 1987; 67: 498-502.
3) Biais M, et al. Case scenario: Respiratory variations in arterial pressure for guiding fluid management in mechanically ventilated patients. Anesthesiology 2012; 116: 1354-61.
4) Cannesson M, et al. Assessing the diagnostic accuracy of pulse pressure variations for the prediction of fluid responsiveness: A "gray zone" approach. Anesthesiology 2011; 115: 231-41.
5) Marik PE, et al. Dynamic changes in arterial waveform derived variables and fluid responsiveness in mechanically ventilated patients: A systematic review of the literature. Crit Care Med 2009; 37: 2642-7.

6) Michard F, et al. Pulse pressure variation: Beyond the fluid management of patients with shock. Crit Care 2007; 11: 131-3.
7) Marik PE, et al. Hemodynamic parameters to guide fluid therapy. Ann Intensive Care 2011; 1: 1.
8) Nouira S, et al. Effects of norepinephrine on static and dynamic preload indicators in experimental hemorrhagic shock. Crit Care Med 2005; 33: 2339-43.
9) Ozaki M, et al. Pulse oximeter-based flow index correlates well with fingertip volume plethysmography. Anesthesiology 1993; 79: A542.
10) Shepherd SJ, et al. Role of central and mixed venous oxygen saturation measurement in perioperative care. Anesthesiology 2009; 111: 649-56.
11) Collaborative Study Group on Perioperative $ScvO_2$ Monitoring. Multicentre study on peri- and postoperative central venous oxygen saturation in high-risk surgical patients. Crit Care 2006; 10: R158.
12) Donati A, et al. Goal-directed intraoperative therapy reduces morbidity and length of hospital stay in high-risk surgical patients. Chest 2007; 132: 1817-24.
13) Rivers E, et al. Early goal-directed therapy in the treatment of severe sepsis and septic shock. N Engl J Med 2001; 345: 1368-77.
14) Rhodes A, et al. Early goal-directed therapy: An evidence-based review. Crit Care Med 2004; 32 (11 suppl): S448-50.
15) Pinsky MR, et al. Let us use the pulmonary artery catheter correctly and only when we need it. Crit Care Med 2005; 33: 1119-22.

8-2 心エコーの活用方法

- 術後管理の中で末梢循環障害が疑われるとき，たとえば血圧低下，心拍出量低下，混合静脈血酸素飽和度（SvO₂）低下，血中乳酸値上昇などの所見がみられる場合には，原因を特定し，原因に対する治療を行って循環を良好な状態に戻す必要がある．
- 閉創後はグラフト血流評価が直接できないなど，術中に比べて評価の方法が限られる．またドレッシングのため，体表からのアプローチが制限される．手術によって使えるアプローチ法は異なるが，経食道心エコー法（transesophageal echocardiography：TEE），経胸壁心エコー，腹部エコーなどを組み合わせながら情報を得ていく．
- 術後に血圧低下，末梢循環不全の原因となりうるものには，出血，acute syndrome（急性心筋梗塞，大動脈解離，肺塞栓など），心機能障害などがある．

▶SvO₂：
mixed venous oxygen saturation

❶ 出血のチェック

- 血圧低下，心拍出量低下，中心静脈圧低下などから心腔，血管腔内の循環血液量減少（hypovolemia）が疑われる場合には，出血のチェックが必要である．体表エコー，TEE で下大静脈径を右房入口部の 2 cm 末梢で測定し，内径 17 mm 以下で呼吸性変動がある場合には血管腔内の血液量がオーバーでないと考えられ，内径 17 mm 以上で呼吸性変動がない場合には hypovolemia ではない[1]．術後数日間にわたり，水分が組織に移行し血管内の hypovolemia 状態が持続することが多く，出血との鑑別が必要となる．水分移行のため出血してもヘモグロビン（Hb）低下は不明瞭で，実際には出血がないことを確認する除外診断となる．
- 出血する場所は手術部位周囲が最も可能性が高い．心臓手術なら心囊内，胸腔，縦隔（胸骨後面）である．体表からのエコーに加え，必要に応じて TEE を用いて検索する．図 1 にいくつかの例を提示する．急性出血と異なり，血液の貯留場所は限局していることが多い．
- 再開創の判断が最も重要である．判断の決め手は出血の総量で，血腫の厚さ・幅・上下の長さを測定し，近似的に容積を算出する．右室前面の血腫なら，その容積に近い 1 回心拍出量減少をきたしている可能性がある．
- もう一つは，自然止血し血腫が吸収されるまで，この血行動態でもちこたえられるかどうかである．出血源が大切で，動脈出血は勢いは弱くても自然止血が見込めない．判断には 2 つのポイントがある．一つは血腫の大きさの経時的変化，もう一つは血腫内の echo-free 部位である（図 1 の＊）．冠動脈バイパス術後ではグラフトや吻合部の近くにみられることが多い．echo-

体表エコーと TEE を駆使して検索

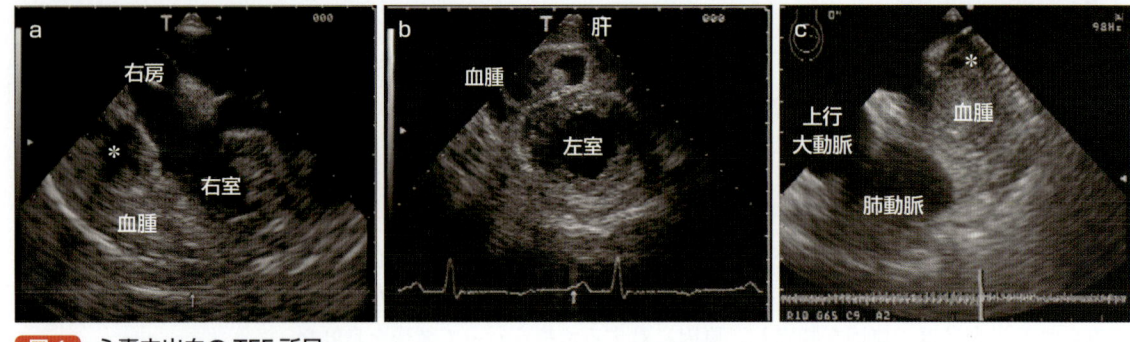

図1 心嚢内出血のTEE所見
a：右房，右室外側の血腫．右房，右室の内腔を狭めている．血腫内にecho-freeな部分がみられる（*）．
b：左室下面の血腫．c：肺動脈左側の血腫．中にecho-freeな部分がみられる（*）．

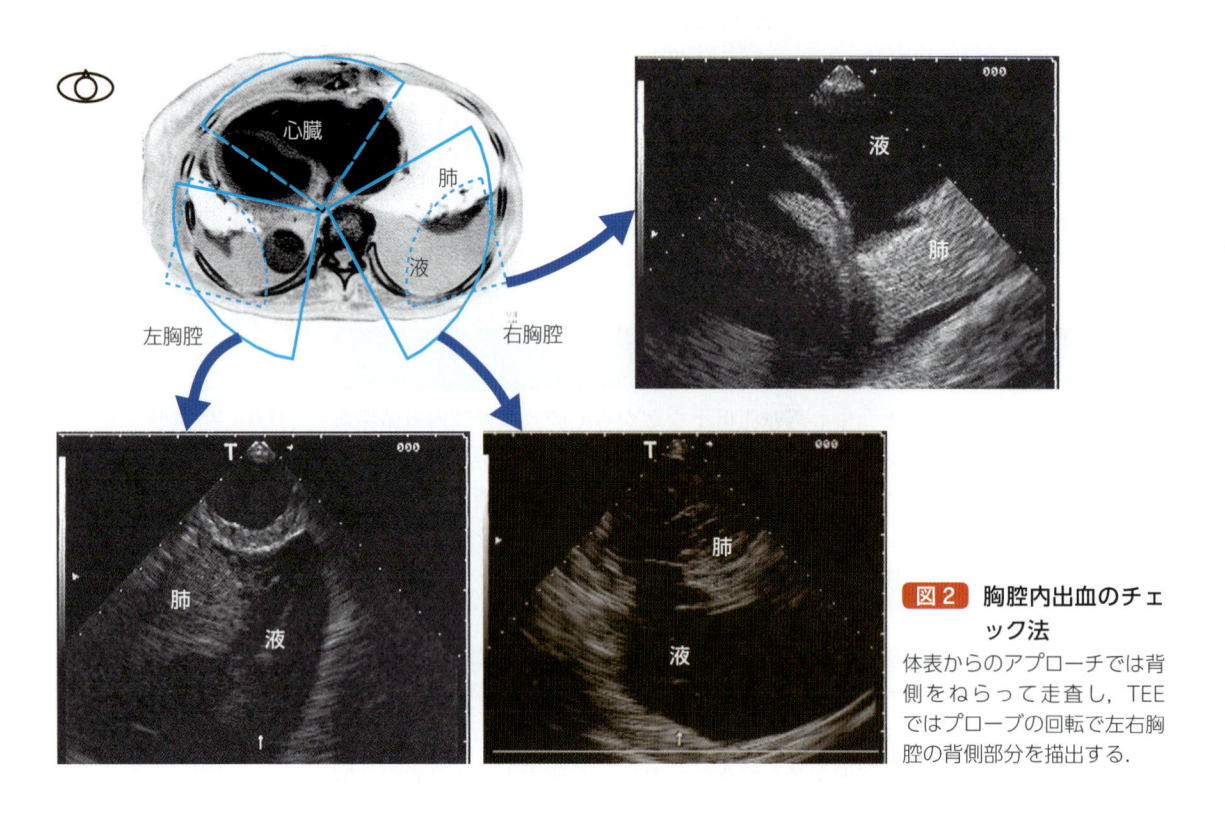

図2 胸腔内出血のチェック法
体表からのアプローチでは背側をねらって走査し，TEEではプローブの回転で左右胸腔の背側部分を描出する．

freeが持続するのは，血液の動きが持続しているからであり，出血源が近い可能性が高い．血腫増大あるいはecho-free部位の存在は，再開創を促す所見となる．

- 術中に開胸，開腹になっており，胸腔内・腹腔内出血をきたしているかもしれない．胸部X線や腹部膨隆などで気づきにくいことも多い．胸壁から背側向きに肋間を走査しチェックする（図2）．横隔膜上の血液は，肝や脾をacoustic windowとして観察できる．TEEが使えれば，左胸腔は下行大動脈周囲，右胸腔は椎体の横をチェックするが，右胸腔は椎体に妨げられ過小評価となる可能性がある．腹腔内出血は，救急領域で用いられるFASTに準じ，胸部手術後ならMorison窩，肝，脾周囲などをチェックする．

▶FAST：
focused assessment with sonography for trauma

❷ acute syndrome のチェック

- 動脈硬化関連の合併症が手術を契機に起こる可能性を念頭においておく．また術後安静時間が長くなると，深部静脈血栓症の発生にも注意が必要である．まれであっても，予期していない血圧低下が起こった場合，早急に対処が必要な病態をまず除外することが大切である．3つの acute syndrome についてふれておきたい．

a. acute coronary syndrome（急性冠症候群）

- 喫煙歴の長い症例では，冠動脈疾患が背後に隠れていることがまれでない．術前の心電図，胸部 X 線などで明らかな異常がなくても手術後に急性心筋梗塞を引き起こす症例がある．
- ドレッシングの隙間から胸骨傍アプローチ，心尖部アプローチ，心窩部アプローチを駆使して左室の長軸像，短軸像を描出し，局所壁運動異常をチェックする．
- 術前にみられなかった hypokinesis〜dyskinesis が認められたら，急性心筋梗塞を考え，循環器内科にコンサルトする．同時に，突然の致死性不整脈の発生に気を配る．
- また，心エコーでチェックすべきもう一つの所見は，心嚢内出血の所見（心破裂の可能性）である．

> 局所壁運動異常と心嚢内出血をチェック

b. acute aortic syndrome（急性大動脈症候群）

- 術後の血圧の変動などを契機に，大動脈解離や大動脈瘤破裂などが起こる可能性を考えておく必要がある★1．突然の血圧低下では，まず両側の胸腔と心嚢内，また腹腔内に出血がないかをエコーですばやくチェックする．いずれかに出血がみられる場合には，大動脈破裂が最も急を要する病態である．
- CT や TEE を準備するあいだに，頚部，鎖骨下，鼠径部など比較的動脈が近い部位で，動脈内にフラップや血流の偏りがないかをチェックする（図3）．また，脾を acoustic window として下行〜胸腹部大動脈を見ることができる．胸腔内出血・液貯留や無気肺があれば，それらを通して下行大動脈が広範囲に描出できる．いずれかにフラップがみられれば，それだけで急性大動脈解離の診断が確定する．

> ★1
> 大動脈解離を体表から診断することは必ずしも容易ではないが，異常な心嚢内液貯留がみられる場合，acute coronary か acute aortic かをまず考える．

> 出血の有無，動脈フラップや血流の偏りをチェック

c. acute pulmonary syndrome（肺塞栓）

- 術後安静中に下肢深部静脈に血栓が形成され，肺塞栓をきたすことがある．突然の血圧低下や酸素化障害がみられた場合，肺塞栓を考慮する．肺動脈内の血栓を体表エコーで診断することは困難であるが，TEE で両側肺門部まで描出すれば，血行動態に影響する肺塞栓は診断できることが多い．
- 傍証として右心系負荷が肺塞栓の診断に結びつく．右室拡大，収縮低下，心室中隔の平坦化〜左室への突出などの所見があれば，肺塞栓を疑う．気管挿管し呼吸管理を開始するとともに，循環が維持できなければ経皮的心肺補助

> 肺塞栓には TEE が有用

> ▶5章「5-2 経食道心エコーの活用法：有効に使いこなすために」（p.126）参照

図3 大動脈解離の体表エコーによるチェック

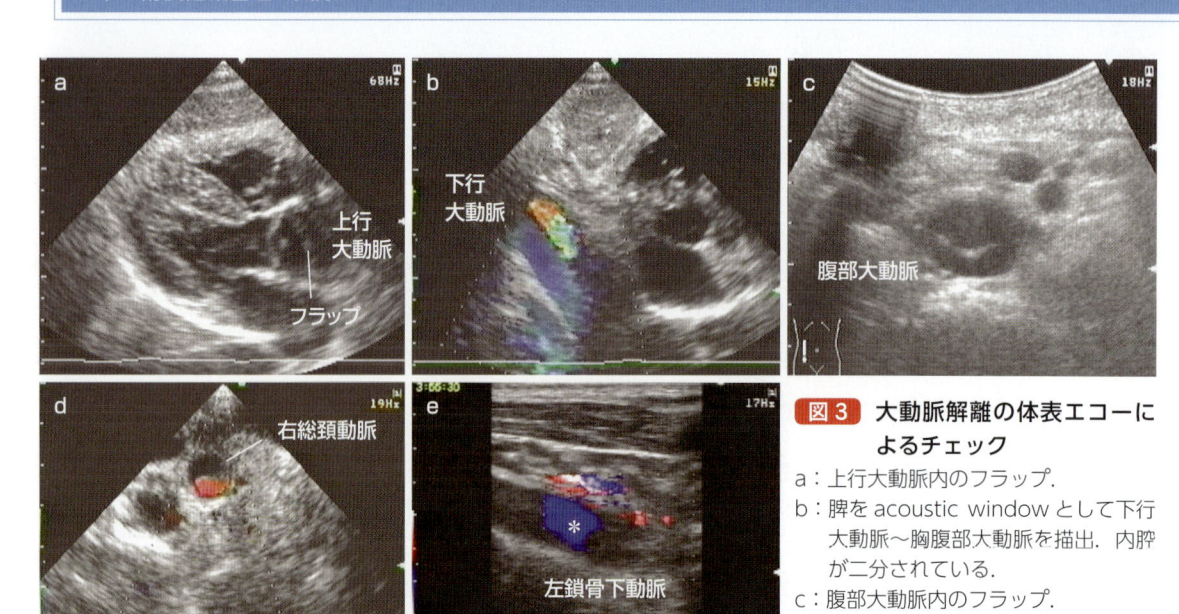

a：上行大動脈内のフラップ．
b：脾を acoustic window として下行大動脈〜胸腹部大動脈を描出．内腔が二分されている．
c：腹部大動脈内のフラップ．
d：右総頚動脈の解離．
e：左鎖骨下動脈の解離による閉塞（＊）．血流シグナルが途絶えている．

(percutaneous cardiopulmonary support：PCPS) を導入する．TEE で送脱血管挿入をガイドする（後述）．

❸ 心房細動のチェック

- 術後心房細動は時にみられ，とくに高齢者や心機能のある程度低下した症例では術後数日目に起こりやすい．心房への容量負荷が原因である場合と，左房，肺静脈付近の炎症による場合とが考えられる．
- 心腔や下大静脈に負荷がかかっていないかをエコーでチェックし，負荷が疑われる場合には利尿薬，除水などを検討する．持続する場合には抗凝固療法が必要となる．
- 血行動態に影響を与える場合（左室拡張能低下例や頻脈性心房細動が続く場合）には，直流除細動が必要となる．左心耳内の血栓がないことを確認するため，TEE が勧められる．

❹ 既往歴に関連した合併症

- 過去に心臓手術を受けた患者が手術を受ける場合，それらに関連したイベントも考慮する．

a. 冠動脈バイパス術後

- 大伏在静脈グラフトや内胸動脈グラフトを用いたバイパス術の既往がある場合，手術に際して抗凝固療法や抗血小板療法をいったん休止するが，この間にグラフトが閉塞する可能性は考えておかなければならない．

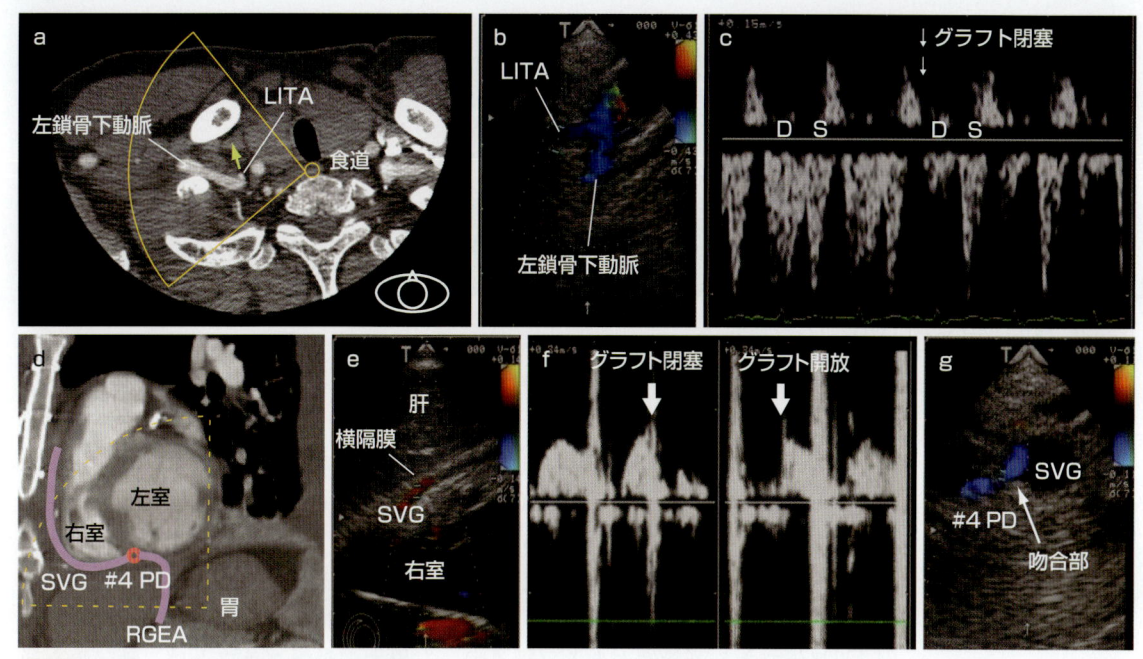

図4 TEEによる冠動脈グラフト評価
a：左内胸動脈（LITA）の位置．左鎖骨下動脈の水平走行部に移行する部分から前下方に起始する．
b：LITA起始部のTEE画像．
c：LITAの血流パターン（拡張期優位）と，グラフトを閉鎖したときの変化．
d：#4 PDの吻合した大伏在静脈グラフト（SVG）と右胃大網動脈（RGEA）グラフトの走行．横隔膜に沿って#4 PDに向かう．
e：SVGのTEE画像．f：グラフトが閉塞したときの血流パターン．g：SVGと#4 PDの吻合部位．

- 異常な血圧低下，ST変化がある場合，グラフト閉塞をまず念頭におき，左室の局所壁運動をすみやかにチェックする．緊急冠動脈造影が必要ですみやかに行える場合を除いて，グラフト閉塞が疑われながらカテーテル室への移動がためらわれる場合，TEEでグラフト開存を評価する方法を以下に紹介する．

TEEでグラフト開存を評価

左内胸動脈グラフト

- 左内胸動脈は，左鎖骨下動脈が水平走行に移行する部分から前下方に起始する．鎖骨上アプローチで内胸動脈を描出できればよいが，できない場合はTEEで確認する．
- 左内胸動脈は食道から数cmの距離である（図4a，b）[2]．起始部にサンプルボリュームをおき血流を測定すると，拡張期優位の血流パターンである．グラフトをわざと一時閉塞すると，拡張期成分がほとんどなくなり，収縮期優位となる（図4c）．このパターンがみられる場合，左内胸動脈閉塞が疑われる．

#4 PDに吻合したグラフト

- #4 PD（posterior descending branch：後下行枝）は胃から非常に近い．大

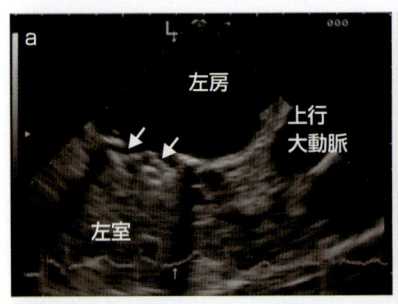

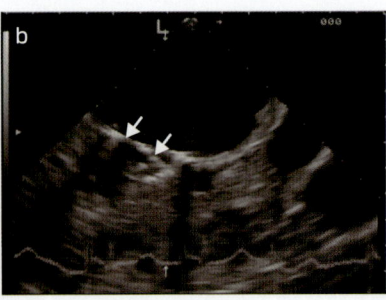

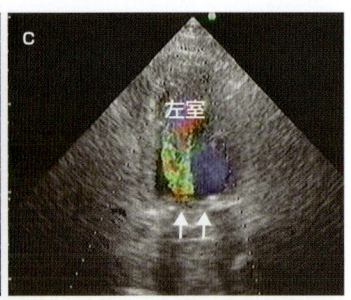

図5 僧帽弁位人工弁（機械弁）の固定
a, b：向かって右側のディスクが stuck している．
c：stuck valve の際の体表心エコー所見．2枚のディスクのうち一方しか流入血流がない．

伏在静脈グラフトや右胃大網動脈グラフトは，横隔膜と右室とのあいだを走行して後室間溝にある #4 PD に向かい，合流する．この付近でグラフト血流を検出することが可能である（図4d, e）[3]．

- グラフトが閉塞すると，血流が途絶し，カラー信号もほとんど得られなくなる（図4f）．グラフトと #4 PD との吻合部が描出できれば，吻合部狭窄も評価できる可能性がある（図4g）．右胃大網動脈グラフトは，横隔膜を通過するのが特徴であり，この部分でチェックすることも可能である．

b. 弁置換術後

- 機械弁を植え込み後の患者が手術に際し抗凝固薬を休薬する場合，stuck valve に注意する．ディスクが1枚固定される結果，軽度血圧低下から PCPS が必要な状態まで，さまざまな程度の心不全をきたす．
- 術後早期で弁透視ができないときには TEE で確認する（図5a, b）．ディスクの1枚が閉鎖したまま固定している．体表心エコーでは，心尖部アプローチで左室流入血流を観察する（図5c）．ディスクをはっきり描出することは困難だが，リングのあいだ（弁口）全体から血流が左室に流入するかどうかを確認する．
- 一方しか血流がみえないなら，stuck valve が強く疑われる．Bモードで人工弁全体が上下に肩を揺するような動きをみせるときには，弁口に通過障害があることを間接的に示す所見である．

❺ 緊急手術の術後

- 術前の情報がほとんどないまま緊急手術となった症例では，目的とした手術は無事終わっても，潜んでいた診断のついていない病態からトラブルが起こることがある．たとえば大動脈瘤や冠動脈病変が潜んでいることがある．
- 可能なら術中 TEE で評価するのがよいが，血行動態が安定していない場合など麻酔管理に追われてその余裕がないことも多い．手術後，呼吸管理をしているあいだに大きなイベントを起こしそうな病態についてチェックしておくのが望ましい．

> 呼吸管理をしているあいだに，イベントを起こしそうな病態をチェック

a. 大動脈
- 術前のCT情報がない場合には，エコーを用いてベッドサイドで評価を行う．上行大動脈～胸腹部大動脈まではTEEでざっとみることができる．大動脈瘤がないか，異常な拡大はないか，可動性のある粥腫はないか，などをチェックしておく．腹部大動脈については，体表エコーでチェックする．

b. 弁膜症
- 術後にトラブルを起こす可能性のある弁膜症は，大動脈弁狭窄症である．他の弁膜症は突然のイベントを起こす可能性は低い．
- 体表心エコーでみえにくい場合にはTEEでみていく．CTで大動脈弁の位置に一致して石灰化が認められる場合，心エコーで確認しておくのがよい．

c. 冠動脈
- 動脈硬化性疾患の既往がある場合，冠動脈病変の存在を考えておく．とくに大動脈瘤や閉塞性動脈硬化症などを有する患者では，3人に1人の頻度で冠動脈病変が存在する．またCTで冠動脈の位置に一致して石灰化がある場合，冠動脈病変の存在する可能性がある．
- 冠動脈造影を行うにはそれなりの理由がいる．術中や術直後にTEEを行う機会があれば，左右冠動脈をできる限りみておくことが望ましい．

❻ IABP挿入時のガイド

- 心筋収縮力低下があり薬物的治療で末梢循環不全が残る場合，とくに冠動脈病変が原因と考えられるときには，解離でない限り大動脈内バルーンパンピング（intraaortic balloon pumping：IABP）を考慮する．
- しかし，X線透視なしにカテーテルを挿入しなければならないことも多く，安全に挿入し合併症を回避することが大切である．カテーテル挿入時に注意すべきことは，対側あるいは分枝への迷入，不適切なレベルでの留置，大動脈損傷（解離）である（図6）．

a. カテーテルの迷入
- ガイドワイヤー挿入時に下行大動脈まで到達したことを確認する．見えない場合，意図しない方向にガイドワイヤーが進んでいる．この状態で決してカテーテルを進めてはならない．手元の感触に加え，TEEによる視診でトラブルの回避を図る．

b. カテーテル先端の位置
- カテーテル先端で弓部分枝を損傷し脳梗塞をきたしたり，バルーンの位置が低く内臓動脈の血流を阻害する合併症を回避するために，カテーテル先端の高さはTEEで左鎖骨下動脈起始部の数cm下方になるようにガイドする．

▶具体的な描出法については，5章「5-2 経食道心エコーの活用法：有効に使いこなすために」（p.126）参照．

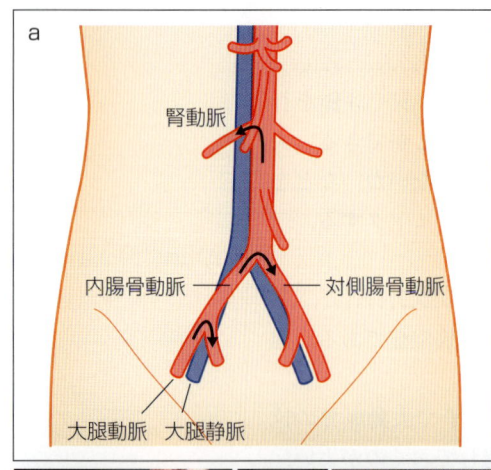

図6 IABP カテーテル挿入時の注意点
a：ガイドワイヤー挿入の pitfall.
b：カテーテル先端位置の調整．左鎖骨下動脈起始部より 3〜4 cm 尾側とする．
c：IABP カテーテルによる大動脈解離の発生．カテーテル，バルーンが大動脈内腔の一方にしか位置していない．

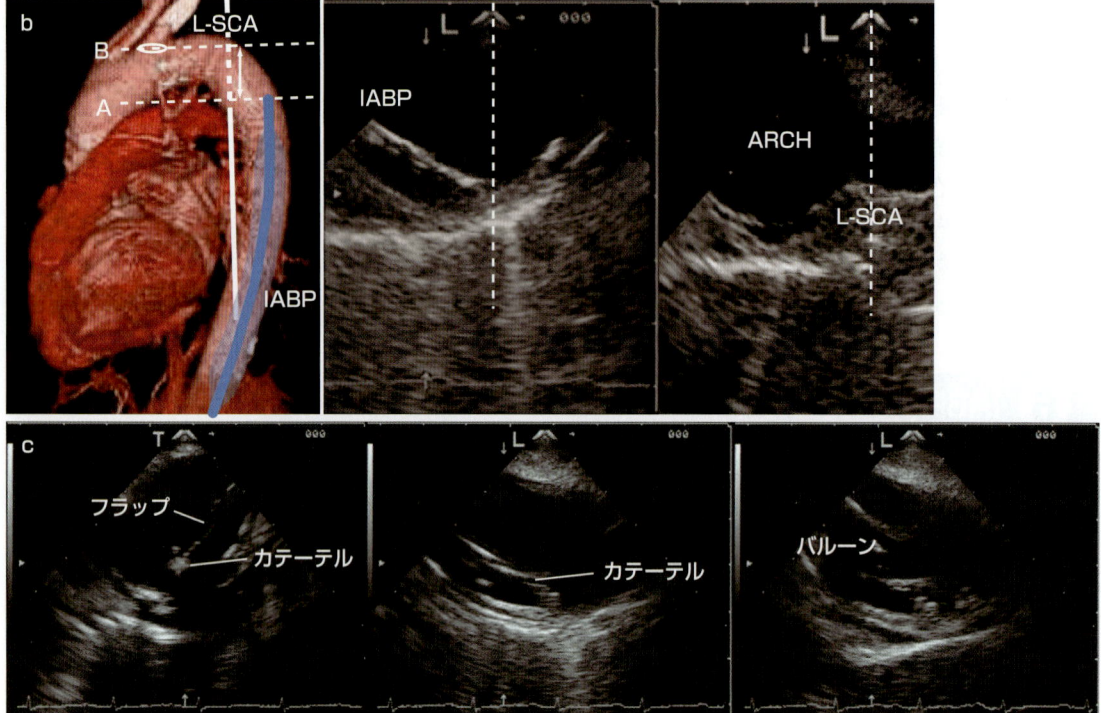

下肢の動きに合わせ，少しカテーテル先端位置が変動することを考慮しておく．

C. 解離

- ガイドワイヤーを進めるときに大動脈の内膜に刺入し，解離をきたすことがまれにある．ガイドワイヤーやカテーテルが大動脈内で一側に固定されたりバルーンが片側性で拡張するときには解離が疑われる．解離がある場合，いったんカテーテルを抜去し再挿入することが望ましい．

8-2 心エコーの活用方法

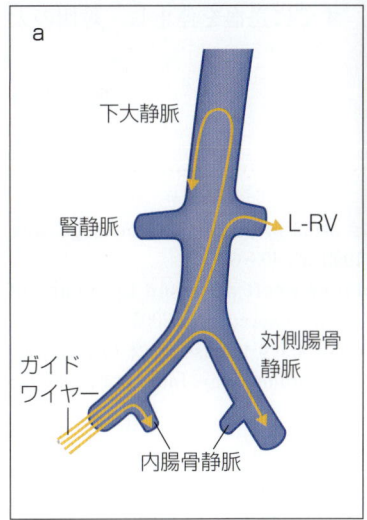

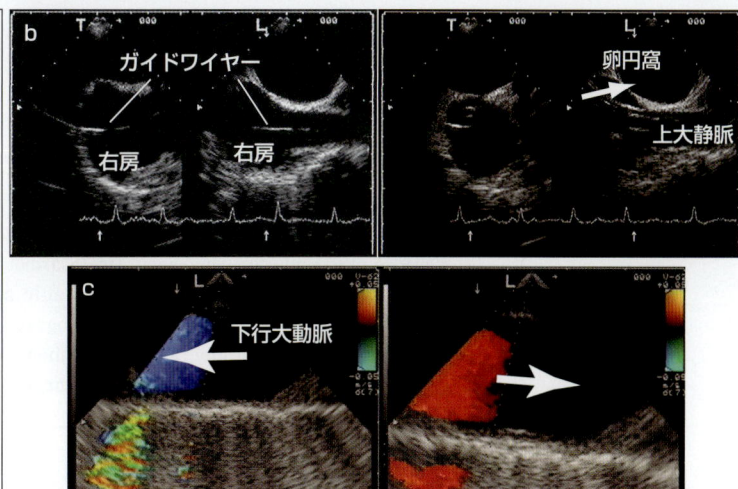

図7 PCPS カテーテル挿入時の注意点
a：ガイドワイヤー挿入時の pitfall．b：脱血管挿入時の pitfall．卵円窩への圧迫を避ける（→）．
c：送血開始時の血流方向転換（→）．送血管が動脈にあることの確証．

❼ PCPS 送脱血管挿入のガイド

- IABP でも十分な補助が得られない場合，PCPS が必要となる．重篤な状況でのスタートであり，装着による合併症を回避し，有効な駆動を確認する．

a. ガイドワイヤーの挿入

- 穿刺による挿入では，ガイドワイヤーが確実に動脈と静脈に入っていることを確認するため，それぞれ下行大動脈と下大静脈にガイドワイヤーが進んできたことを確認する．同時に，これで対側腸骨動静脈や側枝に迷入していないことが確認できる（図7a）．

b. 脱血管の挿入

- 脱血管をガイドワイヤーに沿って進め，ダイレータが右房に達したことを確認してダイレータを抜きカニューレを右房まで進める（図7b）．このときカニューレ先端が心房中隔（卵円窩）に直進して中隔を圧迫，損傷する可能性があるため，TEE で先端位置を確認する．先端孔閉塞による脱血効率低下を回避するためにも大切である．

c. 送血開始

- 送脱血開始後，下行大動脈内の血流が逆行性になることを確認する．とくにガイドワイヤーの段階で下行大動脈内にあることを確認できなかった場合は，この時点で送血の方向を確認する（図7c）．これにより，誤ってガイドワイヤーが2本とも静脈に入っている可能性を除外できる．
- 同時に，送血管先端で内膜損傷をきたし，逆行性解離を起こしていないこと

を確認する．万が一起こしていた場合には，すぐに送血を停止し，対側の大腿動脈からの送血を考慮する．

（渡橋和政）

文献

1) Kircher BJ, et al. Noninvasive estimation of right atrial pressure from the inspiratory collapse of the inferior vena cava. Am J Cardiol 1990; 66: 493-6.
2) Orihashi K, et al. Left internal thoracic artery graft assessed by means of intraoperative transesophageal echocardiography. Ann Thorac Surg 2005; 79: 580-4.
3) Orihashi K, et al. Intraoperative assessment of coronary bypass graft to posterior descending artery by means of transesophageal echocardiography. Interact Cardiovasc Thorac Surg 2009; 8: 507-11.

8-3 術後の不整脈の原因と対策

- 術後の不整脈は，心臓手術だけでなく開胸手術や開腹手術，開頭手術をはじめとする，あらゆる手術の術後に発症する合併症である．全身性の炎症反応，交感神経の活性化などが関与している可能性がある．
- 非心臓手術，心臓手術のいずれにおいても心房細動が術後不整脈の大部分を占め，入院期間の延長や，血栓塞栓症および心不全の発症につながることがある．また，死亡率増加など患者予後の悪化に関係するとの報告もある．
- 以下に，術後の不整脈の特徴，原因，治療について解説する．さらに，具体的な抗不整脈薬の使用方法も述べたい．

1 術後の不整脈の特徴

- 非心臓手術後の不整脈の発症率は7％程度であり，その大部分が上室性不整脈である．手術部位別にみると，呼吸器外科手術後では5～40％，食道手術後では10～30％，開腹手術後では5～20％程度に認められる[1]．　*術後の不整脈は大部分が上室性不整脈*
- 心臓手術後の上室性不整脈の発症頻度は，冠動脈バイパス術（coronary artery bypass grafting：CABG）後で30％，弁置換術後で40％，CABG＋弁置換術後で60％程度である[2]．治療を要する心室性不整脈の発症頻度は0.5～4％であるが，発症した場合の死亡率は高い．
- 非心臓手術，心臓手術にかかわらず，術後の上室性不整脈の発症時期はほとんどが術後4日以内であり，発症のピークは術後2～3日目である．共通するリスクファクターとして高齢，高血圧，男性，喘息・心疾患の既往などがあげられる．心臓手術，呼吸器外科手術におけるリスクファクターを表1に示す．　*発症のピークは術後2～3日目*
- 術後の不整脈では心房細動（postoperative atrial fibrillation：POAF）が最も多く，入院期間の延長，死亡率増加，脳梗塞や肺塞栓などの原因となりうる．開腹手術後の心房細動は敗血症や細菌性肺炎，消化管縫合不全などの合併症との関連が報告されている[3]．上室性不整脈，POAFは，80％以上が退院までに自然回復する（self-limiting）が，このような合併症の併発により，予後が悪化する可能性がある．　*心房細動が最も多い*
- 徐脈性不整脈の発症はまれである．発症した場合でも多くは一過性であり，治療を要することは少ない．心筋虚血が一過性房室ブロックの原因となることがある．この場合，房室ブロックが回復した後に心筋虚血の検索が必要である．

表1　術後の不整脈のリスクファクター

心臓手術	呼吸器外科手術
・長時間の大動脈遮断	・手術時間
・僧帽弁疾患	・全肺切除
・左房径の増大	・二葉切除
・人工心肺使用	・上葉切除
	・COPDの既往

COPD：chronic obstructive pulmonary disease（慢性閉塞性肺疾患）．

表2 術後の不整脈の原因となる病態
・低酸素血症 ・高二酸化炭素血症 ・アシドーシス ・電解質異常（K，Mg） ・循環血液量減少，過剰輸液 ・血圧変動 ・心筋虚血，冠攣縮 ・低体温 ・薬剤 ・交感神経緊張，迷走神経刺激 ・体内挿入器具による刺激（Swan-Ganz カテーテル，ドレーンなど）

❷ 術後の不整脈の原因

- 術後の不整脈の直接的あるいは間接的な原因を**表2**に示す．術後の不整脈の治療，予防として，これらの原因を是正することが最も重要である．
- 開腹手術後の POAF を含む上室性不整脈の発症と，敗血症，細菌性肺炎，消化管縫合不全との関連が報告されている．これらの病態では全身性の炎症反応が亢進しており，炎症反応と不整脈の関連が示唆されている．術後の不整脈を認めた場合，背景となるこれらの病態，とくに敗血症の検索を行わなければならない．
- 房室ブロック出現時はたとえ一過性であっても必ず心筋虚血の検索を行う．

❸ 術後の不整脈の治療

a．頻脈性不整脈

- 意識レベルが低下するような重篤な循環動態の悪化をきたした場合を除いて，まず行うことは，**表2**に示した原因となる病態の検索とその改善である．これによって多くの場合，不整脈が消失するが，不整脈が持続する場合に抗不整脈薬の使用を考慮する．
- 頻脈性不整脈は narrow QRS 頻拍と wide QRS 頻拍に分類される．どのタイプの不整脈であれ，重篤な循環動態の悪化をきたした場合，カルディオバージョンを躊躇してはならない． 血行動態が不安定ならカルディオバージョン

■ narrow QRS 頻拍

- narrow QRS 頻拍の鑑別を**図1**に示す．診断的治療の目的でアデノシン三リン酸（トリノシン®／アデホス®）の投与が有用である．発作性上室性頻拍（paroxysmal supraventricular tachycardia：PSVT）であれば，停止する★1．心房性頻拍（atrial tachycardia：AT），心房粗動（atrial flutter：AFL）であれば不整脈は消失しないが，房室伝導比の低下に伴い P 波や F 波が明瞭化し，診断に至ることがある．可能な限り 12 誘導心電図を装着した状態で処置を行う．

★1 初回量では停止しない場合や，すぐに再発するケースもある．

- narrow QRS 頻拍では薬剤の使用に先立ち迷走神経刺激を行うことがあるが，頸動脈マッサージ，息こらえ（Valsalva 法），顔面浸水などにより，高齢者では合併症の発生が危惧されるため，あまり固執しないほうがよい．最近では眼球圧迫（Aschner 法）は禁忌とされている．
- 純粋な α 作動薬であるフェニレフリン（ネオシネジン®）の投与により，血圧を上昇させると同時に圧受容体反射により心拍数の低下が起こり，頻脈が停止することもある．
- 心臓手術後に心房ペーシングが使用できる場合，オーバードライブサプレッションが診断的治療に有効なことがある．抗不整脈薬と異なり心収縮抑制がないため，まず施行すべき処置である．

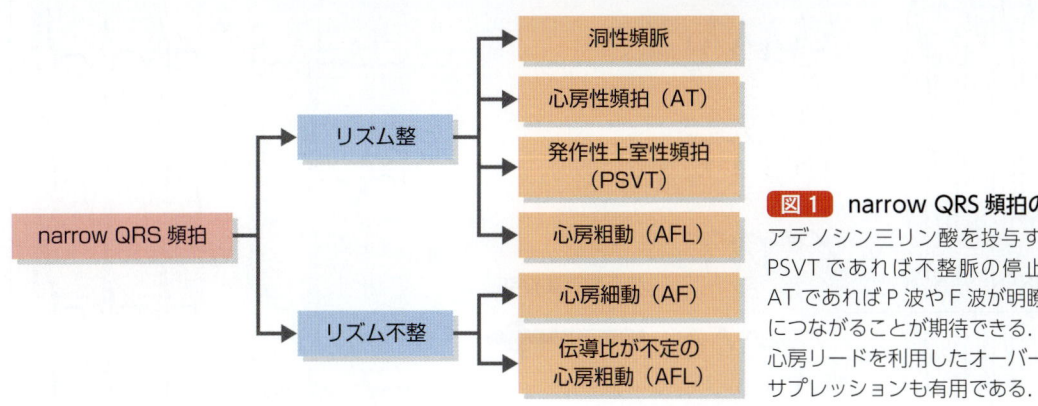

```
narrow QRS 頻拍 ─┬─ リズム整 ─┬─ 洞性頻拍
                │            ├─ 心房性頻拍（AT）
                │            ├─ 発作性上室性頻拍（PSVT）
                │            └─ 心房粗動（AFL）
                └─ リズム不整 ─┬─ 心房細動（AF）
                              └─ 伝導比が不定の心房粗動（AFL）
```

図1 narrow QRS 頻拍の鑑別

アデノシン三リン酸を投与することでPSVTであれば不整脈の停止，AFLやATであればP波やF波が明瞭化し診断につながることが期待できる．心房リードを利用したオーバードライブサプレッションも有用である．

- POAF の治療方針として，リズムコントロールとレートコントロールがある．POAFはほとんどがself-limitingであり，**表2**に示したPOAFの原因を改善しつつ，自然回復を待つことも重要である．48時間以上持続し血行動態が安定している場合には，除細動の前に必ず心エコー検査で血栓の有無を確認する．
- POAFやその他の上室性頻拍の治療薬として，β遮断薬のランジオロール（オノアクト®）とKチャネル遮断薬のアミオダロン（アンカロン®）が注目されている．
- 血行動態が不安定な場合，カルディオバージョンを行う．

■ wide QRS 頻拍

- wide QRS 頻拍のうちリズムが規則正しい場合は，心室性頻拍（ventricular tachycardia：VT），変行伝導を伴う上室性頻拍，もともと脚ブロックを伴う上室性頻拍などを考える．リズムが不規則な場合は心室細動，多型性心室性頻拍，torsades de pointes（TdP），AF＋変行伝導，AF＋WPW症候群（偽性心室性頻拍；pseudo VT）のいずれかが考えられる．
- しかし実際の臨床の場では，wide QRS 頻拍の鑑別診断は困難なことも少なくない（**図2**）．血行動態が保たれているかどうかをまず見極め，血行動態が不安定な場合でリズムが規則正しければカルディオバージョンを，心室細動や多型性心室性頻拍の場合は除細動をすみやかに施行する．
- 心筋梗塞の既往がある場合，wide QRS 頻拍はほとんどがVTであり，またそうでなかったとしても，除細動器を準備したうえでVTとして治療を開始すべきである．
- 血行動態が保たれている場合，抗不整脈薬は副作用の少ない薬剤から使用する．リドカイン（キシロカイン®），アミオダロンが使用しやすい．アミオダロンが使用できない場合はニフェカラント（シンビット®）を選択する．複数の抗不整脈薬の併用は病態を悪化させたり，心機能を低下させてしまうことがあるので，注意が必要である．
- wide QRS 頻拍の治療方針に関して確証がもてない場合，あるいは治療に抵抗性である場合，早急に循環器専門医にコンサルトすべきである．

▶AF：atrial fibrillation（心房細動）

▶WPW：Wolff-Parkinson-White

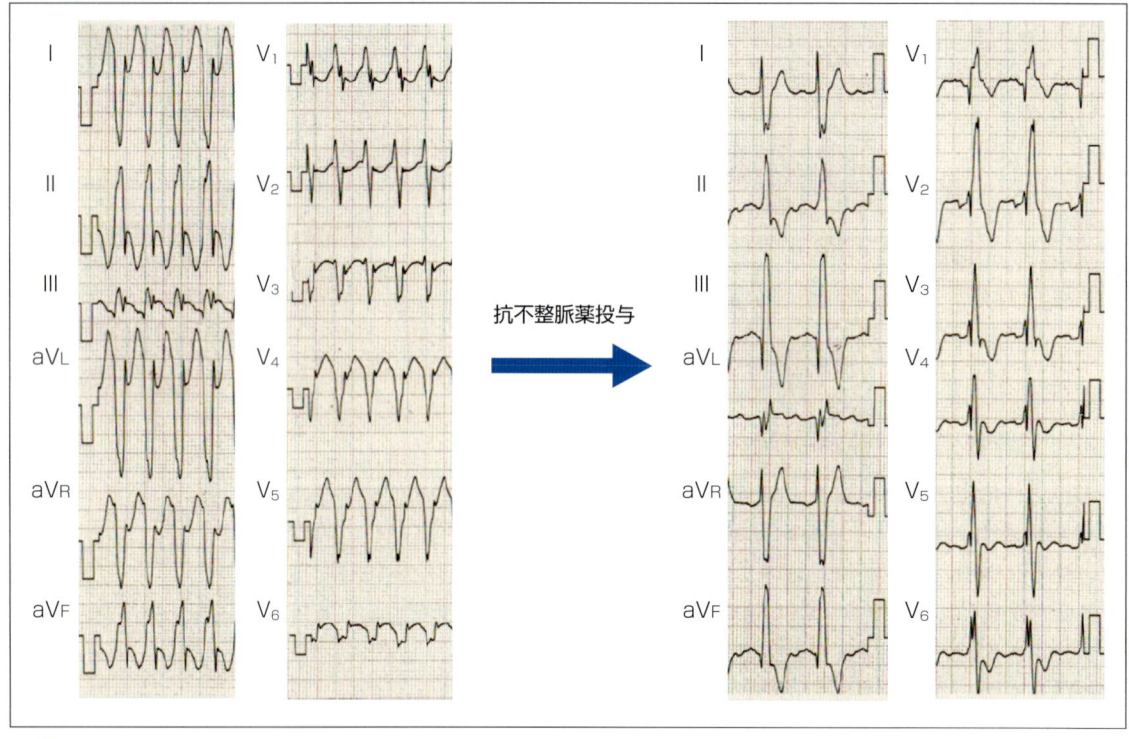

図2 wide QRS 頻拍の症例提示

動悸を主訴に来院，血行動態は比較的保たれていた．
頻拍発作時の心電図からは心室性頻拍と鑑別ができなかったが，抗不整脈薬使用後にP波が明瞭化し，QRS波形が変化しなかったことから，右脚ブロックを伴う心房性頻拍と診断できた．
このような場合に使用する抗不整脈薬としては，アデノシン三リン酸（トリノシン®，アデホス®）が最も適している．

b. 徐脈性不整脈

- 洞性徐脈，房室ブロックなどが鑑別にあがる．症状がなければ治療の必要はない．血圧低下や意識障害（Adams-Stokes 症候群），心不全といった治療が必要な場合，アトロピンなどの薬物治療を行うが，最も確実な方法はペーシング療法である．
- 術後の徐脈の原因の一つに麻薬性鎮痛薬や鎮静薬の副作用がある．必要に応じて調節する．
- 房室ブロック出現時には心筋虚血の検索を行う．

❹ 抗不整脈薬

- 抗不整脈薬の分類として，かつては Vaughan Williams 分類を用いていたが，現在は Sicilian Gambit 分類を用いる．いずれも Na チャネル，K チャネル，Ca チャネルとβ受容体の遮断作用などに基づいて分類されている．使用可能な静脈注射薬の増加に伴い選択肢が増えてきたが，逆に混乱を招く原因にもなっている可能性がある．

すべての抗不整脈薬に心抑制と催不整脈作用があることを忘れてはならない

表3 抗不整脈薬の特徴

一般名	代表的商品名	対象疾患	特徴
アデノシン三リン酸	トリノシン®/アデホス®	PSVT	narrow QRS の診断的治療に有用
リドカイン	キシロカイン®	心室性の頻脈性不整脈のみ	安全性が高い
アミオダロン	アンカロン®	POAF，上室性頻拍，VT・VF	心機能低下症例にも使用可能，血圧低下に注意
ニフェカラント	シンビット®	VT，VF	心抑制がほとんどない，QT 延長あり
ランジオロール	オノアクト®	POAF，上室性頻拍，VT・VF	半減期が短い，β_1 選択性が高い
ジゴキシン	ジゴシン®	POAF，上室性頻拍	心機能低下症例に使用しやすい

PSVT：発作性上室性頻拍，POAF：術後の心房細動，VT：心室性頻拍，VF：心室細動．

表4 抗不整脈薬の使用方法

アデノシン三リン酸	・10 mg を急速静注 ・作用時間は 30 秒程度 ・副作用に吐き気や倦怠感があるため，投与前に説明しておくほうがよい
リドカイン	・静注：1～2 mg/kg ・維持：60～120 mg/時
アミオダロン（注）	・初期急速投与：125 mg を 5%ブドウ糖で希釈し 10 分間で投与 ・負荷投与：50 mg/時の速さで 6 時間投与（総量 300 mg） ・維持投与：25 mg/時の速さで 42 時間投与 ・追加投与：VT，VF の再発など必要時には追加投与が可能．125 mg を 10 分間で投与
ニフェカラント	・静注：0.15～0.3 mg/kg を 10 分間で投与．半減期は約 2 時間 ・維持：単回投与で効果があれば 0.2～0.4 mg/kg/時で持続投与 ・単回投与を繰り返す場合，2 時間以上間隔をあける ・QT 延長に注意が必要．心収縮抑制はほぼなし
ランジオロール	・持続投与：2 μg/kg/分で開始．数分ごとに 2 μg/kg/分ずつ増量．ローディングは推奨しない ・10 μg/kg/分以上必要となることは少ない ・最大 40 μg/kg/分 ・半減期は約 3.5 分
ジゴキシン	・急速飽和：0.25～0.5 mg を 2～4 時間ごとに効果が現れるまで投与．飽和量 1～2 mg ・維持：0.25 mg を 1 日 1 回静注

- ここでは術後の不整脈に対する使用頻度の高い静注用抗不整脈薬についてのみ解説する（表3，4）．他の薬剤に関しては成書を参照されたい．

アミオダロン

- アミオダロンは K チャネル遮断作用を主とするが，その他のチャネルまたは受容体の遮断作用を併せもっている（マルチチャネル遮断薬）．心収縮力の低下はあるが，血管拡張作用もあるため，心不全患者でも比較的安全に使用できる．POAF に対するレートコントロール，リズムコントロールのいずれにも有用であり，除細動後の洞調律維持，VT/VF の停止，再発予防に

も効果がある[4]．代謝経路が100%肝臓であり，腎不全患者，透析患者でも使用可能である．副作用に間質性肺炎や甲状腺機能亢進症などがあるが，短期間の投与ではあまり問題にならない．

- 心臓手術後のAFの予防にアミオダロンが有用との報告がある（PAPABEAR trial）．心臓手術患者にアミオダロンもしくはプラセボを術前から内服させたところ，CABGのみ，弁置換術/弁形成術のみ，CABGと弁置換術/弁形成術の両方を施行したいずれのグループでも，プラセボ群よりアミオダロン投与群でAFの発症率が低かった．β受容体遮断薬の内服患者でもアミオダロン群で有意に低かった[5]．

▶ PAPABEAR trial：Prophylactic Amiodarone for the Prevention of Arrhythmias that Begin Early After Revascularization, Valve Replacement, or Repair trial

■ ニフェカラント

- ニフェカラントは純粋なKチャンネル遮断薬であり，心収縮力を低下させない利点がある．VT/VFの停止，再発予防，electrical storm（VT/VFが多発する状況）の抑制効果はアミオダロンと同等である．QT延長に注意が必要である．

■ ランジオロール

- ランジオロールは超短時間作用型のβ遮断薬である．β_1受容体選択性が277倍と高く，半減期が3.5分と短く，血圧低下作用が少ないのが特徴である．
- 開心術後の心房細動の治療に，ランジオロールとジルチアゼム（ヘルベッサー®）を比較した臨床試験の報告がある（JL-KNIGHT study）．ランジオロールのほうが8時間後の洞調律復帰の割合が高く，低血圧や徐脈の副作用も少なかった[6]．

▶ JL-KNIGHT study：Japan Landiolol-Kicking off the Novel Investigation for Gold standard Heart study

（大塚洋司，竹内　護，簱　義仁）

文献

1) Walsh SR, et al. Postoperative arrhythmias in general surgical patients. Ann R Coll Surg Engl 2007; 89: 91-5.
2) Almassi GH, et al. Atrial fibrillation after cardiac surgery: A major morbid event? Ann Surg 1997; 226: 501-11.
3) Walsh SR, et al. Postoperative arrhythmias in colorectal surgical patients: Incidence and clinical correlates. Colorectal Dis 2006; 8: 212-6.
4) Bagshaw SM, et al. Prophylactic amiodarone for prevention of atrial fibrillation after cardiac surgery: A meta-analysis. Ann Thorac Surg 2006; 82: 1927-37.
5) Mitchell LB, et al. Prophylactic Oral Amiodarone for the Prevention of Arrhythmias that Begin Early After Revascularization, Valve Replacement, or Repair: PAPABEAR: A randomized controlled trial. JAMA 2005; 294: 3093-100.
6) Sakamoto A, et al. Landiolol, an ultra-short-acting β_1-blocker, more effectively terminates atrial fibrillation than diltiazem after open heart surgery: Prospective, multicenter, randomized, open-label study (JL-KNIGHT study). Circ J 2012; 76: 1097-101.

8-4 人工呼吸と循環

- ガスを肺胞に送るためには，肺胞と口元で圧差が必要であり，自発呼吸，陽圧人工呼吸にかかわらず，胸腔内圧は呼吸に伴い変動する．
- 自発呼吸時には口元の圧をゼロ，胸腔内圧を陰圧にすることで圧差をつくる．一方，陽圧人工呼吸中は口元の圧を高めることで圧差をつくる．胸腔内圧は周期的に変化するが，吸気と呼気の圧変化は自発呼吸と陽圧人工呼吸とでは異なる．胸腔内圧の絶対値そのものも異なる．
- 開心術術後や高侵襲手術後，既往歴に心肺機能合併症を有する患者では，人工呼吸管理の状態で集中治療室に入室することが少なくない．適切な循環呼吸管理のためには人工呼吸が循環系に与える影響を理解しなければならない．

1 呼吸と循環の相互作用

a. Guyton の静脈還流曲線[1]

- 静脈は容量血管とよばれ全血液量の約70％を含有するが，その血液は末梢静脈圧（平均体循環系充満圧：mean systemic filling pressure〈MSFP〉）と右房圧（right atrial pressure：RAP）との圧差により心臓に還流する．

$$Qv = \frac{MSFP - RAP}{Rv} \qquad Qv：静脈還流量，Rv：抵抗$$

- 静脈血管抵抗は動脈のようには変化しないので，静脈還流量は MSFP と RAP による影響が大きい．MSFP が一定であれば RAP により静脈還流量が決まるので，RAP が MSFP と等しくなると静脈還流がゼロ（循環停止状態）になる．
- RAP の低下に伴い静脈還流量は直線的に増加するが，大静脈が虚脱するほどに RAP が低下すると（RAP<Pcrit）[★1]，流量制限が起こり一定の静脈還流量となる．
- 容量負荷や容量血管への容量移動[★2]により MSFP が上昇すると曲線は右方移動する．逆に容量減少や血管拡張薬を使用すると曲線は左方移動する（図1）．Guyton の静脈還流曲線と心機能曲線（図2）を合わせて考えることは，心機能の理解に有用である（図3）．

b. West の zone 分類（図4）[2]

- West の zone 分類の理解も重要である．これは肺胞内圧（P_A）と肺動脈圧（Pa），肺静脈圧（Pv）の関係を示すものである．
- 重力の影響で zone I と II は independent 部分に多く，zone III は

人工呼吸が循環系に与える影響を理解するには Guyton の静脈還流曲線は必須

★1 Pcrit
critical closing pressure.

★2
敗血症性ショックで血管収縮薬を使用したときなど．

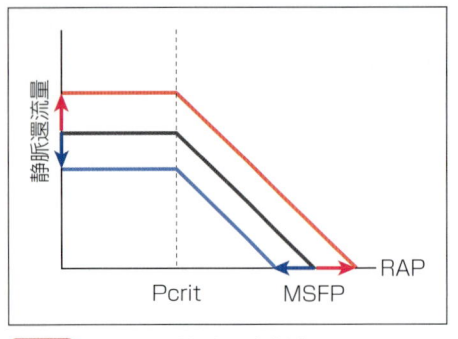

図1 Guyton 静脈還流曲線

RAP と MSFP が等しいときには還流量はゼロとなり，RAP が下がるにつれてほぼ直線的に静脈還流量は増える．
RAP が下がりすぎ静脈が虚脱すると，静脈還流量は一定となる（Pcrit）．Pcrit は，通常，胸腔内圧である．
Pcrit は環境が変わらなければ一定であるため，MSFP が上昇すれば最大静脈還流量は増す．

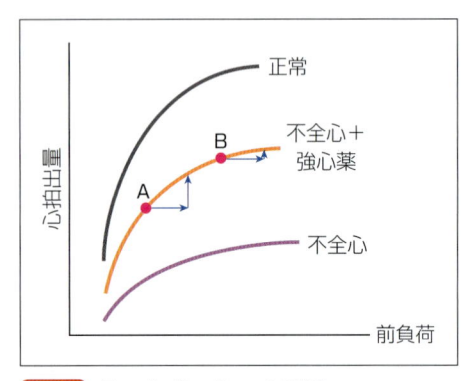

図2 Frank-Starling の関係

Frank-Starling の関係は，前負荷と心拍出量の関係を表した曲線である．
正常心の曲線に対し，不全心の曲線は右下方になる．強心薬の使用により左上方へ曲線は動く．前負荷に対する心拍出量の反応性は前負荷が上昇するにつれて低下する．

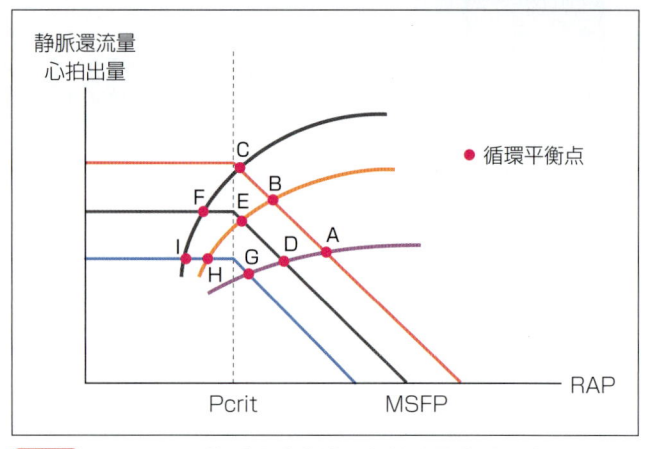

図3 Guyton の静脈還流曲線と心拍出量曲線を合わせたもの

Guyton の静脈還流曲線と心拍出量曲線の交点は RAP が決める心拍出量と静脈還流量が等しい部分であり，循環平衡状態と考えられる（この交点を循環平衡点という）．RAP が Pcrit よりも高い状態で強心薬などで心機能を改善すれば，RAP が下がり静脈還流量が増加する部分で循環平衡状態となる（A→B，D→E）．一方，RAP が Pcrit よりも低い状態で心機能を改善しても静脈還流量の増加は見込めない（H→I）．その場合は強心薬よりはまず MSFP を上げることにより静脈還流量の改善を考慮する（F→C）．心機能が悪く，RAP≒Pcrit の場合（循環平衡点が G 点），MSFP や心機能を単独で上げても心拍出量増加は見込めないので，両方を上げるような治療を要する（G→D/H→E）．

dependent 部分に多い．
- 自発呼吸，陽圧人工呼吸にかかわらず，吸気により肺胞が拡張することにより P_A が上昇する．これにより，zone III が zone I または II へと変化し右室の後負荷が増加する．

c. 心室間相互作用

- 右室と左室は電気活動的に同期している．さらには共通の心膜に囲まれ，心室中隔を共有している．そのため，それぞれの形態が直接互いに影響を与える．とくに拡張期の影響が大きい．
- 呼吸相は，大雑把にいうと左右の心室に対して反対の影響を与える．
- 自発呼吸では，吸気時には胸腔内圧が低下（RAP 低下）し，静脈還流量が増加する．心筋のコンプライアンスは右室のほうがよいので，右室容量が増加し左室の拡張能が低下する．
- 陽圧人工呼吸では，胸腔内圧が上昇（RAP 上昇）し，静脈還流量が減少するため，右室容量が低下し左室の拡張能が上昇する．これらの影響は後で述べる血圧の呼吸性変動の原因の一つである．
- 連続的な影響として PEEP（positive end-expiratory pressure：呼気終末陽

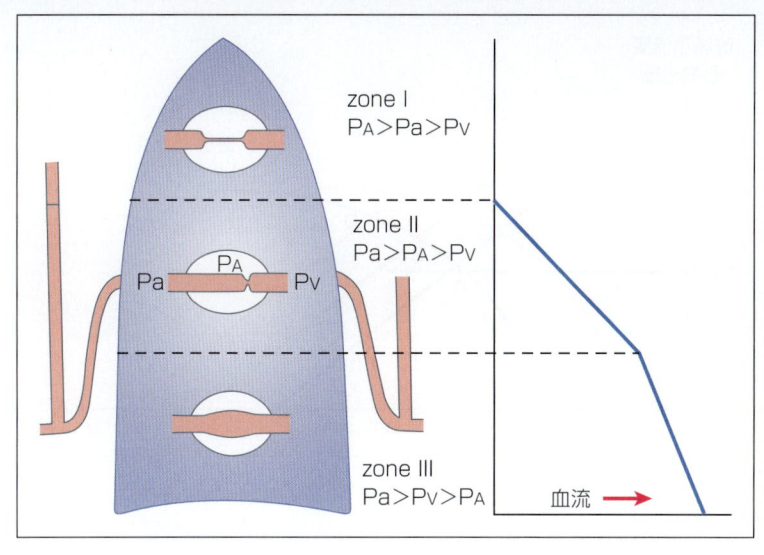

図4 West の zone 分類

肺胞内圧（P_A）が上昇することにより，zone III が zone I や II に移行すると肺血管抵抗が増加し，右室の後負荷に影響する．

(West JB, et al. J Appl Physiol 1964; 19: 713-24[2])より)

圧）があるが，PEEP を必要とする病態では 20 cmH$_2$O 程度までは心室間相互作用への影響は少ない[3]．

d. 循環

- 心拍出量を規定する因子は，前負荷，心収縮能，後負荷，心拍数であるが，加えて拡張能も考慮する必要がある．
- 前負荷は心臓の拡張末期における心筋線維の伸展長であり，臨床的には拡張末期容量がいちばん正確であるが，これを連続的に測定することはできない．拡張末期圧（拡張期であり容量増加に比例して圧が上昇する）で代用する．圧で代用する場合は心筋の拡張能を考慮しなければならない[4]．
- 僧帽弁が正常であれば，左房圧と左室拡張末期圧は等しく，左心の前負荷は，左房圧を反映する肺動脈楔入圧で測定する．同様に右心の前負荷は右室拡張末期圧であり，それを反映する右房圧，中心静脈圧で測定する．
- 正常心機能と比較して不全心では Frank-Starling の曲線は下方に移動し（図2），同じ前負荷における心拍出量が低下する．
- 後負荷とは収縮末期の心室壁にかかる張力であり，動脈のインピーダンスや心腔-胸腔内圧差，前負荷が影響を与える．一般的に後負荷と考えられている血管抵抗は動脈のインピーダンスの一要素であり，イコールではない．
- 心拡張能は心拍出量を規定する因子としてはあげられないが，呼吸循環の相互作用を考える場合には重要である．心室間相互作用を考える場合にはとくに重要である．

e. 陽圧人工呼吸の循環系への影響

呼吸相の影響

- 自発呼吸では吸気相で胸腔内圧が低下し，RAP は低下する．静脈還流量が増加し，右室容量が増加するため，左室の拡張能は低下し，吸気初期には血圧が低下する．数拍後には静脈還流量増加により右心拍出量が増加した影響

呼吸相による一過性の影響と PEEP のような持続的な影響に分けて考える必要がある

図5 Guyton の静脈還流曲線，心拍出量曲線と PEEP の影響：正常心の場合

Guyton の図の RAP は絶対値である．心機能曲線の前負荷で用いる圧は駆動圧であり，心機能曲線については PEEP による胸腔内圧上昇分を右方に移動させなければならない．

PEEP により MSFP が上昇するため静脈還流曲線は右方に移動する．そのため RAP が高くても静脈還流は維持される．

PEEP によって最大還流量は低下するが，どの程度低下するかにより心拍出量に影響する．

PEEP により MSFP 1 から MSFP 2 に変化したときに最大還流量が FL 2 に移行した場合，心拍出量は変化しない（A→B）．

PEEP により MSFP 1 から MSFP 2 に変化したときに最大還流量が FL 3 に移行した場合，心拍出量は減少する（A→C）．ただし，その場合も容量負荷により MSFP を上げれば心拍出量は戻る（C→D）．

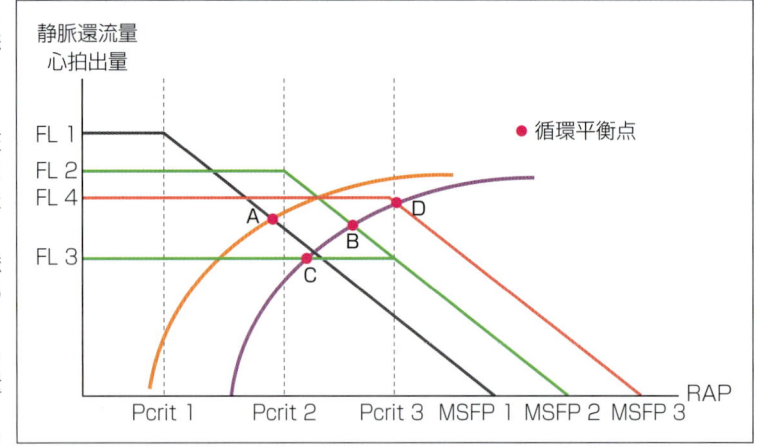

が左室にもたらされる．

- 陽圧換気では吸気時に胸腔内圧が上昇し，RAP も上昇するため静脈還流量が低下する．右室容量が低下するため，左室の拡張能は上昇し，吸気時に一過性に血圧上昇するが数拍後には静脈還流量低下により右心拍出量が低下した影響が左室にもたらされる．

- 呼吸相による血圧の変動は，容量負荷に対する心機能の反応や，循環血液量の妥当性を評価するために利用される．これについては次頁に説明する．

■ PEEP の影響

- PEEP は静脈還流量を減少させると盲目的に考えられているが，PEEP を要する病態では過度の PEEP でない限り静脈還流量への影響は少ない．Guyton の静脈還流曲線は PEEP により右方移動し，Pcrit も同時に右へ移動する．つまり，高い RAP でも静脈還流量が維持できることになる．PEEP により MSFP が上昇し，還流圧が維持されるためである（図5）．

- 一方で，PEEP により最大還流量は低下する．これは胸腔内に入る部分で大静脈（とくに下大静脈）が圧迫され，流量制限が発生するためである[5]．

- 右室の後負荷は，PEEP による換気血流不均衡分布の改善により低酸素性肺血管攣縮（hypoxic pulmonary vasoconstriction：HPV）が解除され，肺血管抵抗が減少することと，肺胞内圧上昇に伴う肺胞周囲毛細血管床の圧排に伴って肺血管抵抗が増大することの兼ね合い[★3]により決まる（図6）．

- 右室の前負荷，後負荷に PEEP がどのように影響するかによって心室間相互作用への影響は異なる．5〜15 cmH$_2$O の範囲では，PEEP を必要とする疾患では肺血管抵抗は増加しないし，逆に低下することもある．RAP は上昇するが MSFP も同程度増加するので静脈還流量は減少しない範囲がある．このような状態では右室拡張末期圧が低下することが期待でき，また左室のコンプライアンスも上昇するため血行動態が改善する．しかし，PEEP の効果は患者ごとに異なり，とくに zone I が増加するような場合には右室後負

★3
West の zone I, II, III がそれぞれどの程度分布するか．

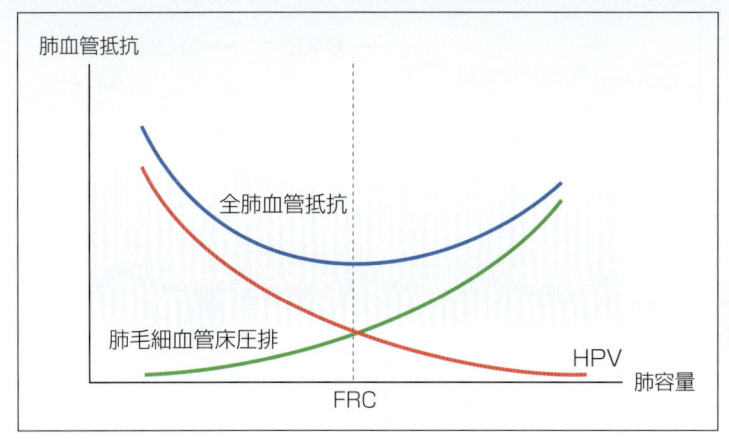

図6 肺血管抵抗の関係
低酸素性肺血管攣縮と肺胞内圧上昇による肺毛細血管床圧排が関与する．機能的残気量（FRC）程度の肺容量を保てば，全肺血管抵抗はいちばん低値となる．

荷が上昇するため，右室拡張末期圧が上昇し，左室コンプライアンスを低下させる．

1回換気量の影響
- 肺や胸郭のコンプライアンス次第で一定の1回換気量を担保するために必要な気道内圧が変化する．
- 低1回換気量に伴う高二酸化炭素血症では肺血管攣縮を惹起するため右室の後負荷は増大する．

陽圧人工呼吸と心拍出量の関係
- 吸気相は胸腔内圧上昇に伴う左心の後負荷軽減と肺胞内圧上昇による肺毛細血管内の血液の駆出に伴う左心の前負荷の増大により左心拍出量は増大する．一方，右心系は胸腔内圧に伴う静脈還流低下による前負荷低下と肺胞内圧上昇による肺血管抵抗増大から後負荷が増加するため右心拍出量は減少する．
- 呼気相では吸気時の右心拍出量の減少がそのまま左室の前負荷低下に結び付くために，呼気時間の左心拍出量は減少する．

陽圧人工呼吸と動脈圧波形の関係（当院症例より）（図7）[6,7]
- 前の項目でも述べたが，陽圧人工呼吸中は吸気相で左心拍出量は増大し，呼気相で減少する．これは，陽圧換気に伴う右心拍出量の変化であり，吸気相の胸腔内圧上昇に伴う静脈還流量の減少が基となる．
- 静脈還流量は，胸腔内圧上昇によりMSFPが上昇した状態からでも，容量負荷によりさらに増やすことが可能である．
- 動脈圧波形から前負荷の状態を推測する方法としてはΔPP（pulse pressure：脈圧変動率）やΔsystolic pressure（収縮期血圧変動率），Δstroke volume（1回拍出量変動率）などがある．
- ΔPP＞13％であれば前負荷不足と考え，容量負荷が必要な状態と考えてよいが，この指標は洞調律のときのみ評価可能である．
- 動脈圧波形が明らかに呼吸性に変動しているときは図2の点Aの状態であ

> 陽圧人工呼吸中の胸腔内圧は，肺や胸郭のコンプライアンスと1回換気量により規定される

▶「呼吸相の影響」（p.261）を参照．

図7 脈圧の呼吸性変動（当院症例より）

a：60歳男性．心不全加療後精査で3枝病変を指摘．LVEF30％．CABG（LITA-LAD，Ao-SVG-RCA/LCX）を施行した術直後の動脈圧波形とカプノグラムを示す．呼吸器設定はA/Cモード，1回換気量500 mL，吸気時間1.2秒，呼吸回数12回/分．
動脈圧波形が呼吸性変動していることがわかるが，陽圧換気中は，吸気相の後期で最大脈圧となり，呼気相中期で最小脈圧になっている．
ΔPP（脈圧変動率：％）＝100×（最大脈圧－最小脈圧）/（最大脈圧＋最小脈圧）/2で求められ，この症例では約22％であった．

b：術後4時間の動脈圧波形．呼吸器設定の変更なし．2,000 mL程度の補液を行うことにより動脈圧波形の変動は明らかに減少し，ΔPPは約8％に減少した．

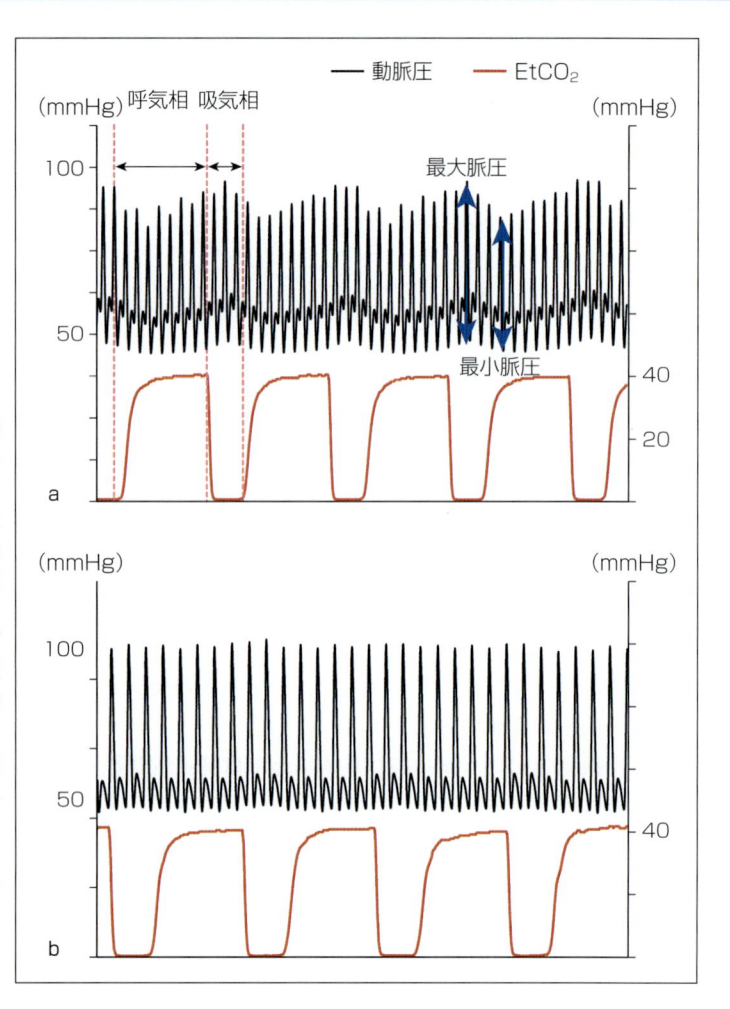

り，図2の点Bに近づくにつれて動脈圧波形の揺れは小さくなる．
- 1回換気量もΔPPに影響を与える．低1回換気量では呼吸相による胸腔内圧変動は小さくなる[8]．

② 術後人工呼吸患者の循環管理

a. 合併症のない患者の人工呼吸管理と循環

- 循環に関して問題になるのは大概が前負荷不足である．人工呼吸管理中の患者であれば，動脈圧変動を指標にする前負荷管理で問題なく，図3の点Fから点Cへシフトさせるように輸液管理を行えばよい．
- 人工呼吸器の設定は，通常の設定（表1）で差支えない．

b. 心臓術後や心機能低下患者の人工呼吸管理と循環

低心機能とそれに伴う肺水腫が術後の問題である

- 肺水腫をきたす状態において，PEEPによる心拍出量の減少はわずかであり（図8），また，PEEPにより最大還流量の調節が可能であるので躊躇せずに

PEEPをかけるべきである．
- 右室圧上昇は左室のコンプライアンスを低下させることになるため[★4]，右室の後負荷を下げることが大切である．右室の後負荷は無気肺に伴う HPV と陽圧換気に伴う zone I/II の増加に伴う肺血管抵抗増大であるため，PEEP により最も肺血管抵抗を下げるところ（FRC のあたり）に調節する（図6）．
- 低心機能の患者においても，動脈圧変動が大きいあいだは容量負荷が必要であるが，正常心に比べてわずかな容量負荷で呼吸性変動はなくなる．これは，前負荷の増減に対する心拍出量への影響の幅は狭いためである（図3，G→D→A）．また，動脈圧変動からは前負荷過多は読み取れないので，その状態で経過を見ていると左心不全から肺水腫を惹起する危険性がある．
- 不全心においては，適切な前負荷であっても心拍出量は少なく，強心薬の併用により心拍出量曲線を左方変位させ心拍出量を上昇させることが大切である（図3，A→B）．
- 肺水腫により肺のコンプライアンスが低下した状態では，高い PEEP や換気量を保つためには高気道内圧になるが，VALI（ventilator associated lung injury：人工呼吸関連肺損傷）が懸念されるため，最大気道内圧は 30 cmH$_2$O 以下で保つような PEEP と1回換気量とし，低換気量に伴うある程度の高二酸化炭素血症は許容する．
- 自発換気の場合，肺のコンプライアンスが低下すると胸腔内圧の低下が起こり，左室後負荷が増加する．極度の呼吸努力を認める場合には，呼吸仕事量を減少させるためにサポート圧を上げるか強制換気に変更する．また，PEEP により胸腔内圧を上げることも左室後負荷軽減には有効である[★5]．
- 低心機能の患者の人工呼吸離脱後には，陽圧解除に伴い，前負荷・後負荷の増大による肺水腫の増悪が懸念される．一時的な陽圧換気で管理できる場合

表1 基本的な人工呼吸器設定

換気モード	ACV もしくは SIMV．VCV でも PCV でも可
酸素濃度	SpO$_2$>94％を維持できる濃度でよい
1回換気量	8〜10 mL/kg．PCV であればそれを満たす吸気圧
吸気流量/分	0.6〜1 L/kg/分　吸気時間は1秒前後で設定
トリガー	フロートリガー：2〜3 L/分 圧トリガー：−1〜2 cmH$_2$O
PEEP	4〜5 cmH$_2$O

ACV：補助換気，SIMV：同期式間欠的強制換気，VCV：従量式調節換気，PCV：従圧式調節換気．

[★4]
左室の前負荷管理は，動脈圧変動に加えて心拍出量の測定が必要である．

[★5]
PEEP が大切であると述べてきたが，どの程度の PEEP が適切であるかは症例ごとで調節するしかない．

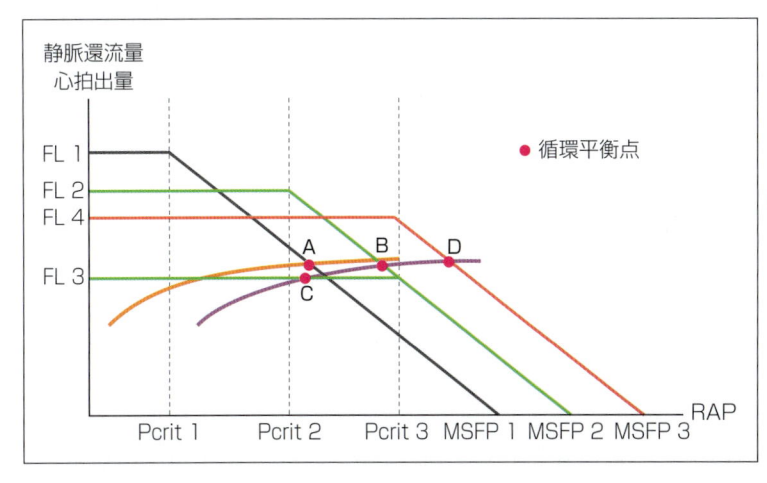

図8 Guyton の静脈還流曲線，心拍出量曲線と PEEP の影響：不全心の場合

不全心の場合，肺水腫をきたすような状態であるならば，PEEP による心拍出量の影響は少なく，むしろ静脈還流量の減少が見込める．不全心で前負荷が少ない状態では，PEEP による心拍出量の影響は大きい．

は非侵襲的陽圧換気（non-invasive positive pressure ventilation：NPPV）も考慮に入るが，その後の治療に抵抗性の場合はすみやかに再挿管をする．

（小畠久和，西村匡司）

文献

1) Henderson WR, et al. Clinical review: Guyton — the role of mean circulatory filling pressure and right atrial pressure in controlling cardiac output. Crit Care 2010; 14: 243.
2) West JB, et al. Distribution of blood flow in isolated lung; relation to vascular and alveolar pressures. J Appl Physiol 1964; 19: 713-24.
3) Luecke T, et al. Assessment of cardiac preload and left ventricular function under increasing levels of positive end-expiratory pressure. Intensive Care Med 2004; 30: 119-26.
4) Marik PE, et al. Does central venous pressure predict fluid responsiveness? A systematic review of the literature and the tale of seven mares. Chest 2008; 134: 172-8.
5) Fessler HE, et al. Effects of positive end-expiratory pressure and body position on pressure in the thoracic great veins. Am Rev Respir Dis 1993; 148: 1657-64.
6) Michard F, et al. Relation between respiratory changes in arterial pulse pressure and fluid responsiveness in septic patients with acute circulatory failure. Am J Respir Crit Care Med 2000; 162: 134-8.
7) Michard F, Teboul JL. Using heart-lung interactions to assess fluid responsiveness during mechanical ventilation. Crit Care 2000; 4: 282-9.
8) Kim HK, Pinsky MR. Effect of tidal volume, sampling duration, and cardiac contractility on pulse pressure and stroke volume variation during positive-pressure ventilation. Crit Care Med 2008; 36: 2858-62.

8-5 IABPの適応と限界

- 大動脈内バルーンパンピング（intraaortic balloon pumping：IABP）は，難治性心不全の治療として，機械的に心機能の回復を促す経皮的に挿入可能な補助循環の一つである[★1]．
- 周術期におけるIABPは，心筋梗塞などの重篤な心イベントに対する緊急処置に，また高リスク患者の心臓合併症を予防するために使用されることがある[1,2]．
- 周術期のIABPの挿入と管理には，IABPに関連する合併症に加え，ヘパリン化による出血への配慮も必要であり，その適応と限界を熟知していなければならない．

[★1] 最初に臨床応用したのはアメリカのKantrowitzらで，1967年に急性心筋梗塞ショックに使用した．

IABPの管理では，患者の循環動態への管理に加えてIABP自体の管理も必要

1 IABPの特徴

a. IABPの作用機序

- IABPは胸部上行大動脈に留置したバルーンカテーテルを心拍動と同期させ，バルーンを膨張（デフレーション）・脱気（インフレーション）することにより[★2]，圧補助主体の効果を期待する補助循環装置である（図1，2）．
- 左室拡張期にバルーンを膨張させる．これにより，大動脈拡張期圧が上昇し，冠動脈血流や脳への血流が増加する（diastolic augmentation効果）[★3]．
- 左室収縮期にバルーンを脱気させる．バルーンの閉じる陰圧により大動脈内で吸引効果が生じ，収縮期駆出量が増加する．さらに，後負荷が減少することにより，心仕事量と心筋酸素消費量が減少する（systolic unloading効果）．

[★2] バルーンの容積は，30～40 mLであり，患者の身長に合わせてサイズを決定する．

[★3] 冠動脈は拡張期優位に血流が流れるため，冠動脈の灌流圧は大動脈拡張期圧に依存する．

diastolic augmentation と systolic unloading は IABPの2大効果

図1 IABPの作用原理

a. diastolic augmentation：拡張期にバルーンを膨張させることによって拡張期圧を上昇させ，冠動脈の灌流圧を増加させる効果．

b. systolic unloading：収縮期にバルーンを急速に脱気させることによって左室の駆出量が増加，後負荷が減少，これに続く収縮期の心臓の仕事量が減少する効果．

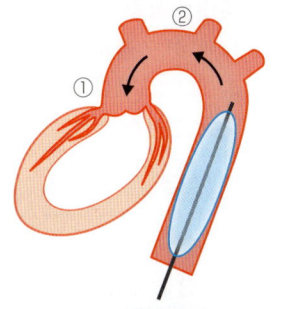

左室拡張期の効果
①冠血流増加
②脳への血流増加

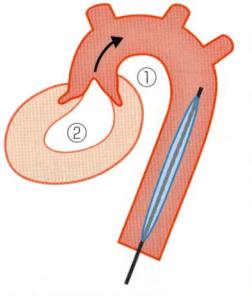

左室収縮期の効果
①後負荷の軽減
②心筋酸素消費量減少

図2 IABP補助中の動脈圧波形

diastolic augmentation と systolic unloading が認められる．

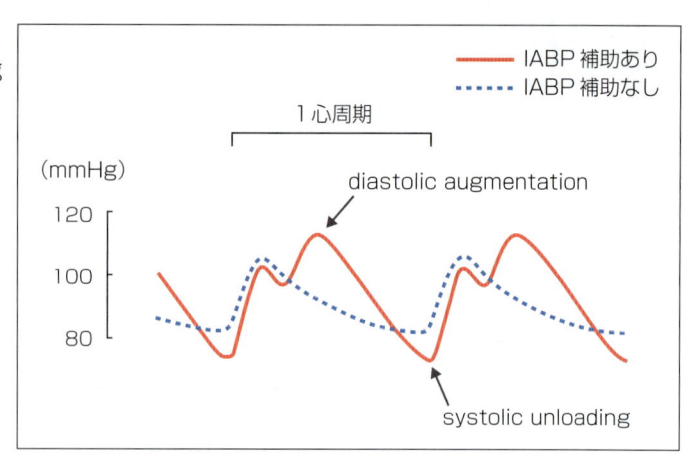

表1 IABPの使用限界

- 心係数（CI）：0.8～1.2 L/分/m² 以下
- 収縮期血圧：50 mmHg 以下
- 肺動脈楔入圧（PCWP）：30mmHg 以上
- 左室壁運動低下

IABPは直接的に循環血流を補助するものではないため，その有効限界が存在する

★4 VAD
IABPやPCPSよりも長期の循環補助が可能である．患者を歩行させる目的や心臓移植までのつなぎ（ブリッジユース）としても用いられる．装着には開胸操作が必要である．

Topics IABP-SHOCK II 試験

心原性ショックを合併した急性心筋梗塞患者に対するIABP併用による死亡抑制効果を検討した600例のランダム化比較試験が行われた．その結果，30日全死因死亡率はIABP群39.7％，非IABP群41.3％で，内科治療にIABPを併用しても死亡率を低下させなかったことが報告されている[5]．

- IABPは強心薬による内科的治療と異なり，左室後負荷を増加せず，僧帽弁逆流量および左室-右室短絡量を減少させることから，心筋梗塞後に合併した僧帽弁逆流や心室中隔穿孔による心原性ショックにも効果が期待される．

b. IABPの限界

- IABPの効果は，バルーンの容積，患者の心拍数や大動脈コンプライアンスなどにより変化するため症例間にばらつきがある．
- 冠動脈狭窄が強い場合，IABPによる冠動脈血流量の改善効果が認められないこともある．このような症例では，早期の冠動脈血行再建術が必要となる[3]．
- IABPで補助できるのは左室のみであり，肺機能を補助する効果はない．
- IABPの流量補助効果は自己心拍出量の10～15％程度（0.8～1.0 L/分）である．したがって，状態によってはIABPを挿入しても有効性が得られないことがある（表1）．ショック状態が遅延する場合は，より強力な流量補助が得られる経皮的心肺補助装置（percutaneous cardiopulmonary support：PCPS）の併用が必要となる．
- IABPは心臓の機能が回復するまで，多くの場合，集中治療室などで数日～1週間程度使用されるが，補助人工心臓（ventricular assist device：VAD）★4のように長期間使用することはできない[4]．

c. IABPの適応と禁忌

- IABPの適応疾患・病態および導入基準の目安をそれぞれ表2，3に示す．
- IABPの適応は，日本循環器学会をはじめとした合同研究班により作成された「急性心不全治療ガイドライン（2011年改訂

表2 IABPの適応疾患・病態

- 心原性ショック
- 左心不全
- 薬物治療抵抗性の急性冠症候群
- 心筋梗塞後の僧帽弁閉鎖不全・心室中隔穿孔
- 難治性心室性不整脈
- 周術期の心筋虚血イベント
- 人工心肺離脱後の低心拍出量症候群
- ハイリスク冠動脈インターベンションのバックアップ

表3 IABPの導入基準（薬剤抵抗性心不全で以下の基準を満たす場合）

- 心係数（CI）：2.2/分/m² 以下
- 収縮期血圧：90 mmHg 以下
- 肺動脈楔入圧（PCWP）：20 mmHg 以上
- 中心静脈圧（CVP）：22 mmHg 以上
- 尿量：0.5 mL/kg/時 以下
- 混合静脈血酸素飽和度（S$\bar{v}_{O_2}$）：60％以下

表4 IABPの禁忌事項

禁忌事項	理由
重度の大動脈弁閉鎖不全	バルーンの膨張により逆流量が増え、左心前負荷の増大による心不全が増悪する
大動脈瘤，解離性動脈瘤	バルーンの挿入や膨張・脱気により大動脈が損傷する
動脈の高度な蛇行・石灰化	バルーンの損傷が生じる
閉塞性動脈硬化症	下肢血行障害が生じる．予防策として小径のIABPカテーテルを使用する
重篤な血液凝固異常	止血困難や血栓，塞栓症が生じる

版）」[1] に最新の知見に基づいてまとめられている．

- 内科的治療に抵抗する急性心不全や心原性ショックが主な適応となる（クラスI）★5．
- 急性冠症候群，切迫梗塞，ハイリスクの冠動脈再建術など重症心不全に移行しやすい病態に対する予防的IABPも有効であると考えられている（クラスIIa）★6．
- 現時点で質の高い確かなエビデンスはないが，予防的IABPは心臓手術を受ける高リスク患者に低心拍出量症候群の予防や治療に使用されている[2]．
- 周術期心筋梗塞は，非心臓手術における最大の手術死亡原因の一つである．したがって，重度の心合併症を有する非心臓手術患者に対しても，周術期死亡率を減らすために予防的IABP挿入を考慮する．
- IABPの禁忌事項とその理由を表4に示す．

❷ IABPの管理

a. IABPの挿入

- IABP治療ではバルーンを正しい位置に留置することが要求される．
- 一般的に，バルーンカテーテルは大腿動脈から挿入し★7，先端が大動脈弓の鎖骨下動脈起始部から2〜3cm末梢側になるように留置する．
- バルーンの先端位置や膨張/脱気の動きはX線透視などで確認するが，手

★5
クラスI：手技，治療が有効，有用であるというエビデンスがあるか，あるいは見解が広く一致している．

★6
クラスIIa：エビデンス，見解から有用，有効である可能性が高い．

★7
大腿動脈が使用できない場合は，鎖骨下・腋窩動脈などの上肢からも挿入可能である．

図3　IABPの作動タイミング

IABP補助のタイミングは心電図または動脈圧波形を用いて調節する．
a：心電図波形．T波の中央から膨張させ，P波の終了からQRSのあいだで脱気させる．
b：動脈圧波形．dicrotic notch（①）に合わせてバルーンを膨張させ，収縮期圧の波形が出る前に脱気させる．
c：ガス圧波形．IABP装置内のヘリウム圧を示す．

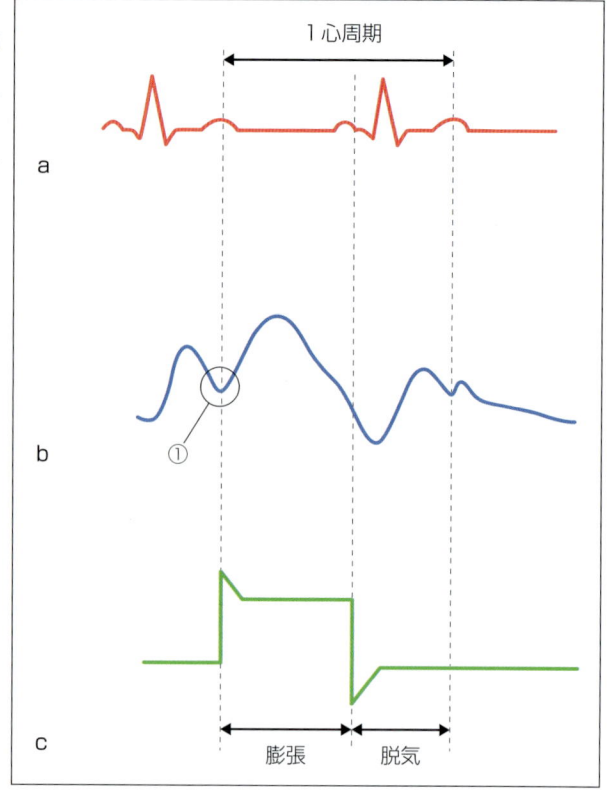

★8
ただし，ヘパリン化が必要だという明らかなエビデンスはない．

★9
IABPバルーンの駆動用ガスには，ガス移動時の応答性が良いヘリウムが使用される．

術室では経食道心エコーで確認することもできる．

- バルーンの位置が中枢側へずれた場合，脳への血流量が低下し，神経症状を生じる危険性がある．
- バルーンの位置が末梢側にずれた場合，バルーンの膨張／脱気の効果が心臓へ有効に伝わらず，IABPの効果が得られなくなる．さらに，バルーンが腎動脈にかかった場合，腎臓への血流が低下し腎障害を生じる危険性がある．
- IABP挿入中は，血栓形成予防のため，ヘパリンによりACT（activated clotting time：活性凝固時間）を150前後に維持することが推奨されている★8．

b. IABPの作動タイミング

- IABPの効果を十分に発揮するには，バルーンの膨張／脱気のタイミングが重要である★9．
- IABPの作動を心周期に同期させるには心電図波形か動脈圧波形のいずれかを用いる（図3）．心電図波形の場合は，T波の頂上からバルーンを膨張させ，P波の直後からQRSの直前にかけて脱気させる．動脈圧

Advice　pending standby IABP

予防的IABPを留置するためには，留置自体の合併症に加えて，ヘパリン化による術中・術後出血の危険性が生じる．pending standby IABPとは，緊急にIABPが必要になったとき，すみやかにカテーテルが留置できるように，あらかじめIABP用シースの留置のみ施行しておく方法である[2]．この方法によって，周術期の無用なヘパリン化を避け，かつ緊急時には確実にIABPを開始できる．

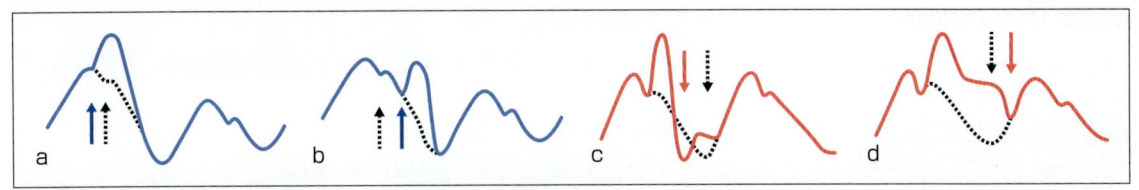

図4 不適切なIABPの作動タイミングにおける動脈圧波形

a：膨張が早すぎた場合の動脈圧波形．左室拡張末期圧は上昇し，心負荷が増大する．
b：膨張が遅すぎた場合の動脈圧波形．diastolic augmentation効果が十分に発揮されない．
c：脱気が早すぎた場合の動脈圧波形．後負荷軽減効果が十分に発揮できない．
d：脱気が遅すぎた場合の動脈圧波形．左室の駆出抵抗が増加し，心筋酸素消費量は増加する．
──▶：不適切タイミング，┈┈▶：至適タイミング．

波形の場合は，動脈波形の切痕（dicrotic notch）[★10]に一致させてバルーンを膨張させ，心臓収縮直前に脱気するように調整する．
- 手術中は電磁干渉などを受けにくい動脈圧波形を用いることが多い．
- 至適タイミングの調整・確認を行う際には，IABPのアシスト比を1：2（2拍に1回の補助）とし，IABPによって補助された動脈圧波形と補助されていない波形を比較するとわかりやすい[★11]．
- タイミングがずれると，効果がないばかりでなく，心臓に負担をかける場合もある（図4）．
- 心房細動などの不整脈がある場合は，R波に合わせてバルーンの脱気を行う．
- 心停止時の血栓予防や人工心肺時の脈圧発生のためにIABPを作動させる場合は，インターナルモード（固定レートによる強制ポンピング）を用いる．

c. IABPの合併症

- IABPに伴う合併症は，頻度的には多くないものの[★12]，いったん生じると重篤な結果に至る可能性があり，バルーンカテーテルを抜去しなければならないことも多い（表5）[6]．
- IABP関連合併症の発生に関与する要因として，高齢（75歳以上），末梢血管障害，糖尿病，女性があげられる．
- 合併症およびトラブルの早期発見には，刺入部，血圧波形，駆動アラームなどを十分に観察することが重要である．

d. IABPの離脱

- 患者の臨床症状および血行動態の改善・安定が得られれば離脱（ウィーニング）を開始する．
- 離脱を行う場合は，IABPのアシスト比を1：1から1：2，1：3と徐々に下げて[★13]，

[★10] 心臓の収縮期と拡張期を分けるポイントで，大動脈弁閉鎖時にあたる．

[★11] 有効な作動タイミングの確認には，動脈圧波形上の拡張期圧上昇と収縮期圧低下が最も重要となる．

IABPの有効性は，収縮期血圧増加，心係数増加，肺動脈楔入圧低下，尿量増加などから判断する．

[★12] IABP関連合併症の発生率は7％であり，死亡率は0.05％と報告されている．

Advice バルーンのリーク

バルーンのリークはカテーテル挿入操作時の機械的損傷や大動脈内壁の石灰化病変との摩擦により生じる．リークを放置するとバルーン内に血液が流入する．その血液が凝固すると，カテーテル自体が抜去困難となり，外科的な処置が必要となる危険性がある．また，まれではあるが，ヘリウムガスが血液内に漏れて重篤なヘリウム塞栓が生じるおそれもある．したがって，ガス漏れ検出アラームの作動や駆動チューブの血液混入といったリークの兆候は，早期に発見し対処しなければならない．

表5 IABPの合併症

下肢の虚血（挿入側）	・血栓形成，イントロデューサーやバルーンカテーテルによって血流が阻害されることによって生じる ・駆動開始直後から，末梢循環を定期的にチェックする
動脈解離	・シース，ガイドワイヤーまたはバルーンカテーテル挿入時に生じる ・発生を疑う症状として，背中や腹部の痛み，ヘマトクリット値の上昇，血行動態の不安定化がある
挿入部の出血	・挿入時の動脈の損傷や抗凝固薬投与などが原因となる
感染症	・長期留置する場合に発症することがある ・挿入部を清潔に保つことが予防として重要である
血小板減少症	・IABPの作動により血小板が物理的に損傷する可能性がある
コレステロール塞栓症	・大動脈のコレステロールが機械刺激によって血液中に放出することによる ・下肢の色調変化や腎機能障害を生じる．採血では好酸球の上昇が認められる

★13
アシスト比を1：3より下げる場合は，血栓形成の危険性があることに留意する．

最終的に停止する．

- 離脱する基準は，患者の収縮期血圧，心係数，肺動脈楔入圧，尿量などを総合的に判断して決定する必要がある．

（河野　崇，大下修造）

文献

1) 日本循環器学会ほか．循環器病の診断と治療に関するガイドライン（2010年度合同研究班報告）急性心不全治療ガイドライン（2011年改訂版）．http://www.j-circ.or.jp/guideline/pdf/JCS2011_izumi_h.pdf
2) 日本循環器学会ほか．循環器病の診断と治療に関するガイドライン（2007年度合同研究班報告）非心臓手術における合併心疾患の評価と管理に関するガイドライン（2008年改訂版）．http://www.j-circ.or.jp/guideline/pdf/JCS2008_kyo_h.pdf
3) Yoshitani H, et al. Effects of intra-aortic balloon counterpulsation on coronary pressure in patients with stenotic coronary arteries. Am Heart J 2007; 154: 725–31.
4) Santa-Cruz RA, et al. Aortic counterpulsation: A review of the hemodynamic effects and indications for use. Catheter Cardiovasc Interv 2006; 67: 68–77.
5) Thiele H, et al. Intraaortic balloon counterpulsation in acute myocardial infarction complicated by cardiogenic shock: Design and rationale of the Intraaortic Balloon Pump in Cardiogenic Shock II (IABP-SHOCKII) trial. Am Heart J 2012; 163: 938–45.
6) Trost JC, Hillis LD. Intra-aortic balloon counterpulsation. Am J Cardiol 2006; 97: 1391–8.

8-6 PCPSの適応と限界

- 経皮的心肺補助法（percutaneous cardiopulmonary support：PCPS）とは，一般的に遠心ポンプと膜型人工肺を用いた閉鎖回路の人工心肺装置により，大腿動静脈経由で心肺補助を行うものである．大腿動静脈穿刺法という実際の臨床において多用されている血管穿刺手技と，thin-wall カニューレの開発，そして遠心ポンプを用いた閉鎖回路による補助装置の操作性の簡便さなどから，1つのシステムとして広まってきている．ただし，経皮的に穿刺せず外科的に切開して鼠径部からカニューレを挿入しても一般的にはPCPSに含まれる[1]．

- その適応疾患は心臓血管外科領域，循環器内科領域，救急救命領域など多岐にわたり，その使用症例数も増加してきている．PCPS研究会が2003～2005年にかけて行った全国集計では，使用施設が増加し，とくに救急救命領域での使用例が増加[★1]してきていることを報告している．全体での救命率は50％程度で改善傾向にあるが，その死亡原因の2/3が心原性であった．また，劇症型心筋炎による循環虚脱に対する適応が最も救命率が高かった[2]．

- ここでは心臓手術後のICU管理の一環として，心臓手術後の人工心肺離脱困難例，ICUでの低心拍出量症候群（low cardiac output syndrome：LOS），心原性ショック，心停止，難治性不整脈症例に対するPCPSの適応と管理，またその限界について述べる．

★1 全症例の12％（1999年）から23％（2005年）へ増加．

❶ PCPSの適応

- 開心術後に機械的補助循環が必要になる症例は0.5～1.5％と報告されている[3]．多くの場合，大動脈内バルーンパンピング（intraaortic balloon pumping：IABP）が第一選択として試みられる補助循環装置であると考えられる．しかし，IABPは圧補助であり，これによる心拍出量の増加は限られているため，心筋虚血の改善には有用であるが，LOSの改善には限界がある[4]．IABPによる補助だけでは不十分な場合にPCPS導入となる．
- 左心不全が人工心肺離脱不能の原因である場合，左心の負担減を考えるならば左心バイパスが有効とされる．しかし，実際の症例では，右心不全の合併，肺酸素化の問題，装着後の心室細動，心室頻拍といった重症不整脈の危険性，心臓大血管への直接カニュレーションが必要となり，閉胸不可能となる場合が多いことから術後の出血や感染の危険性が増すこと，などによりPCPSを選択する機会が多いと思われる．
- Hayashiら[5]の臨床研究では，人工心肺離脱不能例についてPCPS装着例と左心バイパス装着例を比較したところ，PCPSのほうが補助循環からの離脱

IABPは圧補助，PCPSは流量補助

率が高かったことを報告し，開心術後の流量補助の第一選択として PCPS が適しているど述べている．PCPS 稼働中は抗凝固療法が必須であるため，合併症として出血は頻度，重要度ともに高い．とくに開心術後では縫合線，剥離面，胸骨切開面などからの出血のコントロールは重要となる．この点からも，右心負荷も取れる PCPS は閉胸の可能性を高くし，出血と感染のコントロールで有利である．

★2
開心術後であれば，心タンポナーデは急変時にまず除外すべき病態である．

- いったん人工心肺から離脱したのち急変[★2]した場合や ICU へ帰室してから心原性ショックに陥った場合にも適応となる．この場合，閉胸下または開胸下に心臓マッサージを行いつつ PCPS を導入するケースや，薬物や IABP によって心拍は再開したが十分な心拍出量が得られないケースが考えられる[6]．いずれのケースも大腿動静脈を用いた送脱血管の挿入により可及的すみやかな血流の回復を図る．

- 救急救命領域での PCPS の適応には心停止から来院・PCPS 開始までの時間が適応と予後を規定する重要な因子となるが，ICU での急変の場合 bystander CPR が行われるため，この点は問題にならないと思われる．しかし，PCPS 導入時のショックの深さ[★3]が PCPS 離脱および生存率に関係するという報告があり[3]，蘇生時間や循環不全の時間が長くなることはやはり避けなければならない．

★3
PCPS 導入直後の乳酸値が 10 mmol/L 以上の場合死亡率 83.0 %，24，48 時間も 10 mmol/L 以上だと死亡率は各々 93.6 % と 97.6 %[3]．

■ 導入基準

- PCPS の導入基準についてはまだ厳密なものはないが，PCPS 研究会から提示されているものは**表1**のとおりである[1, 7]．
- 実際には上記の項目を参考に各施設，症例ごとに決定していくことになる．心原性ショックの状態がスタートラインであることから，PCPS 非装着例との比較検討などの臨床研究は施行困難であるため[8]，明確な基準はいまだ作成されていない．

Column　PCPS という名称

PCPS という名称は日本では統一されているが，同じ装置を使用しても欧米では percutaneous cardiopulmonary bypass や，emergent portable bypass system などとよばれている．また extracorporeal membrane oxygenation（ECMO：体外式膜型人工肺）というよび方もある．小児例では ECMO を使用する場合が多い．また呼吸補助を主として使用した場合には ECMO という呼称を用いている場合が多い．

海外の文献を検索する場合には PCPS よりも ECMO を用いたほうがより多くの文献が引き出せる．

Column　広義の PCPS

1983 年，Phillips らは経皮的挿入可能なカニューレと遠心ポンプを組み合わせた閉鎖回路による人工心肺装置を考案し，心停止例に対し緊急心肺蘇生や循環維持を目的に臨床応用を開始した．また，1988 年 Vogel らは，送脱血カニューレを外科的に大腿動静脈から挿入し，重症冠動脈疾患に対する経皮的冠動脈形成術施行時の循環補助としての使用を報告した．

開胸し，大動脈，心房に直接カニュレーションした場合は "経皮的" とはいえないが，心肺補助という意味では同じで，"広義の PCPS" と考えられる．

❷ PCPSの禁忌

- PCPSの禁忌となる因子には**表2**のようなものがあげられている[1,7]．
- 心臓手術後の症例にPCPS導入を考慮する場合，実際に問題となる禁忌は高度の閉塞性動脈硬化症（arteriosclerosis obliterans：ASO）だけとなる．いくつかの報告において年齢はPCPS離脱，その後の死亡の危険因子とされているが[3,9]，年齢によって成績に差はないとする報告もあり[10]，単純に年齢だけでは判断できない．導入に際しては個々の症例について，年齢とともに術前の日常生活能（ADL），インフォームドコンセントの内容などを考慮する必要はあるが，禁忌となる因子は高度のASOの他はほとんどないことになる．
- ASOがPCPSの禁忌となる理由は，大腿動静脈を送脱血路として使用するため下肢に虚血を生じ，壊死に陥る危険性があるためである．また，大動脈炎症候群などで腹部大動脈や腸骨動脈領域が狭窄・閉塞している症例では大腿動脈からの有効な送血はできず，下行大動脈以下に粥状硬化が強い場合には大腿動脈からの逆行性送血による粥状物が原因の塞栓症に注意を要する．このような場合には開胸下に上行大動脈や腕頭動脈を送血路として，右房を脱血路として使用せざるをえない（広義のPCPS）．

❸ PCPSの管理

- PCPS稼働中には抗凝固療法が不可欠である．通常，ヘパリンの持続投与により活性凝固時間（ACT）を150～200秒にコントロールする★4．
- PCPSの流量は基本的にカニューレのサイズと位置によって規定される．十分なサイズのカニューレが良い位置に入れば4L/分を超える流量が得られる★5．成人例の場合，PCPSの流量を60 mL/kg/分に維持できるようなカニューレを選択することが推奨される．PCPS稼働中はSv̄O₂が60～70%を維持できるように血流量を調節する．
- PCPS稼動中の血圧はIABP併用例ではオーグメンテーション圧が90 mmHg以上，平均血圧が60 mmHg以上を，IABP非併用例では平均血圧60 mmHgを維持することを目標とする[11]．
- PCPSの遠心ポンプは非拍動流であり，PCPS中の脈圧は自己心拍出かIABPによるものである．PCPSの流量はIABPと異なり，左室にとっては後負荷となる．流量を上げればそれだけ左室後負荷を上げてしまうことになることには留意すべきである．PCPSの流量による後負荷に対して駆出することができない高度障害心では左心不全，肺水腫の病態を呈することもあ

表1　PCPSの導入基準（PCPS研究会による）

① 人工心肺離脱困難
② IABPのみでは補助循環として不足の場合
③ カテコラミンのfull support下の収縮期血圧80 mmHg以下
④ 乏尿（1 mL/kg/時未満），無尿
⑤ 心係数1.8 L/分/m² 以下
⑥ PaO₂ 60 mmHg以下
⑦ 心室頻拍，心室細動の頻発
⑧ 補正困難な代謝性アシドーシス

表2　PCPSの禁忌

① 高度の閉塞性動脈硬化症（ASO）
② 最近の脳血管障害のエピソード
③ 凝固障害
④ 顕性出血
⑤ 外傷性心障害
⑥ 常温での詳細不明の心停止
⑦ 遷延性の心停止
⑧ 高度大動脈弁閉鎖不全症

（澤　芳樹，ほか．経皮的心肺補助法―PCPSの最前線．秀潤社；2004. p. 9-12[1]；澤　芳樹．Clinical Engineering 2011; 22: 523-9[7]より）

> 心臓手術後での主な禁忌は高度のASO

▶ACT：
activated clotting time

★4
ACTの値は使用している回路，人工肺，各施設によって多少異なる．

★5
動脈（送血）側に15～17 Fr，静脈（脱血）側に17～19 Frサイズのカニューレが使用されることが多い．

- る．自己駆出波形がある場合は自己駆出を保ったまま，前述の血圧，SvO₂を維持できるように管理することが望ましい．
- 大腿動脈から部分補助を行っている場合，自己駆出血流とのあいだにmixing zone が生じる．大腿動脈から心拍出量の 30% の補助流量を送血した場合 mixing zone は腎動脈付近とされる．つまり，冠動脈や頭部には自己肺で酸素化された血液が流れることになる．このため PCPS 中には右橈骨動脈での血液ガス分析が有用である．このデータを基に，人工呼吸器出口の血液ガス分析との差を勘案しながら，人工呼吸器の設定と PCPS 人工肺のガス流量，酸素濃度を調節する必要がある[12]．

④ 開心術後の PCPS の特徴

- PCPS からの離脱には心機能の回復が必須である．心臓手術後という状況では，残存病変の有無についても考慮する必要がある★6．Rastan らによると，ICU で急変し PCPS 導入となった症例のうち，29.7% に追加の心臓手術が必要となり，その 60% が冠動脈バイパス術（coronary artery bypass graft：CABG）であった[3]．
- CABG 術後であれば冠灌流圧の維持がとくに重要となる．冠灌流圧を維持するためには IABP は可及的に使用すべきである．
- 人工弁置換術後であれば，自己駆出がなければ人工弁の開閉がなく，抗凝固をしているとはいえ血栓弁を生じる危険性が増す．このため，Koizumi らは人工弁の開閉を保つためには自己駆出を残し，補助流量は可能な範囲で低く保つことが重要と述べている[13,14]．

⑤ PCPS からの離脱

- PCPS 稼動中は血圧を維持するためにノルアドレナリンが使用される場合があるが，心筋の酸素消費を抑え，回復を促すためカテコラミンは中止またはごく少量のみの投与が望ましい．前述のように PCPS の流量は自己心にとっては後負荷となっているため，流量が多いときにはむしろ負担となっている．心機能回復の評価は経胸壁・経食道心エコーで行うが，その指標としては収縮力（ejection fraction〈EF〉, fractional shortening〈FS〉）に加え大動脈弁の開放時間≒駆出時間が有用とされている．PCPS の流量≒後負荷にうち勝って駆出できていることになり，流量を低下させて駆出時間が延長してくるようであれば心機能は回復傾向にあると考えられる．
- 多くの報告において PCPS の補助期間は 48〜96 時間である．心機能の回復が得られれば PCPS からの離脱は可能な限り早く進めるべきであるが，pH，代謝性アシドーシスの有無，乳酸値といった全身循環の指標と，尿量または人工透析が維持可能かどうか，ドレーンからの出血量，自己肺の酸素化といった要素を勘案し，離脱可能かどうかを判断する必要がある[3,9]★7．
- 離脱に際しては PCPS の流量を 1 L/分まで徐々に低下させ，必要に応じて

★6
有意の大動脈弁閉鎖不全症が残存している場合は PCPS の適応とならない．

48〜96 時間したら PCPS からの離脱を検討

★7
自己肺の酸素化については PCPS 離脱後に，循環を維持するためにさらなる左房圧の上昇や容量負荷が必要となる場合があり，離脱時よりも悪化する危険性があることを考慮しておくべきと考える．

カテコラミンを開始し，最終的には ON-OFF テストを行って血行動態が維持されることを確認する．流量が低下してくると，回路内に血栓形成の危険が増すため，ヘパリンを増量し ACT を 200 秒以上に保つ必要がある．

表3 PCPS の合併症

① 出血
② 播種性血管内凝固症候群（DIC）
③ 血栓塞栓症
④ 下肢虚血
⑤ 溶血
⑥ 腎不全
⑦ 肝不全（高ビリルビン血症）
⑧ 感染症

(Rastan AJ, et al. J Thorac Cardiovasc Surg 2010; 139: 302-11[3]；澤 芳樹. Clinical Engineering 2011; 22: 523-9[7]；Smedira NG, et al. J Thorac Cardiovasc Surg 2001; 122: 92-102[9]；澤 芳樹. 経皮的心肺補助法—PCPS の最前線. 秀潤社；2004. p.17-22[15] をもとに作成)

6 PCPS の合併症

- PCPS の合併症として報告されているものには**表3**のようなものがある[3, 7, 9, 15]．

■ 出血

- PCPS 全国集計では，出血はカニューレの挿入に伴う穿刺部の出血が最も多く報告されている．血管の損傷，後腹膜出血の報告も多い．人工心肺後に導入する場合はとくに凝固線溶系の異常が生じていることが多く，より慎重な操作が求められる．
- ヘパリンコーティング回路の使用により PCPS 中 ACT を以前に比べると低く抑えることが可能となってきており，出血の合併症は減少してきている．とはいえ開心術後の症例では胸部からの出血のコントロールは困難であり，大量輸血が必要となる場合が多い．

■ 血栓塞栓症

- 血栓塞栓症の原因となる微小血栓は人工肺，ポンプヘッド，カニューレに生じる．観察を密にし，患者側では四肢末梢の色調変化，PCPS 側では人工肺の酸素化不良，ポンプや回路の振動などがあれば早急に回路を交換する必要がある．また，ACT を 200 秒以上に保つことも考慮する必要があるかもしれない．

■ 下肢虚血

- 大腿動脈から送血する場合には下肢の虚血が発症する危険性は常にある．とくに ASO 合併例ではその危険が高く，PCPS を中止せざるをえない理由にもなりうる★8．下肢の阻血を予防するためには 4〜5 Fr の細いイントロデューサーやエラスター針を送血部位の末梢へ留置し，回路送血側の側枝に接続することで末梢側の血流を確保する工夫が必要である（図1）．
- PCPS 装着に時間的な余裕がある場合には，大腿動脈に人工血管を端側に吻合し，ここから送血を行う方法もあるが，筆者らは同側から脱血した症例において，数時間のうちに患側下肢全体の浮腫と水疱の出現をきたした症例を経験しており，注意を要する★9．

★8
筆者らの経験では若年者（劇症型心筋炎），ASO 非合併例で PCPS 離脱に成功した症例においても，下肢の虚血から筋壊死に陥り，減張切開を行ったが不全麻痺が残った症例がある．

★9
この症例では送血と脱血のバランスが不良で，下肢全体の還流不全を起こしたためと考えられる．

■ 腎不全，肝不全

- 腎不全は PCPS 稼働中には持続的血液濾過透析（CHDF）などの血液浄化法を併用することで治療可能であるが，離脱後の在院死亡の危険因子としてあ

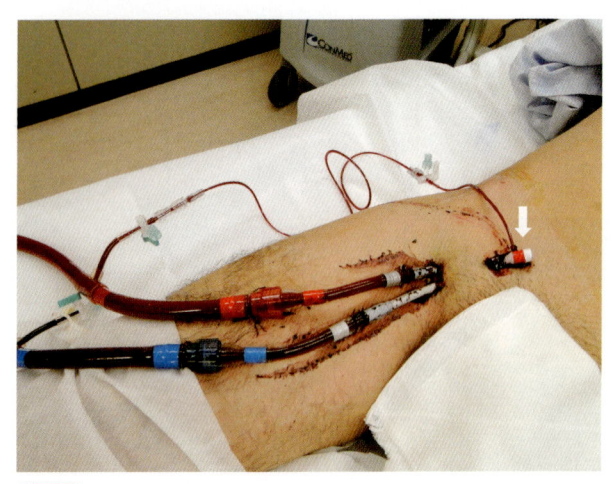

図1 右大腿動静脈に挿入されたカニューレ
赤いテープが送血側，青いテープが脱血側．下肢末梢に向けて4 Frイントロデューサーが挿入され（⇨），PCPS送血路の側枝に接続されている．

> PCPSはあくまで流量補助で左室への前負荷の低下は限定的であり，その補助能力・期間には限界がある

★10 **LVAS**
経皮的に導入可能な左心補助装置 (left ventricular assist system：LVAS) も開発されている．1つは大腿静脈からBrokenbrough法で左房へ脱血カニューレを挿入し，遠心ポンプと組み合せて左心バイパスシステムとしたTandemHeart®，もう1つは定常流補助を行う軸流ポンプをカテーテルにマウントできるまで小型化したImpella®で，この2種類がアメリカで臨床応用されている[4,21]．

げられている．
- PCPS中の高ビリルビン血症は在院死亡の危険因子と報告されている．

7 PCPSの限界

- PCPSの補助能力・期間には限界があり，左心不全が高度であり左心への負荷軽減をより必要とする症例や，肺水腫に伴う呼吸不全例では救命は困難である．また，人工肺の耐久性の問題，溶血の問題，下肢虚血の問題などもあり，長期にわたる補助には適さない[16]．人工肺の耐久性は向上しており，約1週間の連続使用が可能な場合もあるが，状況により人工肺・回路を交換してPCPSを続けるか，PCPSから補助人工心臓 (ventricular assist system：VAS) へ移行するか，治療を断念するかを考えなければならない．
- 諸家の報告では，PCPSによる補助期間は48〜96時間であることが多い．この間，頻回に心機能，全身状態をチェックし，離脱可能かどうか判断する必要がある．
- Fiserらは開心術後の心原性ショックに対してPCPSを導入した44例中，離脱可能であった11症例のうち10例は48時間以内に離脱しており，心筋の回復に48〜72時間はかかることを考慮しても，この間に心機能の回復が得られない症例に対してはその後の心機能回復はまず望めず，左心補助人工心臓 (LVAS)★10への移行を考慮すべきとしている[17]．
- Wuらは開心術後のPCPS 72症例のうち，41例がPCPSから離脱し，29例が退院に至ったが，29例の退院例中28例がPCPS補助期間は7日以内であったとしている．さらにPCPS開始後24時間を経過した時点で，無尿，肺高血圧，肺水腫といった重症左心不全の所見を呈している場合は，PCPS離脱が困難である可能性が高いことから，左心系の前負荷軽減のために左房からのベントを考慮するか，LVASへの移行を考えるべきとしている[18]．
- PCPS導入後，24〜48時間に心機能と全身循環の改善傾向がみられない場合，早期にLVASへの移行を考慮する．全身循環が保たれ，PCPSに起因する合併症がみられず，心機能が回復傾向にある場合にはPCPSを継続するが，7日以上の補助を必要とする場合にはPCPSからの離脱，生存退院の可能性はきわめて低い．
- 現在，日本の一般病院でも条件が整えば使用可能なVASはABIOMED社製BVS® 5000とニプロ社製国立循環器病センター型VASであるが，種々の理由でこれらが使用できない場合，遠心ポンプを用いた左心バイパスに移行する必要がある．VASと同様に開胸下に右上肺静脈から左房に脱血管を

挿入し，上行大動脈または腕頭動脈に吻合した人工血管を送血路として使用する．LVASへ移行する際に，同時に右心不全，肺水腫のための酸素化不良を合併した場合には，同時に右心補助人工心臓（RVAS）＋人工肺（ECMO）が必要となる[★11]．

▶ECMO：
extracorporeal membrane oxygenation（体外式膜型人工肺）

[★11]
筆者らの施設でも劇症型心筋炎の症例において，PCPSからBVS® 5000 LVASへ移行したものの，酸素化が保てず，PCPS回路を用いたRVAS（右房脱血，肺動脈送血）を追加し救命しえた症例を経験した．

❽ おわりに

- 開心術後の心原性ショックに対するPCPSは，現在では広く認知された治療手段である．しかしながら，PCPSから離脱し，さらに退院に至る症例は諸家の報告では19～67％と差が大きく，多くの報告では25～45％と高くはない[3]．一方，生存例の中長期遠隔期の生存率，ADLは比較的良好であったとの報告があり，急性期を乗り切ることが肝要である[3,9,19,20]．

（久持邦和，多田恵一）

文献

1) 澤　芳樹，ほか．PCPSの概要．松田　輝，監修．経皮的心肺補助法―PCPSの最前線．東京：秀潤社；2004．p.9-12.
2) PCPS研究会．全国集計調査結果 2003-2005．2005．www2.convention.co.jp/pcps/
3) Rastan AJ, et al. Early and late outcomes of 517 consecutive adult patients treated with extracorporeal membrane oxygenation for refractory postcardiotomy cardiogenic shock. J Thorac Cardiovasc Surg 2010; 139: 302-11.
4) Naidu SS. Novel percutaenous cardiac assist devices: The science of and indications for hemodynamic support. Circulation 2011; 123: 533-43.
5) Hayashi Y, et al. Percutaneous cardiopulmonary support with heparin-coated circuits in postcardiotomy cardiogenic shock. Efficacy and comparison with left heart bypass. Jpn J Thorac Cardiovasc Surg 2000; 48: 274-9.
6) 田口眞一，四津良平．開心術後の応用．松田　輝，監修．経皮的心肺補助法―PCPSの最前線．東京：秀潤社；2004．p.125-31.
7) 澤　芳樹．PCPSの現況と展望．Clinical Engineering 2011; 22: 523-9.
8) Allen S, et al. A review of the fundamental principles and evidence base in the use of extracorporeal membrane oxygenation (ECMO) in critically ill adult patients. J Intensive Care Med 2011; 26: 13-26.
9) Smedira NG, et al. Clinical experience with 202 adults receiving extracorporeal membrane oxygenation for cardiac failure: Survival at five years. J Thorac Cardiovasc Surg 2001; 122: 92-102.
10) Saito S, et al. Is extracorporeal life support contraindicated in elderly patients? Ann Thorac Surg 2007; 83: 140-5.
11) 浅井康文，ほか．PCPSの適応，適応除外と治療の実際．Clinical Engineering 2011; 22: 530-5.
12) 西村元延．PCPS施行に際しての実際．松田　輝，監修．経皮的心肺補助法―PCPSの最前線．東京：秀潤社；2004．p.133-9.
13) Koizumi K, et al. A case in which biventricular assist device support was required after aortic valve replacement with a bioprosthetic valve. J Artif Organs 2003; 6: 218-21.
14) Swartz MT, et al. Ventricular assist device support in patients with mechanical heart valves. Ann Thorac Surg 1999; 68: 2248-51.
15) 澤　芳樹．PCPSの外科基準．松田　輝，監修．経皮的心肺補助法―PCPSの最前線．東京：秀潤社；2004．p.17-22.

16) 田鎖 治, ほか. 経皮的心肺補助装置から補助人工心臓への移行. 松田 輝, 監修. 経皮的心肺補助法—PCPS の最前線. 東京：秀潤社；2004. p. 133-9.
17) Fiser SM, et al. When to discontinue extracorporeal membrane oxygenation for postcardiotomy support. Ann Thorac Surg 2001; 71: 210-4.
18) Wu MY, et al. Postcardiotomy extracorporeal life support in adults: The optimal duration of bridging to recovery. ASAIO J 2009; 55: 608-13.
19) Doll N, et al. Five-year results of 219 consecutive patients treated with extracorporeal membrane oxygenation for refractory postoperative cardiogenic shock. Ann Thorac Surg 2004; 77: 151-7.
20) Unosawa S, et al. Long-term outcomes of patients undergoing extracorporeal membrane oxygenation for refractory postcardiotomy cardiogenic shock. Surg Today 2012; 43: 264-70.
21) 許 俊鋭. 経皮的補助循環—過去・現在・未来. Clinical Enginieering 2011; 22: 507-12.

8-7 心臓リハビリテーション

1 心臓リハビリテーションの位置づけ

- 心臓リハビリテーション（以下，心リハ）は，狭心症および心筋梗塞後の後療法を起源とし，内科領域の治療変遷とともに現在では重症心不全や移植後のリハビリまでを担い，エビデンスも構築され循環器治療の一翼を担う新たなカテゴリーとして確立された[1]．
- また，生活習慣病を是正し，予防医学的概念を背景とした一次，二次予防を主とする重要な位置づけへ発展し続けている．

2 心臓血管外科術後心リハを取り巻く環境

- 近年，経皮的冠動脈形成術（percutaneous coronary intervention：PCI）後を含む内科領域の心リハと平行し，心臓血管外科術後心臓リハビリテーション（以下，周術期心リハ）が台頭してきた．要因としては，内科薬物療法が主体であった重症例におけるハイブリッド手術，および手技技術の進歩に伴う手術対象症例の増加があげられる．
- 手術対象症例は低心機能例に加え，高齢者が年々増加傾向にある．とくに高齢者では，サルコペニア★1 が存在[2,3]し，ただでさえ低栄養・低活動のリスクがあるうえに，最近，周術期で問題視されている重症疾患多発ニューロパチー（critical illness polyneuropathy：CIP），ミオパチー（critical illness myopathy：CIM）といった ICU-AW（intensive care unit-acquired weakness）★2 が術後の回復に大きく影響する[4,5]．
- 術後は肺機能低下や運動麻痺などの合併症が認められることも多く，長期的な入院管理や ADL および QOL 低下は避けられない．
- そこで，術直後の超急性期からの，早期離床および運動療法を手段とした周術期心リハは，全身管理までを必要とするきわめて重要なポジションを占める．本項では周術期にまつわる心リハの管理について解説する．

3 周術期における心リハの役割と実際

a. 術後の早期介入の意義

- 周術期心リハでは，肺合併症を最小限にとどめ，廃用進行を防ぎ，回復プログラムを着実に進行することに努める．また，逸脱した症例に対してはテーラーメードのリハビリを提供し，早期の ADL 自立を促す．
- 人工心肺使用例や脳保護療法例，および下行大動脈置換術においては，術後

★1 サルコペニア（加齢性筋減少症）

原因により，①原発性サルコペニア（加齢以外に明らかな原因がないもの）と，②二次性サルコペニア（ベッド上安静，廃用，無重力），③疾患（侵襲，悪液質，神経筋疾患など），④栄養（飢餓）に分類される．近年，超高齢化やアンチエイジングの対応に関連しているため，非常に注目されている．

★2 ICU-AW

廃用性筋萎縮によるものではなく，正常な神経伝導が何らかの原因で阻害される筋力低下で，敗血症や人工呼吸器離脱困難例に多い．極短期間に発症する可能性もあり，症状は左右対称性，弛緩性麻痺様，頭部・顔面は障害されにくい．出現因子として，多臓器不全，高血糖，ステロイドの使用，神経−筋遮断薬の使用，不動がある．

表1 心臓外科手術後の呼吸不全の要因

心臓外科手術後の呼吸機能変化（物理的）
1. 腹式呼吸の減少，胸式優位へ
2. 開胸器の使用
3. 胸水
4. 無気肺（背側，底区）
5. 麻酔薬による呼吸抑制，創部痛による呼吸抑制
6. 横隔神経麻痺

心臓外科手術後の呼吸機能変化（化学的）
1. 体外循環によるもの
   シャント率増加，肺血管透過性の亢進，白血球活性化，肺サーファクタントの変化，呼気のNOの減少
2. 陽圧人工呼吸自体による炎症性サイトカインの活性化

(池崎弘之，ほか．日臨麻会誌 2009; 29: 132-42[6])より)

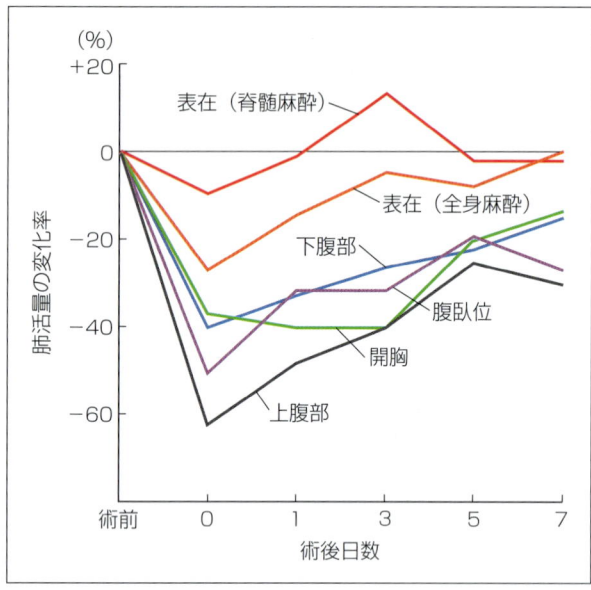

図1 術後呼吸機能の回復過程：術式別の肺活量回復の推移

(Ali J, et al. Am J Surg 1974; 128: 376-82[8])より)

▶MIDCAB：
minimally invasive direct coronary artery bypass surgery（最小限侵襲直接冠動脈バイパス術）

介入時に四肢への麻痺を認めるケースもある．とくに見逃されやすい上肢末梢神経障害（なかでも尺骨神経麻痺）はICUでの離床時に発見することもあり，肺合併症以外の二次的合併症から早期脱却を図らなければならない．

b. 早期離床が必要な理由

■ 肺合併症の予防および改善に向けて

- 表1に心臓血管手術後の呼吸不全の要因について示す[6]．周術期においては肺合併症が出現しないほうがまれであるため，出現特性を理解し，予防と改善に努める．

術式による肺換気への影響

- 周術期肺合併症発生要因の一つに術式がある．とくに創部が横隔膜に近い場所ほど発生リスクが高まるとされる[7]．術直後から1週間程度は図1[8]のような肺活量回復過程をたどるため，術後は早期から呼吸理学療法を含めた離床および運動療法が必要となる．

- 術式（とくにMIDCAB，下行大動脈置換術）によっては，人工的片肺挿管下での分離肺換気となる場合もあり，非換気側の拡張不全が認められる．経験的に，分離肺換気を施した症例は，非換気側を下側管理下にした場合，酸素化不全となることが多く，体位ドレナージ肢位については非換気側が上になるよう管理したほうが望ましい．

体位による機能的残気量の違い

- 術後は肺合併症を予防および改善するため，機能的残気量（functional residual capacity：FRC）の確保に努める．FRCは図2のように肢位の影響を受けるため[9]，腹臥位，前傾坐位，立位といった体位管理が重要である．術後酸素化が悪い症例では，腹臥位が最も効果的ではあるが，適応を見極めて実施することが望まれる[10-12]．

- 背臥位においては，横隔膜は腹部臓器の影響により頭側へ移行し，肺は心臓の荷重を受ける（右肺／左肺＝16±4％／42±8％）[13]ため十分な換気が困難となる．肺拡張に心臓自体の圧迫が影響していることは明白であり，その解除に抗重力位（離床）が有効であることは，自明の理である．

■ 起立耐性能の維持および改善
- 臥床の持続は圧受容器反射（とくに動脈圧や心肺圧）の感受性を低下させ，長期経過例ほど起立耐性能維持が困難となる．臥床後の急激な離床は起立性低血圧を惹起する．よって可能な限り臥床の長期化を避け，離床を促し起立耐性能維持に努める★3．

c. 能動的プロトコールの進行

■ 周術期心リハのプロトコール

一般的な周術期心リハプログラム（表2）[14]

- 周術期心リハプログラムは術式に関係なく，ガイドラインに示されたプロトコールにて進行するのが一般的である．
- 多くの施設でオリジナルパスが作成されているが，ベースの進行過程において大きな違いはない．

fast track recovery の時代

- 周術期心リハのプログラムはパラダイムシフトが起き，その代表例ともいうべき fast track recovery program（以下，Fast Track）が，1993年 Cotton らにより提唱された[15]．このプログラムは術後早期回復を柱とした早期退院（術後5日前後）が特徴である．日本でも1990年代後半から Fast Track が導入され[16]，術後早期回復の中心的役割を果たしている．
- Fast Track の背景には，心臓外科手術，心臓麻酔，術後管理の発展がある．とくに，周術期にわたるシステマティックな麻酔管理がなければ達成困難である．フェンタニルクエン酸塩（フェンタニル®注射液），レミフェンタニル塩酸塩（アルチバ®静注用），ロクロニウム臭化物（エスラックス®静注）などの使用により，比較的早期に術後の人工呼吸を終了することが必要条件である．また，術後ICU管理においてはデクスメデトミジン塩酸塩（プレセデックス®静注液）の登場もプログラム完遂に好影響を及ぼした[17]．
- Fast Track はすべての症例に用いることは困難である．とくに，緊急手術例では術後の経過を悠長に指導することはできないため，術後の早期離床・運動療法に関してもコンプライアンスが悪い例もある．また，弁膜症に起因した高齢女性では低心機能に加え，術前から低ADL，低栄養状態のため早期離床が阻害されることもある．経験上，適応例は，ASD Closure，MIDCAB，OPCABG の順である．
- 周術期管理の発展により，早期離床および退院が可能な環境になりつつあるが，決して「早い」ことが正解であるとは限らない．しかし，無用に入院期間を延ばし，医療費の増加を招くことは避けるべきである．適正管理と患者の自立支援を促すこのプログラムは，良識のある心臓血管外科施設では使用されるべきである．

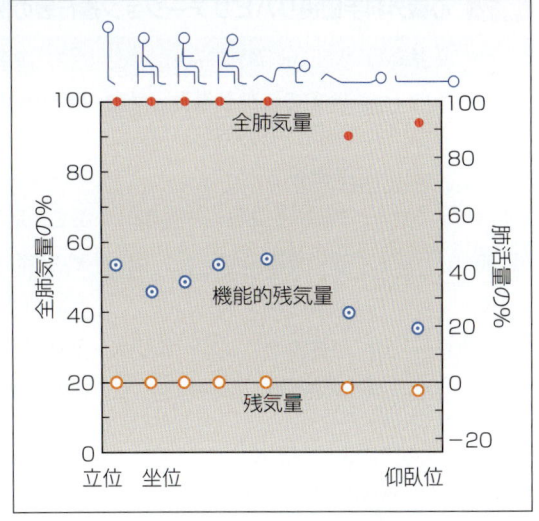

図2 肢位による全肺気量および機能的残気量の変化

（Agostoni E, et al. Handbook of Physiolosy. American Physiological Society; 1963. p. 387–409[9]）より）

★3
離床の際は下肢に弾力包帯を巻き，前負荷を調整することや下肢筋ポンプ作用にて，起立性低血圧の惹起を防ぐ，臨床的工夫が必要である．

Fast Track が中心的役割を果たしている

▶ASD Closure：atrial septal defect（心房中隔欠損孔閉鎖）

▶OPCABG：off-pump coronary artery bypass（オフポンプ冠動脈バイパス術）

表2　心臓外科手術後リハビリテーション進行表の例（日本の複数の施設を参考）

ステージ	実施日	運動内容	病棟リハビリ	排泄	その他
0	/	手足の自他動運動・受動座位・呼吸練習	手足の自動運動，呼吸練習	ベッド上	嚥下障害の確認
I	/	端座位	端座位10分×＿＿回	ベッド上	
II	/	立位・足踏み（体重測定）	立位・足踏み×＿＿回	ポータブル	
III	/	室内歩行	室内歩行×＿＿回	室内トイレ可	室内フリー
IV-1	/	病棟内歩行（100 m）	100 m歩行×＿＿回	病棟内トイレ可	棟内フリー
IV-2	/	病棟内歩行（200〜500 m）	200〜500 m歩行×＿＿回	院内トイレ可	院内フリー，運動負荷試験
V	/	階段昇降（1階分）	運動療法室へ		有酸素運動を中心とした運動療法

（日本循環器学会．循環器病の診断と治療に関するガイドライン合同研究班．心血管疾患におけるリハビリテーションに関するガイドライン〈2012年改訂版〉．p. 43[14]より）

表3　運動療法の効果

1. 運動耐容能の改善
2. 冠危険因子の改善
3. 自律神経活性の改善
4. 心機能および末梢機能の改善
5. グラフト開存率の改善
6. 呼吸に与える影響
7. QOL
8. 精神面
9. 再入院および医療費

表4　心臓術後のエビデンス

クラス	エビデンスレベル	運動療法
I	A	・冠動脈バイパス術後患者の自覚症状と運動耐容能の改善，冠危険因子の是正に有効であり，適応を検討すべきである ・弁膜症術後患者の自覚症状，運動耐容能の改善が期待できるので，適応を検討すべきである
IIa	B	・心臓術後患者において運動耐容能改善に加え，QOL改善および心事故減少効果に期待できるので，禁忌に該当しない限り，すべての心臓術後患者において適応を検討すべきである．なお心機能，運動器に問題のある症例に関しては病態を勘案し個別に対応する ・心移植患者の運動耐容能を向上させる
IIa'	C	・心臓術後において，正当な理由なくして身体活動や胸帯などにより胸郭運動を制限することは運動耐容能の回復を妨げ，合併症の発生を助長する可能性がある

表5　ICUにおける運動療法の効果

効果	内容
改善	・日常生活自立機能 ・6分間歩行距離 ・健康関連QOLの改善 ・筋力
短縮	・人工呼吸器装着期間 ・ICU在室期間 ・入院期間
軽減	・譫妄

❹ 周術期における心リハおよび運動療法の効果

- 周術期における運動療法の効果については，日本循環器学会などによる「心血管疾患におけるリハビリテーションに関するガイドライン」（表3）に示され，またEBM（表4）に関しても明記されている[14]．
- ICU内における重症患者に早期より運動療法が実施され，ある一定の効果（表5）が示された[18]．

- Pohlmanら[19]は，ICU超早期からの運動療法の効果について無作為化比較対照試験を行い，介入群では退院時自立度，最大歩行距離および在宅復帰率も高かったと報告している．
- 鎮静を調整し運動療法を施行した報告[20]では，鎮静を減らすことで積極的な運動療法が可能となり，高レベルの運動機能獲得，ICU内での譫妄も減少，さらにはICU在室期間や入院期間も短縮したと述べている．

表6 運動療法除外基準

1. 重篤な心筋虚血や2日以内の急性心筋梗塞，他の急性イベントを示唆する最近の有意でない安静時心電図変化
2. 未治療の不安定狭心症
3. 心拍応答がなく，症状のある起立性低血圧
4. 症候性や血行動態に異常をもたらすコントロール不良の不整脈
5. 症候性の重度大動脈弁狭窄症（圧較差70 mmHg以上）
6. コントロール不良の症候性心不全
7. 急性肺塞栓または肺梗塞
8. 急性心筋炎または心膜炎（若年者による術後心膜閉鎖関連は除く）
9. 解離性動脈瘤あるいはその疑いがある場合
10. 発熱，身体疼痛，リンパ腺腫脹を伴う急性感染症
11. 運動が禁忌となるような重篤な中枢神経疾患や整形外科疾患
12. 症状進行を伴う中枢神経疾患
13. 重症譫妄や覚醒不良により運動への参加が期待できない者

(飯田有輝ほか．ICUとCCU 2012; 36: 407–13[22]より，下線部は筆者による追加項目）

⑤ 周術期における心リハの注意点・留意点

a. 術後早期離床および運動療法実施の有害事象と除外基準

- ICU内での有害事象についてSchweickertら[21]は，人工呼吸器装着患者の離床では，492回の介入中に2回（0.4％）出現し★4，プログラム中止に至ったケースは19回（4％）であったと報告している．また，その要因はほぼ人工呼吸器との不同調であったと述べている．
- 表6に早期離床および運動療法についての除外基準[22]を示す．

b. 術後早期離床および運動療法進行における遅延・阻害要因

- 周術期心リハ進行遅延要因について熊丸ら[23]は，不整脈，術後心不全の遷延，高齢や整形外科的問題をあげている．とくに，不整脈における心房細動の出現率は16〜85％と高く，その90％が術後120時間以内に発症している[24]．
- 心不全も術後回復過程における逸脱要因であるため適正管理が必要である．体重管理や尿量低下，手足の浮腫，急激な心拍数増加といった徴候は，リハビリ進行のうえで注意すべき項目である．

⑥ 周術期心リハの今後

a. 周術期心リハを担う者に課せられたタスク

■ 低侵襲時代における早期治療環境でのリハビリ介入戦略と問題点

- 手術手技の向上や医用工学機器の発展に伴い，低侵襲外科療法が隆盛を迎えようとしている．当然，入院期間の短縮や早期社会復帰が求められ，必然的に術後わずかな日数管理となり，心リハ期間も短縮される．

★4
内訳：酸素飽和度80％以下の低下とカテーテル事故抜去．

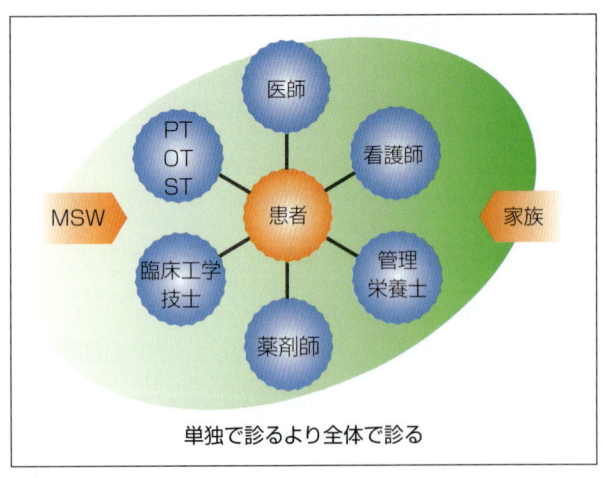

図3 チーム医療として周術期心リハにかかわる職種

- 時期に応じた適切な心リハを提供するためには、1日に3〜4回、少量頻回の集中的アプローチが必要である。その際、循環管理が重要となるためチームの基本方針を一致させ、早期離床および早期運動療法の可否についての明確な判断基準が必要となる。

■ 重症度の高い難渋症例に対するアプローチについて

- 術後の長期的な人工呼吸管理下でのケースが珍しくないため、挿管チューブの影響により誤嚥（不顕性誤嚥）を引き起こす可能性がある。よって超早期からベッドアップを行い、人工呼吸関連肺炎（ventilator associated pneumonia：VAP）を防ぐ。
- 気管切開に至った症例では、呼吸管理とともに、嚥下リハビリ（栄養および肺炎管理）が必要であり、目的に応じた気管カニューレの選択も重要である。
- 他動的な関節可動域エクササイズ（以下、ROM-ex）は、ICU-AWをはじめとした合併症の予防・改善に有用であるため積極的に実施することが望まれる[25]。
- あまりにも重症で大動脈内バルーンパンピング（IABP）や経皮的心肺補助（PCPS）などが装着されたケースでも、可動肢を確認後、慎重にROM-exを施行し、重症期から脱却した後の回復段階における廃用予防および進行遅延に努めるべきである。
- ICU-AWといったADL自立を阻害する合併症の予防および改善に向け、不動の時間を可能な限り避け、早期離床および早期運動療法を実施する。

b. チーム医療としての周術期心リハ――職種間の協働について

- 周術期において、どの職種が欠けても円滑な治療が困難になることはいうまでもない（図3）。担当領域のオーバーラップもあるが、お互いプロフェッショナルであるため、尊重し協働してこそ治療の歯車はよく回る。
- 周術期心リハは各職種のアイデンティティーを最も活かせる、特徴的な領域である。

（德田雅直）

文献

1) 日本循環器学会．循環器病の診断と治療に関するガイドライン合同研究班．心血管疾患におけるリハビリテーションに関するガイドライン（2012年改訂版）．http://square.umin.ac.jp/jacr/link/doc/JCS2012_nohara_h.pdf
2) Cruz-Jentoft AJ, et al. Sarcopenia: European consensus on definition and diagnosis. Age

Ageing 2010; 39: 412-23.
3) 若林秀隆．低栄養への対応．月刊薬事 2011; 53: 39-43.
4) 平澤博之．ICU 患者の長期転帰．ICU と CCU 2012; 36: 391-7.
5) 曷川 元．リハビリテーション―重症患者特有の筋力低下 ICU-AW．重症集中ケア 2011; 11: 64-9.
6) 池崎弘之，ほか．心臓手術の麻酔方法．日臨麻会誌 2009; 29: 132-42.
7) 外 須美夫．呼吸・循環のダイナミズム．東京：真興交易医書出版部；2001．p. 278-9.
8) Ali J, et al. Consequences of postoperative alterations in respiratory mechanics. Am J Surg 1974; 128: 376-82.
9) Agostoni E, Mead J. Statics of the respiratory system. In: Fenn WO, Rahn H, eds. Handbook of Physiology. Washington DC: American Physiological Society; 1964. p. 387-409.
10) Gattinoni L, et al. Effect of prone positioning on the survival of patients with acute respiratory failure. N Engl J Med 2001; 345: 568-73.
11) Kopterides P, et al. Prone positioning in hypoxemic respiratory failure: Meta-analysis of randomized controlled trials. J Crit Care 2009; 24: 89-100.
12) Mounier R, et al. Study of prone positioning to reduce ventilator-associated pneumonia in hypoxaemic patients. Eur Respir J 2010; 35: 795-804.
13) Albert RK, Hubmayr RD. The prone position eliminates compression of the lungs by the heart. Am J Respir Crit Care Med 2000; 161: 1660-5.
14) 日本循環器学会．循環器病の診断と治療に関するガイドライン合同研究班．心血管疾患におけるリハビリテーションに関するガイドライン（2012 年改訂版）．p.43. http://square.umin.ac.jp/jacr/link/doc/JCS2012_nohara_h.pdf
15) Cotton P. Fast track improves CABG outcomes. JAMA 1993; 270: 2023.
16) 南淵明宏．心臓外科における fast track recovery. Heart View 1999; 3: 1166-72.
17) Riker RR, et al. 重症患者の鎮静におけるデクスメデトミジンとミダゾラムの比較．JAMA 2009 日本語版別刷；301: 489-99.
18) Schweickert WD, Kress JP. Implementing early mobilization interventions in mechanically ventilated patients in the ICU. Chest 2011; 140: 1612-7.
19) Pohlman MC, et al. Feasibility of physical and occupational therapy begining from initiation of mechanical ventilation. Crit Care Med 2010; 38: 2089-94.
20) Thomsen GE, et al. Patients with respiratory failure increase ambulation after transfer to an intensive care unit where early activity is a priority. Crit Care Med 2008; 36: 1119-24.
21) Schweickert WD, et al. Early physical and occupational therapy in mechanically ventilated, critically ill patients: A randomised controlled trial. Lancet 2009; 373: 1874-82.
22) 飯田有輝，坪内宏樹．ICU 患者の早期能動運動療法の効果．ICU と CCU 2012; 36: 407-13.
23) 熊丸めぐみ，ほか．心臓血管外科手術後のリハビリテーション遅延例の検討．心臓リハビリテーション 2002; 7: 109-12.
24) Auer J, et al. Antiarrhythmic therapy on prevention of postoperative atrial fibrillation in patients after heart surgery. Curr Med Chem Cardiovasc Hematol Agents 2004; 2: 29-34.
25) De Jonghe B, et al. Paresis acquired in intensive care unit: A prospective multicenter study. JAMA 2002; 288: 2859-67.

9

術後痛と循環

9-1 術後痛の循環系に与える影響

- 術後は，手術侵襲により局所的な組織傷害反応と，全身的な神経内分泌性反応が引き起こされる（図1）[1]．
- 局所的な組織傷害反応と，全身の神経内分泌性反応は相互に作用し，その反応は手術部位と侵襲の大きさに影響される．これらの手術侵襲によって引き起こされる代謝系，内分泌系，免疫系の変化（表1）をまとめてストレス反応とよぶ．
- 本項では，術後痛とストレス反応が循環に及ぼす影響について概説する．

1 手術と全身のストレス反応

手術侵襲や術後痛によってストレス反応が生じると，さまざまな術後合併症を引き起こす

- 手術侵襲に対するストレス反応は，主に視床下部−下垂体−副腎系からのホルモン分泌の変化と，交感神経系の興奮によって引き起こされる（図2）．
- 末梢の侵害受容器より，侵害受容情報が視床下部に伝達されると，ストレス反応により下垂体からのホルモン分泌が変化し，二次的にさまざまな臓器が影響を受ける（表2）[2]．
- たとえば，下垂体からのコルチコトロピンの分泌により，副腎皮質からのコルチゾールの分泌が促進される．また，下垂体後葉からバソプレシンが分泌されることで乏尿になる．膵臓ではグルカゴンの分泌が増加し，インスリンの分泌が低下し，高血糖をきたす．
- 手術侵襲により交感神経系が興奮し，副腎髄質よりカテコラミンの分泌が増加し，シナプス前神経終末からのノルアドレナリンの分泌が増加する．この交感神経の興奮の結果，頻脈や高血圧などの循環系の反応が起こる（図3）．

図1 手術によるストレス反応
手術侵襲により局所では炎症反応が起こり，サイトカインが産生される．また，手術による侵害刺激は視床下部へ伝達される．その結果，視床下部−下垂体−副腎系と交感神経系の興奮が起こり，全身のストレス反応が起こる．
（加藤正人．手術侵襲に対する炎症反応と免疫応答．Anesthesia 21 Century 2008; 10: 1798. http://www.maruishi-pharm.co.jp/med/libraries_ane/anesthesia/pdf/30/30feature03.pdf より）

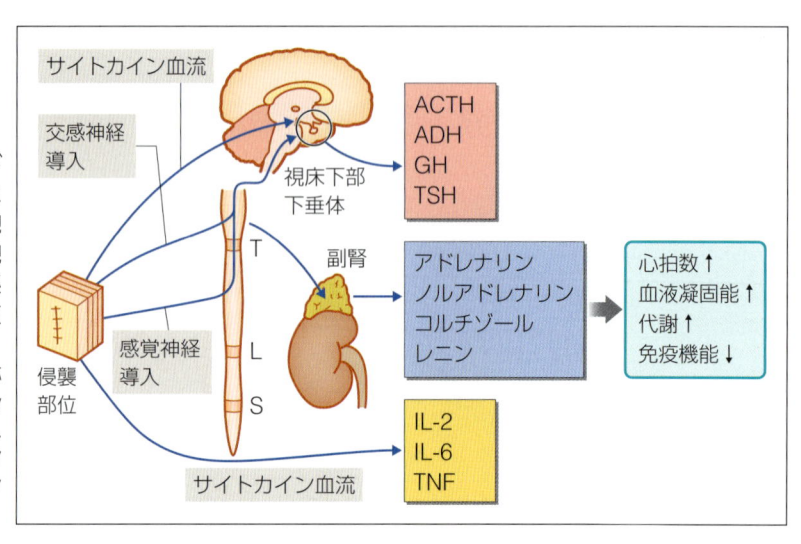

表1 手術に対する全身反応

- 交感神経系の興奮
- 内分泌系のストレス反応
  下垂体ホルモン分泌
  インスリン抵抗性
- 免疫・血液学的変化
  サイトカイン産生
  顆粒球増加
  リンパ球増加

(Desborough JP. Br J Anaesth 2000; 85: 109–17[2])より)

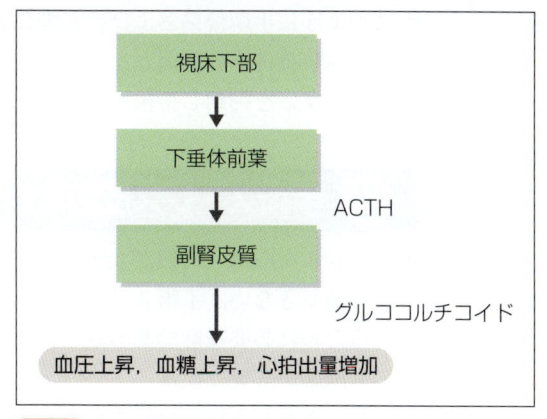

図2 視床下部−下垂体−副腎皮質系

視床下部 → 下垂体前葉 → 副腎皮質

ACTH
グルココルチコイド

血圧上昇，血糖上昇，心拍出量増加

表2 手術ストレスに対する主なホルモン反応

内分泌系	ホルモン	変化
下垂体前葉	ACTH	増加
	成長ホルモン	増加
下垂体後葉	バソプレシン	増加
副腎皮質	コルチゾール	増加
	アルドステロン	増加
膵臓	インスリン	減少
	グルカゴン	やや増加
甲状腺	チロキシン	減少

(Desborough JP. Br J Anaesth 2000; 85: 109–17[2])より)

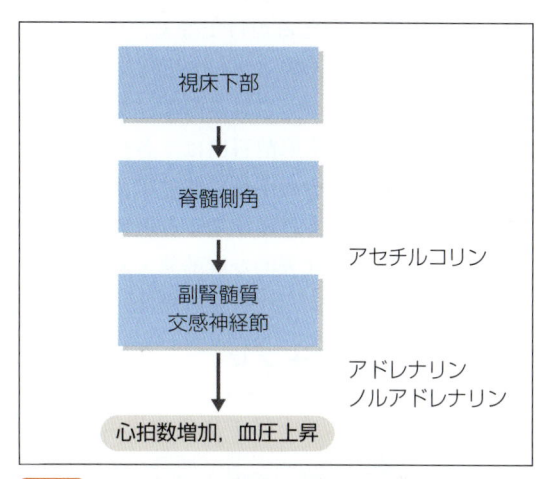

図3 視床下部−交感神経−副腎髄質系

視床下部 → 脊髄側角 → 副腎髄質 交感神経節

アセチルコリン
アドレナリン
ノルアドレナリン

心拍数増加，血圧上昇

- 不十分な鎮痛により，交感神経系の過緊張が起こると心拍数や心収縮力が増加し，心筋酸素消費量が増加し，冠動脈の血管収縮をきたす．このため酸素供給量が低下し，心筋の酸素需給バランスが崩れ，心筋虚血や心筋梗塞の原因となる．
- 周術期にβ遮断薬を用いることで周術期の心筋梗塞を減少させることができる．これは，β遮断薬により，手術侵襲に伴う交感神経−副腎系に対する心血管系の応答が抑制されるためである[3]．また，α_2アドレナリン作動薬であるクロニジンやデクスメデトミジンも周術期の心血管イベントを減少させる[4]．
- 手術侵襲により傷害された部位では，凝固系および炎症系の細胞が集積する．この局所の炎症，凝固亢進が波及し，全身性に凝固の増強，線溶系の抑制，血小板反応や血漿粘性の増加が起こる．さらに手術侵襲による交感神経系の興奮により血管収縮，血小板の活性化が起こり，血栓を形成しやすくなる．このような術後の過凝固状態は，深部静脈血栓症，心筋虚血など，術後の過凝固に関連して生じる合併症を増加させる一因となりうる．

- このように手術侵襲および術後痛によってストレス反応が生じると，さまざまな術後合併症の原因となる．術後痛を良好にコントロールすることで，ストレス反応を抑制し術後の合併症を減少させることができる．

❷ 手術ストレス反応に対する麻酔の影響

- ストレス反応は，侵襲が大きいと痛み（侵害刺激）を抑制するだけでは完全に抑制できない．手術ストレス反応を完全に抑制するためには，鎮痛効果を得るために必要な麻酔薬の量や，循環変動を抑制する麻酔薬の量よりも大量の麻酔薬が必要となる．
- これはストレス反応が侵害刺激の中枢への伝達のみでなく，末梢の炎症反応からも影響を受けるためである．したがって，術後の予後改善には，循環変動を抑えるだけでなく，すべてのストレス反応を抑制することが必要となる．
- 実際には，これらのすべてのストレス反応を抑制することは容易でない．少なくとも麻酔科医は，各種麻酔薬・麻酔法のストレス反応の抑制効果に精通し，術中の手術侵襲や術後に生じる疼痛を予測し，周術期のストレス反応を少しでも軽減するよう努める必要がある．
- 以下に代表的な麻酔薬・麻酔法によるストレス反応への抑制効果について概説する．

> 予後改善には，すべてのストレス反応を抑制することが必要

a．オピオイド

- オピオイドは下垂体や視床下部のホルモン分泌を視床下部レベルで抑制する．
- 心臓手術において大量のオピオイドを術中投与すると，手術ストレスに対する応答を低下させ，成長ホルモン，コルチゾールの分泌を低下させる．
- しかし，大量オピオイド投与でも，人工心肺中のストレス反応を完全に抑制することはできない．大量オピオイドの欠点は，術後に呼吸抑制のため，長期間の人工呼吸管理が必要となることである．
- 下腹部手術において，50 μg/kg のフェンタニルを麻酔導入時に投与すると，内分泌系のストレス反応を抑制するが，手術開始1時間後に投与を行っても，ストレス反応を抑制できない[5]．
- また，上腹部手術では下腹部手術と比べ，ストレス反応を抑制するためにより多くのオピオイドが必要となる．胆嚢摘出術中のホルモン変化を完全に抑制するためには 100 μg/kg のフェンタニルが必要であるが，呼吸抑制により術後に人工呼吸管理が必要となるため，臨床使用は困難である．

b．硬膜外麻酔

- 硬膜外麻酔は内分泌系や代謝系の手術ストレス反応を抑制することが知られている．これは，硬膜外麻酔によって手術部位から中枢への求心性入力と，副腎髄質や肝臓への遠心性自律神経系の両方が遮断されることによる．

- ただし，ストレス反応の抑制には広範囲の神経遮断が必要であり，狭い範囲の神経遮断ではストレス反応の抑制は行えない．

❸ 手術ストレスと予後

- 近年，術後のストレスと手術予後が注目されている[6]．術後のストレスを軽減させる最も有効な方法は，局所麻酔薬を用いた神経ブロックである．
- そのため，硬膜外麻酔を用いた術後鎮痛法と予後についてさまざまな研究が行われている．それらの研究では，硬膜外麻酔により術後の合併症を減少させると報告されているが，死亡率まで改善するとの報告は得られていない．

❹ おわりに

- 以上，術後痛がストレス反応に及ぼす影響について概説した．術後の痛みの抑制だけでは完全にストレス反応を抑制できない．術後のストレスを抑えるためには術後鎮痛に加え，内分泌系・免疫系・栄養・代謝などさまざまな面からのアプローチが必要となる．
- ERAS® (Enhanced Recovery After Surgery) のように，術前処置，補液，外科栄養，術後鎮痛など，さまざまな面から術後の予後改善に向けての新たな試みが期待される．

（石田高志，川真田樹人）

文献

1) Liu S, et al. Epidural anesthesia and analgesia: Their role in postoperative outcome. Anesthesiology 1995; 82: 1474–506.
2) Desborough JP. The stress response to trauma and surgery. Br J Anaesth 2000; 85: 109–17.
3) Mangano DT, et al. Effect of atenolol on mortality and cardiovascular morbidity after noncardiac surgery. N Engl J Med 1996; 335: 1713–20.
4) Wijeysundera DN, et al. Alpha-2 adrenergic agonists to prevent perioperative cardiovascular complications: A meta-analysis. Am J Med 2003; 114: 742–52.
5) Bent JM, et al. Effect of high-dose fentanyl anaesthesia on the established metabolic and endocrine response to surgery. Anaesthesia 1984; 39: 19–23.
6) Liu SS, Wu CL. Effect of postoperative analgesia on major postoperative complications: A systemic update of the evidence. Anesth Analg 2007; 104: 689–702.

9章 術後痛と循環

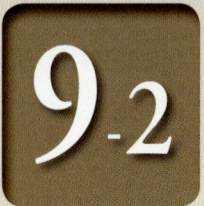

9-2 術後に使用する鎮静・鎮痛薬が循環に与える影響

術後早期においては血圧や心拍数が不安定となりやすく，この循環動態の不安定性は長期予後の悪化につながることが知られている．以下に，まず術後に生じやすい循環動態の変化とその要因について，引き続いて術後によく使用される鎮静・鎮痛薬および鎮痛法が術後循環動態に及ぼす影響について述べる．

❶ 術後患者の循環動態の変化

> 術後高血圧・低血圧，不整脈が生じやすい

a. 術後高血圧（表1）

- 術前から本態性高血圧の既往のある患者においては，術後高血圧のリスクが高まる．術後痛・低酸素血症・高二酸化炭素血症・尿閉・消化管の膨満などによる交感神経刺激，覚醒時の興奮，シバリング，高齢などが術後高血圧を助長するリスクとなる．

b. 術後低血圧（表2）

- 術後低血圧の原因として，①循環血液量減少，②末梢血管抵抗低下，③心機能低下，などがあげられる．

■ 術後の循環血液量減少

- 術前からの脱水（腸管前処置も含む），周術期輸液の不足，サードスペースへの水分移行，術後出血などにより生じる．

■ 末梢血管抵抗低下

- 交感神経遮断，アナフィラキシー（様）反応，敗血症，重症疾患などで生じる．脊髄くも膜下麻酔・硬膜外麻酔による交感神経遮断は末梢血管拡張を誘発し，とくに高位のブロックに伴う交感神経遮断に徐脈を伴う（後述の「② c. 不整脈」参照）．傍脊椎ブロックによってもまた同様の交感神経遮断が生じる．
- 重症疾患患者においては，交感神経過緊張によって体血圧が維持されていることがあるため，少量の鎮静薬やオピオイドによる交感神経遮断（後述の「② e. オピオイド」参照）によって容易に低血圧を起こしうる．

表1 術後高血圧の発症因子

術前からの患者因子	手術に伴う因子
・高血圧の既往 ・腎機能異常の既往 ・高齢 ・精神的不安	・疼痛 ・低換気（低酸素血症・高二酸化炭素血症） ・嘔気・嘔吐 ・輸液過剰などによる体液量増加 ・低体温・シバリング ・興奮 ・消化管膨満 ・尿閉

表2 術後低血圧の発症因子

循環血液量減少	末梢血管抵抗低下	心拍出量減少	血管透過性亢進
・術前からの脱水 ・サードスペースへの移行 ・腸管前処置 ・外科的出血	・神経ブロックによる交感神経遮断 ・アナフィラキシー（様）反応 ・敗血症 ・副腎不全	・心筋虚血 ・心筋症 ・心タンポナーデなど心膜疾患 ・不整脈 ・肺塞栓 ・緊張性気胸 ・薬剤性（β遮断薬，Ca拮抗薬）	・敗血症 ・熱傷 ・輸血関連急性肺障害

- アナフィラキシー（様）反応は周術期に用いられる多くの薬剤・資材によって生じうる．とくに発症リスクが高いものとして，筋弛緩薬，ラテックス，抗生物質などがあげられるが，プロポフォール，チオペンタールなどの鎮静薬，オピオイド製剤，局所麻酔薬や非ステロイド性鎮痛薬による発症も報告されている[1]．

■ 心機能低下

- 心収縮力低下に伴う低血圧は，心筋虚血，心筋症，タンポナーデ，不整脈などさまざまな病態に起因する．

c. 不整脈

- 頻脈，徐脈，心房性・心室性期外収縮，心房細動といった不整脈は，周術期の低酸素血症，低換気やこれに伴う高二酸化炭素血症，内因性カテコラミン分泌やカテコラミン製剤投与，電解質異常，アシドーシス，輸液過剰，貧血，薬物離脱など多くの因子に伴って発症する[2]．
- 術後の頻脈は，疼痛，譫妄，低換気に伴う高二酸化炭素血症，循環血液量低下，シバリングなどの因子により生じる．また，術後出血，心原性・敗血症性ショック，肺塞栓症，甲状腺クリーゼ，悪性高熱なども原因となる．
- 術後の徐脈は医原性のものが多い．β遮断薬，コリンエステラーゼ阻害薬，オピオイド製剤，デクスメデトミジンなどは徐脈を誘発する．
- 術後の患者側因子としては，腸管膨満，頭蓋内圧亢進，眼圧亢進がある．
- 脊髄くも膜下麻酔，硬膜外麻酔，胸部傍脊椎神経ブロックなどにより第1-4胸髄レベルの交感神経遮断がなされた場合，心臓交感神経枝遮断による徐脈が発症しうる．
- 術後心房性不整脈は，非心臓手術後症例の10％に生じるとされている[3]．術前に心リスクを有する患者，周術期輸液過剰，電解質異常，低酸素は心房細動のリスク因子となる．
- 心房細動では洞調律時に比べ心拍出量が15〜20％低下するため，洞調律の維持は循環動態の安定に重要である．心室性期外収縮は，痛み刺激や一過性低換気などに伴う交感神経緊張によって生じることが多い．

各種薬物の性質をよく知っておく

❷ 術後に使用する鎮静・鎮痛薬が循環に与える影響

a. プロポフォール

- 主に麻酔導入維持に用いられる鎮静薬であるが，術後気管挿管管理中の患者の鎮静にも適応がある．
- 麻酔導入量投与により，血圧低下・心拍出量低下・末梢血管抵抗低下が生じ，術後鎮静での使用においても同様の変化が認められる．プロポフォールによる末梢血管拡張作用は，交感神経系の抑制に加え[4]，血管平滑筋細胞内カルシウムへの直接作用[5]，内皮細胞におけるプロスタサイクリン生成阻害などが関与していると考えられている[6]．
- 心拍出量の減少も交感神経系の抑制によると考えられているが，用量依存性の陰性変力効果もある[7]．
- 心拍数への影響に関しては，プロポフォールの洞房結節機能や房室結節機能への影響はごくわずかである[8]．しかしながら圧受容体反射の抑制によって低血圧に対する反射性頻脈が抑制されると考えられ[4]，またアトロピンに対する反応性も用量依存性に減弱する．

b. ベンゾジアゼピン系

- 古くから麻酔前投薬，麻酔導入維持および術後鎮静に用いられてきた薬剤であり，プロポフォールと同様に末梢血管抵抗低下による血圧低下をきたすが，プロポフォールに比較して血圧低下の程度は小さいとされている．
- 血圧低下は用量依存性であるが，一定以上の血中濃度に達すると血圧低下の程度はわずかとなる[9]．また，ミダゾラムは圧受容体反射を減弱させ，反射性の心拍変動を抑制する[10]．
- ベンゾジアゼピンがオピオイド製剤と同時投与された場合，単独投与に比して相乗的な血圧低下が生じることが知られており[11]，術後に麻薬性鎮痛薬と同時投与が行われる場合はとくに注意が必要となる．

c. デクスメデトミジン

- 近年日本において承認された鎮痛鎮静薬であり，青斑核に存在する α_2 アドレナリン受容体を介して作用する．鎮静および鎮痛作用，抗不安作用，ストレスによる交感神経系亢進を緩和する．青斑核以外にも，孤束核や末梢血管にも存在する α_2 受容体のサブタイプにも作用する．
- デクスメデトミジンの臨床使用濃度投与による循環反応として，徐脈，末梢血管抵抗低下，心拍出量減少がある．ただし，ボーラス投与により二相性の反応，すなわち末梢血管の α_2 受容体刺激による一過性の血圧上昇とその後の血圧低下が認められる[12]．ボーラス投与の省略あるいは減量により，低血圧と徐脈の発生を軽減させることができる．
- 心拍数と心拍出量は用量依存性に減少するが，臨床使用濃度（0.7〜1.2 ng/mL）以上に血中濃度を増加させると，逆に末梢血管抵抗増加と血圧上昇が

認められるとする研究結果もある[13].

d. ドロペリドール

- 制吐剤としても使用される薬剤であり，鎮静作用も有する．また，オピオイド投与に伴う瘙痒に対する鎮痒に用いられることもある．
- α受容体遮断作用を有しており，末梢血管拡張とそれに伴う血圧低下が生じうる．心筋の再分極遅延に伴うQT時間延長から，torsade de pointes発生のリスクとなりうる．
- 術前から抗不整脈薬（クラスIa, IIIa）や向精神薬を服用している患者，心疾患患者，電解質異常を有する患者などにおいてはQT延長を起こしやすく，ドロペリドール使用においては十分な注意を要する．

e. オピオイド

▪ 麻薬性鎮痛薬

- フェンタニル，モルヒネなど多くのオピオイドによる中枢性の循環抑制作用として，交感神経緊張の緩和と迷走神経および副交感神経系の賦活が認められる．周術期患者に多くみられる脱水や，交感神経過緊張あるいはカテコラミン投与によって循環維持がなされている患者においては，オピオイド投与により低血圧や徐脈を容易に生じうる．
- オピオイドの心機能への直接の影響は他の麻酔薬に比べて小さく，心収縮力はモルヒネによって直接にはほとんど影響を受けず，またフェンタニルによる影響もわずかであるとされている．
- 心拍数変化については，前述の自律神経バランスの変化に加えて，心臓ペースメーカー細胞機能がオピオイドによって抑制を受けることも知られている[14].
- また心伝導系もフェンタニルにより抑制を受けるが，臨床症状として顕在化することはまれである．しかしながら，β遮断薬やカルシウム拮抗薬が投与されている患者においては徐脈やブロックの発症に注意を要する．末梢血管に対して，オピオイドは血管内皮細胞のμ_3受容体に直接作用して血管拡張に働く[15]．これは，前述の中枢性の自律神経バランスの変化による血管拡張とは別の独立した事象と考えられている．
- モルヒネはヒスタミン遊離を誘起し，このヒスタミン遊離に伴い末梢動脈拡張と心臓の陽性変時・変力効果をもたらすが，フェンタニルにおいてはヒスタミン遊離に伴う低血圧は比較的まれである．

▪ 麻薬拮抗性鎮痛薬

- ペンタゾシンは心収縮能を抑制し，血圧・心拍数・末梢血管抵抗・心仕事量を上昇させる．ブプレノルフィンは血圧・心拍数・心仕事量を低下させる[16]（**表3**）.

表3 麻薬拮抗性鎮痛薬が循環に与える影響

	血圧	脈拍	心仕事量
モルヒネ	↓	±〜↓	↓
ペンタゾシン	↑	↑	↑
ブプレノルフィン	↓	↓	↓

f. 非ステロイド性抗炎症薬（NSAIDs）

- シクロオキシゲナーゼ（COX）阻害によるプロスタグランジン産生抑制により作用し，一般に多くの細胞に発現するCOX-1，そのアイソザイムで炎症関連細胞を中心に発現するCOX-2に対する阻害薬に分類される．COX-1阻害による血小板凝集能抑制は出血傾向をきたす．近年COX-2阻害薬により，血栓形成と動脈収縮に起因すると考えられる心筋梗塞・血圧上昇など，心血管合併症の発症リスクを高める可能性が示唆されている[17]．

▶COX：cyclooxygenase

g. 局所麻酔薬

- 局所麻酔薬は術後に硬膜外鎮痛や持続神経ブロックなどで使用されるが，後述の各鎮痛法による循環への影響に加え，局所麻酔薬自体が循環器に与える影響がある．
- 心臓では局所麻酔薬は心室伝導速度を遅らせ不応期を延長させるが，不応期の延長より伝導速度の低下が高度になると，リエントリー型の不整脈が生じやすくなる．伝導障害を生じる1.5〜2倍の濃度になると心筋収縮を抑制する．血管内誤投与などにより血中濃度が急激に上昇した場合，徐脈・QRS延長・心室頻拍・心室細動・心停止などをきたす．
- ロピバカイン，レボブピバカインは大小の動静脈を収縮させるが，ブピバカイン，リドカインは拡張に働く．

h. 硬膜外ブロック

- 硬膜外ブロックによる心血管系への影響は，$α_1$受容体・$β$受容体遮断薬投与による動態に類似している．すなわち，心拍数の減少と血圧の低下がその主体である．
- 心拍数減少は，第1-4胸髄レベルの交感神経遮断がなされた場合に心臓交感神経枝遮断により発生しうる．交感神経遮断域が第4胸髄以下であれば，圧受容体反射を介して心臓交感神経枝の緊張とそれに伴う上肢の血管収縮が起こる．術後の循環血液量低下が背景にある場合には，とくに低血圧の発症に注意が必要となる．
- 術後硬膜外鎮痛による低血圧の発生率は，持続投与法では0.7〜6.6%[18,19]，自己調節鎮痛法では4.3〜6.8%[20,21]とされている．低血圧の発症は局所麻酔薬投与量にも依存し，局所麻酔薬濃度を下げることにより血圧への影響を減少できる[22]．

i. 末梢神経ブロック

- 超音波ガイド下神経ブロックの技術の進歩により，上肢・下肢・体幹を含むほとんどの神経ブロックにおいて，カテーテル挿入による術後持続神経ブロックが可能である．
- 胸部傍脊椎ブロックでは傍脊椎腔の脊髄神経に加えて交感神経も同時にブロックされるが，硬膜外鎮痛に比べて血圧低下は少ない[23]．しかしながら，両

側に効果が及んだ場合は血圧低下の可能性が大きくなる．
- 他の種類のブロックにおいても，薬液の血中や硬膜外腔への移行によって低血圧を呈することがある[24]．末梢神経ブロックでの局所麻酔薬の血中への吸収については，一般的に肋間神経ブロック＞腕神経叢ブロック＞坐骨・大腿神経ブロックの順に血中濃度は低くなる．

（豊田浩作，齊藤洋司）

文献

1) Hepner DL, Castells MC. Anaphylaxis during the perioperative period. Anesth Analg 2003; 97: 1381-95.
2) Hollenberg SM, Dellinger RP. Noncardiac surgery: Postoperative arrhythmias. Crit Care Med 2000; 28: N145-50.
3) Nicholau D. The postanesthesia care unit. In: Miller RD, ed. Miller's Anesthesia. 7th ed. Philadelphia: Churchill Livingstone; 2009. p.2719.
4) Ebert TJ, et al. Sympathetic responses to induction of anesthesia in humans with propofol or etomidate. Anesthesiology 1992; 76: 725-33.
5) Chang KS, Davis RF. Propofol produces endothelium-independent vasodilation and may act as a Ca^{2+} channel blocker. Anesth Analg 1993; 76: 24-32.
6) Yamashita A, et al. Inhibitory effects of propofol on acetylcholine-induced, endothelium-dependent relaxation and prostacyclin synthesis in rabbit mesenteric resistance arteries. Anesthesiology 1999; 91: 1080-9.
7) Pagel PS, Warltier DC. Negative inotropic effects of propofol as evaluated by the regional preload recruitable stroke work relationship in chronically instrumented dogs. Anesthesiology 1993; 78: 100-8.
8) Sharpe MD, et al. Propofol has no direct effect on sinoatrial node function or on normal atrioventricular and accessory pathway conduction in Wolff-Parkinson-White syndrome during alfentanil/midazolam anesthesia. Anesthesiology 1995; 82: 888-95.
9) Sunzel M, et al. Respiratory and cardiovascular effects in relation to plasma levels of midazolam and diazepam. Br J Clin Pharmacol 1988; 25: 561-9.
10) Sakamoto M, et al. Effects of midazolam and flumazenil on carotid sinus baroreflex control of circulation in rabbits. Br J Anaesth 1994; 73: 384-7.
11) Tomicheck RC, et al. Diazepam-fentanyl interaction — hemodynamic and hormonal effects in coronary artery surgery. Anesth Analg 1983; 62: 881-4.
12) Dyck JB, et al. The pharmacokinetics and hemodynamic effects of intravenous and intramuscular dexmedetomidine hydrochloride in adult human volunteers. Anesthesiology 1993; 78: 813-20.
13) Ebert TJ, et al. The effects of increasing plasma concentrations of dexmedetomidine in humans. Anesthesiology 2000; 93: 382-94.
14) Saeki T, et al. Electrophysiological demonstration and activation of mu-opioid receptors in the rabbit sinoatrial node. J Cardiovasc Pharmacol 1995; 26: 160-8.
15) Stefano GB. Autoimmunovascular regulation: Morphine and anandamide and ancondamide stimulated nitric oxide release. J Neuroimmunol 1998; 83: 70-6.
16) Zola EM, McLeod DC. Comparative effects and analgesic efficacy of the agonist-antagonist opioids. Drug Intell Clin Pharm 1983; 17: 411-7.
17) Yu Y, et al. Vascular COX-2 modulates blood pressure and thrombosis in mice. Sci Transl Med 2012; 4: 132ra54.
18) Rygnestad T, et al. Postoperative epidural infusion of morphine and bupivacaine is safe on surgical wards. Organisation of the treatment, effects and side-effects in 2,000 consecutive patients. Acta Anaesthesiol Scand 1997; 41: 868-76.
19) Burstal R, et al. Epidural analgesia: Prospective audit of 1062 patients. Anaesth

Intensive Care 1998; 26: 165-72.
20) Liu SS, et al. Patient-controlled epidural analgesia with bupivacaine and fentanyl on hospital wards: Prospective experience with 1,030 surgical patients. Anesthesiology 1998; 88: 688-95.
21) Wigfull J, Welchew E. Survey of 1,057 patients receiving postoperative patient-controlled epidural analgesia. Anaesthesia 2001; 56: 70-5.
22) Wheatley RG, et al. Safety and efficacy of postoperative epidural analgesia. Br J Anaesth 2001; 87: 47-61.
23) Davies RG, et al. A comparison of the analgesic efficacy and side-effects of paravertebral vs epidural blockade for thoracotomy — a systematic review and meta-analysis of randomized trials. Br J Anaesth 2006; 96: 418-26.
24) Whitaker EE, et al. Severe hypotension after interscalene block for outpatient shoulder surgery: A case report. J Clin Anesth 2010; 22: 132-4.

索引

ページ数の太字は項目の詳述箇所を示す.

和文索引

あ

アイソカル®・アルジネード®・ウォーター	5
アクアサポート®	3
圧波形	146
末梢動脈――	147
圧モニタリング	137
アデノシン三リン酸	257
アデホス®	257
アテローム	202
アドレナリン	189
アナフィラキシー	113
アピキサバン	29
アフタードロップ	211
アミオダロン	257
アルガトロバン	27
アルブミンの構造	92, 94
アルブミンの担体機能	95
アルブミン輸液	**91**
急性期の頭部外傷における――	97
重症敗血症に対する――	97
アレルギー	113
アンカロン®	257
アンチトロンビン依存性抗凝固薬	24
――の特徴	26
アンチトロンビン非依存性抗凝固薬	27

い

異型適合血輸血	111
イソプロテレノール	190
胃トノメーター	148
イニシャルドロップ	207
胃粘膜のpH測定	123

う

植え込み型除細動器	72
右室拡張終期容量（RVEDV）	199
右室駆出率（RVEF）	199
右心系負荷	130
運動強度の指標	55
運動耐容能	46
運動療法	284
――の除外基準	285

え

栄養管理	87
栄養障害	11
エスモロール	192, 193
エドキサバン	29
エノキサパリン	24
エフェドリン	191
嚥下リハビリ	286
遠心性肥大	51

お

嘔気・嘔吐	165
横紋筋融解症	34
――の治療	33
オノアクト®	257
オピオイド	**174**, 292, 297
オルプリノン	192

か

回収式自己血輸血	112
解離	250
拡張型心筋症	53
――合併症例の麻酔管理	57
――の病態	53
下肢虚血	277
下肢挙上テスト	81, 82, 234
活動性心病変	39
活動性リスク因子	62
カテコラミン受容体	185
カテーテル先端の位置	249
カテーテルの迷入	249
カニュレーション	206
カリウム	212
カルシウム	212
加齢に伴う臓器機能の変化	156
冠拡張薬	19
換気	208
観血的血圧測定	120
観血的動脈圧	146

き

関節可動域エクササイズ	286
冠動脈造影	42
癌の再発抑制	167
灌流圧	209
灌流量	209
奇異性頻脈	64
希釈式自己血輸血	112
キシロカイン®	257
機能回復の促進	166
機能的残気量	282
揮発性麻酔薬	158
求心性肥大	49
急性冠症候群	245
急性大動脈症候群	245
急性輸血関連合併症	113
急性溶血性輸血副作用	114
胸腔内血液容量	149
――係数	149
胸腔内出血のチェック法	244
凝固因子生成阻害薬	27
凝固因子補充	109
胸骨正中切開	205
強心薬	198
局所壁運動異常（RWMA）	200
局所麻酔薬	298
局所麻酔薬中毒	170
――の対処法	171
――の予防法	171
虚血性心疾患	**38**
虚血プレコンディショニング効果	158
麻酔薬による――	158
起立耐性能の維持	283

く

区域麻酔	**164**
クリオプレシピテート	112

け

経口補水液	3
経口補水療法	3
経食道心エコー法	**126**, 199, 225, **243**

——による冠動脈評価	131	呼期終末閉塞試験	234	術後不整脈	**253**
——によるIABP挿入時のガイド	249	呼気終末陽圧	260	術後輸液	87
——によるPCPS送脱血管挿入のガイド	251	呼気炭酸ガス分圧測定	122	術前栄養管理	11
		呼吸管理	210	術前経口炭水化物摂取	6
経頭蓋的運動誘発電位	217	呼吸機能の改善	165	術前経口補水	6
経皮的冠動脈インターベンション	43	呼吸性変動	79, 148	術前経口補水療法	**3**
——と術前管理	43	——の信頼性が低下する因子	81	術前心評価	38
経皮的酸素飽和度測定	122	——の指標	80	術前絶飲食ガイドライン	2
経皮的心肺補助法	**273**	呼吸不全	282	術前輸液	**9**, 12
——の限界	278	混合静脈血酸素飽和度（SvO₂）	123, 147, 199, 237	栄養の観点から見た——	11
——の適応	273	——の測定	137	術前輸液管理	86
経皮的中隔心筋焼灼術	55	PACによる——	137	術中出血量の減少	166
血圧測定	119			術中輸液	**78**
血圧低下	169	**さ**		術中輸液管理	87
——の機序	127, 128	再灌流傷害	160	循環器系内服薬の管理	**15**
血液希釈	207	最大手術血液準備量	111	循環系の加齢変化	157
血液粘度	108	左室収縮障害	130	循環血液量減少	129, 243, 294
血管拡張	131	心筋虚血による——	131	循環作動薬	**185**
血管拡張薬の使用	198	サルコペニア	281	循環平衡点	260
血管収縮薬の使用	198	酸素運搬能	108	循環変動の要因	214
血管抵抗	108	酸素化の指標	88	循環モニタリング	**118**
血管透過性係数	150	酸素需給バランス	123	OPCAB中の——	198
血管内容量療法	105	酸素摂取率	88	硝酸薬	198
血管平滑筋収縮	215			静脈圧	146
血小板濃厚液輸血	110	**し**		静脈還流曲線	259
血小板輸血	110	ジアゼパムサイト	95	静脈血酸素飽和度	147
血栓塞栓症	277	ジゴキシン	257	——に影響する因子	238
血中濃度シミュレーション	16	ジゴキシンサイト	95	少量容量負荷試験	234
血糖管理	209	ジゴシン®	257	除細動パッドの装着	224, 226
血流供給	219	シースイントロデューサー	138	徐脈性不整脈	256
		持続傍脊椎ブロック	227	自律神経機能	172
こ		収縮期血圧変動	80, 88, 148	——の加齢変化	157
降圧薬の薬物パラメーター	17	収縮期前方運動	55	心エコー	122, **243**
抗炎症作用	166	収縮力	211	心機能	218
交感神経作動薬	185	周術期心リハプログラム	283	心機能曲線	259
——の作用する受容体	187	周術期スタチン投与	**31**	心機能低下	295
抗凝固薬	**21**	粥腫	202	心筋症	**53**
——の分類	23	手術時間の短縮	166	——に対する検査	57
抗凝固療法	169	手術ストレス	291	——の術前評価	55
——の適応	21	出血	277	——の麻酔計画	57
合成ペンタサッカライド	26	——のチェック	243	——の分類	53
抗頻拍ペーシング	72	術後回復能力強化プログラム	4	心筋の酸素需給バランス	205
後負荷	218	術後高血圧	294	心筋保護作用	158
抗不整脈薬	19, 256	術後心筋梗塞	165	非心臓血管外科手術における——	159
硬膜外血腫	169	術後譫妄の回避	165	神経障害	169
硬膜外ブロック	298	術後痛	**290**	人工呼吸	**259**
硬膜外麻酔	164, 292	術後低血圧	294	人工呼吸関連肺損傷	265

人工心肺	204
——回路	207
——下心臓手術	**204**
——離脱時の管理	209, 210
心室間相互作用	260
心室機能低下	200
心室充満の低下	200
新鮮凍結血漿	109
心臓拡張末期容量	149
——係数	149
心臓再同期療法	54, 72
心臓大血管手術	**214**
心臓ペーシングデバイス	**70**
心臓弁膜症	**45**
心臓リハビリテーション	**281**
心臓血管外科術後——	281
身体活動能力質問票	46
心タンポナーデ	127
——のTEE所見	128
心調律	211
心電図	40, 119, 202, 208
心嚢内出血のTEE所見	244
心肺相互作用	233
心拍出量	135, 147, 199
——測定法	88
心拍数	211
シンビット®	257
深部静脈血栓・肺塞栓の予防	166
腎不全	278
心房細動	63
——のチェック	246
腎保護	217
心膜切開	205

す

水素ガスの吸入	161
スタチン	31
——の中止に伴うリバウンド効果	34
——の副作用	33
——のpleiotropic effect	31
スタチン投与	31
——と抗不整脈作用	32
——と心筋梗塞	32
——と脳梗塞	33
ストレス反応	290

せ

脊髄くも膜下麻酔	164
脊髄保護	217
脊柱管麻酔	164
赤血球濃厚液輸血	107
前負荷	211, 218

そ

早期再分極	67
双極リード	70
早期離床	282
相対危険度	102
僧帽弁逆流症	52
——の重症度	47
——の病態生理	51
僧帽弁狭窄症	50
——の重症度	47
——の病態生理	50
速成耐性	191
組織血流測定	148

た

体位	224
体位変換の危険性	214
体温	208
体温管理	209, 211
大動脈解離チェック	246
大動脈クランプサイズ決定	226
大動脈内バルーンパンピング	267
——の作動タイミング	270
大動脈弁逆流症	50
——の重症度	47
——の病態生理	51
大動脈弁狭窄症	49
——の重症度	47
——の病態生理	49
大量出血時の対応	110
多形性心室頻拍	64
脱血管挿入部位	224
ダナパロイド	25
ダビガトラン	28
ダルテパリン	24
単極リード	70
炭水化物含有飲料	5

ち

中心静脈圧	146, 208
——測定	120

中心静脈カテーテル挿入部位	224
中心静脈血酸素飽和度（ScvO$_2$）	123, 147, 237
腸管機能の回復促進	165
長期予後への影響	167
直接Xa阻害薬	28
直接トロンビン阻害薬	27
鎮静・鎮痛薬	**294**
鎮痛効果	164
鎮痛薬と鎮静薬の相互作用	215

て

低侵襲的シースイントロデューサー	139
低分子ヘパリン	24
デクスメデトミジン	296
デルタ波	63
電解質の補正	212
電磁干渉	75
——の特徴	74
天井効果	182

と

同期不全	54
動的指標	**232**
——の限界	234
動脈圧波形	263
IABP補助中の——	268
ドパミン	186
ドブタミン	188
トラフ濃度	14
トリノシン®	257
ドロペリドール	297
トロンビン	23

な

内因性交感神経刺激作用	192
内服薬のコンパートメントモデル	15

に

二次的合併症	170
ニフェカラント	257, 258
乳酸値測定	123
尿量	121, 208

の

ノルアドレナリン	189, 198

は

肺活量回復の推移	282
肺経由動脈熱希釈法	148
肺血管外水分量	150
——係数	150
肺血管抵抗	205
——の関係	263
肺水腫	264
肺塞栓	245
肺動脈圧	198, 208
——測定	121
肺動脈カテーテル	**135**, 147, 198
——の安全対策	138
——の適応	139, 141
——の誘導	133
肺動脈楔入圧	135, 146
肺動脈損傷	139
——の防止策	140
バソプレシン	193
パルスオキシメータ	150
パルナパリン	24
バルーンのリーク	271

ひ

非観血的血圧	146
——測定	119
ピーク濃度	14
非侵襲的心拍出量モニター	147
非侵襲的ストレス検査	41
非心臓手術患者の周術期心血管系評価ガイドライン	38
非心臓手術のリスク分類	39
非ステロイド性抗炎症薬	298
肥大型心筋症	54
——合併症例の麻酔管理	59
——の病態	54
ヒトアルブミン	92
——のアミノ酸含有数	97
——の酵素様作用	95
貧血耐性	108
頻脈性不整脈	254

ふ

ファイバ®	109
フィブリノゲン濃縮製剤	112
フェニレフリン	190, 198
フェンタニル	175
——とセボフルラン	175
——とデスフルラン	176
——とプロポフォール	177
——の硬膜外投与	177
フォンダパリヌクス	26
不顕性誤嚥	286
不整脈	**61**, **253**, 295
——の術前リスク因子	62
——の麻酔管理	62
術後の——	**253**
ブプレノルフィン	297
ブリッジング輸液	100, 105
プレコンディショニング効果	158
プレプロアルブミン	92
プロトロンビン複合体製剤（PCC）	109, 113
プロプラノロール	192, 193
プロポフォール	296
分離肺換気	224

へ

閉塞性肥大型心筋症	54
ペーシングデバイス	70
ペースメーカー	70
——国際分類コード	71
ペースメーカー・ICD 手帳	73
ペースメーカー不全	75
——の種類	74
ヘパリノイド	25
ヘパリン	24
——による抗凝固	206
——の中和	212
ヘモグロビン（Hb）の低下	107
弁逆流・狭窄	200
ベンゾジアゼピン系	296
ペンタゾシン	297

ほ

ポイントオブケア検査	109, 110
傍脊椎ブロック	227
ポストコンディショニング効果	158
ホスホジエステラーゼ（PDE）III 阻害薬	191, 198

ま

膜安定化作用	192
マグネシウム	213
麻酔深度	212
麻酔導入	204

末梢血管抵抗低下	294
末梢神経ブロック	164, 298
末梢皮膚温センサー	122
麻薬拮抗性鎮痛薬	297
麻薬性鎮痛薬	297

み

未分画ヘパリン	24
脈圧の呼吸性変動	264
脈圧変動	80, 148
脈波伝搬時間	151
ミルリノン	192

め

メタアナリシス	101

も

モルヒネ	175, 180, 297

ゆ

輸液管理	208
——の指標	85
輸液適正化の指標	78
輸液反応性	78
——の指標	79
輸血製剤供給体制	111

よ

陽圧人工呼吸	261, 263

ら

ランジオロール	192, 193, 257, 258

り

リコンビナント活性化第 VII 因子	113
リドカイン	257
リードの脱落	73
リバーロキサバン	29

れ

レートコントロール	63
レニン-アンジオテンシン-アルドステロン系薬剤	17
レビパリン	24
レミフェンタニル	175, 178
——とデスフラン	179
——とプロポフォール	180
連続心拍出量測定	137

ろ

ロボット心臓手術	**221**

わ

ワルファリン	27
ワルファリンサイト	95

欧文索引

A

αヘリックス構造	92, 93
ABO 不適合輸血	114
ACC/AHA ガイドライン	38
――による術前管理の Step 5	41
acute aortic syndrome	245
acute coronary syndrome	245
acute hemolytic transfusion reaction (AHTR)	114
acute pulmonary syndrome	245
acute syndrome のチェック	245
acute transfusion reaction (ATR)	113
albumin	92
ALBumin Italian Outcome Sepsis study (ALBIOS)	98
anesthetic ischemic preconditioning (APC)	158
anti-tachycardia pacing (ATP)	72
apixaban	29
argatroban	27
arterial blood pressure (ABP)	146
arterial pressure waveform-induced cardiac output (APCO)	88
asymmetric septal hypertrophy (ASH)	54
autologous normovolemic hemodilution (ANH)	112

B

β 遮断薬	18, 192
――のエビデンスの変化	18
$β_1$ 選択性	192
blood conservation	113
British Consensus Guidelines on Intravenous Fluid Therapy for Adult Surgical Patients (GIFTASUP)	86
Brugada 症候群	66

C

Ca 拮抗薬	19
carbohydrate beverage (CHO)	5
cardiac output (CO)	135
cardiac resynchronization therapy (CRT)	54, 72
cardiac risk index	62
cardiopulmonary bypass	204
carrot and stick technique (CAST)	210
central venous oxygen saturation ($ScvO_2$)	237
Cochrane Injuries Group のメタアナリシス	101
continuous cardiac output (CCO)	137
coved 型心電図	66
CO 測定	137
PAC による――	137
CRT-D	54
Crystalloid vs HES Trial (CHEST) study	102
CT	42

D

da Vinci®	221
――構成要素	222
――心臓手術	221
冠動脈バイパス術	229
心房中隔欠損孔閉鎖術	228
僧帽弁形成術	229
dabigatran	28
diastolic augmentation 効果	267
dicrotic notch	271
dilated cardiomyopathy (DCM)	53
dynamic parameter	148
dyssynchrony	54

E

Early Goal-Directed Therapy (EGDT)	**84**, 85
echo-free 部分	244
edoxaban	29
end expiratory occlusion test	234
Enhanced Recovery After Surgery (ERAS®)	2, 4
extravascular lung water (EVLW)	150
extravascular lung water index (EVLWI)	150

F

fast track	2
fast track recovery program	283
fondaparinux	26

305

Frank-Starling の法則　　78, 260
fresh frozen plasma（FFP）　　109
functional residual capacity（FRC）
　　282

G
gastric tonometry　　148
global end-diastolic volume（GEDV）
　　149
global end-diastolic volume index
　（GEDVI）　　149
goal-directed therapy　　239
Guyton 静脈還流曲線　　259, 260

H
heart-lung interaction　　233
HES 製剤　　89, 100
hydroxyethyl starch（HES）　　100
　──の特徴　　101
hypertrophic cardiomyopathy
　（HCM）　　54
hypertrophic obstructive
　cardiomyopathy（HOCM）　　54
hypovolemia　　129, 243
　──の TEE 所見　　129

I
implantable cardioverter defibrillator
　（ICD）　　72
intensive care unit-acquired
　weakness（ICU-AW）　　281
intraaortic balloon pumping（IABP）
　　267
　──の合併症　　271
intrathoracic blood volume（ITBV）
　　149
intrathoracic blood volume index
　（ITBVI）　　149
intrinsic sympathomimetic activity
　（ISA）　　192
ischemic preconditioning（IPC）　　158

K
kissing papillary muscle　　129

L
liberal fluid therapy　　89
low-molecular-weight heparin
　（LMWH）　　24

M
managed ventricular pacing（MVP）
　モード　　70
massive transfusion protocol（MTP）
　　110
maximum surgical blood order
　schedule（MSBOS）　　111
membrane stabilizing action　　192
metabolic equivalent（MET）　　40, 46
　──による運動耐容能評価　　41
mini-fluid challenge test　　81, 234
mixed venous oxygen saturation
　（S$\bar{\text{v}}$O$_2$）　　237
multidetector-row CT（MDCT）　　42
　──による冠動脈造影 CT　　43

N
narrow QRS 頻拍　　254, 255
NBG コード　　71
neuraxial anesthesia　　164
no touch technique　　202
Nohria-Stevenson 分類　　45
non-invasive blood pressure（NIBP）
　　146
non-invasive cardiac output monitor
　　147
NSAIDs　　298

O
O$_2$ER　　88
off-pump CABG　　**196**
off-pump coronary artery bypass
　grafting（OPCAB）　　**196**
　──の術前リスク因子　　197
opioid　　174
oral rehydration solution（ORS）　　3
oral rehydration therapy（ORT）　　3
OS-1®　　3
over-damping　　146
oxygen extraction ratio（O$_2$ER）　　89

P
passive leg raising test　　234
patient blood management（PBM）
　　113
PDE III 阻害薬　　198

percutaneous cardiopulmonary
　support（PCPS）　　273
percutaneous coronary intervention
　（PCI）　　43
percutaneous transluminal septal
　myocardial ablation（PTSMA）　　55
perfusion index（PI）　　150, 232
Perioperative Ischemic Evaluation
　（POISE）study　　193
peripheral nerve block　　164
platelet concentrate（PC）　　110
Pleth Variability Index（PVI）
　　80, 150, 232, 236
point of care testing（POCT）
　　109, 110
positive end-expiratory pressure
　（PEEP）　　260
　──の影響　　262
PPSB-HT®　　109
prothrombin complex concentrate
　（PCC）　　109, 113
pulmonary artery catheter（PAC）
　　135, 147
pulmonary capillary wedge pressure
　（PCWP）　　135
pulmonary vascular permeability
　index（PVPI）　　150
pulse pressure variation（PPV）
　　80, 88, 148, 232
　──の決定因子　　234
pulse wave transit time（PWTT）　　151

Q
QT 延長症候群　　64

R
Recombinant FVIIa　　113
regional anesthesia　　164
restrictive fluid therapy　　88
Revised Cardiac Risk Index（RCRI）
　　38, 39
RIFLE criteria　　103
rivaroxaban　　29

S
Saline versus Albumin Fluid
　Evaluation（SAFE）study　　96, 101
standard therapy　　239

stroke volume variation (SVV) 80, 148, 232
subjective global assessment (SGA) 11
Surviving Sepsis Campaign ガイドライン 145
Swan-Ganz カテーテル 135, 198
　──の挿入部位 224
systolic anterior movement (SAM) 55
systolic pressure variation (SPV) 80, 88, 148, 232
systolic unloading 効果 267

T

tachyphylaxis 191
Tetraspan® 104
Tetrastarch HES 104
torsade de pointes 64
transcranial motor evoked potential monitoring (tc-MEP) 217
transesophageal echocardiography (TEE) 126, 199, 243
transfusion associated circulatory overload (TACO) 114
transfusion-related acute lung injury (TRALI) 114

U

under-damping 146
unfractionated heparin (UFH) 24

V

ventilator associated lung injury (VALI) 265
Volume Substitution and Insulin Therapy in Severe Sepsis (VISEP) study 102
Volume Therapy 104
Voluven® 100, 104

W

warfarin 27
West の zone 分類 259, 261
wide QRS 頻拍 255, 256
Wolff-Parkinson-White (WPW) syndrome 63
　──の心電図 64

Z

zone 分類 259

数字

1 回換気量 263
1 回拍出量 (SV) 86, 147, 199
1 回拍出量変動 (SVV) 80, 148, 199
4-2-1 ルール 10
95％信頼区間 102

新戦略に基づく麻酔・周術期医学

麻酔科医のための 循環管理の実際

2013 年 5 月 31 日　初版第 1 刷発行 ©　　〔検印省略〕

専門編集 ――― 横山正尚

発行者 ――― 平田　直

発行所 ――― 株式会社 中山書店
〒 113-8666 東京都文京区白山 1-25-14
TEL 03-3813-1100（代表）　振替 00130-5-196565
http://www.nakayamashoten.co.jp/

装丁 ――― 花本浩一（麒麟三隻館）

印刷・製本 ―― 株式会社シナノ

Published by Nakayama Shoten Co.,Ltd.　　Printed in Japan
ISBN 978-4-521-73708-9
落丁・乱丁の場合はお取り替え致します。

・本書の複製権・上映権・譲渡権・公衆送信権（送信可能化権を含む）は株式会社中山書店が保有します．
・ JCOPY 〈（社）出版者著作権管理機構 委託出版物〉
本書の無断複写は著作権法上での例外を除き禁じられています．複写される場合は，そのつど事前に，（社）出版者著作権管理機構（電話 03-3513-6969，FAX 03-3513-6979，e-mail: info@jcopy.or.jp）の許諾を得てください．

本書をスキャン・デジタルデータ化するなどの複製を無許諾で行う行為は，著作権法上での限られた例外（「私的使用のための複製」など）を除き著作権法違反となります．なお，大学・病院・企業などにおいて，内部的に業務上使用する目的で上記の行為を行うことは，私的使用には該当せず違法です．また私的使用のためであっても，代行業者等の第三者に依頼して使用する本人以外の者が上記の行為を行うことは違法です．